Hefte zur Zeitschrift „Der Unfallchirurg"

Herausgegeben von:
L. Schweiberer und H. Tscherne

267

D1675164

Springer
Berlin
Heidelberg
New York
Barcelona
Budapest
Hongkong
London
Mailand
Paris
Santa Clara
Singapur
Tokio

Christian Willy · Jürgen Sterk · Heinz Gerngroß (Hrsg.)

Das Kompartment-Syndrom

Mit 241 Abbildungen in 284 Einzeldarstellungen, davon 73 farbig
und 49 Tabellen

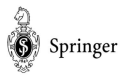 Springer

Reihenherausgeber
Professor Dr. Leonhard Schweiberer
Direktor der Chirurgischen Universitätsklinik München Innenstadt
Nußbaumstraße 20, D-80336 München

Professor Dr. Harald Tscherne
Medizinische Hochschule, Unfallchirurgische Klinik
Carl-Neuberg-Straße 1, D-30625 Hannover

Bandherausgeber
Dr.med. Christian Willy
Dr.med. Jürgen Sterk
Prof. Dr.med. Heinz Gerngroß
Bundeswehrkrankenhaus Ulm, Abteilung Chirurgie
Oberer Eselsberg 40, 89081 Ulm

ISSN 0945-1382
ISBN 3-540-63331-6 Springer-Verlag Berlin Heidelberg New York

Die Deutsche Bibliothek – CIP-Einheitsaufnahme
[Der **Unfallchirurg / Hefte**] Hefte zur Zeitschrift „Der Unfallchirurg". – Berlin ; Heidelberg ;
New York ; Barcelona ; Budapest ; Hongkong ; London ; Mailand ; Paris ; Santa Clara ; Singapur ;
Tokio ; Springer.
Früher Schriftenreihe
Reihe Hefte zu: Der Unfallchirurg
Bis 226 (1992) u.d.T.: Hefte zur Unfallheilkunde
ISSN 0945-1382
Das **Kompartment-Syndrom** / Hrsg.: Christian Willy ... – Berlin ; Heidelberg ; New York ; Barcelona ;
Budapest ; Hongkong ; London ; Mailand ; Paris ; Santa Clara ; Singapur ; Tokio : Springer, 1998
(Hefte zur Zeitschrift „Der Unfallchirurg" ; H. 267)
ISBN 3-540-63331-6
H. 267. Das Kompartment-Syndrom. – 1998

Umschlaggestaltung: Design & Production GmbH, 69121 Heidelberg
Satz: FotoSatz Pfeifer GmbH, 82166 Gräfelfing
SPIN: 10628240   24/3135 – 5 4 3 2 1 0 – Gedruckt auf säurefreiem Papier

Vorwort

> „A compartment syndrome is a condition in which increased pressure within a limited space compromises the circulation and function of tissues within the space. .."
>
> *Matsen 1980*

An dieser Definition des Krankheitsbildes hat sich seit der Veröffentlichung seines Buches *Compartmental Syndromes* (Graunde & Stratton New York) im Jahre 1980 – eines der ersten Standardwerke zu diesem Thema – nichts geändert. Durch technische Neuerungen in der Diagnostik des Kompartmentsyndroms, durch die Auswirkungen der modernen intramedullären Osteosynthesetechniken auf die Extremitätenweichteilsituation und durch die Folgeerscheinungen des heutigen Breitensportes haben sich jedoch Fragen ergeben, die auch in den zahlreichen Publikationen der letzten Jahre nicht einheitlich beantwortet worden sind.

Die Fragen, die uns besonders interessierten, waren:

- Soll bei Verdacht auf ein akutes Kompartmentsyndrom eine intramuskuläre Druckmessung erfolgen?
- Mit welchem der mittlerweile zahlreich vorhandenen Meßgeräte soll gemessen werden?
- Ab welchem intrakompartimentellen Druck soll die Fasziotomie durchgeführt werden?

Vor diesem Hintergrund fand im Dezember 1996 in Ulm ein Symposium statt, das sich mit dem Krankheitsbild „Kompartmentsyndrom" auseinandersetzte. Die Veranstaltung sollte dazu beitragen, traumatologisch, orthopädisch und sportmedizinisch interessierten Kollegen einen Überblick über das akute und chronisch-funktionelle Kompartmentsyndrom aufzuzeigen. Hierzu waren Experten aus den USA, Schweden und Deutschland eingeladen, um in der Diskussion mit den Teilnehmern einen Konsens bei der Diagnostik und Therapie des Kompartmentsyndroms und seiner Folgezustände zu erarbeiten. Insgesamt wurden während des 3tägigen Symposiums 68 Vorträge und 14 Posterbeiträge von 207 Teilnehmern besucht.

Das ursprünglich gesetzte Ziel, eine einheitliche Antwort auf die obengenannten Fragen zu erarbeiten, konnte nicht erreicht werden. So konnte v. a. in den zahlreichen, den Kongreß begleitenden Expertengesprächen keine Einigung in der wohl wichtigsten Frage nach dem Zeitpunkt der Fasziotomie erzielt werden. Die Ursache hierfür liegt unserer Ansicht nach in einem zu oberflächlichen Einblick in die Pathogenese des Kompartmentsyndroms und in der Vielfalt der Meßmethodik begründet. Dennoch kann dieses Buch dem Leser eine wertvolle Hilfe sein, sich vor dem Hintergrund des dargestellten, gegenwärtigen Wissensstandes eine eigene Meinung zu diesen Fragen zu bilden.

Zum Abschluß dieser Vorbemerkung bleibt noch die angenehme Pflicht, Dank zu sagen: Herrn Rolf Griesel, ohne dessen persönliches Engagement und großzügige Unterstützung weder das Symposium noch die vorliegende Dokumentation möglich gewesen wäre, dem „Spiritus rector" Volker Echtermeyer für die vielfältigen Diskussionsbeiträge während des Symposiums, den pausenlos anwesenden geistigen Mit-Dirigenten aus dem Ausland Alan Hargens, Scott Mubarak, Jorma Styf und Thomas Whitesides, den Mitgliedern der Vorbereitungsgruppe, den Kollegen Peter Becker, Rainer Minholz, Jochen Pfänder, Roland Schmidt und Winfried Schwarz, für die letztlich erfolgreichen Anstrengungen um die Durchführung des Symposiums, Hans-Ullrich Völker für die Ausdauer bei zahllosen Zusatzaufgaben und der Zusammenstellung der Referenten- und Literaturliste, den zahlreichen Industrieausstellern, dem Springer-Verlag, v. a. Frau Irma Bohn und Frau Linde Prodehl, für die effektive und sehr freundliche Kooperation, die Lösung der nicht wenigen Probleme bei Lektorierung und Produktion, und die Unterstützung bei der Einhaltung des sehr engen Zeitrahmens, sowie meinen Mitherausgebern Jürgen Sterk für die unermüdliche, nicht endende Mitarbeit und freundschaftliche Unterstützung, und Heinz Gerngroß für seine Großzügigkeit und das Schaffen eines zeitlichen und geistigen Freiraumes. Der größte Dank gilt aber den Kollegen, ohne die es überhaupt nicht zu einem Buch gekommen wäre und die neben all ihrer täglichen Arbeit Zeit fanden, uns ihren Beitrag fristgerecht zuzusenden.

Ulm, im Mai 1997   *Christian Willy*

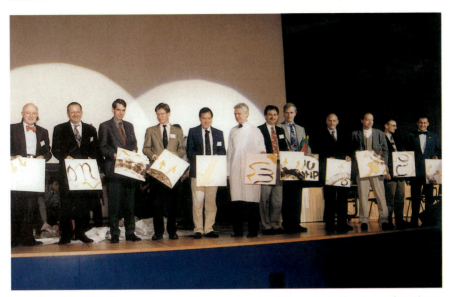

Die während der Schlußveranstaltung noch anwesenden eingeladenen Gastreferenten und Vorsitzenden. Von links: T. Whitesides, V. Echtermeyer, H. Janzing, J. Styf, A. Hargens, H. Gerngroß, S. Mubarak, H. Ulrich, H.-J. Appell, M. Menger, H. Böhm, M. Rosenheimer

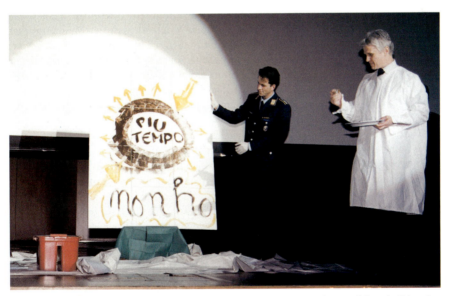

Piu tempo non ho („Ich habe keine Zeit mehr" aus der Oper Don Giovanni). Das Bild symbolisiert den Zeitdruck bis zur entlastenden Notfall-Fasziotomie beim akuten Kompartmentsyndrom. Das Bild – zunächst nicht sichtbar aus 4 · 3 Tafeln bestehend – wurde von dem Gastgeber Prof. Dr. Heinz Gerngroß während der Abschlußveranstaltung gemalt, anschließend in seine 12 Tafeln zerlegt und jedem der eingeladenen Gastreferenten und Vorsitzenden zur Erinnerung an das Symposium überreicht

Geleitwort

Noch 1984 beurteilte H. Tscherne das Kompartmentsyndrom als ein wichtiges und häufiges Krankheitsbild mit enormer klinischer Bedeutung, „das unglaublicherweise wenig bekannt ist, nicht beachtet oder fehlgedeutet wird", obwohl es schon damals nach der Thrombose als die häufigste Komplikation bei Knochenbrüchen, zumindest am Unterschenkel, galt.

Bewertet man eine Krankheit anhand der zivilrechtlichen Relevanz, der Forschungsaktivität einschließlich des Bedarfs einer Bestandsaufnahme in Form des 1. Internationalen Symposiums zum Kompartmentsyndrom in Ulm im Dezember 1996, dann ist das Kompartmentsyndrom im zurückliegenden Jahrzehnt erheblich in der Bedeutung und im Bekanntheitsgrad gestiegen.

Wie auch in anderen Teilen der Medizin hat mit der Globalisierung und Technisierung der Forschung die Summe der Publikationen zum Kompartmentsyndrom pro Jahr in den letzten Jahrzehnten exponentiell zugenommen. Warum ist das so? Die derzeitigen diagnostischen und therapeutischen Möglichkeiten der Medizin dieser Krankheit gegenüber werden offensichtlich immer noch als unbefriedigend gewertet. Immer noch wird die Erkrankung in Einzelfällen zu spät oder fehldiagnostiziert, immer noch sterben Patienten daran oder erleiden schicksalsverändernde und ökonomisch relevante Spätfolgen. Diagnostik und Therapie sind immer noch invasiv – für manchen Patienten, wie den gut adaptierten Sportler oder Hypertoniker retrospektiv vielleicht sogar überflüssigerweise?

Hat sich mit dieser Zunahme der jährlichen Publikationen aber qualitativ etwas an der Klinik des Kompartmentsyndroms verändert? Auf den ersten Blick mag dies verneint werden. Die meisten Kliniken beziehen sich heute in Diagnostik und Therapie weiterhin auf intrakompartimentelle Druckentwicklung und -verlauf –, nur daß man heute mit technisch aufwendigeren Lösungen, wie der hier in Ulm auf das Kompartmentsyndrom transferierten piezoresistiven Meßtechnik in der Lage ist, kontinuierliche Messungen ohne Meßverfälschungen, wie sie bei den über eine Flüssigkeitssäule indirekt messenden Systemen prinzipiell möglich sind, durchzuführen, was ein erheblicher Fortschritt ist.

Auch therapeutisch wird primär quasi kausal die Faszienspaltung eingesetzt – wenn auch mit veränderter Indikation und z.B. verbesserten Verschlußtechniken.

Bei kritischer Auswertung der nationalen, v.a. internationalen Literatur und auch der vorliegenden Buchbeiträge erkennt man jedoch, daß sich aus der Forschung des zurückliegenden Jahrzehnts radikale Trendwenden ergeben, die fachspezifisch das Bestreben hin zu neuen, nichtinvasiven, mindestens ebenso sensitiven diagnostischen und weniger invasiven therapeutischen Verfahren verkörpern. Als solche sind z. B. Untersuchungen zum Einsatz der NMR-Spektroskopie, des O_2-Monitorings in der Muskulatur, der Einsatz der near-infrared Spectroscopy in der Diagnostik des Kompartmentsyndrom zu werten, auf therapeutischem Gebiet z. B. der Einsatz von „radical oxygen scavengern", der Versuch der Versiegelung des Kapillarlecks mit intravenösen biologisch abbaubaren Makromolekülen, die Kryotherapie, die kontrollierte Reperfusion.

Was haben diese auf den ersten Blick völlig unterschiedlichen Ansätze gemeinsam? Sie sind durch fachtypische Sichtweisen der unterschiedlichen chirurgischen Disziplinen in interdisziplinärer Zusammenarbeit mit chirurgiefremden Fachbereichen erarbeitet worden. Beispiele sind die Unfallchirurgen, die aufgrund der anspruchsvollen Meßtechnik mit Physikern zusammenarbeiten, allerdings auch registrieren, wie z. B. Neurochirurgen diagnostisch vorgehen. Des weiteren Gefäß-, Herz- und experimentelle Chirurgen, die durch ihre Einbeziehung der Kreislaufphysiologie frühzeitiger und radikaler den Wert der biochemischen Sichtweise erkannt und verfolgt haben. Hier sei ausnahmesweise erlaubt, dankbar die Arbeitsgruppe um W. Stock und W. Isselhard zu erwähnen, die in Deutschland schon früh in den 70er Jahren pathophysiologische Erkenntnisse mit erarbeitet haben, die die weitere Erforschung der Pathophysiologie des Kompartmentsyndroms nachhaltig beeinflußt haben, bis zur vorläufigen Krönung durch Arbeitsgruppen wie Heppenstall und Sapega, die mittels NMR-Spektroskopie hier noninvasiv anknüpften. Untersuchungen der Biochemie während und nach (ischämischem) Initialtrauma führten schließlich zur Definition der Reperfusionsverletzung, die durch Veränderung der Sichtweise Initialzündung für weitere Therapieansätze, z. B. der radical oxygen scavenger, waren. Auch diejenigen Herz- und Gefäßchirurgen, die aus ihrer natürlichen Denkweise heraus mittlerweile die kontrollierte Reperfusion für den Einsatz bei bestimmten Indikationen in der Klinik entwickelten, sind von diesen Ergebnissen beeinflußt worden. Schließlich hat sich durch die Arbeiten zur Reperfusionsverletzung eine erweiterte Würdigung des Einflusses des Kapillarlecks auf die Entstehung, Aufrechterhaltung und Pathophysiologie des Kompartmentsyndroms ergeben, an denen u. a. die Arbeitsgruppe um Zikria, Oz und Carlson maßgeblich beteiligt war.

Wichtig waren aber auch die Hinweise, die auf außergewöhnliche klinische Umstände des Kompartmentsyndroms, wie z. B. noch nicht registrierte Ätiologien, aufmerksam machten.

Ihre Erkenntnisse werden nicht nur einen Präventionserfolg zeitigen, sondern haben in der Summe aufgezeigt, daß der heutige Stand des Kompartmentsyndroms eine wesentliche Erweiterung des Konzepts der ischämischen Muskelnekrose des R. v. Volkmann ist, was sich ja auch in der Namensgebung niedergeschlagen hat. Vielmehr haben sich hierdurch Hinweise ergeben, daß ein Kompartmentsyndrom auch in ganz anderen anatomischen Regionen als der Skelettmuskulatur entstehen kann, z. B. in der Wand von Hohlorganen, und auch die Ischämie z. B. des Herzens und die Ausbildung eines Kapillarlecksyndroms enthält pathophysiologische Aspekte eines Kompartmentsyndroms. Bei aller zunehmender Differenzierung der Erforschung verschiedener Erkrankungen ergibt sich hieraus eine verblüffende grundsätzliche Vereinheitlichung der pathophysiologischen Beschreibung von Erkrankungen in ganz unterschiedlichen anatomischen Regionen.

Daher sind wir der Meinung, daß der Fortschritt in der Erforschung des Kompartmentsyndroms seinen Kristallisationspunkt im ungeheueren Wissenszuwachs zur
Pathophysiologie hat.

Dies hat allerdings bislang noch keine Auswirkung auf die Klinik der Regelversorgung gehabt, wie anfangs begründet wurde. Dies ist um so weniger hinzunehmen, als
offensichtlich diagnostische Verfahren erforscht werden, die möglichst mindestens
so sensitiv sein wollen, wie die Druckmessung und therapeutische Verfahren zumindest für bestimmte Indikationen in Sicht sind, die nicht die Invasivität der Fasziotomie aufweisen. Es darf auch daran erinnert werden, daß aufgrund der Erforschung
der Gesamtphysiologie gegenüber der starren Indikation von 1984 je nach Autor von
30 – 40 mmHg intramuskulärem Gewebedruck mittlerweile eine funktionelle Indikation zur Behandlung des manifesten Kompartmentsyndroms erarbeitet wurde, die
besagt, daß die Differenz zwischen diastolisch arteriellem und intramuskulärem
Druck 20 mmHg nicht unterschreiten darf.

Unter diesem Aspekt ist der Vorstoß von H. Gerngroß, während des Ulmer Symposiums einen Konsens in wichtigen Fragen zum Kompartmentsyndrom unter führenden Forschern und Klinikern zu erarbeiten, nochmals ausdrücklich zu würdigen. Es
spricht für den noch weiter bestehenden Forschungs- und Argumentationsbedarf, daß
zu keiner dieser Fragen, z.B. bei welchem Grenzdruck eine Fasziotomieindikation
besteht oder wie man standardisiert bei der Diagnostik des funktionellen Kompartmentsyndroms vorgeht und dieses behandelt, eine Einigung erzielt werden konnte.

Ein Hauptverdienst dieses Buchs wird es daher sein, durch die Einbeziehung der
Ergebnisse einer Vielzahl führender Forschungsgruppen und Kliniker ein Spektrum
von Sichtweisen zum Kompartmentsyndrom zusammenzufassen, das in zurückliegenden Monographien in dieser Bandbreite nicht erarbeitet werden konnte.

Damit also der nicht so intensiv mit diesem Krankheitsbild beschäftigte Kliniker
die sicher in absehbarer Zeit auf die Klinik durchschlagenden neuen diagnostischen
und therapeutischen Methoden werten und ihre Indikation stellen kann, benötigt er
ein Instrumentarium an Wissen, das ihm die heutigen Lehrbücher der Chirurgie
durch den mangelnden Bezug auf die Pathophysiologie des Kompartmentsyndroms
bei begrenztem Raum für die Beschreibung dieses Krankheitsbildes nicht an die
Hand geben können. Dazu trägt auch die bis heute allgemein gültige mechanistische
Definition von Matsen aus dem Jahr 1980 bei, nach der das Kompartmentsyndrom
ein Zustand ist, bei dem ein erhöhter Gewebedruck innerhalb eines geschlossenen
Raumes die Zirkulation und Gewebefunktion alteriert. Dieses Wissen wird ihm in
der vorliegenden Publikation an die Hand gegeben, indem die Integration pathophysiologischer Theorie und klinischer Praxis zusammenfassend, z.B. auch durch eine
erweiterte pathophysiologische Definition des Kompartmentsyndroms der Skelettmuskulatur, beschrieben ist.

Insofern war dieses erstmals in Deutschland veranstaltete Symposium unter Einbeziehung führender internationaler Kollegen, die sich in ganz erheblicher Weise um die
Erforschung des Kompartmentsyndroms verdient gemacht haben, eine großartige
Gelegenheit für die Standortbestimmung der aktuellen Klinik und Theorie des Kompartmentsyndroms und wird auch mittels dieses Buches richtungsweisende Impulse
für die weitere Entwicklung von Klinik und Forschung auf diesem Gebiet geben.

Minden, im Mai 1997   *Volker Echtermeyer*

Inhaltsverzeichnis

TEIL I

Das akute Kompartmentsyndrom

Inzidenz und Primärdiagnostik des Kompartment-syndroms nach Frakturen am Unterschenkel und Fuß

Th. Schmickal, P. Hochstein, F. Holz und A. Wentzensen

Berufsgenossenschaftliche Unfallklinik, Ludwig-Guttmann-Straße 13, D-67071 Ludwigshafen

Während früher funktionelle Defizite nach Verletzungen häufig als schicksalshafter Verlauf verstanden wurden, hat sich der Blick für die Ursache gewandelt. Die Diagnose Kompartmentsyndrom hat erst in den letzten Jahrzehnten eine zunehmende Beachtung erfahren, obwohl die Erstbeschreibung mittlerweile über 120 Jahre zurückliegt.

Nicht nur für den Betroffenen stellt der Folgezustand nach abgelaufenem Kompartmentsyndrom möglicherweise eine soziale und persönliche Katastrophe dar, auch die Sozialsysteme werden durch verspätete Diagnose oder Behandlung in erheblichem Maß belastet.

So wenden zum Beispiel die gewerblichen Berufsgenossenschaften jährlich hohe Beträge an Behandlungskosten oder Rentenleistungen unter dieser Diagnose auf. Die Behandlung eines einzelnen Unfallversicherten kann neben den stationären Behandlungskosten in Höhe von über 100 000.– DM weitere Folgekosten für die berufliche Umschulung bis ca. 150 000.– DM und ergänzende Leistungen für KFZ-Anpassung, Wohnungshilfe und weitere rehabilitative Maßnahmen von durchschnittlich 20000.– DM in Anspruch nehmen. Rentenleistungen sind in dieser Aufstellung bisher nicht enthalten.

Der Hauptverband der gewerblichen Berufsgenossenschaften hat in den Jahren 1991–1995 insgesamt 6441 neue Rentenfälle erfaßt, in denen „Nerven- oder Muskelteillähmungen oder periphere Sensibilitätsstörungen" als verbliebene Verletzungsfolge miterfaßt sind. Derartige Symptome als Folge eines abgelaufenen Kompartmentsyndroms als wesentliche oder alleinige Unfallfolge werden im Jahresdurchschnitt von der Statistik mit ca. 10 % genannt. Diese statistischen Daten lassen somit in einem 5-Jahreszeitraum allein für diesen Teil des Sozialsystems eine Anzahl von ca. 200 Neufällen mit verbleibendem rententrächtigem Befund erwarten.

Die Gutachterkommission Nordrhein hatte bis 1988 insgesamt 22 Fälle zur Schlichtung nach übersehenem oder verspätet gespaltenem Kompartment zur Beurteilung vorliegen, davon 3mal nach Tibiakopffrakturen, 2mal nach Unterschenkelschaftfrakturen sowie 1 mal nach einer Metatarsalfraktur. Dies mag die steigende rechtliche Relevanz dieser problematischen Verletzungsfolge verdeutlichen.

Bezüglich der Diagnostik eines drohenden oder manifesten Kompartmentsyndroms halten wir die klinische Beurteilung der Symptomatik für führend. Eine Kompartmentdruckmessung präoperativ betrachten wir durchaus mit kritischem Blick, da nach Reposition und Stabilisierung von veränderten Bedingungen ausgegangen werden muß. Hier erscheint uns die Messung erst dann sinnvoll einsetzbar, wenn

Hefte zu „Der Unfallchirurg", Heft 267
Willy, Sterk, Gerngroß (Hrsg.)
Das Kompartment-Syndrom
© Springer-Verlag Berlin Heidelberg 1998

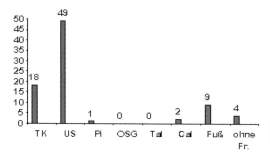

Abb. 1. Kompartmentverteilung im
Krankengut der BG-Unfallklinik Ludwigshafen vom 1.1.1988 – 31.12.1995

intraoperativ der Verdacht auf ein drohendes oder manifestes Kompartmentsyndrom entsteht. In diesen Fällen scheint dann das fortlaufende Monitoring mit elektrischen Drucksonden sinnvoller einsetzbar. Diese Einstellung zur fast ausschließlichen
klinischen Beurteilung ist sicherlich wesentlich durch die Tatsache beeinflußt, daß in
der Berufsgenossenschaftlichen Unfallklinik Ludwigshafen frische Frakturen bis auf
wenige Ausnahmefälle unabhängig von der Tages- oder Nachtzeit sofort primär operativ versorgt werden. Hier lautet die Leitlinie: „Im Zweifelsfall immer spalten!" Und
diese Einstellung besteht nicht erst, seit die Technik der Vakuumversiegelung eingeführt wurde, die postoperativ nur noch wenige Probleme beim Weichteilverschluß
erwarten läßt.

Die Häufigkeit des Kompartmentsyndroms an der unteren Extremität wird in
der Literatur unterschiedlich bewertet. Exakte Einschätzungen der Häufigkeit liegen nur in Einzelfällen vor. Eine Literaturrecherche der führenden Veröffentlichungen der letzten Jahrzehnte hat nur in wenigen Fällen eine genaue Auflistung der
Kompartmenthäufigkeit in Abhängigkeit von der Frakturlokalisation erkennen lassen (Abb. 1).

Während das Kompartmentsyndrom am Oberschenkel eine seltene Erscheinung
ist, so ist die größte Häufigkeit bei Frakturen an Unterschenkel und Fuß zu erwarten.

Diesbezüglich haben wir das eigene Krankengut hinsichtlich der Inzidenz gesich-
tet und in Vergleich zur Literatur gesetzt.

Frakturen des Tibiakopfes scheinen besonders häufig von dieser Komplikation
begleitet zu sein. Die Häufigkeit wird in den wenigen Literaturstellen, die dazu Aus-
kunft geben, mit 20 – 30 % angegeben .

Im eigenen Krankengut fanden wir bei 17 von 106 Patienten (16 %) eine entsprechende klinische Symptomatik, die ein sofortiges operatives Vorgehen erforderte
(Abb. 2). Aufgrund der insgesamt relativ hohen Infektrate bei der primären internen
Osteosynthese halten wir die Anlage eines gelenküberschreitenden Fixateurs mit
begleitender Faszienspaltung und Vakuumversiegelung für den günstigsten Weg zur
primären Stabilisierung.

Am häufigsten wird das Kompartmentsyndrom im Zusammenhang mit der
Unterschenkelschaftfraktur beschrieben. Auch hier scheint der zunehmende Grad
der Aufmerksamkeit für diese Problematik einen Wandel bewirkt zu haben. Während Heim [3] 1972 mit 0,8 % und Ellis 1958 mit 2,5 % noch eine relativ niedrige Häufigkeit beobachteter Kompartmentsyndrome angaben, stiegen diese Angaben in den
letzten Jahren kontinuierlich. Mittlerweile wird eine Häufigkeit von 10 – 17 %
genannt, in der Regel bei komplexeren Frakturformen. Diese Häufung bei den Frak-

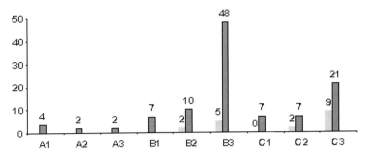

Abb. 2. Kompartmenthäufigkeit bei Tibiakopffrakturen in Abhängigkeit vom Frakturtyp (AO-Klassifikation)

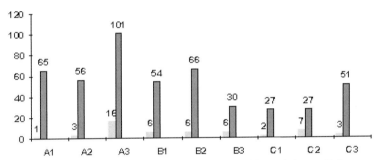

Abb. 3. Kompartmentverteilung bei Unterschenkelschaftfrakturen in Abhängigkeit vom Frakturtyp (AO-Klassifikation)

turformen B2 – C3 wird als Ausdruck der hohen Traumaenergie gedeutet, ist jedoch auch bei den einfachen Querfrakturen (A3) überproportional häufig als Folge des direkten Traumas zu beobachten.

Im eigenen Krankengut analysierten wir 477 Unterschenkelschaftfrakturen in dem Zeitraum von 1988–1995. Die komplexeren Frakturformen waren dabei mit einem Anteil von ca 53% beteiligt, drittgradig geschlossene und zweit- sowie drittgradig offene Frakturen in einem Prozentsatz von ca. 45% zu beobachten (Abb. 3).

Insgesamt traten 49 Kompartmentsyndrome auf, somit in 10,3%. In 41 Fällen wurde die Kompartmentspaltung am Unfall- und Versorgungstag vorgenommen. Immerhin bei 8 Patienten wurde die Kompartmentsymptomatik erst zwischen dem 1. und 4. postoperativen Tag im Rahmen des Monitorings beobachtet und und dann die sofortige Spaltung vorgenommen.

In 2 dieser Fälle beobachteten wir einen äußerst unbefriedigenden weiteren Verlauf. Einmal verblieb eine Peronäusparese, während bei einem 23jährigen Patienten mit einer relativ harmlosen A3-Fraktur 2 Tage nach Primärversorgung mit Fixateur die Kompartmentspaltung und 3 weitere Nekrektomien notwendig wurden und ein schlechtes funktionelles Ergebnis resultierte.

In Anlehnung an einzelne Veröffentlichungen haben wir uns die Frage gestellt, ob das Einbringen intramedullärer Implantate eine signifikante Erhöhung der grenzwertigen Logenperfusion bewirkt, die eine Kompartmentsymptomatik nach sich zieht. Hak [2] beschreibt in 12 Fällen mit Kompartmentsymptomatik bei Unterschenkelfrakturen, die mit unaufgebohrtem Tibianagel (UTN) behandelt wurden, daß der Kompartmentdruck bei 6 Patienten erst postoperativ erhöht war, Krettek führt 2 Fälle von postoperativem Kompartment nach Versorgung von 75 Patienten mit UTN an [4].

Schwartz benennt 5 Fälle eines postoperativen Kompartmentsyndroms, allerdings am Oberschenkel nach aufgebohrter Marknagelung.

Dieser Aspekt scheint auch nach unseren Ergebnissen nicht unerheblich zu sein. Bei insgesamt 149 primär durchgeführten intramedullären Osteosynthesen (AON = 113, UTN = 36) trat eine Kompartmentsymptomatik in 13 Fällen auf. Diese wurde in 9 Fällen direkt prä- oder intraoperativ festgestellt und gespalten, jedoch auch 4mal 1–4 Tage nach der Osteosynthese (3mal nach AON, 1mal nach UTN) und beträgt somit 2,7% als postoperative Komplikation.

In 4 Fällen trat die Kompartmentsymptomatik bei einer Gesamtanzahl von 258 Primärversorgungen mit Fixateur externe postoperativ auf und liegt somit mit 1,5% fast bei der Hälfte.

Die Gefahr des Auftretens scheint somit nach der intramedullären Osteosynthese zumindest tendenziell höher zu sein!

Isolierte Frakturen der Sprunggelenkregion scheinen hinsichtlich der Kompartmentproblematik nur ein geringes Gefährdungspotential zu beinhalten. In der Literaturrecherche konnten wir keinen Fall einer OSG-Fraktur entdecken, bei der diese Komplikation angeführt wurde. Lediglich Heim berichtet in seiner Monographie über Pilontibial-Frakturen, die ca. 1 000 Krankheitsverläufe überblickt, 7 Fälle von Logensyndromen.

Immerhin sahen wir im eigenen Krankengut mit einem hohen Anteil komplexer Frakturformen (61%) von 1988–1995 einen Fall einer Pilontrümmerfraktur (unter 100), bei der eine Kompartmentsymptomatik eine Faszienspaltung erforderte.

Frakturen des Fußes scheinen hinsichtlich der drohenden Kompartmentproblematik unterschiedlich bewertet zu werden. Echtermeyer [1] führt aus einer Sammelstatistik von 264 Kompartments der unteren Extremität einen Anteil von 4,5% für den Fuß bei diesen Verletzungen an, ohne daß eine differenziertere Aufschlüsselung bezüglich der Frakturform oder Lokalisation vorliegt. Ender gab 1988 bei 32 Kalkaneusfrakturen in 26 Fällen eine Logenspaltung an, Zwipp nennt 1994 einen Satz von ca. 40% bei Luxationsfrakturen des Chopart- oder Lisfranc-Gelenkes, jedoch nur gelegentliche Beobachtung eines Kompartmentsyndroms bei Talus- und Kalkaneusfrakturen.

Im eigenen Krankengut ist von 1988–1995 in 76 Fällen operativ versorgter Kalkaneusfrakturen 2mal eine Faszienspaltung dokumentiert. In 5 von insgesamt 56 nachuntersuchten Fällen wurden jedoch im Rahmen einer Nachkontrolle Beugekontrakturen der Zehen festgestellt, die einen Hinweis auf ein klinisch stumm abgelaufenes oder nicht beachtetes Logensyndrom darstellen können.

Aufgrund der häufig komplexen Weichteilsituation bei Frakturen im Fußbereich ist hier eine weitere Differenzierung kaum möglich. Insgesamt entsteht jedoch der Eindruck, daß in diesem Bereich dem direkten Weichteilschaden unter Beachtung des Unfallmechanismus eine ähnlich große Bedeutung beizumessen ist wie der knöchernen Verletzung, da hier Kompartmentsyndrome ebenso häufig auch ohne knöcherne Verletzung nach schweren Quetschverletzungen beobachtet werden.

Der folgend dargestellte Fall verdeutlicht noch einmal die Bedeutung des Krankheitbildes Kompartmentsyndrom sowohl für den Betroffenen wie auch für das Sozialsystem:

Am 23. 9 1995 erlitt ein 44jähriger, stattlich gebauter, gesunder Eisenbinderpolier auf einer Baustelle einen Bagatellunfall. Er stürzte laut eigenen Angaben aus einer Höhe von etwa 1 m von einem Gerüst und schlug mit dem Rücken auf. Der Unfallversicherte bemerkte zunächst keine wesentliche Verletzung und setzte seine Arbeit fort. In der Nacht fiel ihm erstmals eine leichte diffuse Gefühlsminderung und Schwäche am linken Bein auf, der er jedoch keine weitere Bedeutung beimaß. Am folgenden arbeitsfreien Sonntag bemerkte er nach eigenen Angaben keine wesentliche Auffälligkeit. Am Abend des gleichen Tages trat eine zunehmende Eintrübung des Unfallversicherten auf. Der sofort hinzugezogene ärztliche Notdienst stellte die Verdachtsdiagnose „akutes Nierenversagen". Bei der sofortigen Einlieferung in das nächste Krankenhaus wurde als Aufnahmebefund erhoben: „Somnolenter Patient, keine wesentlichen Verletzungszeichen, leichte Hämatomverfärbung am linken Oberschenkel rückseitig, klinisch Verdacht auf Compartment des linken Ober- und Unterschenkels." Der Verdacht eines akuten Nierenversagens bestätigte sich laborchemisch. Als Ursache wurde eine Rhabdomyolyse auf der Grundlage des Kompartmentsyndroms am linken Bein angenommen. Am Morgen des Folgetages erfolgte die Verlegung in das nächste Zentrum, wobei im Verlegungsbrief die Notwendigkeit zur Kompartmentspaltung von der verlegenden Klinik für „nicht vordringlich" erachtet wurde. Bei der Aufnahme in das nahegelegene Zentrum erfolgte die unmittelbare Kompartmentspaltung am linken Oberschenkel und Unterschenkel, es schloß sich eine Dialyse über 14 Tage an. Die intensivmedizinische Behandlung dauerte bis Ende Oktober. Weiterhin schloß sich eine Nachbehandlung im Rahmen des Berufsgenossenschaftlichen Heilverfahrens bis Ende April an. Das medizinische Heilverfahren konnte erst im August 1996 mit deutlichen verbleibenden sensomotorischen Defiziten am linken Bein abgeschlossen werden. Derzeit läuft die berufliche Umschulung, da der Unfallverletzte in dem Baugewerbe aufgrund der Behinderung nicht mehr einsetzbar ist.

Bisher hat die entsprechende Bau-Berufsgenossenschaft in diesem Fall Behandlungskosten von 118000.– DM erstattet, im Rahmen der 2jährigen Umschulung ist mit einer Übergangsgeldzahlung von 120000.– DM zu rechnen. Weitere ergänzende Leistungen für KFZ-Anpassung, Wohnungshilfe und Hilfsmittelversorgung werden in diesem Fall von dem Kostenträger mit 15000–20000.– DM veranschlagt.

Nach Abschluß des Heilverfahrens ist angesichts der verbleibenden Defizite mit einer Minderung der Erwerbsfähigkeit in einer Höhe von 30–40% zu rechnen. Unter Berücksichtigung des Jahresarbeitsverdienstes des UV rechnet der Kostenträger mit einer Rentenzahlung in Höhe von ca. 1000.– bis 1300.– DM monatlich, so daß jährlich weitere Kosten von 12000.– bis 20000.– DM bis zum Lebensende anfallen werden.

Die soziale Deprivation des Unfallversicherten, der inzwischen ein seelisch und körperlich gebrochener Mann ist, kommt in dieser reinen Aufschlüsselung des Zahlenmaterials nicht zum Ausdruck.

Literatur

1. Echtermeyer V (1984) Das Kompartmentsyndrom. Diagnostik und Therapie. Springer, Berlin Heidelberg New York (Hefte zur Unfallheilkunde, Bd 160)
2. Hak JD, Johnson EE (1972) The use of the unreamed nail in tibial fractures with concomitant preoperative or intraoperative elevated compartment pressure or compartment syndrome. J Orthop Trauma 8, 3: 203–211
3. Heim U (1972) Helv Chir Acta 39: 667
4. Krettek C, Schandelmaier P, Rudolf J, Tscherne H (1994) Aktueller Stand der operativen Technik für die unaufgebohrte Nagelung. Unfallchirurg 97: 575–599
5. Zwipp H (1991) Rekonstruktive Maßnahmen am Fuß nach Kompartmentsyndrom. Unfallchirurg 94: 274–279

Klinik des Unterschenkelkompartmentsyndroms. Ein Erfahrungsbericht der Jahre 1986–1996 aus einem Krankenhaus der Regelversorgung

B. Ultsch und H. Gunsilius

Abteilung für Chirurgie und Unfallchirurgie, Virngrund-Klinik Ellwangen, Dalkingerstr. 8–12, D-73479 Ellwangen

Einleitung

In einem Erfahrungsbericht eines Krankenhauses der Regelversorgung stellen wir die ätiologischen Faktoren, die klinische Symptomatik, die Behandlungsmaßnahmen und die Therapieergebnisse des Kompartmentsyndroms vor. Die Chirurgische Abteilung der Virngrund-Klinik umfaßte 102 Betten. Im Zeitraum von 1986–1996 wurden insgesamt 9074 unfallchirurgische Operationen durchgeführt. In dieser Zeit wurde bei 13 Patienten ein Kompartmentsyndrom diagnostiziert und behandelt. Das Kompartmentsyndrom stellt in der unfallchirurgischen Routine ein wesentliches Problem in der Früherkennung und der rechtzeitigen Therapie dar. Häufig führt nur die Summe der Symptome wie Sensibilitätsausfälle, motorische Schwäche, Schwellung und Schmerzen zur Diagnose. Sie ist deshalb besonders bei unkooperativen bzw. unzuverlässigen Patienten, bei Bewußtlosen und bei Patienten mit peripheren Nervenschäden schwierig zu stellen. Alle Patienten mit einem Kompartmentsyndrom konnten von uns nur über die klinischen Symptome erfaßt werden, da ein Meßsystem zur subfaszialen Druckmessung in unserer Klinik nicht zur Verfügung steht.

Darstellung des Patientengutes und der ätiologischen Faktoren

Das Durchschnittsalter der 13 Patienten betrug 28,8 Jahre (6–49 Jahre). 12 Patienten waren männlich und ein Patient weiblich. Eine Übersicht der Altersverteilung ist in Abb. 1 dargestellt.

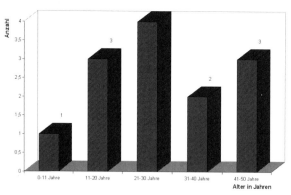

Abb. 1. Altersverteilung

Hefte zu „Der Unfallchirurg", Heft 267
Willy, Sterk, Gerngroß (Hrsg.)
Das Kompartment-Syndrom
© Springer-Verlag Berlin Heidelberg 1998

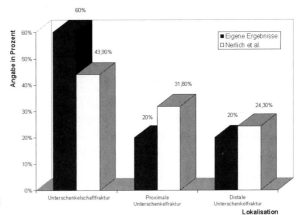

Abb. 2. Lokalisation der Unterschenkelfraktur, Vergleich mit [4]

Es waren überwiegend jüngere Patienten von einem Kompartmentsyndrom betroffen. 8 Patienten waren jünger als 30 Jahre und kein Patient war älter als 49 Jahre.

In unserem Patientengut kam es in einem Fall zu einem Kompartmentsyndrom durch den operativen Faszienverschluß einer bestehenden Muskelhernie. Die übrigen 12 Kompartmentsyndrome sind traumatisch bedingt gewesen. Insgesamt hatten 11 Patienten eine Fraktur im Extremitätenbereich und lediglich bei einem Patienten bestand eine Unterschenkelkontusion ohne Frakturnachweis. Bei keinem der therapierten Patienten bestand eine Gefäßverletzung.

Lokalisation der Unterschenkelfraktur

Am häufigsten wurde ein Kompartmentsyndrom bei einer Unterschenkelfraktur im mittleren Drittel festgestellt (60 %). Zu jeweils 20 % entstand ein Kompartmentsyndrom bei Frakturen im proximalen und distalen Drittel (Abb. 2).

Klinische Symptome, Diagnostik und Verlauf des Kompartmentsyndroms

Vorgehensweise bei der klinischen Diagnostik mit Dokumentation [5]

Patientendaten:

1. Name des Patienten
2. Datum und Zeitpunkt des Unfalls
3. Zeitpunkt der Untersuchung

Klinische Daten:

1. Schmerzen: keine, leicht, mittel, stark
2. Palpationsbefund: weich, gespannt, hart
3. Sensibilität: normal, vermindert, fehlend

4. Motorik: normal, abgeschwächt, aufgehoben
5. Pulsstatus: A. dorsalis pedis; A. tibialis posterior; A. poplitea; A. femoralis +/-

Als wichtigste Säule der Diagnostik des Kompartmentsyndroms steht die klinische
Beurteilung des Patienten im Vordergrund. Häufig bestehen jedoch Schwierigkeiten
in der klinischen Diagnosestellung. So kann die klinische Diagnose bei Patienten mit
peripheren Nervenschäden, bei bewußtlosen polytraumatisierten Patienten sehr
erschwert sein. Das erste und bedeutendste Symptom eines drohenden Kompartmentsyndroms ist der Schmerz [5]. Alle unsere Patienten hatten zum Zeitpunkt der
Diagnosestellung Schmerzen in der betroffenen Region. Zu einer Kompartment-
schwellung kommt es relativ früh. Sie ist häufig der einzig objektivierbare Befund
eines zunehmenden Kompartmentdruckes [5]. In 7 Fällen (7/13) kam es zu einer
nachweisbaren Schwellung des betroffenen Kompartments. Sensibilitätsstörungen
aufgrund einer nervalen Ischämie bestanden bei 8 (8/13) Patienten. Motorische Ner-
venfunktionsstörungen, welche häufig erst als Spätsyndrom auftreten, wiesen 7 (7/
13) Patienten auf. Eine gestörte Durchblutung der betroffenen distalen Extremität
konnte bei 9 (9/13) der Patienten nachgewiesen werden. (graphische Darstellung in
Abb. 3).

Alle Patienten wurden über einen positiven klinischen Befund erfaßt. Hiervon
hatten 11 der 12 Patienten mindestens 3 der 5 untersuchten klinischen Parameter als
pathologischen Befund.

In unserem Patientengut ist bei 3 Patienten (3/13) das Kompartmentsyndrom postoperativ enstanden. 2mal (2/13) nach einer Marknagelosteosynthese einer Tibiafraktur und einmal (1/13) nach dem operativen Verschluß einer bestehenden Muskelhernie im Bereich der Peronäusloge. Bei den übrigen 10 Patienten (10/13) bestand schon
präoperativ der Verdacht auf ein Kompartmentsyndrom (Abb. 4).

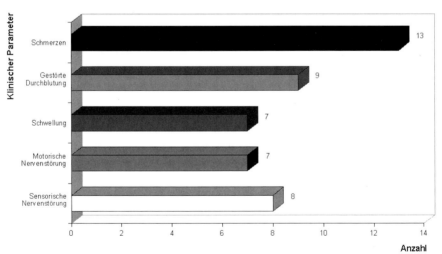

Abb. 3. Klinische Befunde des Kompartmentsyndroms

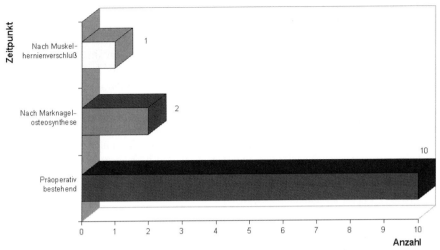

Abb. 4. Zeitpunkt des Kompartmentsyndroms

Therapie und Komplikationen des Kompartmentsyndroms

Als Standardverfahren zur operativen Therapie des Unterschenkelkompartmentsyndroms führten wir die parafibulare Dermatofasziotomie durch. Bei diesem operativen Zugang können durch einen Hautschnitt alle 4 Kompartments am Unterschenkel gespalten werden [1]. In 8 Fällen (8/13) wurden in unserem Patientengut alle 4 Unterschenkelkompartments gespalten. Bei 3 Patienten (3/13) wurde die Peronäusloge und bei einem Patienten (1/13) wurde die Tibialis-anterior-Loge operativ eröffnet. Ein (1/13) Oberschenkelkompartmentsyndrom wurde durch Spaltung des Tractus ileotibialis behandelt. Eine Übersicht über die operative Verfahrenswahl gibt Abb. 5.

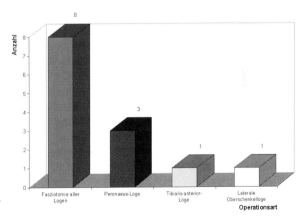

Abb. 5. Therapie des Kompartmentsyndroms

Therapieverlauf

Den Wundverschluß führten wir nach der vollständigen Rückbildung des Kompartmentsyndroms durch. Im Durchschnitt war bei jedem Patienten 3mal ein Verbandwechsel notwendig. Bei 7 Patienten (7/13) mußte der verbleibende Hautdefekt mit
einem Spalthauttransplantat gedeckt werden. Bei 6 Patienten (6/13) erfolgte der definitive Hautverschluß durch eine Sekundärnaht. Die mittlere Behandlungsdauer bei
unseren Patienten betrug 42,4 Tage (zwischen 15 und 89 Tagen). Bei einem Patienten
(1/13) mußte nach der Dermatofasziotomie am Unterschenkel eine Muskelnekrose
festgestellt werden. Bei 2 Patienten (2/13) kam es zu einer Weichteilinfektion. Bei 2
weiteren Patienten (2/13) bestand eine traumatisch bedingte Nervenläsion.

Funktionelles Behandlungsergebnis

Bei unserem Patientengut wurden alle Dermatofasziotomien innerhalb der ersten 6 h
nach Auftreten des Kompartmentsyndroms durchgeführt. Es bestanden für die funktionelle Wiederherstellung gute Voraussetzungen. Bei 4 Patienten (4/13) kam es zu
einer Peronäusparese. 2 dieser Paresen waren jedoch eindeutig durch das Trauma
bedingt. 2 Patienten wurden von uns später nach 6 – 12 Monaten mit einer Steigbügel-
plastik versorgt. Bei weiteren 4 Patienten (4/13) bestand zum Zeitpunkt der Entlassung eine Fuß- bzw. Großzehenheberschwäche. 3 Patienten (3/13) berichteten über
eine Par- bzw. Hypästhesie im Fußbereich. 4 Patienten (4/13) hatten einen unauffälli-
gen Entlassungsbefund (Abb. 6). Insgesamt hatten 9 Patienten (9/13) noch Restsym-
ptome, bei 4 Patienten (4/13) kam es zu einem folgenlosen Abheilen des Kompartmentsyndroms.

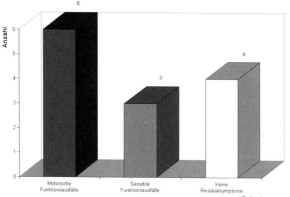

Abb. 6. Befund bei Entlassung

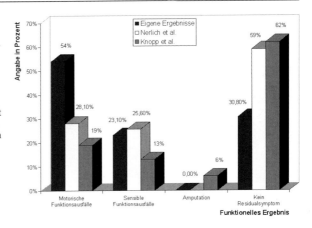

Abb. 7. Vergleich der Langzeitergebnisse mit [1] und [4].
Anmerkung: Die eigenen
Ergebnisse wurden zum Zeitpunkt der stationären Entlassung erhoben; bei den Ergebnissen von Nerlich et al. handelt
es sich um Langzeitergebnisse,
die in einem durchschnittlichen
Nachuntersuchungszeitraum
von 4,2 Jahren erfaßt wurden,
Angaben über die Amputationsrate fehlen; die Ergebnisse
von Knopp et al. wurden nach
durchschnittlich 42 Monaten
erhoben

Zusammenfassung und Diskussion

Bei einem unfallchirurgischen Krankengut an einem Krankenhaus der Regelversorgung ist das Kompartmentsyndrom ein seltenes aber immer wieder in unregelmäßi-
gen Intervallen auftretendes Ereignis. Ein- bis zweimal pro Jahr muß man damit
rechnen. Wenn es im Zusammenhang des Unfalls unmittelbar auftritt, ist es aus der
Klinik zu erkennen. Schwierig wird es beim Bewußtlosen und schmerzbehandelten
bzw. beatmeten Patienten [3]. In unserem Krankengut wurden 11/13 Kompartments
rechtzeitig erkannt. Die 2 nicht rechtzeitig diagnostizierten Kompartments stammen
aus der Gruppe schmerztherapierter Patienten. Mit den instrumentellen Überwa-
chungsmöglichkeiten hätte in diesen 2 Fällen mit hoher Wahrscheinlichkeit die Diagnose früher gestellt werden können. Interessant ist, daß trotz der wesentlich geringeren Patientenzahlen sich die Verläufe im Vergleich zu den Zentren gleichen
(Abb. 7).

Literatur

1. Echtermeyer V (1991) Kompartmentsyndrom – Prinzipien der Therapie. Unfallchirurg 94: 225–230
2. Knopp W, Schumm F, Buchholz J, Ekkernkamp A (1994) Funktionelle Ausheilung nach Compartmentsyndrom des Unterschenkels – Eine Analyse der Spätergebnisse. Chirurg 65: 988–991
3. Machan FG, Pohle H, Zick U, Czyborra H (1991) Unser Erkenntnisstand zum Kompartmentsyndrom. Unfallchirurgie 17: 100–105
4. Nerlich M, Dziadzka S, Schmidt U (1991) Das Kompartmentsyndrom am Unterschenkel – Langzeitergebnisse. Unfallchirurg 94: 257–261
5. Reschauer R (1991) Die Diagnostik des Kompartmentsyndroms. Unfallchirurg 94: 216–219

The Epidemiology and Outcome of Acute Compartment Syndrome

M.M. McQueen

The Royal Infirmary of Edinburgh, Lauriston Place, Edinburgh EH3 9YW, United Kingdom

Acute compartment syndrome is a potentially devastating complication of injury. It is important to make an early diagnosis of the condition in order to minimize potentially serious complications. A knowledge of the epidemiology of acute compartment syndrome would be useful in order to identify at-risk groups.

Patients and Methods

During the years 1988 to 1995 there were 164 cases of acute compartment syndrome treated in the Edinburgh Orthopaedic Trauma Unit. The diagnosis of acute compartment syndrome was made either by clinical symptoms and signs or by compartment monitoring with a differential pressure between the diastolic blood pressure and the tissue pressure of 30 mmHg being taken as the critical pressure for compartment decompression.

Clinical details were recorded on all patients and their outcome was recorded at an average review time of 10.5 months.

Results

Of the 164 cases 149 were male and 15 female. Their mean age was 32 years with a range from 14 to 88 years. The mean age for males was 30 years and the mean age for females was 44 years. The age/sex distribution showed a unimodal distribution with a large peak of young men.

The most common cause of acute compartment syndrome was tibial fracture accounting for 35% of the cases. Twenty-two percent of the cases were caused by soft tissue injury and 10% by the crush syndrome. Ten percent were caused by distal radial fractures and 8.5% by forearm fractures. Other fractures were all less than 5% of the total.

There were 58 cases of tibial diaphyseal fracture complicated by acute compartment syndrome. There were 1,349 tibial fractures during the same time period giving an incidence of 4%. There were 54 males and four females with an average age of 29 years and the age/sex distribution was unimodal with a large peak of young men. The incidence in the under 35-year-old age group was 6% compared to 2% in the over 35-year-old age group. This difference is statistically significant.

Hefte zu „Der Unfallchirurg", Heft 267
Willy, Sterk, Gerngroß (Hrsg.)
Das Kompartment-Syndrom
© Springer-Verlag Berlin Heidelberg 1998

Forty-seven percent of the tibial fractures had been sustained during sporting activities with 22 % caused by a road traffic accident to a pedestrian. Twelve percent had sustained a fall from standing height and 7 % a fall from height. Other reasons for injury were each less than 5 % of the total.

Of the tibial diaphyseal fractures that had early continous compartment monitoring there was a 16 % complication rate at final review. The time from injury to fasciotomy was an average of 16 hours. Of those which did not undergo compartment monitoring but had the diagnosis made on the basis of clinical symptoms and signs, there was a 59 % complication rate at final review with an average of 31 hours between injury and fasciotomy.

Thirty-six patientes had an acute compartment syndrome as a result of soft tissue injury, there were 31 males and five females with an average age of 37 years. There was no discernible pattern to the age/sex distribution. Most (28 %) had sustained their soft tissue injury from a direct blow. Nineteen percent had a crush injury and 15 % were spontaneous acute compartment syndromes often related to a bleeding diathesis or anti-coagulant medication. The mode of injury was a fall, a road traffic accident as a pedestrian, an assault and a stabbing injury in 8 % of patients for each group. Ten patients underwent early compartment monitoring and had a delay of 8 hours to fasciotomy. Twenty-six patients were not monitored and had an average delay of 79 hours to fasciotomy.

There were 16 cases of distal radial fracture complicated by acute compartment syndrome. Fifteen were male and one female with a mean age of 26 years. The incidence in the under 35-year-old group was 1.5 % compared to 0.07 % in the over 35-year-old age group a strongly significant difference. The age/sex distribution showed a unimodal incidence with a large peak of young men. This is in direct contrast to the normal bimodal distribution of the whole population of distal radial fractures. Only 13 % of distal radial fractures complicated by acute compartment syndrome had sustained a fall from standing height compared to over 80 % in the whole population of distal radial fractures. The two commonest reasons for injury in association with the acute compartment syndrome in distal radial fractures are road traffic accident and sporting injuries.

There were 14 forearm diaphyseal fractures complicated by acute compartment syndrome. All of these were male with a mean age of 34 years. Twelve of the 14 had high energy injury, eight of the 14 had multiple injuries and five of the 14 were unconscious at the time of diagnosis.

Conclusions

From the epidemiological data presented here it is clear that there are certain at-risk groups for acute compartment syndrome. These are the young tibial diaphyseal fracture, the young male distal radial fracture sustained with a high energy injury and the young male forearm diaphyseal fracture sustained in a high energy injury. No clear pattern emerged for soft tissue injury although it is likely that patients with a bleeding diathesis or on anti-coagulant therapy are at risk.

Compartment monitoring has been shown to significantly reduce the delay to fasciotomy and the ensuing complications.

Behandlungsstrategie des Kompartmentsyndroms bei der Oberschenkeltrümmerfraktur

O. Holbein[1], G. Bauer[2], W. Strecker[1] und L. Kinzl[1]

[1]Abt. für Unfallchirurgie, Hand- und Wiederherstellungschirurgie, Universität Ulm, Steinhövelstr. 9, D-89075 Ulm
[2]Sportklinik Stuttgart, Taubenheimerstr. 8, D-70372 Stuttgart

Einleitung

Mehrfragment- und Trümmerfrakturen des Oberschenkels treten nur selten als isolierte Verletzung auf, 70 % der komplexen Femurfrakturen werden beim Mehrfachverletzten gefunden [4]. Gerade bei diesen Patienten wird eine rasche Stabilisierung der Frakturen gefordert [3, 7]. Viele klinische und experimentelle Untersuchungen konnten in den letzten Jahren zeigen, daß sich bei einem begleitenden Thoraxtrauma die Marknagelung verbietet [9, 13, 14]. Ein Kompartmentsyndrom am Oberschenkel kann die Therapiemöglichkeiten ebenfalls noch weiter einschränken.

Die „biologische Osteosynthese" mit durchgeschobener Überbrückungsplatte hat im Tierexperiment und in der Klinik ihre Überlegenheit gegenüber einer Osteosynthese mit anatomischer Reposition demonstriert [1, 4, 5, 6, 12]. In der Behandlung des Kompartmentsyndroms konnte durch den Einsatz der Vakuumversiegelung die Infektrate deutlich gegenüber der offenen Wundbehandlung gesenkt werden [2].

Ziel dieser Untersuchung war es, beim Mehrfachverletzten mit komplexer Femurfraktur und Kompartmentsyndrom das folgende operationstaktische Vorgehen zu überprüfen: Kompartmentspaltung, Stabilisierung mittels durchgeschobener Überbrückungsplatte und Vakuumversiegelung.

Patienten und Methoden

Seit dem 1.1.1995 wurden in unserer Klinik 13 komplexe Femurfrakturen mit Überbrückungsplattenosteosynthese versorgt und prospektiv erfaßt. Die Einteilung der Frakturen nach der AO-Klassifikation ergab 5 C1-Frakturen, 3 C2-Frakturen und 5 C3-Frakturen. Bei 2 der insgesamt 13 Frakturen lag ein 2.gradiger Weichteilschaden vor. Die insgesamt 12 Patienten waren durchschnittlich 30,7 Jahre alt (18–60 Jahre). Bei 11 Patienten handelte es sich um Mehrfachverletzte, nur in einem Fall lag eine isolierte Femurfraktur vor. 10 Patienten hatten beim Unfall ein Thoraxtrauma erlitten. In 6 Fällen wurde eine Vakuumversiegelung bei Kompartmentsyndrom am Oberschenkel durchgeführt. Bei 9 der insgesamt 13 Frakturen wurde die Osteosynthese primär mit Überbrückungsplatte durchgeführt, in 4 Fällen wurden die Frakturen wegen eingeschränkter Operationsfähigkeit der Patienten primär mit Fixateur externe stabilisiert, sekundär wurde dann auf die Überbrückungsplatte umgestiegen (Verfahrenswechsel nach 6–18 Tagen).

Hefte zu „Der Unfallchirurg", Heft 267
Willy, Sterk, Gerngroß (Hrsg.)
Das Kompartment-Syndrom
© Springer-Verlag Berlin Heidelberg 1998

Ergebnisse

Von den 12 Patienten konnten 9 Patienten in einem Zeitraum von 6–18 Monaten nach der Primärversorgung nachuntersucht werden. Ein Patient wurde 10 Tage nach Versorgung in sein Heimatland zurückverlegt, ein Patient verstarb an den Folgen eines Schädel-Hirn-Traumas, bei einem weiteren Patienten liegt die operative Versorgung erst wenige Wochen zurück. In allen nachuntersuchten Fällen kam es zu einer belastungsstabilen Knochenheilung bis zur 24. postoperativen Woche, eine Spongiosaplastik wurde in keinem Fall durchgeführt. An Komplikationen trat ein Weichteilinfekt 5 Monate nach Osteosynthese auf, dieser bedurfte einer chirurgischen Reintervention. Es handelte sich dabei um eine primär mittels Fixateur externe stabilisierte Fraktur, bei der 6 Tage nach der Primärversorgung der einzeitige Verfahrenswechsel zur Überbrückungsplatte durchgeführt wurde. Eine Vakuumversiegelung war dabei nicht vorgenommen worden. Pseudarthrosen oder Plattenbrüche traten in der Behandlung dieser 10 Frakturen nicht auf. Eine Reosteosynthese wurde nicht durchgeführt, korrekturbedürftige Fehlstellungen waren ebenfalls nicht aufgetreten.

Bei den insgesamt 5 Frakturen mit begleitendem Kompartmentsyndrom, die mit der Vakuumversiegelung behandelt wurden, erfolgte der definitive Wundverschluß nach durchschnittlich 6,4 Tagen (3–12 Tage). In 2 Fällen mußte die Vakuumversiegelung jeweils einmal gewechselt werden. In allen Fällen wurde der Wundverschluß durch Sekundärnaht erreicht. Infekte sind bei der Behandlung des Kompartmentsyndroms mit der Vakuumversiegelung nicht aufgetreten.

Diskussion

Komplexe Femurfrakturen treten nach Angabe von Heitemeyer et al. in nur ungefähr 30 % als isolierte Verletzungen auf [4]. Die Ergebnisse unserer Studie zeigen ebenfalls, daß 11 der 12 Patienten mit Femurmehrfragment- und Trümmerfrakturen mehrfachverletzt waren, eine isolierte Verletzung trat nur in einem Fall auf. In 10 Fällen lag ein begleitendes Thoraxtrauma vor, das nach neueren Erkenntnissen die Marknagelung dieser Frakturen wegen der Gefahr von pulmonalen Komplikationen verbietet [9, 13]. Bei der Plattenosteosynthese komplexer Femurfrakturen ist dagegen eine Aktivierung von schockrelevanten Mediatoren (PMN-Elastase) mit sekundärer Auswirkung auf andere Organsysteme nicht zu erwarten [11], daher bestehen keine Einwände gegen ihren Einsatz in der Versorgung des Mehrfachverletzten mit Thoraxtrauma. Der Einsatz des Verriegelungsmarknagels wird dagegen weiter eingeschränkt, falls die Fraktur bis in den metaphysären Bereich reicht. Bei diesen gelenknahen Frakturen läßt sich die lange Überbrückungsplatte besser verankern.

Die überbrückende Plattenosteosynthese ist charakterisiert durch die indirekte Frakturreposition. Es wird bewußt auf eine Darstellung des Frakturbereiches verzichtet, da die Freilegung einzelner Fragmente die für die Knochenheilung entscheidende Vaskularität zusätzlich beeinträchtigt. Die lange Platte wird schonend unter dem M. vastus lateralis durchgeschoben und nur proximal und distal des Frakturbereiches befestigt, auf interfragmentäre Zugschrauben wird verzichtet. Die Erhaltung der Durchblutung im gesamten Frakturgebiet ist die Voraussetzung für die ungestörte Kallusbildung, Knochenheilung und Erhaltung der Infektabwehr. Die Folge einer Mißachtung dieser biologischen Prinzipien können verzögerte Knochenheilung, Pseudarthrosenbildung und Infektionen sein. Heitemeyer et al. zeigten in einer vergleichenden retrospektiven Studie, daß die überbrückende Plattenosteosynthese gegenüber der Stabilisierung mit Platte nach anatomischer Repositon bezüglich der knöchernen Ausheilungszeit deutlich überlegen ist [6]. Sie fanden bei der Untersuchung von insgesamt 71 Mehrfragmentfrakturen des Femur 11 Pseudarthrosen und 7 Osteomyelitiden nach anatomischer Reposition und Plattenosteosynthese, diese Komplikationen traten dagegen nach überbrückender Plattenosteosynthese in keinem Fall auf.

Nach Ausheilung der ersten 10 komplexen Femurfrakturen in unserer Studie ist ebenfalls eine sehr niedrige Komplikationsrate hervorzuheben. Es wurden keine Spongiosaplastiken und Reosteosynthesen durchgeführt, Pseudarthrosen oder Plattenbrüche traten ebenfalls nicht auf. Es mußte lediglich ein Weichteilinfekt 5 Monate nach überbrückender Osteosynthese chirurgisch revidiert werden. Es handelte sich dabei um eine primär mittels Fixateur externe stabilisierte Fraktur, bei der 6 Tage nach der Primärversorgung ein einzeitiger Verfahrenswechsel zur Überbrückungsplatte durchgeführt wurde. Eine Vakuumversiegelung war dabei nicht vorgenommen worden.

Kompartmentsyndrome am Oberschenkel nach Femurfraktur werden in der Literatur selten diskutiert. Kladny und Nerlich berichten bei 170 behandelten Oberschenkelschaftfrakturen über 1 – 2 % begleitende Kompartmentsyndrome [8]. In unserer Studie lagen bei den insgesamt 13 komplexen Femurfrakturen 6 Kompartmentsyndrome am Oberschenkel vor. Dieser deutlich höhere prozentuale Anteil liegt einerseits daran, daß es sich in unserer Untersuchung ausschließlich um Mehrfragment- und Trümmerfrakturen des Femur handelte. Andererseits stellen wir die Indikation zur Kompartmentsspaltung großzügig, da die Vakuumversiegelung das hohe Infektionsrisiko der offenen Wundbehandlung deutlich reduziert. Kladny und Nerlich geben nach Dermatofasziotomie und Epigarddeckung am Oberschenkel eine Infektrate von über 30 % an [8]. Schwartz et al. berichten gar über 60 % Infektionen nach Kompartmentspaltung und offener Wundbehandlung, in 20 % stellten sie die Entwicklung einer Osteitis fest [10].

Wir setzen zur Behandlung des Kompartmentsyndroms nach Dermatofasziotomie die Vakuumversiegelungstechnik ein [2]. Sie vereinigt die Vorteile der offenen und geschlossenen Wundbehandlung mit sicherem Schutz vor nosokomialen Infektionen und gewährleistet eine flächige Drainage der Wunde, wobei toxische und immunsupprimierende Substanzen beseitigt werden. Auf zwanghafte Weichteilmanipulationen zur Deckung des Osteosynthesematerials kann verzichtet werden, einer Retraktion der Wundränder wird durch dosierte Spannung beim Einnähen des PVA-Schaumes entgegengewirkt, so daß eine Sekundärnaht in fast allen Fällen möglich wird. 6 – 18 Monate nach Primärversorgung durch Vakuumversiegelung war es in keinem Fall zu einer Infektion gekommen, es konnte jedesmal eine kosmetisch günstige Sekundärnaht durchgeführt werden.

Zusammenfassend kann festgestellt werden, daß die überbrückende Plattenosteosynthese bei komplexen Femurfrakturen bei Mehrfachverletzten mit Thoraxtrauma ein komplikationsarmes Verfahren mit Schonung der Vaskularität der Fragmente darstellt. Die Vakuumversiegelung erlaubt eine großzügige Indikationsstellung zur frühzeitigen Kompartmentspaltung, sie stellt außerdem einen sicheren Schutz gegen nosokomiale Infektionen dar. Nachteile hinsichtlich der knöchernen Heilung müssen durch die Vakuumversiegelung nicht in Kauf genommen werden.

Literatur

1. Baumgaertel F., Perren SM, Rahn B (1994) Tierexperimentelle Untersuchungen zur „biologischen" Plattenosteosynthese von Mehrfragmentfrakturen des Femurs. Unfallchirurg 97: 19–27
2. Fleischmann W, Lang E, Kinzl L (1996) Vakuumassistierter Wundverschluß nach Dermatofasziotomie an der unteren Extremität. Unfallchirurg 99: 283–287
3. Goris RJA, Gimbrere JSF, van Niekerk JLM, Schoots FJ, Booy LHD (1982) Early osteosynthesis and prophylactic mechanical ventilation in the multitrauma patient. J Trauma 22: 895
4. Heitemeyer U, Könings P, Hierholzer G (1994) Komplexe Femurfrakturen – Behandlungsergebnisse nach 123 überbrückenden Plattenosteosynthesen. Akt Traumatol 24: 285–290
5. Heitemeyer U, Claes L, Hierholzer G (1990) Die Bedeutung der postoperativen Stabilität für die ossäre Reparation einer Mehrfragmentfraktur. Unfallchirurg 93: 49–55
6. Heitemeyer U, Hierholzer G, Terhorst J (1986) Der Stellenwert der überbrückenden Plattenosteosynthese bei Mehrfragmentbruchschädigungen des Femur im klinischen Vergleich. Unfallchirurg 89: 533–538
7. Johnson KD, Cadambi A, Seibert GB (1985) Incidence of adult respiratory distress syndrome in patients with multiple musculoskeletal injuries: Effect of early operative stabilization of fractures. J Trauma 25: 375
8. Kladny B, Nerlich M (1991) Das Kompartmentsyndrom am Oberschenkel. Unfallchirurg 94: 249–253
9. Pape HC, Regel G, Dwenger A, Krettek C, Mehler D, Sturm JA, Tscherne H (1992) Effekte unterschiedlicher intramedullärer Stabilisierungsverfahren des Femurs auf die Lungenfunktion beim Polytrauma. Unfallchirurg 95: 634
10. Schwartz JT, Brumback RJ, Lakatos R, Poka A, Bathon GH, Burgess AR (1989) Acute compartment syndrome of the thigh: a spectrum of injury. J Bone Joint Surg [Am] 71: 392–400
11. Siebert CH, Lehrbaß-Sökeland K-P, Rinke F, Arens S, Hansis M (1993) Lokales und systemisches Trauma bei der Plattenosteosynthese der Femurschaftfraktur. Unfallchirurg 96: 541
12. Wenda K, Runkel M, Rudig L (1995) Die durchgeschobene Kondylenplatte. Unfallchirurgie 21: 77–82
13. Wenda K, Ritter G, Ahlers J, von Issendorf WD (1990) Nachweis und Effekte von Knochenmarkeinschwemmungen bei Operationen im Bereich der Femurmarkhöhle. Unfallchirurg 93: 56
14. Wenda K, Ritter G, Degreif J, Rudigier J (1988) Zur Genese pulmonaler Komplikationen nach Marknagelosteosynthesen. Unfallchirurg 91: 432

Das akute Kompartmentsyndrom am Unterarm

C. Neumann

Abteilung für Unfallchirurgie, Klinikum der Universität Regensburg, Franz-Josef-Strauß-Allee 11,
D-93042 Regensburg

Die erste Beschreibung eines Kompartmentsyndroms am Unterarm – bzw. deren Folgen – stammt von Richard von Volkmann: 1869 beschreibt er die (1911 nach ihm benannte) klassische Volkmann-Kontraktur nach einer suprakondylären Oberarmfraktur beim Kind [1].

Bei der Durchsicht der Literatur der letzten 5 Jahre erscheinen Kinder und junge Erwachsene sehr viel anfälliger für die Ausprägung eines Kompartmentsyndroms des Unterarmes als Erwachsene [2–5].

Die Entstehung eines Kompartmentsyndroms ist nach folgenden äußeren Traumen nicht auszuschließen:

- Frakturen
- Arterienverletzungen, Blutungen (Ischämie)
- Stromunfälle
- chronische Überlastung

Aber auch nach folgenden Maßnahmen wird über Kompartmentsyndrome berichtet: progressive Korrekturen, arterielle Punktionen, Infusionen mit Pumpen. Auch die maligne Hyperthermie oder Infektionen sind als Ursachen bekannt.

Die Kompartimente des Unterarmes sind im wesentlichen 5. Sie sind beim Kompartmentsyndrom unterschiedlich stark betroffen (Abb. 1). Am häufigsten findet sich

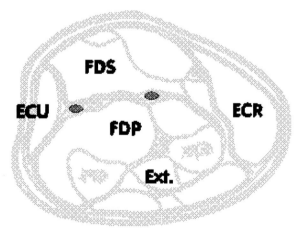

Abb. 1. Die Kompartimente des Unterarmes. Beachte die Lage der Nn. ulnaris und medianus

Hefte zu „Der Unfallchirurg", Heft 267
Willy, Sterk, Gerngroß (Hrsg.)
Das Kompartment-Syndrom
© Springer-Verlag Berlin Heidelberg 1998

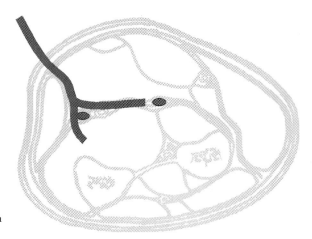

Abb. 2. Der volare mediale Zugang zu den Kompartimenten der Beuger. Dekompression der Nn. ulnaris und medianus

eine Beteiligung des Faches der tiefen Beugemuskulatur (FDP), gefolgt von den oberflächlichen (FDS). Die Extensoren (Ext.) und der M. flexor carpi ulnaris (ECU) ist nur in schweren Fällen, der M. flexor carpi radialis (ECR) ist nur extrem selten betroffen [6].

Die Nn. medianus und ulnaris liegen zwischen den am häufigsten betroffenen Logen. Daraus ergibt sich das typische Bild mit Sensibilitätsstörungen für die Langfinger. Die Therapie des Kompartmentsyndroms muß dies berücksichtigen und diese Nerven dekomprimieren.

Bardenheuer und Murphy propagierten bereits 1911/1914 die Fasziotomie [7, 8]. Am Unterarm erfolgt am besten eine volare mediane (ulnare) Dermatofasziotomie [9]. Hier kann zwischen FDS und ECU eingegangen werden, FDP und die Nerven werden erreicht. Dieser Schnitt muß ggf. auch gelenkübergreifend verlängert werden. Am Ellengelenk ist auf die exakte Durchtrennung des Lacertus fibrosus zu achten, über das Handgelenk wird ein S-förmiger Schnitt unter Schonung des R. palmaris n. medianus bis in die Hohlhand gelegt. Die Extensoren können bei Bedarf über einen dorsalen geraden Schnitt erreicht werden [6].

Das Vorgehen sei am Beispiel eines 10jährigen Jungen aufgezeigt: am 19.07.96 gerät der Junge mit seinem linken Unterarm in den Abflußstutzen eines Freibades. Der Junge wird unter Wasser gezogen und kann nur durch seinen Bruder befreit werden. Die Erstbehandlung erfolgt in einem peripheren Krankenhaus, wegen des Verdachts auf Kompartmentsyndrom und einem leicht somnolenten Zustand nach dem „Beinahe-Ertrinken" wird der Patient zu uns verlegt.

Bei Aufnahme zeigt sich eine von distal bis ca. zum proximalen Drittelpunkt des Unterarmes reichende deutliche petechiale Einblutung der Haut. Der Unterarm ist druckschmerzhaft, die Bewegung der Langfinger schmerzhaft eingeschränkt. Die Sensibilität der Langfinger ist vermindert, der Patient klagt über ein Pelzigkeitsgefühl. Dopplersonographisch sind die Pulse der Aa. radialis und ulnaris nachweisbar. Die Messung (Fa. Stryker) des Kompartmentdruckes ergibt für die tiefe Beugerloge 50 mmHg.

4 h nach dem Unfall erfolgt die volare mediale Dermatofasziotomie. Der Muskel erscheint vital, auf ein gelenkübergreifendes Vorgehen wird verzichtet. Die Wunde wird mit Epigard gedeckt.

3 Tage später erfolgt ein geplanter „second-look". Zu diesem Zeitpunkt sind die neurologischen Störungen komplett rückläufig, die Wunde wird durch Sekundärnaht geschlossen, der Patient wird am 24.7.96 entlassen.

Sehr viel häufiger finden wir in unserem Patientengut drohende Kompartmentsyndrome nach Frakturen. Unser Behandlungskonzept sei in diesen Fällen aufgezeigt.

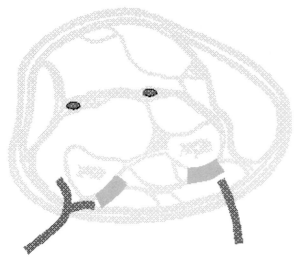

Abb. 3. Die Zugänge zur Plattenosteosynthese am Unterarm.
Dorsale Lage der Platten. Fasziotomie der tiefen Beuger

Der Zugang zur Versorgung des Radius erfolgt von dorsal, es ist die gleiche Schnittführung wie zur dorsalen Entlastung der Extensorenloge. Medial gehen wir direkt
über der Ulna ein. Die Platte kommt hier ebenfalls dorsal also unter den Extensoren
zu liegen. Bei Verdacht auf Kompartmentsyndrom wird aber die Faszie der tiefen
Beugemuskulatur ebenfalls routinemäßig mit eröffnet, bei Zeichen eines erhöhten
Druckes wird die ulnare Wunde nicht primär verschlossen. In den Jahren 1993 bis
1996 wurden 63 Unterarmfrakturen nach diesem Schema versorgt:

47mal konnten die Wunden primär verschlossen werden, 16mal erfolgte zumindest ulnarseitig eine temporäre Deckung mit Epigard und erst sekundär die Naht.
Alle Wunden konnten aber letztendlich direkt genäht werden, eine Spalthauttransplantation war nicht notwendig.

Das Kollektiv der 16 Patienten mit sekundären Wundverschlüssen setzte sich aus
10 der 15 polytraumatisierten Patienten dieses Patientengutes zusammen. Bei den
isolierten Verletzungen beinhaltet es 5 der 7 Weichteilschäden 3. Grades und 1 der 15
2. Grades. Von den polytraumatisierten Patienten starben 3. Alle anderen Patienten
zeigten ein gutes Ausheilungsergebnis, Kontrakturen oder kompartmentbedingte
Nervenläsionen wurden nicht beobachtet, ebenso kein Infekt. 2mal bestanden frak-
turbedingte Läsionen des R. superficialis n. radialis.

Frakturen mit schwerem Weichteilschaden bergen immer wieder die Gefahr eines
Kompartmentsyndroms. Die routinemäßige Eröffnung und großzügige Spaltung der
Loge der tiefen Beugemuskulatur entlastet diese am meisten gefährdete Muskulatur
suffizient. Bei 3 der so versorgten Patienten haben wir intraoperativ die Druckmessung der oberflächlichen Beugemuskulatur vorgenommen, hier jedoch bei Drücken
bis zu 25 mmHg nicht die Indikation zu einer zusätzlichen volaren medialen Dermatofasziotomie gestellt.

Das akute Kompartmentsyndrom erfordert auch – und gerade wegen der hier
lokalisierten Steuerung der so wichtigen Greiffunktion der Hand – am Unterarm eine
akute Intervention. Die großzügige Dermatofasziotomie kann die so wichtige Funk-

tion der Hand erhalten. Die von Volkmann beschriebene Kontraktur muß es nicht mehr geben. Die sekundäre Versorgung eines solch deletären Zustandes erfordert eine ausgedehnte Reinsertionsoperation, mit nur befriedigendem kosmetischem und funktionellem Erfolg.

Literatur

1. Volkmann R von (1869) Krankheiten der Bewegungsorgane. In: Pitha-Billroth (Hrsg) Handbuch der Chirurgie, Bd 2, S 845
2. Haasbeck JF, Cole WG (1995) Open fractures of the arm in children. J Bone Joint Surg [Br] 77: 576 – 81
3. Peters CL, Scott SM (1995) Compartment syndrome in the forearm following fractures of the radial head or neck in children. J Bone Joint Surg [Am] 77: 1070 – 4
4. Royle SG (1992) The role of tissue pressure recording in forearm fractures in children. Injury 23: 549 – 52
5. Simpson NS, Jupiter JB (1995) Delayed onset of forearm compartment syndrome: a complication of distal radius fracture in young adults. J Orthop Trauma 9: 411 – 8
6. Schmidt U, Tempka A, Nerlich M (1991) Das Kompartmentsyndrom am Unterarm. Unfallchirurg 94: 236 – 9
7. Bardenheuer B (1911) Die Entstehung und Behandlung der ischämischen Muskelkontraktur und Gangrän. Dtsch Z Chir 108: 44
8. Murphy JB (1914) Myositis. JAMA 63: 1249
9. Rowland SA (1988) Green DP (eds) Operative hand surgery. 2nd edn. Churchill Livingstone, New York Edinburgh Melbourne

The Abdominal Compartment Syndrome: Case Report

T. Tollens, H. Janzing, T. Tondu, G. Koppert and P. Broos

Klinik für Unfallchirurgie, Universitätsklinik Leuven, Herestraat 49, B-3000 Leuven

The abdominal compartment syndrome (ACS) is a condition in which increased pressure in the abdominal cavity adversely affects the circulation and threatens the function and viability of the tissues therein. The organ systems most affected include the renal, cardiovascular and pulmonary systems. Recognition of the features is essential as ACS can only be treated by decompression of the abdominal contents. We report two cases of ACS following severe pelvic trauma with good outcome due to quick diagnosis and adequate surgical intervention.

Introduction

Compartment syndrome is a condition in which increased pressure in a confined anatomical space adversely affects the circulation and threatens the function and viability of the tissues therein. The abdominal compartment can be considered as a single compartment. Therefore, any change in the volume of any of its contents will elevate intra-abdominal pressure. Raised intra-abdominal pressure may cause renal, cardiac and pulmonary impairment. Abdominal decompression promptly reverses the complications of ACS. Many surgeons are rather unfamiliar with this syndrome and no exact data on its frequency are available.

Case Report 1

A 42-year-old man was involved in a severe traffic accident and sustained multiple facial fractures, multiple rib fractures with consequent pneumothorax and a type II fracture of the pelvis with fracture of the sacrum. His abdomen was distended and a large hematoma in the scrotum was apparent. A first explorative laparotomy revealed a large pelvic hematoma and an evacuation of the Douglas was secured with a drain. Due to increasing transfusion needs and leakage through the drain, the patient was transferred to the university hospital. On arrival, an external fixateur was placed on the pelvis together with a thorax drain. In the following hours the patient developed renal failure with anuria (Fig. 1). An urgent second laparotomy was performed, the pelvic hematoma in the spatium of Retzius was evacuated and an internal fixation of the pelvis and sacrum was made. Following this operation, renal function recuperated (Fig. 1). The recovery was complete.

Hefte zu „Der Unfallchirurg", Heft 267
Willy, Sterk, Gerngroß (Hrsg.)
Das Kompartment-Syndrom
© Springer-Verlag Berlin Heidelberg 1998

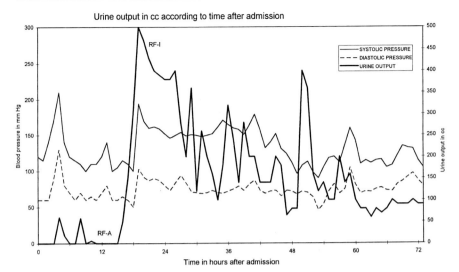

Fig. 1. Because of abdominal distension resulting from a severe traffic accident, an explorative laparotomy was performed. A large pelvic hematoma was found. Evacuation of the Douglas was secured with a drain. After a couple of hours, the patient developed renal failure with anuria (*RF-A*). Therefore, a second laparotomy was performed. The large pelvic hematoma in the spatium of Retzius was evacuated. Following the release of abdominal tension, renal function increased (*RF-I*)

Case Report 2

A 45-year-old man was admitted after a motor vehicle collision wherein he sustained multiple rib fractures, a clavicle fracture, a fracture of the humerus and a complex pelvic ring fracture with an associated acetabulum fracture. Fluid challenge and inotropics were given. The abdomen was distended and tense. Hematuria was found but the cystography was normal. Open reduction of the humerus fracture and external fixation of the pelvic ring was immediately performed, together with an exploration of the abdomen. The laparotomy revealed 1.5 l of sanguineous fluid and a large retroperitoneal hematoma in the pelvis, but no visceral damage was found. A large hematoma in the left thigh led to poor peripheral circulation of the left leg. This compartment syndrome was treated with a fasciotomy of the left thigh.

In the following days hematuria was still apparent. The needs of the patient to remain hemodynamic-stable increased. Renal function was impaired. Fluid challenge and diuretics were unsuccessful. Three days after admission, there was complete anuria for 6 hours (Fig. 2). An urgent laparotomy with evacuation of the retroperitoneal hematoma was carried out. At the same time an internal fixation of the acetabulum fracture and of the pelvic ring were performed. By the end of the surgical decompression, diuresis increased up to 300 ml/h (Fig. 2). There were also a decrease of pressure and swelling in the left thigh, probably due to decompression of the vessels after removal of the hematoma. Fever and leucocytosis developed in the following days, suggesting a sepsis. Therefore, two revisions and debridements were carried out and the fasciotomy wound on the left thigh was succesfully closed. The post-operative course was uneventful.

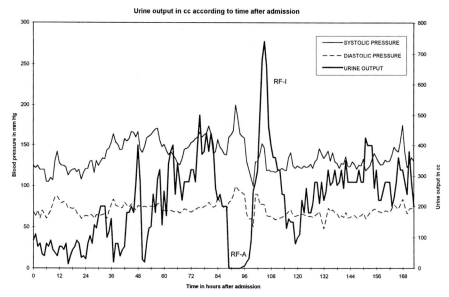

Fig. 2. A first laparotomy performed on this patient because of abdominal distension revealed 1.5 l of sanguineous fluid and a large retroperitoneal hematoma in the pelvis. In the following days, renal function was impaired, even with fluid challenge and diuretics. Three days after admission, anuria developed for 6 hours (*RF-A*). By releasing increased abdominal pressure and evacuating the retroperitoneal hematoma, renal function increased (*RF-I*)

Discussion

ACS is defined as impairment of organ function, secondary to increased intra-abdominal pressure (IAP), which progressively becomes difficult to manage unless the IAP is reduced [1]. Clinically, the organ systems most affected include the renal, cardiovascular and pulmonary systems [3] (Fig. 3).

Dramatic increased renal vascular resistance, decreased cardiac output with resultant diminished glomerular flow and direct compression of the kidney result in renal failure with oliguria and anuria [1, 3, 7–9]. Plasma antidiuretic hormone (ADH) may play a role in prolongation of ACS even after abdominal decompression [6, 7]. Fluid loading cannot correct renal dysfunction, nor can diuretics [6, 8]. It is shown that anuria is not secondary to ureteral obstruction [3, 7, 9]. Renal dysfunction is of multifactorial etiology.

Decreased cardiac output and stroke work is one of the most consistent findings and increases central venous pressure [1, 3, 5, 7–9]. The decrease is related to increased peripheral resistance, diminished venous return and elevated intrathoracic pressure [3]. Tachycardia is the common response elevated IAP [5]. The blood pressure remains unaffected.

Due to increased IAP, the diaphragm is forced higher into the chest, thereby compressing the lungs and decreasing the thoracic volume and compliance. Peak airway pressure is elevated and higher pressure is needed to deliver a fixed ventilator tidal volume [3, 5, 9]. Pulmonary vascular resistance is elevated and ventilation-perfusion

PATHOPHYSIOLOGY

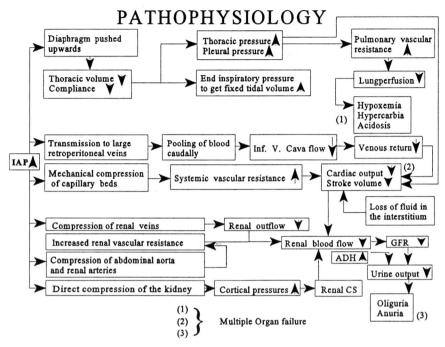

Fig. 3. The complex pathophysiology of the abdominal compartment syndrome. The most affected organ systems are the cardiovascular, pulmonary and renal systems. Unless quick and adequate treatment is performed, the patient will develop multiple organ failure

abnormalities occur. Hypoxia, hypercarbia and acidosis reflect these pulmonary derangements [1, 3, 9].

The pathophysiology within the tissue is related to increased intra- and extracellular fluid that causes increased pressure, decreased capillary perfusion and tissue hypoxia which in turn leads to more swelling. It results in a vicious circle which will eventually cause cell death and necrosis [4].

The etiological findings culminating in an ACS are multiple. Mostly, a patient has sustained abdominal traumatic injury and receives a large volume of fluid resuscitation causing an increase in intestitial fluid volume [2, 3]. The ensuing visceral and retroperitoneal edema is aggravated by shock-induced visceral ischemia and reperfusion edema, as well as by temporary mesenteric venous obstruction caused by surgical manipulation or the employment of hemostatic packs [9]. The edematous abdominal wall is closed over the bulging abdominal contents under tension. After the operation, positive pressure ventilation is often necessary, furthermore increasing the IAP.

The diagnosis should be made based first on the clinical syndrome with abdominal distension and multiple organ failure, second on the etiological history such as any severe abdominal or pelvic trauma and third on the measurement of the IAP. Abdominal pressure can simply be measured through a urinary catheter although other ways have been described [3, 7, 9].

Abdominal decompression is the only treatment and it reverses the complications of ACS [3, 9]. An alternative abdominal closure that can compensate for additional intra-abdominal volume is indicated [9]. The development of anuric renal failure or refractory hypoxemia mandates prompt operation. Routine surveillance for this complication may lead to a significant reduction in morbidity and mortality for these critically ill patients. The diagnosis of ACS remains a challenge, because critically ill patients have other reasons for renal, cardiac or pulmonary failure. Prompt recognition and decompression by opening the abdominal wound, despite the extreme clinical status of the patient, may positively affect outcome.

References

1. Bendahan J, Coetzee CJ, Papagianopoulos C, Muller R (1995) Abdominal compartment syndrome. J Trauma 38: 152–153
2. Bloomfield GL, Dalton J; Sugerman HJ, Ridings PC, DeMaria EJ, Bullock R (1995) Treatment of increasing intracranial pressure secondary to the acute abdominal compartment syndrome in a patient with combined abdominal and head trauma. J Trauma 39: 1168–1170
3. Burch JM, Moore EE, Moore FA, Franciose R (1996) The abdominal compartment syndrome. Surg clin North Am 76: 833–842
4. Burrows R, Edington J, Robs JV (1995) A wolf in a wolf's clothing – the abdominal compartment syndrome. SAMJ 85: 46–48
5. Cullen DJ, Coyle JP, Teplick R, Long MC (1989) Cardiovascular, pulmonary, and renal effects of massively increased intra-abdominal pressure in critically ill patients. Crit Care Med 17: 118–121
6. Hunter JG (1995) Laparoscopic pneumoperitoneum: the abdominal compartment syndrome revisited. J Am Coll Surg 181: 469–470
7. Jacques T, Lee R (1988) Improvement of renal function after relief or raised intra-abdominal pressure due to traumatic retroperitoneal haematoma. Anaesth Intensive Care 16: 178–494
8. Kron IL, Harman PK, Nolan SP (1984) The measurement of intra-abdominal pressure as a criterion for abdominal re-exploration. Ann Surg 199: 28–30
9. Schein M, Wittmann DH, Aprahamian CC, Condon RE (1995) The abdominal compartment syndrome: the physiological and clinical consequences of elevated intra-abdominal pressure. J Am Coll Surg 180: 745–751

Das Glutäalkompartmentsyndrom

M. Seif El Nasr, F. Bonnaire und E.H. Kuner

Abt. Unfallchirurgie, Chirurgische Univ. Klinik, Hugstetterstr. 55, D-79106 Freiburg

Das Kompartmentsyndrom ist definiert als ein Zustand, in dem erhöhter Gewebe-druck innerhalb eines geschlossenen Raumes die Zirkulation und Funktion der Gewebe innerhalb dieses Raumes, des Kompartments, beeinträchtigt [7, 8]. Diese Kompromittierung der Zirkulation mündet in einen Circulus vitiosus, der schließlich zu Gewebenekrosen im Kompartment führt.

Die Diagnose und Therapie des Kompartmentsyndroms an den Extremitäten ist zwischenzeitlich gut bekannt. Fehldeutungen und daraus resultierende Folgeschäden sind wesentlich seltener geworden [14].

Das Kompartmentsyndrom im Bereich der Glutäalmuskulatur ist wesentlich selte-ner und auch weniger bekannt. Auch spielt das Trauma als wegweisende Entste-hungsursache eine untergeordnete Rolle. Hauptursache für die Entstehung eines Glu-täalkompartmentsyndroms ist die Druckschädigung der Muskulatur bei bewußt-seinsgetrübten Patienten, neben antikoagulationsbedingten Blutungen. Vor allem bei den bewußtseinsgetrübten, drogenabhängigen oder intoxikierten Patienten ist die Diagnosestellung erschwert. Die klinischen Frühsymptome wie lokale Schwellung und für den übrigen Zustand dysproportionale Schmerzen werden aufgrund der Bewußtseinslage oder der im Vordergrund stehenden Intoxikation nicht erkannt. Bei der Muskelmasse im Glutäalbereich führt die Druckschädigung hier wesentlich frü-her als an den Extremitäten zu einer Rhabdomyolyse mit systemischer Manifestation eines Crush-Syndroms [10, 13]. Die dadurch bedingte Verschlechterung des Allge-meinzustandes kann nochmals die Diagnosestellung beeinträchtigen.

Anatomie

In der Regio glutaea können im wesentlichen 3 Kompartimente unterschieden wer-den. Das Kompartment des M. tensor fasciae latae, das Kompartment der Mm. glutaei medius und minimus und das Kompartment des M. glutaeus maximus (Abb. 1). Der M. tensor fasciae latae liegt zwischen dem oberflächlichen und tiefen Blatt der Fascia lata. Die Mm. glutaei medius und minimus liegen innerhalb eines osteofibrösen Köchers, der einerseits von der Beckenschaufel und andererseits von der Fascia glu-taea und der Fascia lata gebildet wird. Die Fascia glutaea splittet sich dann auf, ein Blatt umschließt den M. glutaeus maximus von dorsal. Über dem M. glutaeus maxi-mus ist das Faszienblatt relativ dünn, es ist jedoch mit dem Epimysium verbunden und strahlt septenartig zwischen den grobfaserigen Muskelbündeln in das intermus-

Hefte zu „Der Unfallchirurg", Heft 267
Willy, Sterk, Gerngroß (Hrsg.)
Das Kompartment-Syndrom
© Springer-Verlag Berlin Heidelberg 1998

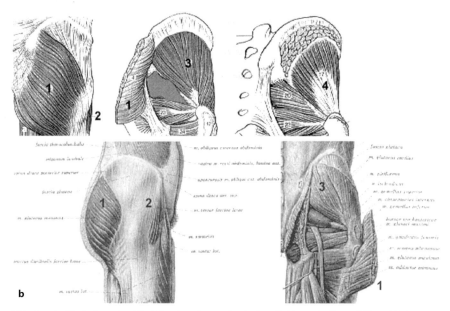

b

Abb. 1 a, b. Muskulatur der Glutäalregion, Anatomie. (**a** Aus: Kahle et al., Georg Thieme Verlag, 1979 [6]; **b** aus: Sobotta u. Becker, Anatomie: Urban & Schwarzenberg, 1972, [12]) *1* M. glutaeus maximus, *2* M. tensor fasciae latae, *3* M. glutaeus medius, *4* M. glutaeus minimus

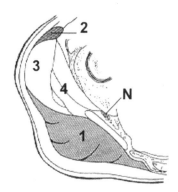

Abb. 2. Anatomie der Glutäalregion, Schnittbild
1 M. glutaeus maximus, *2* M. tensor fasciae latae,
3 M. glutaeus medius, *4* M. glutaeus minimus,
N N. ischiadicus

kuläre Bindegewebe ein [15]. Der N. ischiadicus läuft nicht durch die beschriebenen Kompartimente (Abb. 2). Dies erklärt die in der Regel fehlende periphere Sensibilitätsstörung. Erst bei erheblicher Schwellung ist eine Irritation des N. ischiadicus durch das Glutäalkompartmentsyndrom möglich [9]. Eine von dem Kompartmentsyndrom unabhängige direkte Druckschädigung des N. ischiadicus ist jedoch möglich.

Diagnostik

Neben Anamnese und den allgemeinen, klinischen Symptomen, wie brennend-bohrender Schmerz, Muskelschwäche sowie druck- und zugschmerzhafte Verhärtung, ist die subfasziale Druckmessung das wichtigste diagnostische Kriterium [3] (Abb. 3). Sonographie, Computertomographie und NMR sind gelegentlich eine sinnvolle Ergänzung, aber nicht immer routinemäßig erforderlich.

Therapie

Der Zugang zur Entlastung der Kompartments in der Glutäalregion erfolgt knapp distal und parallel zur Crista iliaca oder besser, wie beim dorsalen Zugang zum Hüftgelenk [3] (Abb. 4). Die Entlastung des M. glutaeus maximus erfordert neben der Fasziotomie zusätzliche Inzisionen im Sinne einer Epimysiotomie. Entscheidend ist die Faszienspaltung der Mm. glutaei medius und minimus. Der M. tensor fasciae latae muß zusätzlich dekomprimiert werden [11]. Bei entsprechender neurologischer Symptomatik schließt sich die Revision des N. ischiadicus im Bereich der äußeren, kurzen Außenrotatoren des Hüftgelenkes an.

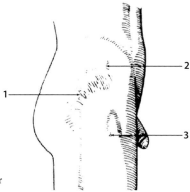

Abb. 3. Druckmeßpunkte in der Glutäalregion
1 M. glutaeus maximus, 2 M. glutaeus medius, 3 M. tensor
fasciae latae

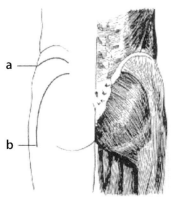

Abb. 4. Zugang zur Entlastung der Glutäalmuskulatur
a distal und parallel der Christa iliaca, b analog dem dorsalen
Zugang zum Hüftgelenk nach Müller

Die therapeutische Fasziotomie erfolgt durch lange Inzisionen. Die unter hohem Druck stehenden Muskeln werden revidiert, avitale Anteile und Blutkoagel entfernt, da nekrotische Muskulatur die Infektrate drastisch emporschnellen läßt. Als Kriterien für die Ausdehnung des Debridements dienen die Vitalitätszeichen:

- Kontraktilität,
- Konsistenz,
- Kolorit,
- Kapillarblutung.

Alle Muskelgruppen sollten sich nach der Faszienspaltung weich anfühlen und gut durchblutet erscheinen [2]. Bei zweifelhaftem Vitalitätsbefund wird nur sicher nekrotisches Gewebe entfernt, denn die Regenerationsfähigkeit ischämiegeschädigter Muskeln ist im Einzelfall unbekannt (Zeitfaktor). Da beim manifesten Kompartmentsyndrom immer offen fasziotomiert wird, kann im Rahmen des späteren Hautverschlusses ein „second look" erfolgen und nekrotisches Gewebe nachreseziert werden. Vor dem primären Wundverschluß ist zu warnen – er ist ohnedies nur in den seltensten Fällen möglich. Die postischämische Schwellung führt ca. 6–12 h nach der Faszienspaltung zu einer erneuten Volumenzunahme der Muskulatur und kann bei weiterbestehender Hautspannung (Hautnaht) zu einem Rebound-Kompartmentsyndrom führen [5, 7]. Die Wunde kann postoperativ mit Polyvinylalkoholschaum (PVA-Schaum) vakuumversiegelt [4], oder mit synthetischem Hautersatz gedeckt werden. Nach Rückbildung des Ödems erfolgt die Sekundärnaht. Verbleibende Hautdefekte werden durch Mesh-graft gedeckt. Die therapeutische Fasziotomie muß ohne Rücksicht auf kosmetische Gesichtspunkte ausgeführt werden, um das bestmögliche funktionelle Ergebnis zu erzielen.

Fallvorstellungen

In der Zeit von 1994–1996 wurden an unserer Klinik 4 Patienten (m:w = 4:0; mittleres Alter 48,5 J.; Altersverteilung 35–57 J.) mit einem Kompartmentsyndrom der Glutäalregion behandelt. In einem Fall war das Kompartmentsyndrom Traumafolge. In einem Fall war es Folge einer Druckschädigung bei drogenbedingter Bewußtlosigkeit. In 2 Fällen war es Folge einer Muskeleinblutung im Rahmen einer Antikoagulanzientherapie. Bei 2 Patienten erfolgte eine Dermatofasziotomie, 2 Patienten wurden konservativ behandelt. Alle 4 Patienten wurden 6 Monate postoperativ nachuntersucht. Nach Befragung über das subjektive Befinden folgte eine klinische Untersuchung mit Bewertung der muskulären Kraftentfaltung [1] (Tabelle 1 und 2). Geprüft wurden die Hüftstrecker, -beuger, -adduktoren und -abduktoren (Tabelle 3), sowie die Fußheber und -senker.

Fall 1: 35jähriger drogenabhängiger Patient, bei dem es bei unbekannter Liegedauer zu einem Kompartmentsyndrom links glutäal gekommen war. Der Patient war zuvor wegen linksseitiger glutäaler Schmerzen auswärts an 3 verschiedenen Stellen gesehen worden. Unter dem Verdacht eines Spritzenabszesses wurde an einem der vorbehandelnden Häuser eine kleine Stichinzision gesetzt.
    Bei Übernahme zeigte der Patient klinisch ein Glutäalkompartmentsyndrom links, mit einer N.-ischiadicus-Läsion. Zu diesem Zeitpunkt hatte er bereits eine Rhabdomyolyse entwickelt mit CK-Werten bis 50.000 U/l (N:0–70 U/l). Die Indikation zur Faszienspaltung wurde aufgrund des Lokalbefundes

Tabelle 1. Einteilung zur klinischen Muskelfunktionsprüfung nach [1]

M 1	Sichtbare Kontraktion ohne Bewegungseffekt
M 2	Bewegungsmöglichkeit unter Ausschaltung der Schwerkraft
M 3	Bewegungsmöglichkeit gegen die Schwerkraft
M 4	Bewegungsmöglichkeit gegen mäßigen Widerstand
M 5	Normale Kraft
M 0	Keine Muskelaktivität

Tabelle 2. Nachuntersuchung: Klinische Beurteilung der Muskelkraft nach [1]

Fall	Hüft-Beuger re/li	Hüft-Strecker re/li	Hüft-Abduk. re/li	Hüft-Adduk. re/li	Fuß-Heber re/li	Fuß-Beuger re/li
1	5/4	5/3 – 4	5/4	5/5	5/0	5/2 – 3
2	5/3	5/2	5/3	5/4	5/0	5/0
3	5/5	5/5	5/5	5/5	5/5	5/5
4	5/5	5/5	5/5	5/5	5/5	5/5

Tabelle 3. Funktion der Muskulatur in der Glutäalregion

Muskel	Ext.	Flex.	Abd.	Add.	AR	IR
M. tensor fasciae latae		+	+			+
M. glutaeus medius						
ventr. Anteil		+	+			+
dors. Anteil	+		+		+	
M. glutaeus minimus						
ventr. Anteil		+	+			+
dors. Anteil	+		+		+	
M. glutaeus maximus						
ventr. Anteil	+		+		+	
dors. Anteil	+			+	+	

sowie eines Kompartmentdruckes über 80 mmHg gestellt. Intraoperativ zeigte sich neben der ischämischen Muskulatur eine direkte N.-ischiadicus-Druckläsion. Im weiteren Verlauf entwickelte der Patient ein Crush-Syndrom mit Crush-Niere und war vorübergehend dialysepflichtig.

Fall 2: 49jähriger polytraumatisierter Patient, der zwischen PKW und einer Hausmauer eingeklemmt wurde. Er zog sich dabei ein stumpfes Thorax- und Bauchtrauma zu, mit einer Rektumavulsion und einem großen retroperitonealen Hämatom. Weiterhin fand sich eine vordere Beckenringfraktur, eine Knieinstabilität und eine proximale Unterschenkelfraktur links. Die Quetschverletzungen betrafen die linke Flanke, die Glutäalregion sowie die linke untere Extremität. Aufgrund der Klinik und der Kompartmentdruckmessungen mit Werten um 55 mmHg wurde die Indikation zur Dermatofasziotomie links glutäal, sowie am linken Ober- und Unterschenkel gestellt. Auch hier zeigte sich intraoperativ eine erhebliche direkte Druckschädigung des N. ischiadicus. Auch dieser Patient entwickelte eine Rhabdomyolyse (CK 11.00 U/l) mit Crush-Niere und vorübergehender Dialysepflichtigkeit.

Fall 3: 57jähriger, nach Myokardinfarkt Marcumar-pflichtiger Patient, bei dem es nach einem Sturz im Zusammenhang mit der Antikoagulantienbehandlung zu einer Blutung im Bereich der Glutäalregion links kam. Bei Druckwerten unter 30 mmHg erfolgte eine konservative Behandlung.

Fall 4: 53jähriger Patient, bei dem auf Grund eines rechts hemisphärischen Insultes bei Carotis-interna-Stenose eine Heparintherapie eingeleitet wurde. Nach einer i.m.-Injektion rechts gluteal kam es zu einer Einblutung mit Hämatomausbildung. Bei Druckwerten unter 30 mmHg konnte auch hier konservativ vorgegangen werden.

Nachuntersuchung

Bei der Nachuntersuchung war das subjektive Befinden bei den 2 operativ behandelten Patienten noch beeinträchtigt. Im wesentlichen war die Beeinträchtigung Folge der persistierenden N.-ischiadicus-Läsion. Klinisch zeigten sich folgende Befunde (Tabelle 1):

Fall 1: Persistierende peronäal betonte N.-ischiadicus-Läsion mit Plegie der Fuß- und Zehenheber links, sowie mittelgradiger Parese der Fuß- und Zehenbeuger. Allodynie im Versorgungsgebiet des N. peronaeus und tibialis. Elektromyographisch vereinzelt Reinnervationspotentiale im M. tibialis anterior.
    Von seiten des Glutäalkompartmentsyndroms deutlich verschmächtigte Glutäalmuskulatur mit positivem Trendelenburg-Zeichen.

Fall 2: Persistierende N.-ischiadicus-Läsion, wobei sowohl die peronäalen als auch die tibialen Anteile betroffen sind. Plegie der Fuß- und Zehenheber links, sowie der Fuß- und Zehenbeuger. Allodynie im Versorgungsgebiet des N. peronaeus und tibialis.
    Von seiten des Glutäalkompartmentsyndroms deutlich verschmächtigte Glutäalmuskulatur mit postivem Trendelenburg-Zeichen.

Fall 3 und 4: Die 2 konservativ behandelten Patienten zeigten keinerlei Residuen des drohenden Kompartmentsyndroms. Sie waren subjektiv beschwerdefrei, ihr Gangbild war nicht beeinträchtigt und eine Verschmächtigung der Glutäalmuskulatur war nicht festzustellen. Das Trendelenburg-Zeichen war jeweils negativ.

Fazit

Die Bedeutung des Glutäalkompartmentsyndroms liegt einerseits in der lokalen ischämischen Schädigung, andererseits in der möglichen systemischen Auswirkung in Form des Crush-Syndroms, bedingt durch die Schädigung der großen Muskelmasse. Eine Kompartmentdruck-bedingte Schädigung des N. ischiadicus ist eher selten. Ist der N. ischiadicus betroffen, dann eher durch eine Kompartmentdruck-unabhängige direkte Druckschädigung, wodurch die Prognose für eine Remission eher ungünstig ist.

Ein Kompartmentsyndrom bei einem bewußtseinsgetrübten Patienten kann leicht übersehen werden. Daher ist es in diesen Fällen notwendig, die Patienten speziell auf vorliegende Druckschädigungen zu untersuchen und an suspekten Arealen Druckmessungen durchzuführen. Jeder Patient, der bei Einlieferung über unbekannte/längere Zeit bewußtseinsgetrübt war, ist als potentieller Kandidat für ein Kompartmentsyndrom anzusehen. Darüber hinaus bilden Patienten mit einer Antikoagulantientherapie eine weitere Risikogruppe.

Die Kompartmentdruckmessung liefert u. E. zusammen mit der klinischen Untersuchung eine brauchbare Entscheidungshilfe zur Vorgehensweise beim Glutäalkompartmentsyndrom. Laborparameter sind für die OP-Indikation nicht verwertbar, allerdings sind Rhabdomyolyseparameter bei bewußtseinsgestörten Patienten gelegentlich der erste Hinweis auf das Vorliegen eines Kompartmentsyndroms.

Zusammenfassung

Glutäalkompartmentsyndrome sind selten. Ein relevantes Trauma fehlt meistens in der Anamnese. Häufig wird es im Rahmen einer Blutung bei Antikoagulantientherapie oder druckbedingt nach Drogenmißbrauch gesehen. Wir berichten über Diagnostik, Therapie und Verlauf bei 2 Patienten mit manifestem, sowie 2 Patienten mit drohendem Glutäalkompartmentsyndrom. Durch Klinik und subfasziale Kompartmentdruckmessung wurde in 2 Fällen die Indikation zur Dermatofasziotomie gestellt. In den 2 weiteren Fällen konnte bei grenzwertigen Druckwerten, unter Verlaufsbeobachtung, konservativ vorgegangen werden. Bei der Nachuntersuchung zeigten die 2 operativ behandelten Patienten noch muskuläre Defizite im Glutäalbereich. In beiden Fällen bestand zusätzlich eine erhebliche direkte N.-ischiadicus-Druckschädigung mit persistierenden Ausfällen. Bei den 2 konservativ behandelten Patienten waren keine Defizite nachweisbar.

Die Kompartmentdruckmessung liefert u. E. zusammen mit der klinischen Untersuchung eine brauchbare Entscheidungshilfe zur Vorgehensweise beim Glutäalkompartmentsyndrom. Laborparameter sind für die OP-Indikation nicht verwertbar, allerdings sind Rhabdomyolyseparameter bei bewußtseinsgestörten Patienten gelegentlich der erste Hinweis auf das Vorliegen eines Kompartmentsyndroms.

Literatur

1. British Medical Research Council (1943) Aids to the Investigation of Peripheral Nerve Injuries. War Memorandum No. 7, 2nd edn. Revised. His Majesty's Stationary Office, London
2. Eaton RG, Green WT (1972) Epimysiotomy and fasciotomy in the treatment of Volkmann's ischemic contracture. Orthop Clin North Am 3: 175
3. Echtermeyer V (1985) Das Compàrtment-Syndrom. Springer, Berlin Heidelberg New York (Hefte zur Unfallheilkunde, Bd 169)
4. Fleischmann W, Stecker W, Bombelli M, Kinzl L (1993) Vakuumversiegelung zur Behandlung des Weichteilschadens bei offenen Frakturen. Unfallchirurg 96: 488–492
5. Gaspard DJ, Kohl RD (1975) Compartmental syndromes in which the skin is the limiting boundary. Clin Orthop 113: 65
6. Kahle W, Leonhardt H, Platzer W (1979) Taschenatlas der Anatomie für Studium und Praxis, Bd 1: Bewegungsapparat. Thieme, Stuttgart
7. Matsen FA III (1980) Compartmental syndromes. Grune & Stratton, New York London Toronto
8. Matsen FA III, Winquist RA, Krugmire RB Jr (1980) Diagnosis and management of compartmental syndromes. J Bone Joint Surg [Am] 62: 286–291
9. Mubarak SJ, Hargens AR (1981) Compartment Syndromes and Volkmann's Contractures. Saunders, Philadelphia
10. Neal WC, Schmalzried TP, Eckardt JJ (1989) Diagnosis and treatment of buttock compartment syndromes. In: American Academy of Orthopaedic Surgeons (eds) 56th Annual Meeting of American Academy of Orthopaedic Surgeons, Las Vegas, February 9–14, p 130
11. Owen CA, Woody PR, Mubarak SJ, Hargens AR (1978) Gluteal Compartment Syndromes. A report of three cases and management utilizing the Wick catheter. Clin Orthop 132: 57–60
12. Sobotta J, Becher H (1972) In: Ferner H, Staubesand J (Hrsg) Atlas der Anatomie des Menschen, Bd 1. Urban & Schwarzenberg, München Berlin Wien
13. Szyszkowitz R, Reschauer R (1982) Ätiologie, Pathophysiologie und Lokalisation des Kompartment-Syndroms. Unfallheilkunde 85: 126–132
14. Tscherne H (1991) Leitthema: Kompartmentsyndrom. Einführung zum Thema. Unfallchirurg 94: 209
15. Waldeyer A, Mayet A (1975) Anatomie des Menschen, Teil 1, 13. Aufl. de Gruyter, Berlin New York

Intrakapsuläres Hämatom bei Schenkelhalsfraktur: Kompartmentsyndrom des Hüftgelenkes?

F. Bonnaire, D. Schäfer und M. Seif El Nasr

Abt. Unfallchirurgie, Hugstetterstr. 55, D-79106 Freiburg

Einleitung

Nach den ersten intraartikulären Messungen des Gelenkdruckes bei medialen Schenkelhalsfrakturen durch Soto-Hall et al. 1964 [5] gab es eine Fülle von Publikationen, die den Zusammenhang zwischen Schenkelhalsfraktur, Hämarthros und Perfusionsstörungen des Femurkopfes bis hin zur Femurkopfnekrose herstellen. Während Soto-Hall noch Messungen mit einem Standardmanometer, teilweise mit einem Statham-Transducer vornahm und viele Schwierigkeiten bei der Messung angab, so daß er nur 12 von 27 Messungen verwerten konnte, lassen sich mit elektromagnetischen Druckwandlern standardisiert und ohne Flüssigkeitsverlust aus dem Gelenk Druckwerte vermitteln.

Schon 1981 konnten Ganz et al. [2] mit der Disulfin-Methode demonstrieren, daß bei relativ niedrigen Druckwerten im Kniegelenk von 50 mmHg Perfusionsstörungen an den Femurkondylen nachzuweisen sind. Swiontkowsky et al. 1986 [8] sahen mit der Laser-Doppler-Flowmetrie bei 20 cm H_2O signifikante Blutflußreduktionen im Hüftgelenk. Diese Messungen waren zunächst auf Tierexperimente beschränkt. Mit der Laserflowmethode konnte Swiontkowsky et al. 1993 [9] sowohl eine reduzierte arterielle als auch eine reduzierte venöse Flußrate im Miniaturschweinmodell nachweisen. Vegter u. Lubsen [11] konnten 1987 die zeitabhängige Entstehung einer Femurkopfnekrose durch eine Hüftgelenktamponade im Hundemodell beweisen.

Schon Walmsley gab 1928 [14] an, daß die Aufnahmekapazität des Hüftgelenkes am größten sei bei Flexion und Außenrotation. Bei Extension und Innenrotation war nach seinen Messungen die Aufnahmekapazität am geringsten.

Fragestellung

Die Beobachtung, daß mediale Schenkelhalsfrakturen, auch wenn sie nicht disloziert sind, in bis zu 18–20 % Femurkopfnekrosen ausbilden [4] und daß nach dislozierten Frakturen ohne Osteosynthese der Femurkopf häufig vital bleibt, führte uns hin zu der Frage, ob nicht der Repositionsvorgang mit Extension und Innenrotation für die Osteosynthese das Hämarthros nicht zusätzlich unter Druck setzt, den intraartikulären Druck erhöht und damit die Durchblutung des Femurkopfes durch die epiphysären, intraartikulär verlaufenden Gefäße zusätzlich kompromittiert.

Hefte zu „Der Unfallchirurg", Heft 267
Willy, Sterk, Gerngroß (Hrsg.)
Das Kompartment-Syndrom
© Springer-Verlag Berlin Heidelberg 1998

Patienten und Methode

Bei 55 Patienten mit medialen Schenkelhalsfrakturen (13 Männern, 42 Frauen, Durchschnittsalter 73 Jahre, Extreme 27 – 93 Jahre) wurden zunächst Ultraschalluntersuchungen der Hüfte zur Erkennung eines Hämarthros vorgenommen [7, 12, 13]. Vor der Operation des Schenkelhalsbruches, sei es durch Osteosynthese oder mit Totalendoprothese wurden mit dem Stryker-Gerät die intraartikulären Druckwerte gemessen. Die 1. Messung wurde in der spontanen Ausgangslage durchgeführt, danach der Oberschenkel extendiert, bis die Länge des Schenkelhalses wiederhergestellt war, anschließend innenrotiert, wie es zur Reposition des Oberschenkelhalses notwendig ist, und zuletzt das Bein 70° flektiert. Die Ergebnisse waren eindeutig:

13 Patienten hatten insgesamt keinerlei meßbaren Druck im Hüftgelenk und kein nachweisbares Hämarthros. Trotzdem lag der Mitteldruck für alle Patienten gemessen in der Spontanstellung bei etwa 30, bei der Extension bei 36, bei der Innenrotation und Extension bei 66 und bei der Flexion bei 18 mmHg. Die Veränderungen waren signifikant im Wilcoxon-Test für unpaarige Proben. In 21 Fällen sahen wir spontane Drücke von 40 mmHg und mehr. Der höchste Druck wurde spontan mit 88, bei Extension mit 122, bei Innenrotation mit 165, bei Flexion mit 67 mmHg gemessen (Abb. 1).

Zeitabhängige Druckwerte: Das Druckverhalten in Abhängigkeit von dem Intervall Fraktur-Untersuchung war folgendermaßen: 3 – 6 h nach dem Trauma wurde ein Mitteldruck von 25 mmHg, nach 7 – 24 h von 35,5 mmHg, zwischen 25 und 48 h von 34 mmHg, zwischen 3 und 7 Tagen nach dem Trauma von 24 mmHg und nach 8 – 14 Tagen von 17 mmHg in Spontanstellung gemessen (Abb. 2).

Abhängigkeit von der Dislokation: Im Gegensatz zu anderen Autoren haben wir keine Abhängigkeit vom Frakturtyp nach der Einteilung von Garden oder Pauwels gefunden. Es lag auch keine Abhängigkeit vom Alter der Patienten vor.

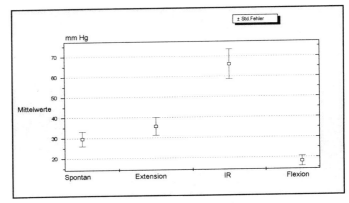

Abb. 1. Intraartikuläre Druckwerte aller Patienten spontan in Verkürzung und Außenrotation, unter Extension, Innenrotation und 70° Flexion gemessen

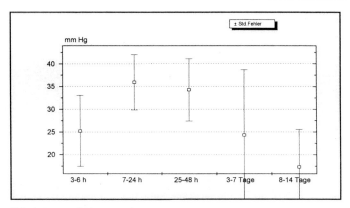

Abb. 2. Intraartikuläre Druckwerte in Abhängigkeit von der Zeit (Spontanstellung)

Sonographie: Bei etwa 25 % der Fälle ist kein wesentlicher Druck im Hüftgelenk nach Schenkelhalsfraktur meßbar. Diese Fälle sind in der Sonographie klar zu erkennen. Alle Druckwerte über 20 mmHg konnten in der Sonographie als eine Kapseldistension erkannt werden.

Diskussion

Der kritische Druck für die arterioläre Perfusion ist etwa 40 mmHg nach Howel 1955, dieser Druck wird auch für den Oberschenkelkopf von Woodhouse und Soto-Hall [5, 15] vermutet. Der normale, intraossäre Druck im Schenkelhals ist niedriger als 30 mmHg und wird von Hungerford [3] mit etwa 10 – 20 mmHg angegben. Bei einem intrakapsulären Hämatom durch Blutungen aus den Sinusoiden oder auch nur Kapselvenen, steigt der Druck von 0 auf etwa 20 mmHg, der Perfusionsdruck nimmt dadurch wesentlich ab, so daß es schon bei diesem Wert zu einer intraossären Stase kommen kann. Blutungen aus den Epiphysengefäßen bei direkter Unterbrechung bedingen noch wesentlich höhere Druckwerte. Ein intraartikulärer Druckwert von 20 mmHg bei Verkürzung und Außenrotation steigt durch den Repositionsvorgang auf etwa das Doppelte des Spontanwertes an. Dadurch wird letztendlich die Perfusion des Oberschenkelkopfes und auch eine mögliche Reperfusion durch die metaphysären Gefäße unmöglich. In Abhängigkeit von dem Intervall zwischen verminderter Perfusion und Reperfusion, z.B. durch Kapselentlastung, haben sich Nekrosen der Trabekel gebildet, die zu späteren Teilnekrosen oder Totalnekrosen führen können.

Der Gesamtmechanismus kann mit einem Kompartmentsyndrom verglichen werden, bei dem ein erhöhter Druck in einer vorgegebenen Gewebeloge wie dem Hüftgelenk zu einer erniedrigten AV-Differenz führt, so daß leicht eine Minderperfusion mit Hypoxie des Oberschenkelkopfes entstehen kann. In der Folge treten Kapillarschäden, Ödeme und genau die gleichen Mechanismen in Gang, wie wir sie vom Kompartmentsyndrom der Weichteile kennen. Auch hier ist der Repositionsvorgang mit Wiederherstellung der vollen Länge des Knochens schädlich, da die elastische Compliance durch die Streckung des Kompartimentes sinkt.

Schlußfolgerung

Therapeutisch sollte man die Folgerung ziehen, daß mediale Schenkelhalsfrakturen sofort operiert werden sollten, wenn das Gelenk erhalten werden soll [1]. Gelingt dies aus organisatorischen Gründen nicht, so sollte wenigstens eine Kapselpunktion vor der späteren Operation erfolgen. Eine Extensionsbehandlung ohne Kapselentlastung hat schädliche Folgen.

Literatur

1. Bonnaire F, Kuner EH, Lorz W (1995) Schenkelhalsfrakturen beim Erwachsenen: Gelenkerhaltende Operationen. Die Bedeutung des Operationszeitpunkts und des Implantats für die Genese der aseptischen Hüftkopfnekrose. Unfallchirurg 98: 259–264
2. Ganz R, Lüthi U, Rahn B, Perren SM (1981) Intraartikuläre Druckerhöhung und epiphysäre Durchblutungsstörung: Ein experimentelles Untersuchungsmodell. Orthopäde 10: 6–8
3. Hungerford DS (1980) Knochenmarksdruck, Venographie und zentrale Knochenmarksentlastung über der ischämischen Nekrose des Hüftkopfes. Orthopäde 9: 245–254
4. Raaymakers ELFB (1988) Functional treatment of impacted femoral neck fractures. CIP data Koninklijke Bibliotheek, Den Haag
5. Soto-Hall R, Johnson LH, Johnson RH (1964) Variations in the intra-articular pressure of the hip joint in injury and disease. J Bone Joint Surg [Am] 46: 509–516
6. Strömquist B, Nilsson LT, Egund N, Torngren K-G, Wingstrand H (1988) Intracapsular pressures in undisplaced fractures of the femoral neck. J Bone Joint Surg [Br] 70: 192–194
7. Strömquist B, Egund N, Gustafson T, Nilsson NT, Thorngren KG (1986) Hemarthrosis in undisplaced cervical fractures. Acta Orthop Scand 57: 305–308
8. Swiontkowski MF, Tepic S, Perren SM, Moor, Ganz R, Rahn BA (1986) Laser doppler flowmetrie for bone blood flow measurement: Correlation with microsphere estimate and evaluation of the effect of intracapsular pressure on femoral head blood flow. J Orthop Res 4: 362–371
9. Swiontkowski MF, Tepic S, Rahn BA, Cordey J, Perren SM (1993) The effect of fracture on femoral head blood flow. Osteonecrosis and revascularisation studied in miniature swine. Acta Orthop Scand 64: 196–202
10. Trueta J, Harrison MHM (1953) The normal vascular anatomy of the femoral head in adult men. J Bone Joint Surg [Br] 35
11. Vegter J, Lubson CCh (1987) Fractional necrosis of the femoral head epiphysis after transient increase in joint pressure. J Bone Joint Surg [Br] 69: 530–535
12. Wingstrand H, Strömquist B, Egund N, Gustafson T, Nilsson NT, Thorngren KG (1986) Hemarthrosis in undisplaced cervical fractures. Acta Orthop Scand 57: 305–308
13. Wingstrand H, Egund N, Forsberg L (1987) Sonography and joint pressure in synovitis of the adult. J Bone Joint Surg [Br] 69 2: 254–256
14. Walmslay T (1928) The articular mechanism of the diarthroses. J Bone Joint Surg 10: 40–45
15. Woodhouse CF (1961) An instrument for the measurement of oxygen engine in bone. A preliminary report. J Bone Joint Surg [Am] 43: 819–828

Das Kompartmentsyndrom im Kindesalter – Ergebnisse einer Metaanalyse

B. Evers und H. Gerngroß

Abt. Chirurgie, Bundeswehrkrankenhaus Ulm, Oberer Eselsberg 40, D-89081 Ulm

Einleitung

Das Kompartmentsyndrom stellt die zweithäufigste Komplikation nach Unterschen-kelfrakturen dar und ist die häufigste Ursache für funktionelle Defizite nach Behandlung dieser Frakturen. Während zahlreiche Studien hinsichtlich Ätiologie, Diagnostik, Therapie und Spätschäden des Kompartmentsyndroms bei Erwachsenen existieren, ist die Zahl der Arbeiten über das Auftreten des Kompartmentsyndroms im Kindesalter sehr gering. Ziel der vorliegenden Studie ist es daher, Häufigkeit sowie diagnostische, therapeutische und prognostische Besonderheiten des Kompartmentsyndroms im Kindesalter anhand einer Metaanalyse zu verdeutlichen.

Material und Methodik

Ausgewertet wurden 13 verfügbare, relevante Publikationen aus den Jahren 1979–1996. Die insgesamt 171 Fälle wurden im Hinblick auf Ätiologie, klinische und diagnostische Gesichtspunkte, Rolle der Kompartmentdruckmessung, Therapie und Ergebnisse unter besonderer Berücksichtigung des Kindesalters analysiert. Hinsichtlich der Beurteilung der Resultate wurde die Einteilung von Mubarak u. Carroll [7] in kein, geringes, mäßiggradiges bzw. schweres neuromuskuläres Defizit angewendet.

Ergebnisse

Hinsichtlich der Ätiologie waren ca. 40 % aller Fälle direkt bzw. indirekt auf Frakturen oder Osteotomien zurückzuführen (Tabelle 1). Dabei steht die kutane oder Bryant-Traktion, ein bei kindlichen Femurfrakturen angewendetes Verfahren, mit einem vergleichsweise hohen Risiko, ein Kompartmentsyndrom auszulösen, im Vordergrund [5, 7, 14]. Weitere Ursachen sind suprakondyläre Humerusfrakturen sowie Tibia- und Unterarmfrakturen. Interessante Erweiterungen in ätiologischer Sicht stellen die beiden Studien über intrauterin bzw. perinatal erworbene Kompartmentsyndrome im Bereich des Unterarmes sowie des M. sternocleidomastoideus dar [1, 2].

Klinisch standen überwiegend Schmerzen, Druckschmerz sowie Dehnungsschmerzen des betroffenen Kompartments sowie im weiteren Verlauf neurologische Ausfälle und in selteneren Fällen Pulslosigkeit im Vordergrund [4–13].

In zunehmendem Maße (25 % der Fälle) findet insbesondere bei nicht kooperativen, bewußtlosen Kindern der Einsatz von Kompartmentdruckmeßgeräten Verbrei-

Hefte zu „Der Unfallchirurg", Heft 267
Willy, Sterk, Gerngroß (Hrsg.)
Das Kompartment-Syndrom
© Springer-Verlag Berlin Heidelberg 1998

Tabelle 1. Ätiologie des Kompartmentsyndroms (Ergebnisse einer Metaanalyse: n = 171)

Ätiologie	n = Anzahl	[%]		n = Anzahl	[%]
Frakturen/Osteotomien	68	39,9	Andere Ursachen	103	60,1
Femurfraktur			Intrauterin/perinatal	53	31,1
– (Haut- bzw. Bryant-Traktion)	24	14	Schlangenbisse	22	12,4
Tibiafraktur	6	3,5	Gefäßläsionen im Rahmen von		
Rotationsosteotomie (Tibia)	2	1,2	Bypaß/Herzkatheter	8	4,7
Verlängerungsosteotomie (Tibia)	1	0,6	Hämophilieblutungen	3	1,8
Fußfraktur	4	2,4	Knochenspanentnahme	3	1,8
Humerusschaftfraktur	1	0,6	Wringmaschinenverletzung	2	1,2
Suprakondyläre Humerusfraktur	11	6,4	Intravenöse Infusion (para)	2	1,2
Radiusköpfchenfraktur	3	1,8	Handverband	2	1,2
Unterarmfraktur	16	9,4	Rhabdomyolyse	1	0,6

tung. Ähnlich wie beim Erwachsenen nimmt die Latenz zwischen Eintreten des Kompartmentsyndroms, adäquater Diagnostik und Therapie in Form der sofortigen Dermatofasziotomie die entscheidende Rolle für das Ausmaß und die Reversibilität der neurovaskulären Schädigungen ein [4–13]. Die Dermatofasziotomie wurde in 50,3 % der Fälle vorgenommen. Lediglich in 35,3 % der Fälle traten keinerlei neurovaskuläre Defizite auf. Geringe Ausfälle wurden in 11,2 %, mäßiggradige in 11,2 % und schwere in 42,3 % der Fälle berichtet, wobei in 4,3 % Unterschenkelamputationen erforderlich waren. Als spezifische Folgen eines Kompartmentsyndroms im Kindes- bzw. Wachstumsalter wurden vermindertes Knochenwachstum sowie Deformitäten berichtet [1, 2].

Diskussion

Obwohl die Inzidenz bei Kindern niedriger und die Regenerationsfähigkeit nach Kompartmentsyndrom im Kindesalter höher zu sein scheint als beim Erwachsenen, sind hohe Aufmerksamkeit sowie Gespür von essentieller Bedeutung, um nach zügiger Diagnose die sofortige Dermatofasziotomie durchzuführen [7, 8, 10]. Dabei ist die vielfältige Ätiologie zu berücksichtigen (Tabelle 1). Im Verlauf des untersuchten Zeitraumes ist klar die Tendenz zu schneller Diagnostik, teilweise unter Verwendung von Druckmeßverfahren, assoziiert mit deutlich besseren Ergebnissen hinsichtlich der neurovaskulären Schäden, zu erkennen. Nur dadurch und durch weitere konsequente Reduzierung der iatrogenen Kompartmentsyndrome ist es möglich, lebenslange Behinderungen der im Wachstum befindlichen Patienten zu reduzieren bzw. zu vermeiden.

Zusammenfassung

In der vorliegenden Metaanalyse wurden 171 Fälle kindlicher Kompartmentsyndrome ausgewertet. Dabei blieben in ca. 2/3 aller Fälle neuromuskuläre Schädigungen zurück. Wachsamkeit, apparative Kompartmentdruckbestimmung, frühzeitige Indikation zur Dermatofasziotomie sind neben der Vermeidung iatrogener Kompartmentsyndrome die entscheidenden Faktoren, um die überwiegend schlechten Resultate dieses vergleichsweise seltenen Krankheitsbildes zu verbessern.

Literatur

1. Caouette-Laberge L, Bortoluzzi P, Egerszegi EP, Marton D (1992) Neonatal Volkmann's ischaemic contracture of the forearm: a report of five cases. Plast Reconstr Surg 90: 621–628
2. Davids JR, Wenger DR, Mubarak SJ (1993) Congenital muscular torticollis Sequela of intrauterine or perinatal compartment syndrome. J Pediatr Orthop 13: 141–147
3. Garrett RC, Kerstein MD (1987) Compartment syndrome in the newborn. South Med J 80: 533–534
4. Heim M, Martinowitz U, Horoszowski H (1986) The short foot syndrome – an unfortunate consequence of neglected raised intracompartmental pressure in a severe hemophilic child: A case report. Angiology 37: 128–131
5. Janzing H, Broos P, Rommens P (1996) Compartment syndrome as a complication of skin traction in children with femoral fractures. J Trauma 41: 156–158
6. Mars M, Hadley GP, Aitchison JM (1991) Direct intracompartmental pressure measurement in the management of snakebites in children. South Afr Med J 80: 227–228
7. Mubarak SJ, Carroll NC (1979) Volkmann's contracture in children: aetiology and prevention. J Bone Joint Surg [Br] 61: 285–293
8. Paletta CE, Dehghan K (1994) Compartment syndrome in children. Ann Plast Surg 32: 141–144
9. Peters CL, Scott SM (1995) Compartment syndrome in the forearm following fractures of the radial head or neck in children. J Bone Joint Surg [Am] 77: 1070–1074
10. Royle SG (1990) Compartment syndrome following forearm fracture in children. Injury 21: 73–76
11. Seitz WH, La Porte J, Shall J (1987) Bilateral intrinsic compartment syndrome of the hands in an 18-month-old-child. Orthop Rev 16: 49–52
12. Silas SI, Herzenberg JE, Myerson MS, Sponseller PD (1995) Compartment syndrome of the foot in children. J Bone Joint Surg [Am] 77: 356–361
13. Williams PH, Bhatnagar NK, Wisheart JD (1989) Compartment syndrome in a-five-year-old child following femoral cannulation for cardiopulmonary bypass. Eur J Cardiothorac Surg 3: 474–475
14. Willis RB, Rorabeck CH (1990) Treatment of compartment syndrome in children. Orthop Clin North Am 21: 401–412

Die Topographie der Fußkompartimente –
Erste anatomische Erkenntnisse

U. Seidel[1], H.J. Helling[1], H.P. Notermans[2], J. Koebke[2] und K.E. Rehm[1]

[1]Klinik und Poliklinik für Unfall-, Hand- und Wiederherstellungschirurgie, Josef-Stelzmann-Straße 9, D-50931 Köln
[2]Zentrum Anatomie der Universität zu Köln, Josef-Stelzmann-Straße 9, D-50931 Köln

Einführung

Zur Anatomie der Fußkompartimente finden sich in der Literatur unterschiedliche Angaben. Die meisten Autoren lehnen sich an die Beschreibung der Fußkomparti-mente von Kamel und Sakla [2] aus dem Jahr 1961 an. Diese unterteilten den Fuß mit einer medialen, einer lateralen, einer zentralen und einer Interosseusloge in 4 Kom-partimente. Manoli u. Weber [3] differenzierten demgegenüber ein weiteres ober-flächliches, ein gesondertes jeweils des M. adductor hallucis und des M. quadratus plantae sowie 4 getrennte Kompartimente für die Mm. interossei. Sie hatten somit 9 Kompartimente identifiziert. Mit Hilfe einer im Zentrum Anatomie der Universität zu Köln bereits erprobten Kunststoffinjektionstechnik haben wir die Kompartimente des Fußes erneut einzeln dargestellt. Die Kompartimente sollten durch sukzessive Injektion unterschiedlich gefärbter Kunststoffe gesondert identifiziert werden. Durch Injektion des Kunststoffes mit hohem Druck sollte außerdem gezeigt werden, inwieweit Verbindungen zwischen diesen Kompartimenten darzustellen sind.

Material und Methoden

Es wurden bisher 7 frische Leichenfüße präpariert. Nach Fixation in Formalin wur-den die über den darzustellenden Muskellogen liegenden Faszien über einen kleinen Zugang freigelegt. Es wurden unter die Aponeurosis plantaris je ein Katheter in Höhe des ersten, dritten und fünften Metatarsalköpfchens sowie unter die oberflächliche Fußfaszie je ein Katheter am lateralen und medialen Rand der Fußsohle eingelegt, je nachdem welches Kompartiment dargestellt werden sollte. Über diese Katheter folgte die Injektion eines gefärbten Epoxidharz-Kunststoffgemisches auf der Basis von Bio-dur E20. Für die verschiedenen Kompartimente wurden dabei verschiedene Farben verwendet. Anschließend wurden von den Präparaten Serien von Koronarschnitten mit 6 mm Stärke angefertigt, die in Aceton zunächst bei -25°C entwässert und schließlich bei Raumtemperatur entfettet wurden. Die so hergestellten Schnittpräpa-rate wurden mittels Plattenplastination mit Epoxidharz-Kunststoff in Flachkammern eingegossen.

Hefte zu „Der Unfallchirurg", Heft 267
Willy, Sterk, Gerngroß (Hrsg.)
Das Kompartment-Syndrom
© Springer-Verlag Berlin Heidelberg 1998

Ergebnisse

Anhand der nacheinander erfolgten Injektionen der Kompartimente mit verschiedenfarbigen Kunststoffen konnten 2 Systeme von Kompartmentgruppen an der Fußsohle dargestellt werden, wobei man ein oberflächliches von einem tiefem System unterscheiden kann. Wir konnten die folgenden, voneinander getrennten Muskellogen der Fußsohle identifizieren:

Oberflächliche Kompartimente

1. Mediales Kompartment des M. abductor hallucis (Abb.1). Dieses besitzt einen gemeinsamen Gleitraum mit der Sehne des M. tibialis anterior (Abb. 2a) und damit evtl. zum anterioren Streckerkompartment des Unterschenkels. Weiterhin konnte eine Verbindung dieses Kompartments mit der Sehne des M. tibialis posterior und damit evtl. zum tiefen dorsalen Kompartment des Unterschenkels nachgewiesen werden.
2. Kompartment des M. flexor hallucis brevis (Abb. 1). Abweichend von den Ergebnissen anderer Studien konnte gezeigt werden, daß der M. flexor hallucis brevis ein eigenes Kompartment besitzt und weder im medialen noch im oberflächlichen zentralen Kompartment verläuft.
3. Zentrales Kompartment des M. flexor digitorum brevis (Abb. 2). Der M. quadratus plantae färbte sich bei der Injektion des M. flexor digitorum brevis nicht an und gehört demnach nicht zum zentralen oberflächlichen Kompartment. Die Sehne des M. flexor digitorum longus dringt in dieses Kompartment erst distal des Ansatzes des M. quadratus plantae und proximal der Ansätze der Mm. lumbricales ein und begleitet im weiteren Verlauf den M. flexor digitorum brevis (Abb. 2).
4. Kompartment des M. flexor digiti minimi brevis (Abb. 2c). Ähnlich wie beim M. flexor hallucis brevis fand sich auch für den kurzen Flexor des Kleinzehs ein eigenes Kompartment, was eine Ergänzung zu bisherigen Studien darstellt.
5. Laterales Kompartment des M. abductor digiti minimi (Abb. 2a – c).

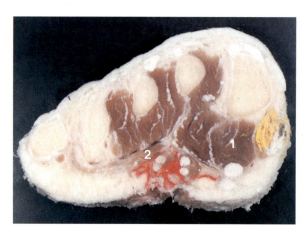

Abb. 1. Koronarschnitt im mittleren Drittel des Mittelfußes. Der M. flexor hallucis brevis (1) ist deutlich getrennt vom Kompartment des M. abductor hallucis. Der M. adductor hallucis (2) liegt außerhalb des Kompartmentes des M. flexor digitorum brevis

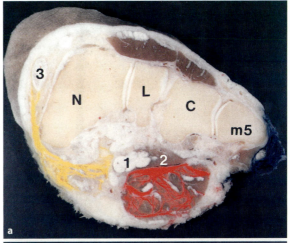

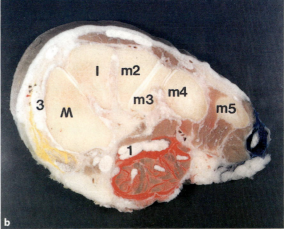

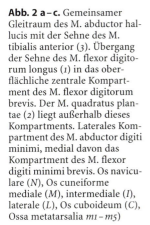

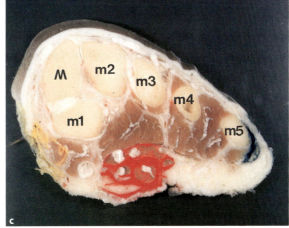

Abb. 2 a – c. Gemeinsamer Gleitraum des M. abductor hallucis mit der Sehne des M. tibialis anterior (3). Übergang der Sehne des M. flexor digitorum longus (1) in das oberflächliche zentrale Kompartment des M. flexor digitorum brevis. Der M. quadratus plantae (2) liegt außerhalb dieses Kompartments. Laterales Kompartment des M. abductor digiti minimi, medial davon das Kompartment des M. flexor digiti minimi brevis. Os naviculare (*N*), Os cuneiforme mediale (*M*), intermediale (*I*), laterale (*L*), Os cuboideum (*C*), Ossa metatarsalia *m1 – m5*)

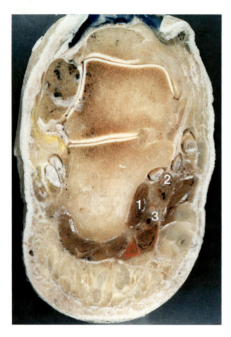

Abb. 3. Kompartment des M. flexor digitorum brevis im Rückfuß. Getrennt von diesem die Loge des M. quadratus plantae (*1*). Das mediale (*2*) und das laterale (*3*) Gefäß-Nerven-Bündel der Planta pedis zeigen keine Verbindung zu den zentralen Fußkompartimenten. Das anteriore und laterale Unterschenkelkompartiment wurde hier vom Unterschenkel aus injiziert

Tiefe Kompartimente

6. Das Kompartment des M. quadratus plantae liegt zentral im Rückfuß der medialen Wand des Kalkaneus unmittelbar an (Abb. 3).
7. Das Kompartment des M. adductor hallucis liegt zentral im Vorfuß (Abb. 1).
8. Die (möglicherweise voneinander getrennten?) Kompartimente der Mm. interossei.

Diskussion und Zusammenfassung

Die eingangs erwähnten, von Kamel u. Skala [2] beschriebenen 4 Kompartimente der Fußsohle umfassen ein mediales (für die Mm. abductor hallucis, flexor hallucis brevis und die Sehnen der Mm. peronaeus longus, flexor hallucis longus, und tibialis posterior), ein laterales (für die Mm. abductor digiti minimi, flexor digiti minimi brevis und opponens digiti minimi), ein zentrales (für die Mm. flexor digitorum brevis, lumbricales, quadratus plantae, adductor hallucis sowie die Sehnen der Mm. flexor digitorum longus, peronaeus longus und tibialis posterior) und ein Interosseuskompartment (für die Mm. interossei). Manoli u. Weber [3] beschrieben 1990 eine andere Unterteilung des Fußes. Im einzelnen wurden durch Injektion von 17 Leichenfüßen mit gefärbter Gelatine 9 verschiedene Kompartimente identifiziert. Unterschiede zur Studie von Kamel und Sakla ergaben sich durch zusätzliche Identifikation eines oberflächlichen Kompartments (für die Mm. flexorum digitorum brevis und lumbricales sowie die Sehne des M. flexor digitorum longus) und jeweils eigenen Kompartimenten für den M. adductor hallucis und den M. quadratus plantae. Die Interosseusmuskulatur haben sie in 4 eigene Logen unterteilt gefunden. Aus diesen unterschiedlichen Ergebnissen leiten sich in der Literatur auch verschiedene Ansätze zur Entlastung der Muskellogen bei traumatisch bedingten Kompartmentsyndromen des Fußes ab. Myerson [4] schlug z.B. 1988 die Fasziotomie über 2 chirurgische Zugänge vor. Ein medialer Zugang folgt dabei einem Schnitt entlang der Unterkante des ersten Metatarsalknochens. Über diesen Schnitt werden nach Entlastung des medialen Kompartments durch Erweiterung des Zugangs nacheinander alle Fußkompartimente entlastet. Beim ergänzenden dorsalen Zugang werden über je einen Schnitt entlang der Länge des zweiten bzw. vierten Metatarsalknochens die Fußsohlenkompartimente via Interosseuskompartment entlastet. In Anlehnung an Manoli u. Weber [3] schlägt Myerson [5] einen weiter zum Rückfuß gelegenen medialen Zugang vor. Dieser zieht 3 cm oberhalb der Planta pedis parallel zur Fußsohle nach distal. Über diesen Zugang wird zusätzlich die gesonderte Entlastung des M. quadratus plantae möglich. Es steht weiterhin zur Diskussion, ob bei komplexen Luxationsfrakturen 1–2 dorsale Schnitte allein zur Entlastung der Haut genügen, da die Faszienräume traumatisch bereits eröffnet sind. Im Vergleich zu diesen Feststellungen der Literatur können wir das folgende feststellen:

1. Auf der Plantarseite des Fußes sind mindestens 8 Kompartimente zu identifizieren, davon 5 oberflächliche und mindestens 3 tiefe. Diese Ergebnisse vertiefen die von Bojsen-Møller 1976 durchgeführten Untersuchungen [1]. Durch Präparation von 23 Leichenfüßen stellte Bojsen-Møller dort eine komplexe Gliederung des Vorfußes durch 10 sagittale Septen dar, die die Plantaraponeurose mit dem Lig. metatarseum transversum profundum verbinden.
2. Die Sehne des M. flexor digitorum longus durchzieht in ihrem Verlauf durch die Fußsohle zunächst das tiefe zentrale Kompartment des M. quadratus plantae und anschließend das oberflächliche zentrale Kompartment des M. flexor digitorum brevis. Trotz dieses Verlaufs der Sehne des M. flexor digitorum longus durch den Fuß wurden Verbindungen der Kompartimente auch bei Injektion mit hohem Druck nicht nachgewiesen. Wir fanden jedoch Verbindungen der Fußmuskellogen zu den Gleiträumen des Unterschenkels über die Sehnen des M. tibialis anterior und des M. tibialis posterior.
3. Die Entlastung der Muskellogen bei Fußkompartmentsyndromen muß zum einen auf die oberflächliche Kompartmentgruppe der Flexoren und Abduktoren zielen, wobei u.U. ein zusätzlicher lateraler Zugang zum M. abductor digiti minimi zu erwägen ist. Zum anderen müssen die tiefen Muskellogen separat entlastet werden. Dies gilt v.a. für das Kompartment des M. quadratus plantae, in dem z.B. bei Kalkaneusfrakturen auch isolierte Drucksteigerungen möglich sind.

Literatur

1. Bojsen-Møller F, Flagstad KE (1976) Plantar aponeurosis and internal architecture of the ball of the foot. J Anat 121: 599–611
2. Kamel R, Sakla FB (1961) Anatomical compartments of the sole of the human foot. Anat Rec 140: 57–64
3. Manoli A, Weber TG (1990) Fasciotomy of the Foot: An Anatomical Study with Special Reference to Release of the Calcaneal Compartment. Foot Ankle 5: 267–275

4. Myerson M (1988) Experimental Decompression of the Fascial Compartments of the Foot – The Basis for Fasciotomy in Acute Compartment Syndromes. Foot Ankle 6: 309–317
5. Myerson M, Manoli A (1993) Compartment Syndromes of the Foot after Calcaneal Fractures. Clin Orthop 290: 143–150

Kompartmentdruckverlauf bei zirkulär bzw. semizirkulär verlaufenden Verbrennungen an Extremitäten Schwerstverbrannter

Ch. Fuhrmann, M. Reifenrath und G. Spilker

St.-Agatha-Krankenhaus, Feldgärtenstr. 97, D-50735 Köln

Vorbemerkungen

Neben Trauma, chronischer Belastung, operativer Komplikationen und vielen weiteren [6], stellt auch die Verbrennung und die Stromverletzung eine mögliche Ursache für die Entwicklung eines Kompartmentsyndroms dar.

Die Einwirkung von Hitze verringert die Hautelastizität. Die Haut wird rigide. Je nach Grad der Verbrennung wird sie zu einer kaum dehnbaren Hülle, innerhalb derer der intrakompartmentale Druck ansteigt. Die nötige Substitution großer Flüssigkeitsmengen bewirkt ein Ödem. Proteinverschiebungen führen zum Verlust der onkotischen Druckregulation. Die Gefäßwanddurchlässigkeit steigt: So kommt es zu Flüssigkeitsverschiebungen von intra- nach extravasal, die das Ödem verstärken. Auch das verbrannte Gewebe selbst trägt zur intrakompartmentalen Drucksteigerung bei [3, 16].

Schließlich wird der Punkt erreicht, der das Kompartmentsyndrom auszeichnet: Der erhöhte intrakompartmentale Druck schränkt die Mikrozirkulation ein und verringert den Stoffwechsel. Beides genügt den Anforderungen des betroffenen Gewebes nun nicht mehr [5]. Andauernder erhöhter intrakompartmentaler Druck hat schwerwiegende Folgen wie irreversiblen motorischen Funktionsverlust und ischämische Volkmann-Kontraktur, deren zugrundeliegende pathophysiologische Mechanismen teils kontrovers diskutiert werden [2, 5].

Diese Spätfolgen machen eine frühzeitige Diagnose und Therapie unumgänglich. Die bei bewußtseinsklaren, kooperativen Patienten zu erhebenden klinischen Parameter, wie brennender Schmerz (durch passive Dehnung verstärkbar), Parästhesie, Hypästhesie, Sensibilitätsausfälle im peripheren Bereich der betroffenen Nerven, Blässe, evtl. Pulslosigkeit und motorische Muskelschwäche [14] sind bei Schwerstverbrannten nur bedingt erhebbar.

Meist macht die Schwere der Verletzung eine Sedierung und Beatmung notwendig, was die Kommunikation beeinträchtigt bzw. verhindert. Zusätzlich sind die meisten verbrannten Extremitäten geschwollen, verfärbt, nur schwer zu bewegen, und dys- oder anästhetisch [11, 12].

Die dopplersonographische Untersuchung hat sich in der Diagnostik des Kompartmentsyndroms als nicht sehr zuverlässig erwiesen: Der Druck im Kompartment kann trotz noch nachzuweisender peripherer Pulse kritische Werte erreichen [12].

Eine mögliche Entscheidungshilfe bietet in diesem Fall die intrakompartmentale, subfasziale Druckmessung; hierfür sind mehrere Methoden beschrieben worden [5, 9, 15].

In der vorgestellten Studie wurde mit der modifizierten Meßmethode nach Matsen der Druckverlauf in einzelnen Kompartments evaluiert. Spitzendruck, die Abhängig-

Hefte zu „Der Unfallchirurg", Heft 267
Willy, Sterk, Gerngroß (Hrsg.)
Das Kompartment-Syndrom
© Springer-Verlag Berlin Heidelberg 1998

keit des Verlaufs vom Infusionsschema und der Erfolg der Escharotomie bzw. Fasziotomie wurden untersucht.

Methodik

Von Mai 1994 bis April 1995 wurden 30 Patienten mit einem Durchschnittsalter von
49,8 Jahren (maximal 54 Jahre; von 10 – 87 Jahre) in die Studie aufgenommen. Von den
30 Patienten waren 11 Frauen, 19 Männer. 4 Patienten verstarben im Meßzeitraum von
72 h; davon 3 Frauen, 1 Mann. Bei 2 Patienten handelte es sich um Verbrennungen
durch Lichtbogen, jeweils ein Patient verletzte sich durch flüssiges Metall (Eisen/
Zink), 2 erlitten ein Kombinationstrauma durch Feuer bzw. Verbrühung, die übrigen
24 wurden durch Feuer verletzt.

Die verbrannte Körperoberfläche (VKOF) betrug im Mittel 36,5 % (Median 32 %;
von 7,5 – 97,6 %).

Je nach Verletzungsmuster wurden die Druckverläufe an folgenden Kompart-
mentmeßpunkten gemessen: Thenar (25), Hypothenar (27); Unterarm ventral (21),
lateral (23), dorsal (25); Oberarm ventral (11), dorsal (8); Großzehe (1); Kleinzehe (1);
kurze Fußbeuger (1); Unterschenkel ventral (2), lateral (15), dorsal (15); Oberschenkel
ventral (9); insgesamt 184 Kompartments.

Der Extremitätenumfang war im Mittel zu 88,1 % (von 42,5 – 100 %) verbrannt.

Die Verbrennungstiefe entsprach mindestens Grad 2b.

Die verschiedenen Ursachen der Verletzungen (s. o.) führten nicht zu unterschiedlichen Druckverläufen.

Zur Messung des intrakompartmentalen Druckes wurde wegen der pro Patient
häufig großen Anzahl von zu berücksichtigenden Kompartimenten die modifizierte
Methode nach Matsen [5] angewandt (Abb. 1):

Ein handelsüblicher Druckwandler (Typ Statham pvb) wird mit einem Druckbeutel verbunden. Dieser enthält sterile, physiologische Kochsalz- oder Ringer-Lösung
ohne Heparin. Der am Druckbeutel einzustellende Druck beträgt 300 mmHg.

Über ein Anschlußkabel erfolgt die Verbindung mit einem Einschubdruckmodul
für den Sirecust 404 (Fa. Siemens). Dieses wird im Klinikroutinebetrieb zur Überwachung von zentralvenösem oder arteriellem Druck benutzt.

Über den Anschluß einer Kanüle (20 Gauge) an den Druckwandler ist die Messung
des subfaszialen Gewebedruckes dann möglich.

Alle verwendeten, flüssigkeitsführenden Schlauchsysteme müssen druckstabil
sein. Es dürfen sich keine Luftblasen im System befinden – diese würden die Meßwerte verfälschen.

Meßvorgang

1. Vorbereitung der Meßanordnung (Abb. 1)
2. Lagerung des Patienten in der Horizontalen; lockern von evtl. zu Druckerhöhungen führenden Verbänden [7, 10]
3. Nullabgleich auf Höhe des zu messenden Kompartments
4. Eichung der Meßanordnung: Halten der Nadel in einer definierten Höhe, in der
   am Monitor der entsprechende Druck abgelesen werden kann

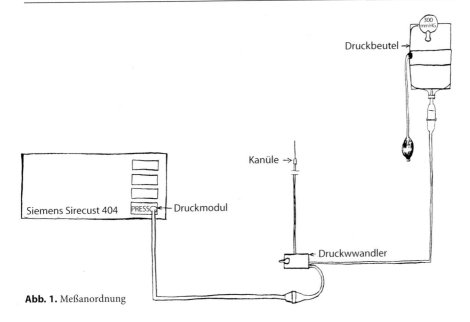

Abb. 1. Meßanordnung

5. Subfasziales Einbringen der Kanüle unter sterilen Bedingungen am definierten Meßpunkt; diese sind zum Zweck der Vergleichbarkeit standardisiert (Abb. 2)
6. Kurzes Durchspülen der Kanüle, um etwaige, beim Einbringen entstandene Verstopfungen zu beseitigen

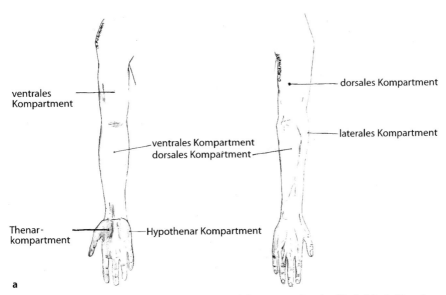

Abb. 2 a, b. Subfasziales Einbringen der Kanüle am definierten Meßpunkt. (Nach Schmit-Neuerburg [13])

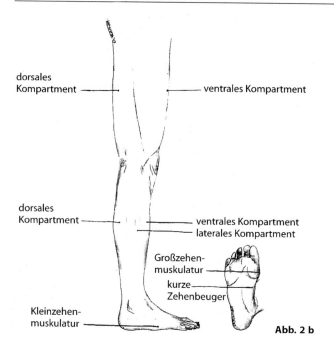

dorsales
Kompartment ———————————————— ventrales Kompartment

dorsales
Kompartment ————————————————— ventrales Kompartment
                                                            laterales Kompartment

Großzehen-
muskulatur ———

kurze ———
Zehenbeuger

Kleinzehen-
muskulatur ————

Abb. 2 b

7. Ablesen des sich einstellenden Druckwertes am Monitor des Druckmeßgerätes
8. Wiederholung der Punkte 3–7 bei jedem weiteren zu messenden Kompartment

Die Messungen erfolgten in maximal 4stündlichem Abstand innerhalb der ersten
72 h nach Ankunft der Patienten in der Klinik.

Dieser Zeitraum wurde aus folgenden Gründen gewählt:

1. Die größte Menge an Flüssigkeit wird den Patienten innerhalb dieses Zeitraums
   infundiert [1].
2. Die Gefahr der Entwicklung eines Kompartmentsyndroms wird in der Literatur
   mit 1–6 Tagen Dauer nach dem ursächlichen Geschehen angegeben [5, 11].

Neben der Dokumentation der Druckverläufe wurde auch die Flüssigkeitsbilanz aufgezeichnet; alle Patienten wurden nach dem modifizierten Baxter-Schema behandelt [1].

Bei 15 Patienten erfolgte eine chirurgische Entlastung der betroffenen Kompartimente. Die ermittelten punktuellen Meßwerte wurden zu Kurvenverläufen zusammengefaßt.

Ergebnisse und Diskussion

In Abb. 3 sind die Druckverläufe aller 184 gemessenen Kompartimente zusammengefaßt dargestellt.

Den Nullpunkt stellt, zur besseren Vergleichbarkeit der Daten, der Zeitpunkt des
Traumas und nicht der eigentliche Meßbeginn dar.

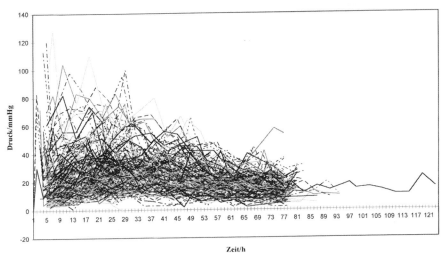

Abb. 3. Druckverläufe gesamt

Die Aufnahme der Patienten erfolgte im Mittel 7,1 h nach dem Trauma (von 1–50 h).

Die auf den ersten Blick recht ungeordnet erscheinende Abb. 3 vermittelt dennoch einen ersten Eindruck: Nur vereinzelt und v. a. in den ersten 36 h werden stark erhöhte Druckwerte erreicht. Die Masse der Druckwerte bewegt sich mit Spitzendrücken im Bereich des sog. „kritischen Druckes" zwischen 30 und 45 mmHg; hier wird davon augegangen, daß durch Störung der Mikrozirkulation Schäden im Kompartment entstehen. Als Normaldruck nimmt man Werte zwischen 0 und 9 mmHg an [9, 14].

Gegen Ende der Meßzeit zeigen bis auf ein Kompartment, mit ebenfalls erkennbarer fallender Tendenz, alle Kompartimente Druckwerte am unteren Rand des kritischen Druckes, ohne daß Escharotomie oder Fasziotomie Beachtung gefunden hätten.

In der Literatur wird die Definition des Druckbereiches, der ursächlich einem Kompartmentsyndrom zugrunde liegt, immer sehr vorsichtig formuliert: Matsen geht davon aus, daß bei einem Druck über 45 mmHg die Gewebedurchblutung wahrscheinlich signifikant eingeschränkt sei – dies könne als grobe Richtlinie dienen [5].

Mubarak et al. [9] ermittelten in der von ihnen untersuchten Patientengruppe 30 mmHg als den Wert, der, wenn er überschritten wird, den Ausschlag zur Fasziotomie der hier untersuchten Beinkompartimente gab.

Saffle et al. [12] sprechen ebenfalls von 30 mmHg als dem „kritischen Druck".

Ashton [7] zeigte, daß bei 40 mmHg als Druckbelastung signifikante Reduktionen des Blutflusses auftraten.

Tscherne [14] geht davon aus, daß die Mikrozirkulation sistiert, wenn die Druckdifferenz zwischen subfaszialem und diastolischem Druckwert 30 mmHg unterschreitet. Wobei bei einem normotensiven Patienten schon Totalwerte des Gewebedruckes von 40 mmHg Grund zu verstärkter Beobachtung Anlaß gäben.

Zur Beurteilung der ermittelten Druckwerte müssen immer die Art der Druckerhöhung und individuelle Faktoren wie Hämorrhagien und arterieller Blutdruck berücksichtigt werden. Denn je nach Zustand des Patienten ergeben sich differente

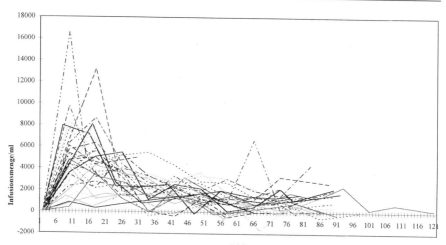

Abb. 4. Flüssigkeitsbilanzen gesamt   Zeit/h

Folgen bei gleicher Druckeinwirkung über gleiche Zeit: Nicht immer muß sich bei ermittelten Meßwerten in kritischer Höhe ein Kompartmentsyndrom entwickeln.

Dies ist auch bei der Indikation zur Escharotomie bzw. Fasziotomie bei Verbrennungspatienten zu bedenken – zumal Komplikationen bei Escharotomie und Fasziotomie beschrieben sind [4, 6]. Bei Verbrennungen 3. Grades ist die Escharotomie wegen der nachfolgenden epifaszialen Nekrektomie eher durchführbar.

In der Gruppe der nicht escharotomierten bzw. fasziotomierten Patienten unserer Studie (15 Patienten) fanden sich während des stationären Aufenthaltes keine Funktionseinschränkungen.

Abbildung 4 zeigt den Verlauf der Flüssigkeitsbilanzkurven aller Kompartimente. Deutlich ist zu erkennen, daß die Spitzenwerte der infundierten Flüssigkeit im Verlauf der ersten 24–33 h erreicht werden – mit Häufung von hohen Infusionsmengen zwischen 7 und 18 h nach dem Trauma.

Dies entspricht dem Behandlungskonzept gemäß dem modifizierten Baxter-Schema, führt aber, wie sich zeigte, zeitlich verzögert zu einem Druckanstieg in den Kompartimenten.

Die Abb. 5 zeigt den typischen Druckverlauf bei Escharotomie.

15 Patienten wurden escharotomiert. Dabei wurden 60 Kompartimente entlastet. Bei 42 der Kompartimente erfolgte die Druckbestimmung unmittelbar vor und nach der Escharotomie; 34 der gemessenen Ausgangswerte lagen im oder deutlich über dem „kritischen Bereich" (30–45 mmHg). Im Mittel betrug der Ausgangswert 51,2 mmHg. Der durchschnittliche Druckabfall unmittelbar nach der Escharotomie betrug 10,05 mmHg. Das Druckminimum wurde im Durchschnitt 4 h nach der Entlastung erreicht.

Mit einer Latenz von ca. 6 h nach dem Infusionsmaximum und 8 h nach dem Druckminimum kommt es jedoch zu einem erneuten Druckanstieg. Im Mittel bleibt dieser Wert nur 4 mmHg unterhalb des im „kritischen Druckbereich" liegenden Ausgangsdruckes.

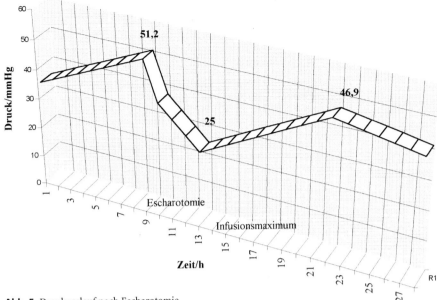

Abb. 5. Druckverlauf nach Escharotomie

Der erneute Druckanstieg scheint zum einen bedingt durch Ödembildung. Diese ist in den ersten Tagen nach dem Verbrennungstrauma sehr groß. Zum anderen ist die der Entlastung folgende postischämische Schwellung als Ursache in Betracht zu ziehen.

Die erhobenen Daten bestätigen Ergebnisse von anderen Autoren, wie Saffle et al. [11]. Auch dort wird von einem Wiederanstieg der Druckwerte nach früher Escharotomie berichtet.

Dieser Wiederanstieg führte jedoch dort zu einer zweiten Escharotomie.

In der hier vorgestellten Studie wurde bei keinem der in Abb. 5 einbezogenen Fälle eine zweite Escharotomie durchgeführt.

Im Verlauf wurden trotz erneutem Druckanstieg keine motorischen Ausfälle oder ischämischen Volkmann-Kontrakturen beobachtet.

Dies kann zum einen an den möglicherweise individuell sehr drucktoleranten Kompartimenten des Patientenkollektivs gelegen haben. Denn immer ist die Spätfolge das Ergebnis von individuellen Faktoren und von der Höhe und der Dauer des intrakompartmentalen Druckes.

Zum anderen ist es möglich, daß die erreichte Zeitspanne von im Mittel ca. 12 h, in der es zu einer Druckentlastung kommt, ausreicht, um den dann in einer Latenz dem Infusionsmaximum folgenden erneuten Druckanstieg zu tolerieren, ohne daß eine weitere Entlastung nötig ist.

Der erneute Wiederanstieg der Druckwerte auf im Durchschnitt fast Ausgangswerte (in vereinzelten Kompartimenten deutlich darüber) macht jedoch eine Verlaufskontrolle notwendig.

Dazu hat sich das relativ leicht durchzuführende, hier vorgestellte Meßverfahren als zuverlässig erwiesen.

Ergibt sich nach der Escharotomie kein ausreichender Druckabfall, sollte eine Fasziotomie in Erwägung gezogen werden.

Die Escharotomie erfolgte nur bei Kompartimenten, die zu mehr als 60 % von Verbrennungen mit Grad 2b oder 3 betroffen waren. In den übrigen, auch zum großen Teil zirkulär, jedoch weniger tiefgradig verbrannten Extremitäten war ebenfalls ein der Flüssigkeitsbilanz folgender Druckverlauf zu finden. Vereinzelt wurden auch dort hohe Spitzendrücke gemessen. Ohne Intervention nahm hier der Druck innerhalb des Meßzeitraumes so weit ab, daß er zumindest am unteren Rand des „kritischen Druckbereiches" lag (s. Abb. 5).

Möglicherweise wäre dieser spontane Verlauf ohne Escharotomie auch in den tiefergradig verbrannten Kompartimenten zu beobachten gewesen.

Der bei beiden Gruppen stattfindende Druckabfall im Kompartment ist vermutlich Folge der Ödemabnahme und der Wiederherstellung der Funktion des venösen Teils des Blutkreislaufes. Diese Vorgänge beginnen i.allg. zwischen dem 2. und dem 3. Tag nach Verbrennung.

Fazit

Die vorgestellte Meßmethode hat sich als zuverlässiges, leicht zu handhabendes Hilfsmittel bei der Verlaufskontrolle des intrakompartmentalen Druckes erwiesen. Sie ist bei drohendem Kompartmentsyndrom, fraglicher Indikation zur Escharotomie bzw. Fasziotomie und zur Überwachung nach erfolgter Entlastung zu empfehlen.

Bei nur leichtergradigen oder nur in geringem Umfang von tiefergradigen Verbrennungen betroffenen Extremitäten ist die Indikation zur Escharotomie eng zu stellen. Auch hier ist eine Überwachung mittels intrakompartmentaler Druckmessung möglich.

Um große Druckspitzen zu vermeiden, sollte das durch die Flüssigkeitssubstitution entstehende Ödem gering gehalten werden.

Literatur

1. Achauer BM (1983) The management of the burned patient. Appleton & Lange, East Norwalk
2. Ashton H (1975) The effect of increased tissue pressure on blood flow. Clin Orthop 113: 15 – 23
3. Dominic WJ, Field TO, Hansbough FJ (1988) Comparison of Wick and fibreoptic catheters in measurement of interstitial pressures in burned extremities. Burns 4 (2): 125 – 129
4. Gravens DL et al. (1966) Gas gangrene and mixed clostridial infections of muscle complicating deep thermal burns. Arch Surg 92: 212 – 221
5. Matsen FA (1980) Compartmental Syndromes. Grune & Stratton, New York London Toronto
6. Matsen FA, Krugmire RB (Dec 1978) Compartmental Syndromes. Surg Gynecol Obstet 147: 943 – 949
7. Matsen FA, Wyss CR, Krugmire RB, Simmons CW, King RV (July – August 1980) Effects of limb elevation and dependency on local arteriovenous gradients in normal human limbs with particular reference to limbs without increased tissue pressure. Clin Orthop Relat Res 150: 187 – 195
8. Mubarak S, Hargens A (1976) The Wick catheter technique for measurement of intramuscular pressure: A new research and clinical tool. J Bone Joint Surg [Am] 58: 1016
9. Mubarak S, Owen CA (1977) Double incision fasciotomy of the leg. J Bone Joint Surg [Am] 59: 184 – 187
10. Nkele C., Aindow J, Grant L (Jan 1988) Study of pressure of the normal anterior tibial compartment in different age groups using the Slit Catheter method. J Bone Joint Surg [Am] 70: 98 – 101

11. Saffle JR, Zeluff GR, Warden GD (Dec 1980) Intramuscular pressure in the burned arm: Measurement and response to escharotomy. Am J Surg 40: 825–831
12. Salisbury RE, McKeel DW, Mason AD (1974) Ischemic necrosis of the intrinsic muscles. J Bone Joint Surg [Am] 56: 1701–1707
13. Schmit-Neuerburg KP (1988) Das Compartment Syndrom als Traumafolge. Chirurg 59: 713–721
14. Tscherne H (1982) Das Kompartment-Syndrom. Langenbecks Arch Chir 385: 213–225
15. Whitesides TE, Haney TC, Morimoto K, Harada H (1975) Tissue pressure measurement as a determinent for the need of fasciotomy. Clin Orthop 113: 43–51
16. Zellweger G (1983) Das Logensyndrom bei Verbrennungen. Helv Chir Acta 50: 753–755

Die nekrotisierende Fasziitis – ein infektbedingtes Kompartmentanalogon?

Ch. Schaller, K. Neumann und P. Gutsfeld

Abt. für Unfall- und Wiederherstellungschirurgie, Kreiskrankenhaus Garmisch-Partenkirchen, Auenstr. 6, D-82467 Garmisch-Partenkirchen

Die nekrotisierende Fasziitis ist keine eigenständige Krankheitsentität, sondern der Folgezustand einer traumatischen Läsion oder Infektion mit schwerer systemischer Toxizität.

Als prädisponierende Faktoren gelten COLD, Diabetes mellitus, periphere Arteriosklerose und Immundefizienz bei toxikomanem Verhalten und AIDS.

Die Letalität beträgt nach Literaturangaben 6–34 %, in dem von uns untersuchten Kollektiv 11 %.

Ähnlich wie beim Kompartmentsyndrom finden sich in der Primärphase eine subfasziale Druckerhöhung und Funktionsdefizite der betroffenen Extremität.

Patienten, Erkrankungsursachen, Vorgehen

Von Januar 1993 bis heute behandelten wir 9 Patienten (8 männlich, 1 weiblich) mit nekrotisierender Fasziitis. Der Altersdurchschnitt lag bei 42 Jahren (15–74 Jahre). Die Lokalisation an der betroffenen Extremität, das Ausmaß, sowie Ursache und Erregerspektrum ist aus Tabelle 1 ersichtlich.

Bei 8 Patienten erfolgte die ausgedehnte Fasziotomie bzw. Fasziektomie, sowie das Débridement von Muskulatur und Subkutis bei Erhalt der Extremität. Bei einem Patienten (Abb. 1–5) mußten Teilamputationen (Daumen, Großzehe) erfolgen. Die entstandenen Defektwunden wurden mit Vakuumversiegelung oder Feuchtverband konditioniert. In 4 Fällen war die temporäre Transfixation angrenzender Gelenke mit einem AO-Rohrfixateur notwendig. Nach initialer Antibiotikabehandlung mit Cefazolin i.v. erfolgte im Verlauf die testgerechte Antibiotikatherapie (vgl. Tabelle 1).

Heilungsverlauf, Ergebnisse

Einer von 9 Patienten (= 11 %) verstarb im Verlauf der Behandlung am 69. Tag an den Folgen seiner vorbestehenden respiratorischen Insuffizienz bei reizlosen Wundverhältnissen und Fehlen systemischer Sepsiszeichen. Dieser Patient war ursprünglich wegen COLD mit dekompensierter Herzinsuffizienz, Arteriosklerose und Diabetes mellitus internistisch-stationär behandelt worden. Die Operation war bei nur mäßiger klinischer Symptomatik einer Bursitis olecrani etwa 45 h nach Auftreten der ersten NF-Symptome erfolgt.

Hefte zu „Der Unfallchirurg", Heft 267
Willy, Sterk, Gerngroß (Hrsg.)
Das Kompartment-Syndrom
© Springer-Verlag Berlin Heidelberg 1998

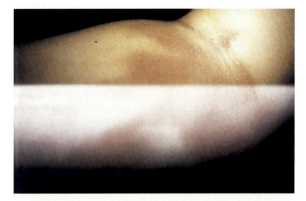

Abb. 1. Patient mit Hautveränderungen bei nekrotisierender Fasziitis, Ellenbogen (Die Farbabstufung in der Abbildung ist auf die Lichtverhältnisse bei der Aufnahme zurückzuführen und ist ohne Belang für den Befund)

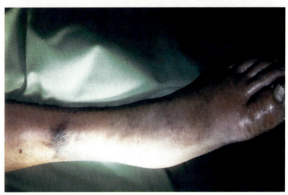

Abb. 2. Nekrotisierende Fasziitis, Unterschenkel und Fuß präoperativ

Bei den 8 anderen Patienten erfolgte die frühzeitige (< 25 h) Operation. Hierdurch konnte eine Heilung bei Extremitätenerhalt in allen Fällen erzielt werden.

Folgerung

Es gilt, die nekrotisierende Fasziitis frühzeitig zu erkennen und sofort operativ zu versorgen. Nur so ist das Überleben des Patienten bei Extremitätenerhalt zu sichern [1, 2]. Ähnlich wie beim Kompartmentsyndrom ist der Therapiezeitpunkt entscheidend für das Auftreten von Muskelnekrosen. Analog besteht die Schwierigkeit in der frühzeitigen richtigen Einschätzung der Situation. Hierzu ist sowohl auf die Ausprägung systemischer Infektzeichen (CRP), den Lokalbefund sowie zusätzlicher Funktionsausfälle (Kompartment) zu achten. Die nekrotisierende Fasziitis ist nur chirurgisch „ultraradikal" therapierbar.

Tabelle 1. Nekrotisierende Fasziitis – Lokalisation, Ausmaß, Ursache und Erregerspektrum

Pat.	G	Alter	Lokales NF	Ursache	Begleiterkr.	1. Op	Anz. Op	Erreger	Amputation	Art Entlassung	Zeit stationär	Min. Symptome	OP-Art
#1 H.B.	m	53	Unterarm/Hand	Bursitis olecrani	Fettleber, Zustand nach Salmonellose; Pankreatitis	20h	14	Staphylococcus aureus	Keine	Infektfrei	44d	Ödem, CTS	F, N, CTS-Op, Transfixation, Arthrodese
#2 D.K.	m	57	Unterschenkel/Knie	Druckulzera	C2-Abusus, Nikotina Abusus, Leberschaden, Mitralinsuffizienz	14h	10	Stpahylococcus aureus	Keine	Infektfrei	59d	Knieinfekt, Unterschenkelvenenthrombose	F, N. Xynovektomie, Dermatotraktion
#3 A.S.	m	15	Unterarm/Hand	Stichverletzung	Nikotinabusus	16h	2	Kein Nachweis	Keine	Infektfrei	11d	Ödem, CTS	F, N, CTS-Op, Sekundärnaht
#4 F.H.	m	23	Unterarm	Bursitis olecrani nach Insektenstich	Kombiniertes Herzvitium, spastische Bronchitis	12h	3	Staphylococcus aureus	Keine	Infektfrei	16d	Ödem, Lymphangitis	F, N, B. offene Wundbehandlung, Sekundärnaht
#5 M.B.	m	31	Unterschenkel	Kontusion	Infektanfälligkeit	21h	5	hämolysierende Streptokokken B, Staphylococcus aureus	Keine	Infektfrei	20d	Lymphangitis, Ödem	F, N, Sekundärnaht
#6 M.G.	w	30	Oberarm/Unterarm	Autoagression, München-hausen-Syndrom	Polytoxikomanie	22h	3	Kein Nachweis	Keine	Infektfrei	25d	Lymphangitis, Ödem, Sensibles Defizit	F, N. Neurolyse, Sekundärnaht
#7 M.M.	m	74	Oberarm/Unterarm	Bursitis olecrani	COLD, AVK, Herzinsuffizienz, DM	45h	6	Staphylococcus aureus	Keine	Verstorben	69d	Ödem, Muskel- und Fasziennekrosen	F, N, B. offene Wundbehandlung, Transfixation
#8 H.K.	m	43	Hand, Unterschenkel/Fuß	Bagatellwunden	C2-Abusus, lat. DM	12h	12		DE, 1. Zehe	Infektfrei		Ödem, Ly., Neurol.defizit	F, N. Teilamputation, Transfixation, Hauttransplantation
#9 H.F.	m	55	Oberarm/Unterarm	Bursitis olecrani	DM	10	6	Staphylococcus aureus	Keine	Infektfrei		Ödem, Ly.	F, N, B, Transfixation, Sekundärnaht

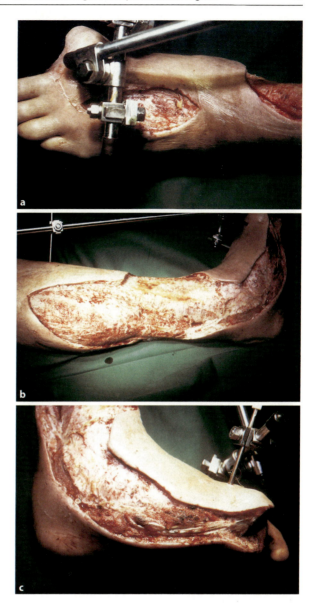

Abb. 3. a–c. Intraoperativ,
2. Débridement (multiple
Nekrosen)

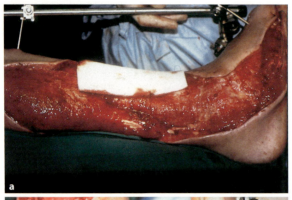

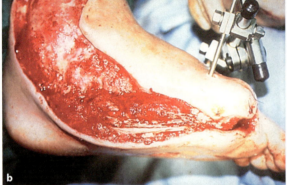

Abb. 4 a, b. Patient nach 5.
Débridement und Lavage

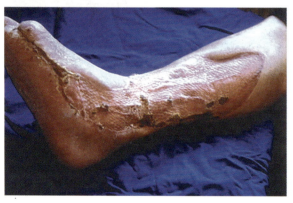

Abb. 5. Situs bei Entlassung

Literatur

1. Burge TS (1995) Necrotizing fasciitis – the hazards of delay. J R Soc Med 88 6: 342–343
2. Gillen PB (1995) Necrotizing fasciitis: early recognition and aggressive treatment remain important. J Wound Ostomy Continence Nurs 22 5: 219–222
3. Kujath P, Eckmann C, Benecke P (1995) Diagnosis and therapy of necrotizing fasciitis. Dtsch Med Wochenschr 120 27: 965–968
4. Abrams RA, Botte MJ (1996) Hand Infections: Treatment recommendations for specific types. J Am Acad Orthop Surg 4: 219–230

Exzessive Muskelnekrotisierung und Crushsymptomatik nach Kompartmentsyndrom und Superinfektion mit Bacillus cereus

R. Lüsebrink[1], T. Mittlmeier[2], R. Schulz[2], R. Hoffmann[2] und N.P. Südkamp[2]

[1] Chirurgische Klinik und Poliklinik, Virchow-Klinikum Berlin, Augustenburger Platz 1, D-13353 Berlin
[2] Unfall- und Wiederherstellungschirurgie, Virchow-Klinikum Berlin, Augustenburger Platz 1, D-13353 Berlin

Einleitung

Kompartmentsyndrome sind als ernste Folge einer schweren Weichteilläsion, meist in Form einer offenen oder geschlossenen Extremitätenverletzung, bekannt. Nach Rasanztraumen mit Unterschenkelfraktur ist in bis zu 17 % mit der Manifestation eines Kompartmentsyndromes zu rechnen. Allerdings sind heute bei frühzeitiger Diagnose und Therapie durch Fasziotomie unter entsprechendem klinischem Verdacht, unterstützt durch die intrakompartimentelle Druckmessung, die ansonsten unausweichlichen Spätfolgen einer protrahierten Ischämie bzw. der Reperfusion, der Myoglobinfreisetzung und des konsekutiven Nierenversagens, der umfangreichen Skelettmuskelnekrotisierung und damit des Funktionsverlustes selten geworden. Muskelnekrosen werden in der Regel dann zu beobachten sein, wenn die Diagnose verzögert gestellt wird, etwa bei Auftreten eines Kompartmentsyndroms an ungewöhnlicher Lokalisation bzw. im Rahmen eines selteneren Pathomechanismus (z. B. bei langfristiger Steinschnittlagerung, Spontanblutung oder nach Anwendung der MAST), und damit die Therapie erst verzögert aufgenommen wird.

Lokale Infektionen nach Entlastung eines Kompartmentsyndromes sind relativ selten, wenn Muskelnekrosen im Rahmen eines radikalen Débridements, ggf. auch durch programmierte Wiederholung des Débridements, entfernt werden. Dennoch kann auch die Infektion Schrittmacherfunktion für einen protrahierten und kontinuierlichen Muskelverlust trotz rechtzeitiger Kompartmententlastung übernehmen.

Bacillus cereus, ein ubiquitärer, aerober gram-positiver Sporenbildner ist als Hospitalkeim auf Intensivstationen bekannt [1, 2] und kann neben Ophthalmitiden [3 – 5] und Meningoenzephalitiden [6] für schwer therapierbare posttraumatische Weichteilinfektionen [2, 7, 8] verantwortlich sein. Wir berichten über 2 Fälle der Bacillus-cereus-Superinfektion nach Kompartmentsyndrom aus unserem Krankengut.

Patienten

Fall 1: Ein ansonsten gesunder 25jähriger Motorradfahrer verunglückte im März 1996 schwer. Die Erstversorgung erfolgte in einem externen Krankenhaus. Verlegungsgrund war eine komplizierte Femurtrümmerfraktur. Diese wurde mit einer Marknagelosteosynthese versorgt. Bei Einlieferung fiel auf der Gegenseite ein Kompartmentsyndrom auf. Trotz Entlastung aller 4 Unterschenkelkompartimente innerhalb eines 12 h-Zeitraumes ab dem Unfallzeitpunkt noch vor Durchführung der Marknagelung kam es zu einer progredienten Nekrotisierung sämtlicher Unterschenkelmuskeln

Hefte zu „Der Unfallchirurg", Heft 267
Willy, Sterk, Gerngroß (Hrsg.)
Das Kompartment-Syndrom
© Springer-Verlag Berlin Heidelberg 1998

und zur exzessiven Myoglobinurie mit akutem Nierenversagen. In den mikrobiologischen Abstrichen aus der Muskulatur war ab dem 5. postoperativen Tag Bacillus cereus nachzuweisen. Trotz täglicher Nekrektomie und Jetlavage über 14 Tage sowie testgerechter systemischer Antibiose mit Ciprofloxacin konnte die Infektion nicht beherrscht werden. Erst nach offener Knieexartikulation war eine langsame Besserung des Allgemeinzustandes des Patienten zu erzielen.

Fall 2: Bei einem ansonsten gesunden 35jährigen Waldarbeiter trat ein Kompartmentsyndrom der Glutäalregion nach stumpfem Trauma durch einen umstürzenden Baum auf. Trotz frühzeitiger Entlastung des betroffenen Kompartimentes durch Fasziotomie innerhalb der 6 h-Grenze war eine exzessive Myoglobinurie über 5 Wochen mit konsekutivem akutem Nierenversagen und Dialysepflichtigkeit zu beobachten. Bei programmierten täglichen Revisionen fanden sich ausgedehnte Muskelnekrosen; mikrobiologisch ließ sich ab dem 4. postoperativen Tag Bacillus cereus nachweisen. In diesem Fall kam es zur Ausheilung der Infektion unter testgerechter Antibiose mit weitgehendem Erhalt der Glutäalmuskulatur.

Diskussion

Die Richtlinien zur Behandlung des Kompartmentsyndromes, gezielte Diagnostik und frühzeitige Fasziotomie, können als allgemeingültig angesehen werden. Schwierigkeiten bestehen am ehesten in diagnostischer Hinsicht, wenn sich das Kompartmentsyndrom an ungewöhnlicher Lokalisation oder nach atypischer Anamnese entwickelt. Lagerungsbedingte Kompartmentsyndrome der unteren Extremitäten sind v. a. aus dem urologischen Krankengut und langdauernden viszeralchirurgischen Eingriffen in Steinschnittlage beschrieben worden. Die Problematik der Diagnosesicherung beim polytraumatisierten Patienten ist dagegen hinreichend thematisiert.

Der Bacillus cereus wird in Standardwerken der Literatur als saprophytärer, fakultativ pathogener Keim charakterisiert. Seine Hauptpathogenität wird in der Auslösung gastrointestinaler Erkrankungen gesehen, die v. a. durch unsachgemäße Wiedererwärmung gekochten Reises zu Brechdurchfällen führt. Weitere Manifestationen können Ophthalmitiden [5] und Meningoenzephalitiden sein. Bedeutung erlangt er v. a. bei immunkompromittierten Patienten [9–12].

Ein besonderer Wirkmechanismus ist die Bildung von Lecithinase, die in vivo zur Thrombosierung der kapillären Endstrombahn führen kann, und den Bacillus cereus für in vitro wirksame Medikamente praktisch unerreichbar werden läßt. Hier muß man vermuten, daß die postkontusionelle Beeinträchtigung der Mikrozirkulation nach adäquatem Weichteiltrauma und Fasziotomie den Nährboden für die Superinfektion mit Bacillus cereus bereitet, der dann selbst Schrittmacherfunktion für weitere Muskelnekrotisierung übernehmen kann. Dies wäre eine mögliche Erklärung für den protrahierten Verlauf bei den 2 von uns geschilderten klinischen Fällen. Bei beiden hielt die Freisetzung von Myoglobin weit über den normalen Zeitraum nach Weichteilkontusion und Kompartmentspaltung an.

Eine weitere Schwierigkeit besteht in der Wertung des Keimnachweises. Handelt es sich um eine Kontamination oder ist sein Nachweis tatsächlich als pathogenes Agens zu werten [13, 14]? Nachdem auch von orthopädischen und neuro-chirurgischen [15]

Intensivstationen und Verbennungszentren [16] Fallbeschreibungen vorliegen, gehen wir im eigenen Patientengut bis zum Nachweis des Gegenteils von einer Pathogenität aus. Berichte über Weichteilinfekte verursacht durch Bacillus cereus aus traumatologischen Zentren liegen vor [8, 16, 17]. Umgekehrt suchen wir gemeinsam mit der Abteilung für Mikrobiologie, gezielt den Nachweis zu führen – oder zu widerlegen, wenn Patienten ein adäquates Trauma bieten.

Regelmäßige krankenhaushygienische Kontrollen sind unerläßlich für die Identifikation und Beseitigung möglicher Übertragungswege [18] .

Zusammenfassung

Durch Zusammenwirken zweier wesentlicher Pathomechanismen, Kompartmentsyndrom und Bacillus cereus Infektion, können mutilierende Weichteilschädigungen auftreten, die bei adäquater Therapie des Kompartmentsyndromes *allein* vermeidbar scheinen. Wir propagieren daher neben der zeitgerechten frühzeitigen Therapie des Kompartmentsyndroms durch großzügige und vollständige Fasziotomie die gezielte Erregersuche und aggressive Therapie. Dies kann neben der multimodalen systemischen Antibiose auch lokale Maßnahmen wie topische Antibiotikagabe miteinschließen. Unverzichtbar erscheint die programmierte tägliche Revision und Nekrektomie. Adjuvante Maßnahmen wie Verbesserung der Rheologie, Sympatikusblockade und Gabe von peripheren Vasodilatatoren können im Einzelfall erwogen werden.

Literatur

1. Bryce EA, Smith JA, Tweeddale M, Andruschak BJ, Maxwell MR (1993) Dissemination of Bacillus cereus in an intensive care unit. Infect Control Hosp Epidemiol 14(8): 459 – 62
2. Akesson A, Hedstrom SA, Ripa T (1991) Bacillus cereus: a significant pathogen in postoperative and post-traumatic wounds on orthopaedic wards. Scand J Infect Dis 23(1): 71 – 7
3. Beecher DJ, Pulido JS, Barney NP, Wong AC (1995) Extracellular virulence factors in Bacillus cereus endophthalmitis: methods and implication of involvement of hemolysin BL. Infect Immun 63(2): 632 – 9
4. O'Day DM, Smith RS, Gregg CR, Turnbull PC, Head WS, Ives JA, Ho PC (1981) The problem of bacillus species infection with special emphasis on the virulence of Bacillus cereus. Ophthalmology 88(8): 833 – 8
5. Hemady R, Zaltas M, Paton B, Foster CS, Baker AS (1990) Bacillus-induced endophthalmitis: new series of 10 cases and review of the literature. Br J Ophthalmol 74(1): 26 – 9
6. Marley EF, Saini NK, Venkatraman C, Orenstein JM (1995) Fatal Bacillus cereus meningoencephalitis in an adult with acute myelogenous leukemia. South Med J 88(9): 969 – 72
7. Drobniewski FA (1993) Bacillus cereus and related species. Clin Microbiol Rev 6(4): 324 – 38
8. Johnson DA, Aulicino PL, Newby JG (1984) Bacillus cereus-induced myonecrosis. J Trauma 24(3): 267 – 70
9. Simon C, Suttorp M (1994) Results of antibiotic treatment of Hickman-catheter-related infections in oncological patients. Support Care Cancer 2(1): 66 – 70
10. Gascoigne AD, Richards J, Gould K, Gibson GJ (1991) Successful treatment of Bacillus cereus infection with ciprofloxacin. Thorax 46(3): 220 – 1
11. Strittmatter M, Hamann G, Sahin U, Feiden W, Kohl K, Schimrigk K (1995) Intrazerebrale Blutung und multiple Hirnabszesse durch Bacillus cereus im Rahmen einer akuten lymphatischen Leukämie. Nervenarzt 66(10): 785 – 8
12. Groschel D, Burgress MA, Bodey GP Sr (1976) Gas gangrene-like infection with Bacillus cereus in a lymphoma patient. Cancer 37(2): 988 – 91

13. Turnbull PC, Kramer JM (1983) Non-gastrointestinal Bacillus cereus infections: an analysis of exotoxin production by strains isolated over a two-year period. J Clin Pathol 36(10): 1091 – 6
14. Tuazon CU, Murray HW, Levy C, Solny MN, Curtin JA, Sheagren JN (1979) Serious infections from Bacillus sp. JAMA 241(11): 1137 – 40
15. Young RF, Yoshimori RN, Murray DL, Chou PJ (1982) Postoperative neurosurgical infections due to bacillus species. Surg Neurol 18(4): 271 – 3
16. Attwood AI, Evans DM (1983) Bacillus cereus infection in burns. Burns Incl Therm Inj 9(5): 355 – 7
17. Fitzpatrick DJ, Turnbull PC, Keane CT, English LF (1979) Two gas-gangrene-like infections due to Bacillus cereus. Br J Surg 66(8): 577 – 9
18. Barrie D, Hoffman PN, Wilson JA, Kramer JM (1994) Contamination of hospital linen by Bacillus cereus. Epidemiol Infect 113(2): 297 – 306

Epidemisches Kompartment- und Crushsyndrom bei Erdbebenverschütteten

B. Domres und A. Manger

Abteilung für Allgemeine Chirurgie und Poliklinik, Eberhard-Karls-Universität Tübingen, Klinikum Schnarrenberg, Hoppe-Seyler-Str. 3, D-72076 Tübingen

Inzidenz des Syndroms und anderer typischer Verletzungen nach Erdbeben

Reszel prägte 1903 den Begriff Kompartmentsyndrom (CS). Colmers (1909) beschrieb erstmals am Beispiel des sizilianischen Erdbebens von Messina im Jahre 1908 das epidemische Auftreten des CS als erdbebentypische Verletzung [3]. Der Begriff Crushsyndrom geht auf Beal u. Bywaters [2] zurück, die es 1941 nach Bombenangriffen auf London bei unter Trümmern eingeklemmten Verschütteten feststellten und in Autopsien das akute Nierenversagen als Folge des Schocks und der Myoglobinurie mit Ferrihäminverstopfung der Nierentubuli erkannten.

In den letzten 25 Jahren starben zwischen 1970 und 1994 weltweit etwa 540.000 Erdbebenopfer. Allein im Jahre 1995 erschütterten 19 größere Beben die Erde mit 7.611 Todesfällen und der Verletztenzahl von 44.898. Das Verhältnis Verletzter zu Toten beträgt dabei 6:1. Vergleicht man die Häufigkeit [1] von Verletzungen Verschütteter mit Menschen, die sich im Freien aufhielten, so sind 80 % der Verschütteten verletzt, und zwar mit einer Letalität von 35 %. Von denen, die im Freien vom Beben überrascht wurden, sind vergleichsweise nur 9 % verletzt mit einer Letalität von nur 0,3 %. Somit beträgt das Verhältnis verschütteter Verletzter zu Toten 1,3:1 und das Verhältnis außerhalb von Gebäuden Verletzter zu Toten 26,6:1. Während des Armenien-Erdbebens am 7.12.1988 lagen 40.000 Menschen unter den Trümmern, von denen nur 15.254 lebend gerettet wurden, entsprechend einer Rate Verletzter zu Toten von 1:1,6 – ein sehr ungünstiges Ergebnis der Rettungsmaßnahmen [5] (Tabelle 1).

Chazow, der seinerzeitige Gesundheitsminister Rußlands, äußerte aufgrund wissenschaftlicher Untersuchungen der Rettungsmaßnahmen, daß weder die Bevölkerung noch die ersten Rettungsteams in den lebensrettenden Sofortmaßnahmen zur Sicherung der Vitalfunktionen ausgebildet gewesen seien. Außerdem setzten die Rettungsmaßnahmen zu spät ein. Man errechnete, daß bei 1 h früherem Einsetzen aller

Tabelle 1. Rettung und Evakuierung der betroffenen Bevölkerung nach dem Armenien-Erdbeben am 7. Dezember 1988 in Tagen (modifiziert nach Klain 1989)

	Tage nach dem Erdbeben							
	1	2	3	4	5	6–12	13–19	Total[a]
Geborgene (GESAMT)	4.328	9.634	8.243	6.437	4.419	8.187	418	39.795
Lebend-Geborgene	1.382	1.660	4.825	5.682	1.757	150	1	15.254
Evakuierte (GESAMT)	–	2.470	130	1.700	4.081	59.638	36.418	119.318
In andere Regionen Evakuierte	–	–	–	–	1.300	34.980	29.235	79.750

[a]Die dargestellten Daten stammen vom Ministerium der Zivilen Verteidigung der UdSSR 1988.

Hefte zu „Der Unfallchirurg", Heft 267
Willy, Sterk, Gerngroß (Hrsg.)
Das Kompartment-Syndrom
© Springer-Verlag Berlin Heidelberg 1998

Rettungsmaßnahmen 20 Leben bezogen auf 1.000 Verschüttete zusätzlich hätten gerettet werden können; d.h. bezogen auf die 40.000 Verschütteten 800 Menschenleben. Hätte das Einsetzen der Rettungsmaßnahmen also 1 h vorverlegt werden können, so hätte dies mehr bewirkt als alle vom 6. Tag an angestrengten Rettungsbemühungen.

Über die Inzidenz des Kompartment-Crush-Syndroms weiß man ebenfalls aus den wissenschaftlichen Recherchen des Armenienerdbebens, daß ca. 750 der 15.254 lebend aus den Trümmern Geretteten an dem CCS litten – also fast 5%. Diese wurden gezielt in dem unter der Leitung von Prof. Mickaelian stehenden All Union Surgical Center in Erivan aufgenommen. Von 460 Patienten mit CCS entwickelten 180 ein akutes Nierenversagen ($\pm$ 39%). Täglich wurden in dem Hospital bis zu 70 Dialysen von einheimischen Dialyseteams gefahren – unterstützt von je einem Team aus England und Deutschland (Baden-Württemberg). Nach Unfallverletzungen hingegen ist das Kompartmentsyndrom viel seltener von einem Crushsyndrom gefolgt. So gibt McQueen nach Studien aus einem Traumacenter in Edinburgh an, daß lediglich 10% der Kompartmentsyndrome nach Unfallverletzungen zu einem Crushsyndrom mit Nierenversagen führten (s. Beitrag McQueen, S. 14).

Bezüglich der typischen Verletzungen infolge Erdbebens soll nur kurz angemerkt werden, daß zum einen Schnittwunden durch zersplitternde Glasscheiben häufig vorkommen. Zum anderen sind infolge vieler ausbrechender Brände Brandverletzungen alltäglich. Kontusionen entstehen durch umstürzende und sich bewegende Möbel, die aufgrund der Erfahrungen in Japan (Kobe 1995) in gefährdeten Regionen in den Räumen nun befestigt und verankert werden. Wirbelsäulenfrakturen auch begleitet von neurologischer Symptomatik entstehen vorwiegend bei nächtlichen Beben, indem bei der ersten Erschütterung Schlafende sich im Bett aufrichten und dann in sitzender Position von herabstürzenden Decken und Wänden getroffen werden. Bezüglich der Bauweise der Häuser kann man davon ausgehen, daß Bewohner von Lehmhäusern und solchen aus Mörtel und Ziegelsteinen gefertigten Behausungen innerhalb der ersten Viertelstunde ersticken, da der Staub und die Trümmer keine Luftzufuhr zu den Verschütteten zulassen. Bei zusammenstürzenden Betonbauten bilden sich immer wieder Nischen und Kammern, in denen ein Überleben Verschütteter auch über mehrere Tage möglich ist und die darüber hinaus Bergungsmaßnahmen vereinfachen.

Präklinische Apekte der medizinischen Versorgung Verschütteter

In der präklinischen Phase des „Search und Rescue" (SAR) und der organisierten Rettung müssen die Teams der Ortung (Suchhunde, technische Ortungsgeräte) mit dem medizinischen Team und dem technischen Bergetrupp (Hydraulikgeräte, Bagger, Kräne) Hand in Hand koordiniert zusammenarbeiten. Für die medizinische Erstversorgung gilt, daß die Versorgung bereits vor der endgültigen Befreiung des Verschütteten beginnen muß (Abb. 1). Primär werden die Vitalfunktionen stabilisiert. Atemwege sind freizumachen. Sobald ein Arm oder Bein erreichbar ist, werden großlumige Zugänge gelegt, um Schock, die Azidose und Schmerzen behandeln zu können. Die Wirbelsäule – v. a. im Halsbereich – wird ebenso wie verletzte Extremitäten geschient, bevor eine Befreiung erfolgt.

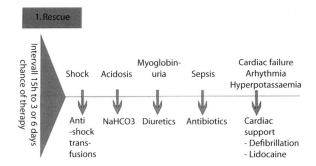

Abb. 1. Erstmaßnahmen bei Verschütteten mit Kompartmentsyndrom

Als Infusion empfiehlt sich eine Glucoselösung, kombiniert mit kaliumarmer Elektrolytlösung. Ringer-Lactat scheidet wegen des Kaliumgehaltes aus. Pro Stunde werden mindestens 500 ml infundiert, um eine Diurese von 300 ml aufrecht zu erhalten. Mannitol in der Dosis 1g/kg KG kann adjuvant eingesetzt werden. Die Azidosebekämpfung ist auch hinsichtlich der Protektion gegen das akute Nierenversagen wichtig, denn nur unter Azidosebedingungen entsteht das nierentoxische Ferrihämin aus dem ins Blut eingeschwemmten Myoglobin. Als Richtschnur gilt, einen Urin-pH-Wert von über 6,5 aufrechtzuerhalten. Hierzu eignet sich Bicarbonat in der Dosierung von 44,5 mEq alle 2 h. Letztlich soll vor der endgültigen Befreiung der Extremität von den auf ihr lastenden Trümmern ein Tourniquet angelegt werden. So verhindert man die Vertiefung des Schocks durch erneutes Einbluten und den venösen Rückstrom von Kalium, Lactat, Sauerstoffradikalen, Zytokinen und anderer Stoffwechselmetabolite wie Harnsäure. Zur Bekämpfung eines eventuellen Kammerflimmern sind ein Defibrillator, ein externer Schrittmacher und die Notfallmedikamente Suprarenin und Lidocain bereitzuhalten. Glucoselösung kombiniert mit Insulin ist bei Hyperkaliämie zu verabreichen. Die durch forcierte Diurese verursachte Hypokalzämie wird durch Kalziumglukonat behandelt.

Symptomatik und Diagnostik (Tabelle 2 und 3)

Mit Erfahrung und Mut ist die Indikation zur frühzeitigen chirurgischen Therapie des Syndroms zu stellen, wobei unter Katastrophenbedingungen auf aufwendige technische Verfahren eher verzichtet werden muß. Mubarak u. Owen sagten dazu 1971 „Attempts to interrupt this cycle by ice, elevation, blood pressure cuff and watch-

Tabelle 2. Symptome und Zeichen des Kompartmentsyndroms

Schmerz (besonders bei Streckung der Muskeln)
Schwellung > 2,5 cm
Umfangsdifferenz bzw. Umfangsvermehrung > 10 %
Fehlender Kapillarpuls und fehlende arterielle Pulsationen
Blässe bzw. livide Verfärbung der Haut
Verminderte Oberflächentemperatur
Störung oder Verlust des Gefühls in der betreffenden Gliedmaße
Verlust der motorischen Funktion

Chemisches Labor	CPK oft über 10.000 U/L
	Laktatazidose
	Hyperurikämie
	Hyperkaliämie
	Hyperphosphatämie
	Hyperkalzämie
	Myoglobinurie („schwarzer Urin")
	pH-Wert
Radiologische Untersuchungen	Doppler-Ultraschall
	Angiographie
	CT, NMR
Zusatzuntersuchungen	Gewebedruck
	Sauerstoffmessung im Gewebe
	Chronaximetrie
	Muskelektrostimulation
	Plethysmographie
	Arterielle Flowmessung
	Thermographie
	Vitalfärbungen der Muskulatur und Haut
	Gewebebiopsien

Tabelle 3. Untersuchungen zur Diagnose des Kompartment-syndroms

full waiting will only result in increased muscle necrosis" und „All should be excised as advocated by numerous authors."

Typische Kasuistik

Am 7. Dezember 1988, 11.48 Uhr befand sich der 12jährige T.P. mit seiner 8jährigen Schwester im 2. Stockwerk eines 5geschossigen Hauses, als die Erde erstmals bebte. Er rannte zum Fenster, seine Schwester weinte, er nahm sie an der Hand. Bei dem Beben, 30 Sekunden und 2 Minuten später, stürzten der 5., 4. und 3. Stock ein und die Decken begruben die Kinder. Sie lagen in Reichweite nebeneinander. Das Mädchen erstickte offensichtlich. Es klagte über Luftmangel und sagte zu ihrem Bruder: „Ich will sterben, die Augen treten mir heraus, nimm sie raus, dann wird mir leichter." Dann verloren beide das Bewußtsein. Das Mädchen starb eine halbe Stunde, nachdem sie 9 Stunden verschüttet gewesen war und von den Eltern geborgen wurde.

T. war 13 Stunden verschüttet. Die Betondecke lastete auf seinem linken Arm sowie linken und rechten Bein. Die Last auf seinem rechten Unterschenkel war so schwer, daß sie nicht gehoben werden konnte. Sieben Männer zogen daher mit Gewalt den Buben aus den Trümmern, um ihn von der Einquetschung am rechten Bein zu befreien. Der Bub wurde mit einem privaten PKW ins Krankenhaus nach Eriwan verlegt, wo sofort die Amputation des rechten Unterschenkels erfolgte. T. wies insgesamt folgende Verletzungen auf: 1. Teilamputation des rechten Unterschenkels, 2. schweres Kompartment-syndrom des gesamten linken Armes mit ausgeprägten Muskelnekrosen und Ausfall der Motorik und Sensibilität, 3. Quetschungen mit Bruch des linken Schienbeins, Außenknöchels und Sprungbeins.

Am 13. Dezember hörte der Vater von der Ankunft des baden-württembergischen Teams (bestehend aus einer Mannschaft der Deutschen Rettungsflugwacht e.V. sowie eines Chirurgischen Teams der Universität Tübingen) und bat, seinen Sohn zu untersuchen. Es bestand die Frage, ob auch der linke Arm amputiert werden müsse. Zu diesem Zeitpunkt war der Arm auf über den doppelten Umfang geschwollen, Muskeln und Nerven gelähmt und gefühllos. Außerdem war inzwischen die Wunde am rechten Unterschenkel nach der Amputation infiziert. Zwei kleine Inzisionen waren notfallmäßig bereits vorgenommen worden. Aus einer 3 cm langen Inzision auf der Beugeseite des Unterarms wölbte sich pilzförmig Muskulatur nach außen vor. Der Vater wurde informiert und willigte in die sofort nötige operative Behandlung des Armes ein. In kollegialer Zusammenarbeit gab es keine Probleme, im Krankenhaus den Op-Raum zu benutzen. OP-Schwester, ein Moskauer Kollege sowie eine Narkoseärztin halfen bereitwillig. Es wurde eine Fasziotomie der 3 Kompartimente am linken Arm bis in die Hohlhand vorgenommen (Abb. 2). Dabei zeigte sich, daß die oberflächlichen Beugemuskeln im Bereich des Unterarms bereits nekrotisch waren. Hier wurde eine Myektomie angeschlossen. Nach punktförmiger Blutstillung wurde

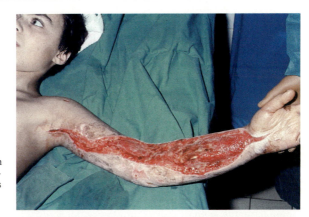

Abb. 2. Kompartmentsyndrom am linken Arm eines Verschütteten des Armenien-Erdbebens 1988 nach Fasziotomie und Nekretomie

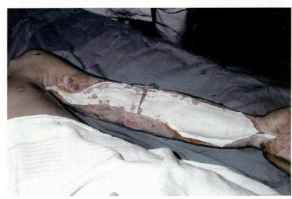

Abb. 3. Postoperative Abdekkung der Wundfläche nach Fasziotomie mit Epigard bis zum Sekundärverschluß

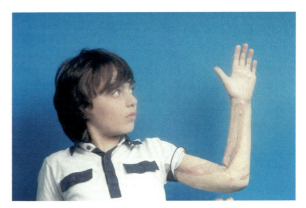

Abb. 4. Nach 1 Jahr weitgehende Wiederherstellung der Funktion des Armes nach Kompartmentsyndrom

die 10 cm klaffende Wunde steril verbunden (Abb. 3) und der Arm geschient. Am linken Amputationsstumpf wurden die Fäden entfernt, die Wunde gespült und drainiert. T. erholte sich rasch von der Operation und unter antibiotischer Behandlung und Infusionstherapie u.a. mit Ringerlaktat und Pipril 2×4 g pro Tag als Kurzinfusion entfieberte er bald (Abb. 4).

Medizinische Aspekte des Kompartment-Crush-Syndroms

Die Symptome – geschwollene Gliedmaßen, Schock, schwarzer Urin und akutes Nierenversagen – dieses Krankheitsbildes sind seit dem Zweiten Weltkrieg bekannt [2]. In London untersuchte man aus Trümmern geborgene Verschüttete, die später ohne größere sichtbare Verletzung verstorben waren. Man fand ein Nierenversagen als Ursache, das hervorgerufen war durch Ausfall von Muskeleiweiß (Myoglobin) in den Nierentubuli.

Wird ein Muskel gequetscht, also u.a. seine Durchblutung gestört, so führt dies zunächst zu einem Ödem. Der Gewebedruck steigt stetig an und dabei kommt es im Niederdrucksystem der Kapillaren und Venen zur Obstruktion. Da der arterielle Zufluß noch funktioniert, kommt es zur Volumenvermehrung bei gestautem venösem Abfluß mit der Folge weiterhin steigenden Gewebedrucks. Da die Hülle des Kompartments, gemäß ihrer Compliance, sich zunächst noch passiv dehnen kann, steigt der Druck anfänglich nur leicht an. Ist die Dehnbarkeit der Faszie erschöpft, kommt es bei nur geringer Volumenzufuhr zu einem jetzt steilen Anstieg des Gewebedrucks. Die Gewebeperfusion sistiert bei Druckwerten von etwa 64 mm Hg im Unterarm und 35 mm Hg in der Wadenmuskulatur. Im Tierversuch verursachen Gewebedruckwerte von 50 mm Hg über einen Zeitraum von 4–8 h den Gewebeuntergang der betreffenden Muskeln. Die kleinen Gefäße und später auch größeren Venen werden durch Thromben verschlossen.

Die Muskelnekrosen verursachen eine Gewebeazidose und Hyperkaliämie mit der Gefahr von Herzrhythmusstörungen. In das geschädigte bzw. abgestorbene Gewebe gehen große Flüssigkeitsvolumina verloren; dies verursacht wiederum Schock mit Abfall des arteriellen Mitteldruckes. Zu diesem Zeitpunkt strömen aus dem geschädigten Gewebe der gequetschten Extremität auch vermehrt Kalium und saure Stoffwechselmetabolite mit der Gefahr des Herzflimmerns in den Kreislauf. Ebenso gelangt Myoglobin mit dem Blutstrom in die Nieren. Dieses fällt besonders bei azidotischen Stoffwechsellagen als Ferrihämin in den Nierentubuli aus und führt zum akuten Nierenversagen. Für den Mechanismus des akuten Nierenversagens werden folgende 3 Prozesse verantwortlich gemacht: 1. Verstopfen der Tubuli durch Ferrihämin unter azidotischen Bedingungen. 2. Afferente arterielle Spasmen und efferente arterioläre Dilatation mit vermindertem Glomerulumfiltrat. 3. Sympathische Stimulation mit der Folge verminderter Nierendurchblutung, vermindertem arteriellem Flow, Gewebehypoxie und Tubuluszellnekrosen.

Erfahrungen bei der Dialyse des Kompartment-Crush-Syndroms bei den Erdbeben in Armenien 1988 und im Iran 1990

Als eine wesentliche Erleichterung für die Durchführung der akuten Dialysebehandlung erwies sich die Entwicklung der zentralvenösen Katheter. Diese ermöglichen ohne vorher operativ anzulegende Scibnershunts oder Brescia-Cimino-Shunts den sofortigen Zugang zum Gefäßsystem des Patienten durch einfache Punktion. Der weitlumige Sheldon-Katheter kann sowohl arteriell als auch venös eingelegt werden. Aufgrund der großen Aus- und Eintrittsöffnung an der Spitze des Katheters reicht eine großlumige Vene oder Arterie aus, um mittels einer Blutpumpe im sog. Single-Needle-Verfahren zu dialysieren. Die Einsatzbereitschaft der Dialyseeinheit mit der

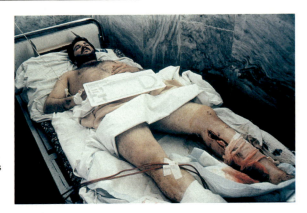

Abb. 5. Kompartment-Crush-Syndrom nach dem Armenien-Erdbeben 1988. Fasziotomie des linken Unterschenkels sowie Dialysebehandlung über einen Sheldon-Katheter

Zielsetzung, schnellstmöglich die Patienten zu dialysieren (Abb. 5), bestimmt den Erfolg und damit die Überlebenschance der Patienten (Tabelle 4).

Außer dem Dialysegerät, den Verbrauchsmaterialien und einem eingespielten medizinisch-technischen Team ist die Dialyseeinheit nur dann funktionsbereit, wenn ausreichend Wasser in entsprechender Qualität vorhanden ist. Pro Behandlung werden bei einer 4stündigen Dialyse ca. 120 l fast chemisch reines, bakterienfreies Wasser mit ausreichendem Druck benötigt.

Dieses Wasser wird in das Dialysegerät geleitet und dort mit einem Elektrolytkonzentrat, z. B. 34:1 gemischt. Diese Lösung ist annähernd „isoton" und gleicht der chemischen Zusammensetzung des Blutes. Sie fließt lediglich getrennt durch den Dialysator im Gegenstrom am Blut vorbei und transportiert die durch Diffusion, Ultrafiltation und im Konzentrationsgefälle freigewordenen harnpflichtigen Substanzen in den Abfluß. In der Realität, und dies bestätigen die Erfahrungen, muß beim Einsatz in unmittelbarer Nähe des Katastrophengebietes mit der schlechtesten Trinkwasserqualität gerechnet werden. Geht man von einer Dialyseeinheit mit 5 Behandlungsplätzen aus, so wird eine Reinwassermenge von ca. 180 l/h benötigt. Hinzu kommt eine Abwassermenge in gleicher Höhe. In heimischen Verhältnissen stellen 360 l/h kein Problem dar und können direkt aus dem Wasserhahn entnommen werden. Im Katastrophenfall bricht jedoch der Wasserdruck durch Leckagen und vermehrte Entnahmen zusammen.

Das baden-württembergische Team war ausgestattet mit einer Kompakt-Umkehrosmose-Anlage für die Direktversorgung und beinhaltete die in Tabelle 5 aufgelisteten Zusatzanlagen.

Dies gewährleistet, daß unabhängig von der vor Ort vorhandenen Wasserqualität

Tabelle 4. Im Rahmen des „Assessment" zu erhebende Informationen am Einsatzort	Wieviel Plätze müssen kontinuierlich versorgt werden? Welche Elektroversorgung steht zur Verfügung? Wieviel Wasservorrat ist erforderlich? Welche Platzverhältnisse sind erforderlich? Wie kann die Verbindung von Wasseraufbereitung zu den Dialyseeinheiten unter der hygienischen und zeitlichen Notwendigkeit hergestellt werden?

Umkehrosmose-Anlage zur Entfernung von Zusatzstoffen (Bakterien, Pyrogenen, Ionen, Schwermetallen, Schmutzpartikel > 300 Mol) 9 Notstromanlagen 380 V (Drehstrom) Stadtwasserpuffertank (800 l) mit eigener Druckerhöhungs- anlage Filtrationsanlage zur Entfernung von groben Schmutzpartikeln Enthärtungsanlage zur Entfernung von Ca und zum Schutz der Osmose-Membran	**Tabelle 5.** Die beim Erdbeben in Armenien 1988 zum Betrieb der Umkehrosmose-Anlage ins- gesamt benötigten Gerätschaf- ten

die Dialyse durchgeführt werden kann. Die Kompaktanlage ist innerhalb 1 h betriebsbereit. Als Versorgungsleitung wird ein Ring flexiblen PVC-Schlauchs (lebensmittelgeprüft) verlegt, der mit T-Stücken und totzonenfreien Kupplungen den Anforderungen gerecht wird. Um einer Verkeimung vorzubeugen, schaltet sich die rechnergesteuerte Anlage in der Nichtdialysezeit alle 4 h automatisch ein und spült das gesamt Ringsystem für jeweils 20 min durch. Die Technik und das Verfahren der Umkehr-Osmose wird z. Z. weltweit als die „Methode der Wahl" zur Herstellung von Dialysewasser angesehen. Sie ist grob von natürlichen Prozessen abgeleitet. Es handelt sich um ein Membrantrennverfahren. Die Trenngröße der RO-Membran liegt bei ca. 200-300 D Molekulargewicht und ist in der Regel aus Polyamidmaterial hergestellt. Diese feinsten Poren halten sowohl Partikel als auch Bakterien und Pyogene zurück. Die kleineren Ionen werden folgendermaßen zurückgehalten: Eine Druckerhöhungspumpe erzeugt einen Druck von 22–28 bar und preßt die Ionen zusammen. Aufgrund der um H_2O-Moleküle befindlichen positiven und negativen Ladungsfelder bildet sich eine Hydrathülle, deren Verbund mit den Ionen so stark ist, daß sie für die Poren der RO-Membran zu groß sind. Der Wasserstrom an der Membran wird aufgeteilt in 1. Reinwasser (passiert die Membran und steht mit 3 bar Druck zur Speisung der Dialysegeräte zur Verfügung) und 2. Konzentrat (Abwasser, das mit zurückgehaltenen Ionen, Schmutz und sonstigen Elementen, die die Membran nicht passiert haben, angereichert ist). Die Überwachung der Funktionen, wie Kontrolle der Wasserqualität durch Leitfähigkeitsmessungen etc. geschah mikroprozessorgesteuert. Modernere Dialysegeräte arbeiten als sog. „Kapillarniere". Bei diesen Geräten besteht die semipermeable Membran aus Tausenden parallel geschalteter Kapillaren. Hierdurch wird das Verhältnis zwischen Blutfilm und dialysierender Oberfläche so günstig gestaltet, daß auch mit geringerem extrakorporalem Blutvolumen eine effektive Dialyse durchgeführt werden kann. Einfache Technik, schnelle Einsatzbereitschaft, Reinwasserqualität sowie Investitions- und Betriebskosten lassen alternative Methoden zur Herstellung von Dialysewasser (Destillation, Vollentsalzung mit nachgeschalteter Ultrafiltration) zurückstehen.

Grundbedingungen für die erfolgreiche Behandlung des Kompartment-Crush-Syndroms im Erdbebengebiet

Die während der Erdbebenkatastrophen 1988 in Armenien und 1990 im Iran von der Landesregierung Baden-Württemberg durchgeführten Hilfsaktionen mit dem Ziel der akuten Dialysebehandlung des Kompartment-Crush-Syndroms lassen folgende Rückschlüsse zu:

Tabelle 6. Zusammensetzung eines Katastrophenteams (n = 15) zur qualitativen Versorgung des epidemisch auftretenden Kompartment-Crush-Syndroms im Erdbebengebiet	1 Organisatorischer Einsatzleiter 1 Fachmann für Kommunikation und Logistik 1 Chirurg 2 Nephrologen 3 Anästhesiologen 2 Dialysefachschwestern 3 Dialysetechniker 2 Techniker für die Strom- und Wasserversorgung

1. Das Team der Hilfsaktion hat sich in einer Größe von 15 Personen und in der in Tabelle 6 dargestellten Zusammensetzung nach Qualifikationen und Fachkompetenzen bewährt. Es sollte nach wie vor überlegt werden, ob nicht ein stets einsatzbereites, trainiertes und mobiles Katastrophenteam von staatlicher Seite unterstützt werden könnte, das z. B. in Kooperation zwischen einer Universitätsklinik und Rettungsorganisationen aufgestellt werden könnte. Die Vorteile lägen in einer raschen Hilfe, die schnell und effektiv vor Ort wirksam würde und die die gewonnenen Erfahrungen durch wissenschaftliche Begleitung in der Zukunft umsetzen könnte.

2. Die Technik der Dialysegeräte sollte einer Dialysestation mit 4 Kapillardialysegeräten und einer Umkehr-Osmose-Anlage mit Wasservorratstank (800 l) entsprechen. Bei der Wahl des Gerätetyps ist entscheidend, daß die Geräte auch an Wochenenden und Feiertagen kurzfristig in den Schnelleinsatz geliefert werden können. Von Vorteil ist, wenn am Einsatzort bereits Techniker der Gerätefirma arbeiten, die die zukünftige Wartung und Ersatzteillieferung einschließlich Software garantieren können.

3. Die Trias der Anforderungen an das Krankenhaus im Einsatzgebiet (Abb. 6) erfordert 1. eine chirurgische Abteilung, 2. eine intensivmedizinische Abteilung und möglichst eine Abteilung für chronische oder akute Dialysebehandlung.

Der Erfolg vor Ort hängt im wesentlichen davon ab, daß das Krankenhaus im Einsatzgebiet die geeigneten Voraussetzungen für eine akute Dialysebehandlung erfüllt. Ein Zentrum für chronische Dialysebehandlung, die meist ambulant durchgeführt wird, ist überfordert mit intensivpflichtigen Patienten, die meist auch noch beatmet werden müssen. Ebenso ist eine adjuvante fachkompetente chirurgische Begleitbehandlung erforderlich, da es sich bei den Patienten in der Regel um Polytraumatisierte handelt. Das Kompartment muß unverzüglich operativ angegangen werden. Es

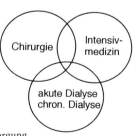

1. Kompartment
  -> Fasziotomie
  -> Myonekrektomie
  -> Shuntanlage

2. Nierenversagen
  -> Single-Needle-Technik
  -> Dialyse
  -> Hämofiltration

3. Crush-Syndrom
  -> Beatmungstherapie
  -> Bilanzierende Therapie
  -> Cave: - "Fluidlung"
      - Kammerflimmern

Abb. 6. Trias der stationären Versorgung des Kompartment-Crush-Syndroms

gilt septische Herde zu bereinigen. Zeichnet sich ab, daß eine Dialysebehandlung für längere Zeit durchgeführt werden muß, ist ein Shunt anzulegen.

Zusammenfassung

Epidemisch – also gehäuft in einer Population – tritt das Kompartment-Crush-Syndrom (CCS) nach Einklemmung Verschütteter unter Trümmern als Folge von Erdbeben, Terroranschlägen und Kriegseinwirkungen auf. Verschüttete erleiden in etwa 15 % ein Kompartmentsyndrom und in etwa 5 % ein Crushsyndrom mit Nierenversagen, also in 1/3 der Kompartmentsyndromfälle. Die Erstbehandlung Verschütteter muß bei der Flüssigkeitssubstitution und Medikation unter den Gesichtspunkten der Prävention des Kompartmentsyndroms erfolgen: Schockbehandlung mit kaliumarmer Elektrolytlösung, Natriumbicarbonat sowie Diuretika. Pro Stunde sollten 500 ml Urin ausgeschieden werden, dessen pH bei mindestens > 6,5 liegt. Bei der klinischen Versorgung ist unter Katastrophenbedingungen die Indikation zur Fasziotomie großzügiger als in der Individualmedizin zu stellen.

Literatur

1. Bruycker M De, Greco D, Lechat MF (1985) The 1980 Earthquake in Southern Italy – Morbity and Mortality. Intern J Epidemiol 14 1: 113
2. Bywaters EGL, Beal D (1941) Crush injuries with impairment of renal function. Br Med J 1: 427
3. Colmers V (1909) Über die durch das Erdbeben in Messina am 28. Dezember 1908 verursachten Verletzungen. Arch Klin Chir 90: 701–747
4. Domres B (1989) German Assistance in the Armenian Earthquake. Medical and Organization Aspects. Med Corps Intern 2: 82–86
5. Klain M, Ricci E, Safar P et al. (1989) Disaster Reanimatology Potentials: A structured Interview Study in Armenia. Prehosp Disaster Med 3 2: 135–152
6. Mubarak S, Owen Ch (1975) Compartment Syndrome and its Relation to the Crush Syndrome. Clin Orthop Relat Res 112: 81–89
7. Richards NT, Tattersal J, Cann M, Samson A, Mathias T, Johnson A (1989) Dialysis for Acute Renal Failure due to Crush Injuries after the Armenian Earthquake. Br Med J 298: 443–445

Deep Venous Thrombosis and Compartment Syndrome: Combined Diagnosis in a Patient with Crush Syndrome due to a Cerebrovascular Accident

T. Tondu, T. Tollens, H. Janzing and P. Broos

Klinik für Unfallchirurgie, Universitätsklinik Leuven, Herestraat 49, B-3000 Leuven

A 74-year-old female spent 12 to 24 hours lying unconscious on her left calf, due to a cerebrovascular accident. The resulting left-sided hemiplegia made clinical differential diagnosis between crush syndrome, deep venous thrombosis and compartment syndrome difficult. Blood levels of creatinine phosphokinase, contrast venography and compartmental pressure monitoring confirmed the combination of a deep venous thrombosis, compartment syndrome and crush syndrome. Although the patient was treated with dermatofasciotomy and hemodialysis, she died of cardiac arythmia.

Introduction

Compartment syndrome resulting from less severe forms of deep venous thrombosis often is missed in comparison with phlegmasia coerulea dolens, the most severe form, with ischemia in the limb and progression to venous gangrene without intervention. Compression of a limb during several hours causes crush injury. We describe a case of deep venous thrombosis, crush syndrome and compartment syndrome clinically masked by recent cerebrovascular accident. This paper highlights the importance of physical signs and objective invasive tests in early detection and the role of aggressive therapy in the prevention of acute renal failure.

Case Report

An obese 74-year-old woman spent 12 to 24 hours lying unconscious on her left calf. On arrival in the emergency room she had a left-sided hemiplegia. Her left lower leg was swollen with a shiny skin. Pulsations in the lower leg were present. Doppler-flow scanning showed a normal aspect of the vena femoralis superficialis, vena poplitea and vena saphena magna with an enlarged hyperreflexion of the subcutis, suspect for cellulitis with edema. Nevertheless, contrast venography showed the presence of a thrombus reaching from the level of the venous trifurcation to the vena poplitea (Fig. 1). Cerebral CT scan showed a recent ischemic infarction in the right cerebral area. Anticoagulation therapy was started to prevent extension of the thrombus. Because of the impressive swelling of the lower leg, intracompartmental pressures were measured. The pressure in the anterior compartment was 55 mmHg with a blood pressure of 160 mmHg over 110 mmHg. After 4 hours the pressure was increased to 75 mmHg with a blood pressure of 160 mmHg over 90 mmHg diastolic. A dermatofasciotomy was performed. During this intervention the muscles were reported to have a viable aspect. Creatine phosphokinase levels decreased progressively. Although dermatofasciotomy was performed, combined with an aggressive intravenous fluid substitution, she developed acute renal failure with acidosis and hyperkalemia (Fig. 2). She died during dialysis of an acute cardiac arythmia.

Hefte zu „Der Unfallchirurg", Heft 267
Willy, Sterk, Gerngroß (Hrsg.)
Das Kompartment-Syndrom
© Springer-Verlag Berlin Heidelberg 1998

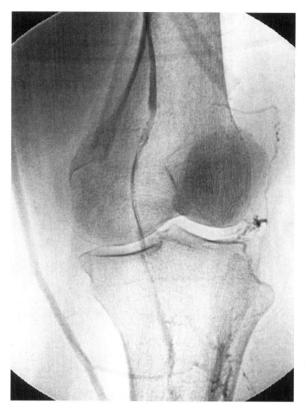

Fig. 1. Contrast venography showing the presence of a thrombus reaching from the level of the venous trifurcation to the vena poplitea

Discussion

Due to a cerebrovascular accident our patient was immobilized for more than 12 hours. Virchow's triad [17] shows that venous stasis results in a local increase of activated coagulation factors with an increased risk of venous thrombosis. Phlegmasia coerulea dolens or alba dolens are acute complications of extensive deep venous thrombosis with increased capillary permeability and inflammatory edema of the affected extremity, increased tissue pressure and reflectory arterial spasms which can result in a compartment syndrome (CS) [10]. In contrast, continuous prolonged pressure on the limbs causes crush injury [8, 9, 11]. The muscle cell loses its ability to control fluids and swells, causing an elevation of compartment pressure. Unlike the CS, the elevation of pressure in a crush injury is secondary to muscle damage, and not the cause of it [8]. The increase in the intracompartimental pressure causes reduced tissue perfusion and ischemic injury as a result of the fall in the arteriovenous pressure gradient [3]. The risk of developing a CS increases after more than 6 hours of ischemia [15]. Muscle damage is irreversible after 4 to 6 hours and nerve damage after 12 to 24 hours of ischemia [4]. The crush injured muscle cell becomes permeable, which results in local muscle edema and release of intracellular contents such as potassium, calcium, phosphorus and myoglobin [8, 14]. The systemic effect of rhabdomyolysis

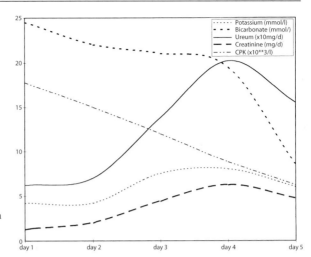

Fig. 2. Blood results during hospitalization. Rhabdomyolysis caused high levels of creatine phosphokinases. ARF with increase of urea and creatinine was responsible for hyperkalemia and acidosis

can vary from transient mild hyperkalemia, hypocalcemia, myoglobinemia and elevated creatinine phosphokinase to hypovolemic shock with life-threatening cardiac arrythmia and acute renal failure (ARF) [6, 9]. ARF is caused by the combination of hypovolemia, acidemia and myoglobinemia [8].

The clinical presentation of a CS consists of five symptoms: pain, paresis, paresthesia, pressure and pulses present (Table 1). Although there is a difference in pathophysiology, the late signs of crush injury are the same as those of a CS [8]. The symptoms of a deep venous thrombosis are due to the venous occlusion as to the perivascular inflammatory reaction. The leg is warm, painfull and swollen with skin discoloration (reddish to blue-like or pale in case of phlegmasia dolens). Pain and increase in temperature are caused by the inflammation [13]. Left hemiplegia, however, is also responsible for paresis and paresthesia. Our patient had a complete loss of sensibility on the affected side.

When clinical evidence is doubtful such as in the case of multipathology, objective tests are mandatory to make immediate diagnosis and to start correct therapy. Doppler-flow scanning can show deep venous thrombosis and if not, more invasive contrast venography can give decisive answer [10, 17]. The muscular viability in a devel-

Table 1. Comparison of signs and symptoms in deep venous thrombosis, compartment syndrome and crush syndrome

Signs and symptoms	Deep venous thrombosis	Compartment syndrome	Crush syndrome
Color	Purple and shiny	Pallor	Pallor
Skin temperature	Raised	Normal	Normal
Swollen superficial veins	Present	Negative	Negative
Edema	Present	Late	Late
Pain/pressure	Present	Stretch	Present
Pulses	Present	Present	Present
Paresis	Negative	Late	Late
Paresthesia	Negative	Progressive	Progressive

oping CS can be followed by measurement of the serial creatine phosphokinase levels (CPK) [16]. Continuous intracompartmental pressure monitoring is advocated in the early diagnosis of acute compartment syndrome. The normal pressure within the compartment is 0 – 20 mmHg. Experimentally, neuromuscular damage occurs after 15 min at a pressure higher than 45 mmHg. Rorabeck and Scola [15] recommend dermatofasciotomy at 30 mmHg for more than 6 hours. Whitesides et al. [5] perform surgical treatment when the pressures come within 10 – 30 mmHg of the diastolic pressure. The latter is more closely related to the physiology of the arteriovenous pressure fall. The use of differential pressures (diastolic minus compartment pressure) has an advantage in the diagnosis of CS in hypotensive patients where the minimum absolute pressure for dermatofasciotomy will be lower. In their series, McQueen et al. [7] show that a differential pressure of 30 mmHg led to no missed cases of CS. Using the absolute compartment pressure of 30 mmHg would have led to 43 % and 40 mmHg to 23 % of unnecessary fasciotomies. Hematocrite, osmolarity and electrolytes in blood and blood gases should be monitored. Urine should be tested for myoglobin and pH to detect development of a crush syndrome. ARF should be monitored by urine volume and serial creatinine and urea levels [1, 6, 8].

Although iliacal or caval venous thrombectomy is performed with success, there is no evidence that this intervention performed at the popliteal level has better results than the classical anticoagulation therapy in deep venous thrombosis [17]. Therapy for CS consists of dermatofasciotomy over the complete length of the compartment with decompression of the four compartments of the lower leg. When during dermatofasciotomy tissue necrosis is present, a radical debridement is necessary to prevent infection as well as general and toxic complications. Nevertheless, Reis and Michaelson [12] do not recommend surgical treatment of a closed crush injury until there is a demarcation of a gangrenous part. Any fasciotomy converts a closed injury into an open injury and cannot correct the nerve and muscle damage. Thus, the viable skin should be preserved to prevent bacterial contamination of necrotic tissue [2]. In an established CS for more than 8 to 10 hours, Finkelstein et al. [2] recommend supportive care for treatment of ARF. Aggresive intravenous fluid substitution for hypovolemia and alkaline diuresis should prevent evolution to ARF and if not, temporary hemodialysis is needed [1, 8]. Although our patient showed good muscular vascularization during surgery, she developed ARF. This proves that delayed but adequate decompression does not prevent rhabdomyolysis. If needed, late reconstructive procedures may be planned to correct muscle contractures [2].

Compartment syndrome may occur after crush injury and after less severe forms of deep venous thrombosis. In non-cooperative patients, physical signs and compartment pressure measurements will confirm the compartment syndrome. Early recognition of this condition reduces the risk of its severe complications. Delayed dermatofasciotomy does not prevent rhabdomyolysis in an established CS.

References

1. Better OS, Rubinstein I, Winaver J (1993) Recent insights into the pathogenesis and early management of the crush syndrome. Semin Nephrol 12: 217
2. Finkelstein JA, Hunter GA, Hu RW (1996) Lower limb compartment syndrome: course after delayed fasciotomy. J Trauma 40: 342
3. Good LP (1992) Compartment syndrome. AORN J 56: 904
4. Goris RJ, de Mey A, van Niekerk JLM et al. (1993) Letsels van weke delen. In: Haarman HJ, Goris RJ, Klasen HJ et al. (eds) Traumatology. Bungl, Utrecht, pp 141–144
5. Mabee JR (1994) Compartment syndrome: a complication of acute extremity trauma. J Emerg Med 12: 651
6. Maclean JGB, Barrett DS (1993) Rhabdomyolysis: a neglected priority in the early management of severe limb trauma. Injury 24: 205
7. McQueen MM, Court-Brown CM (1996) Compartment monitoring in tibial fractures. J Bone Joint Surg [Br] 78: 99
8. Michaelson M (1992) Crush injury and crush syndrome. World J Surg 16: 899
9. Mubarak S, Owen CA (1975) Compartmental syndrome and its relation to the crush syndrome: a spectrum of disease. Clin Orthop 113: 81
10. Rahm M, Probe R (1994) Extensive deep venous thrombosis resulting in compartment syndrome of the thigh and leg. J Bone Joint Surg [Am] 76: 1854
11. Reddy KP, Kaye KW (1984) Deep posterior compartment syndrome: a serious complication of the lithotomy position. J Urol 132: 144
12. Reis ND, Michaelson M (1986) Crush injury of the lower limbs. J Bone Joint Surg [Am] 68: 414
13. Reschauer R (1991) Die Diagnostik des Kompartmentsyndroms. Unfallchirurg 94: 216
14. Schmalzried TP, Neal WC, Eckardt JJ (1992) Gluteal compartment and crush syndromes. Clin Orthop 277: 161
15. Scola E (1991) Pathophysiologie und Druckmessung beim Kompartmentsyndrom. Unfallchirurg 94: 220
16. Shaw CJ, Spencer JD (1995) Late management of compartment syndromes. Injury 26: 633
17. Verhaeghe R, Suy R (1990) Diepe veneuze thrombose. In: Perifere Vaatziekten. Leuven University Press, Leuven, pp 196–205

TEIL II

Diagnostik und Meßmethodik

Methods of Measurement of Tissue Pressure

T.E. Whitesides Jr.

The Emory Clinic, Inc. Spine Center, 2165 North Decatur Road, 30033 Decatur, Georgia, USA

I became interested in compartment syndrome 40 years ago as a resident. Von Volkmann had described compartment syndrome and during my residency all those that were identified as such were in the forearm as classically described. Seddon had described the segmental nature of compartment syndrome in the forearm more accurately. At that time he recognized anterior compartment syndrome of the leg, but very rarely. The indications for compartment syndrome in that era were the classic five P's of pain, pallor, paralysis, paresthesia, and pulselessness. Almost all of those that were recognized had all of these symptoms and signs and the results were rather dismal. After finishing training and my 2 years of military service in the United States Air Force stationed in Japan, I returned to join Dr. Robert Kelly in Atlanta. He had in the late 1950s recognized that often following injury both by fracture or external compression that all four compartments of the leg were involved and had carried out fasciotomy of all compartments at the same time using a transfibular approach. He had developed this approach to the leg during World War II as a US Army surgeon treating vascular problems. This was for the treatment of communicating arteriovenous fistulas that it occurred between the anterior and posterior areas of the leg across the interosseous membrane secondary to bullet wounds.

Using the parameters of the five P's the results were poor. In anterior compartment alone, a meta-analysis showed that only 12 % got good results from fasciotomy if paralysis was present at the time of fasciotomy. There was little to go on further than this as to guidelines of therapy. Fasciotomies, even though done through all compartments of the leg, had produced rather unpredictable results. Thus, in 1967 we established a laboratory to investigate the fasciotomy. It appeared logical that the loss of circulation and nutrition secondary to the increased tissue pressure had responded to the fasciotomy and thus tissue pressure must have some basic relationship to the problem. In reviewing the literature we found that Birch and Sodeman and others earlier than the 1930s had used tissue pressure measurements in their study of pedal edema in congestive heart failure. They had used a water manometer and we initially used a water manometer and a mercury manometer in combination, but settled, due to convenience, on a mercury manometer. We used a dog hindlimb tourniquet ischemia model as at that time we saw more problems from vascular injury than we recognized from fracture. This model showed that there was a pressure response that was predictable from temporary ischemia. Thus, in 1968, we used tissue pressure for the first time in a human patient – an 8-year-old girl who had been hit by a motor vehicle – who had a head injury and was semiconscious. She had a contusion of the calf with

Hefte zu „Der Unfallchirurg", Heft 267
Willy, Sterk, Gerngroß (Hrsg.)
Das Kompartment-Syndrom
© Springer-Verlag Berlin Heidelberg 1998

tight swelling at 24 hours. Measuring a tissue pressure of 70 mmHg led us to carry out a four-compartment fasciotomy with good results.

Tissue Pressure Measurement Techniques

All of the techniques that are currently in clinical use measure the same things. The important thing is to pick a method of measurement that you can use, practice ahead and become familiar with it so that you will not be pressed into making a decision in a time of inexperience (fig. 1).

All the techniques measure the same thing. They all require a minute flush of the device to maintain a minute fluid mass to measure the pressure in and contiguous to the tip of the needle or tube that is put in place.

The technique that we developed using disposable nonelectronic devices requires a mercury or another accurate manometer, either electronic or mercury, tubes, a syringe, a stop cock and two needles. One arranges the syringe and stop cock and

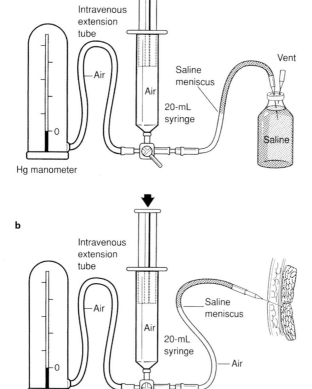

Fig. 1. a Assembled equipment for Whitesides infusion technique just prior to placement of needle into area to be tested. Valve is in closed position. **b** Configuration of equipment ready to test. The valve has been turned to an open position, making a "T" of open tubing

tube such that with the vacuum broken in the bottle of saline a portion of saline is drawn up into the tube (ILL. J AAOS). The stop cock is then closed and connected to a manometer. Then with the meniscus of saline held at the level of the tip of the needle, the needle is placed where you want to measure the pressure. One raises the pressure in the air column behind the saline column to the point that a minute amount is injected into the tissue to clear the tip of the needle and then the syringe adjusted such that the capillary attraction meniscus at the end of the saline column becomes flat demonstrating pressure in the air and in the saline is the same. If the tissue pressure is high enough in the leg, one can see pulsation at heartbeat rate as there are minute changes in the pressure in the legs secondary to arterial pulse.

Hargens developed the WICK technique when studying physiology and this was applied to patients. The WICK system is a plastic tube with a loose plug of fibers at the tip. Saline is placed through the device until there is a slight amount at the tip of the needle, around the tip and in the tissue. Then one measures this electronically through a transducer. Here again the transducer must be at the same level as the tip of the device. Rorabeck cleared out the fiber plug at the end of the device and cut the tip into slits.

The most common electronic device in use in the United States, and possibly the world, is made by Stryker. I consulted with Stryker on its design in the early 1980s and its design has not changed since. It uses a fluid air column and electronic manometer. The unique aspect of it is the manner in which the pressure in the fluid at the measurement tip is translated through a minute air column to the pressure-sensitive device. It is quite compact and convenient, but not always available. Thus, while one may use any of these methods routinely, one must have a fallback method in case the one usually used is not available.

All of these devices are equally accurate. Their accuracy initially depends upon the equilibration of the device against gravity as the column of fluid used has weight. Thus zeroing with the manner in which one inserts the needle device is absolutely important. We have, in an air chamber with the air pressure around a piece of meat raised and lowered, carried out simultaneous measurements with all of these devices. These are charts of the results plotting out the measurements, appropriate zeroing techniques measuring as zero the level of the tip of the needle. They are all accurate whether you are using a plain needle, a side-ported needle, a WICK or a slit at the end of it. They are all measuring the same phenomena. They all require occasional flush of the tip to make certain that there is no plug.

Where in a Limb Should You Measure Tissue Pressure?

The basic pathogenesis of compartment syndrome is that there is an injury to the muscle inside of a compartment with rather rigid fascial or bony boundaries. This injury then causes the muscle to swell and this swelling when the elasticity of the compartment is exceeded results in pressure. The pressure results in diminished perfusion and this causes the increased pressure we are trying to measure.

A vascular injury or some external pressure applied or crush injuries may cause injury throughout the compartment and thus the compartment pressure in the compartment might be the same at any area in the compartment. It would make no difference where you measure the pressure in this type compartment. However, if you infuse experimentally in one area and measure pressure there and in adjacent areas, you will find that this takes a long time for it to equilibrate out.

In trauma by fracture or missile injury, the injury is localized more to one area. Thus, the pressure rises more in one area than another and it makes a big difference as to where you measure it. We carried out a prospective study of 25 closed tibial fractures, measuring compartment pressure at 5-cm intervals throughout the limb. The pressure was highest in the anterior and deep posterior compartments which are the ones most adjacent to the tibia. This is where you would expect the largest dissipation of energy into the muscle. Tissue pressure varied significantly proximal and distal to the point of fracture. The pressure not infrequently was 5 and sometimes 10 cm away from the fracture. Thus, we suggest that in a tibial fracture, one at least measure at the level of fracture, 5 cm above and below the level of fracture, and in the anterior and deep posterior and occasionally the perineal compartments.

To illustrate this, I was doing spine surgery on a 54-year-old man in the prone posture in the 90-90 position bearing weight on the anterior aspect of a muscular leg. Twelve hours after surgery he had an anterior compartment syndrome of the left leg emeasuring 42 mmHg with a diastolic of 72 mmHg measured at 5-cm intervals. Two hours later he was worse with areas of pressure of 48 mmHg throughout with one area measuring 86 mmHg. A fasciotomy was done with dusky muscle in one small area being seen where the pressure was the highest. All other areas healed quite satisfactorily but this small area of muscle sloughed and had to heal secondarily. He never had any loss of sensation, proprioception or the ability to dorsiflex his foot. His pulses remained normal throughout. He now is able to walk quite well without foot drop.

Thus, it is important to know how to measure tissue pressure, that you have a concept of where to measure tissue pressure, that you have practice and that you keep the possibility of a compartment syndrome in mind.

References

1. Bradley EL III (1973) The anterior tibial compartment syndrome. Surg Gynecol Obstet 136: 289–297
2. Heckman MM, Whitesides TE Jr, Grewe SR, et al. (1993) Histological determination of the ischemic threshold of muscle in the canine compartment syndrome model. J Orthop Trauma 7: 199–210
3. Heckman MM, Whitesides TE Jr, Grewe SR et al. (1994) Compartment pressure in association with closed tibial fractures: the relationship between tissue pressure, compartment, and the distance from the site of the fracture. J Bone Joint Surg [Am] 76: 1285–1292
4. Heppenstall RB, Scott R, Sapega A et al. (1986) A comparative study of the tolerance of skeletal muscle to ischemia: tourniquet application compared with acute compartment syndrome. J Bone Joint Surg [Am] 68: 820–828
5. Heppenstall RB, Sapega AA, Scott R et al. (1988) The compartment syndrome: an experimental and clinical study of muscular energy metabolism using phosphorus nuclear magnetic resonance spectroscopy. Clin Orthop 226: 138–155
6. Heppenstall RB, Sapega AA, Izant T et al. (1989) Compartment syndrome: a quantitative study of high-energy phosphorus compounds using ^{31}P-magnetic resonance spectroscopy. J Trauma 29: 1113–1119
7. Matava MJ, Whitesides TE Jr, Seiler JG III et al. (1994) Determination of the compartment pressure thresholds of muscle ischemia in a canine model. J Trauma 37: 50–58
8. Mubarak SJ, Hargens AR, Akeson WH (1981) Compartment syndromes and Volkmann's contracture. Saunders Philadelphia, pp 37–44, 66–68, 100–101
9. Owen R, Tsimboukis B (1967) Ischaemia complicating closed tibial and fibular shaft fractures. J Bone Joint Surg [Br] 49: 268–275

10. Seddon HJ (1956) Volkmann's contracture: treatment by excision of the infarct. J Bone Joint Surg [Br] 38: 152–174
11. Seddon HJ (1966) Volkmann's ischemia in the lower limb. J Bone Joint Surg [Br] 48: 627–636
12. Seiler JG III, Womack S, DeL'Aune WR et al. (1993) Intracompartmental pressure measurements in the normal forearm. J Orthop Trauma 7: 414–416
13. Templeman DC, Varecka TF, Schmidt RD (1992) Economic costs of missed compartment syndrome. 8th annual meeting of the Orthopaedic Trauma Association, Minneapolis, Oct. 1–3
14. Whitesides TE Jr, Harada H, Morimoto K (1977) Compartment syndromes and the role of fasciotomy, its parameters and techniques. Instr Course Lect 26: 179–196
15. Wiederhelm CA, Weston BV (1973) Microvascular, lymphatic, and tissue pressures in the unanestetized mammal. Am J Physiol 225: 992–996

Messen wir den richtigen Kompartmentdruck?

Experimentelle Studie zum Nachweis eines klinisch relevanten Druckgradienten im Kompartment des M. tibialis anterior

Ch. Willy, J. Sterk und H. Gerngroß

Abt. Chirurgie, Bundeswehrkrankenhaus Ulm, Oberer Eselsberg 40, D-89081 Ulm

Einleitung

Das akute Kompartmentsyndrom des M. tibialis anterior ist die zweithäufigste Komplikation nach Unterschenkelfraktur. Für die Indikationsstellung zur Fasziotomie wird neben der subjektiven klinischen Untersuchung v. a. der intrakompartimentellen Druckmessung Bedeutung beigemessen [2, 3, 5, 6]. Empfohlen wird die Fasziotomie ab einer diastolisch-intrakompartmentalen Druckdifferenz von weniger als 20 mmHg [1, 4]. In der Literatur zeigt sich jedoch, daß intrakompartimentell in longitudinaler und sagittaler Ebene ein klinisch relevanter Druckgradient besteht [1, 4]. So wurde nachgewiesen, daß 5 cm ober- und unterhalb einer Unterschenkelfraktur bei 10 von 25 Patienten um 20 mmHg geringere Drücke als auf Frakturhöhe vorlagen. Zudem fand sich ein Unterschied zwischen subfaszialer, tief intramuskulärer und sehnennaher Messung [4]. Diese inhomogene Druckverteilung könnte bei fehlender Berücksichtigung der lokalisationsabhängigen Druckwerte den Zeitpunkt der Indikationsstellung für eine Fasziotomie verzögern.

Zielsetzung

In einer klinisch-experimentellen *in-vivo*-Studie sollte das Ausmaß des Druckgradienten in der Loge des M. tibialis anterior in Ruhe und nach Instillation von Flüssigkeit beurteilt werden.

Methodik

In einem Selbstversuch (CW, Intubationsnarkose, 4mal 8er Extraktion) wurden vier 4F-Drucksonden (4-Kanal-Messung auf piezoresistiver Basis, ARGUS-System, MIPM-GmbH, Hattenhofen) 1,5 cm lateral der Tibiavorderkante, beginnend 5 cm distal des lateralen Kniegelenksspaltes im Abstand von jeweils 5 cm in die Loge des M. tibialis anterior inseriert. Zwischen Sonde 2 und Sonde 3 sowie Sonde 3 und Sonde 4 wurden 2 Injektionskanülen eingebracht (Abb. 1).

Anschließend wurde zwischen Sonde 2 und Sonde 3 (S2, S3) im Abstand von jeweils 60 s 3mal je 10 ml Ringer-Laktat Lösung injiziert. 2 min später erfolgte die 2-malige Injektion von je 10 ml Lösung zwischen Sonde 3 und Sonde 4 (S3, S4). Im Verlauf des Experimentes und während eines 20minütigen Nachbeobachtungsintervalles wurde der Druckverlauf aller 4 Sonden kontinuierlich registriert.

Hefte zu „Der Unfallchirurg", Heft 267
Willy, Sterk, Gerngroß (Hrsg.)
Das Kompartment-Syndrom
© Springer-Verlag Berlin Heidelberg 1998

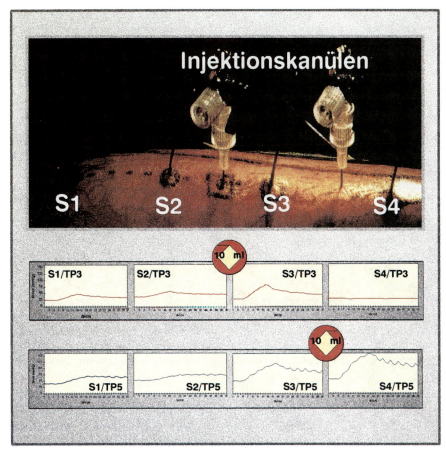

Abb. 1. Die Graphik zeigt den Unterschenkel des Probanden. Die *schwarze Linie* kennzeichnet die Vorderkante der Tibia, S1–S4 markieren die Einstichstellen der Drucksonden. Zwischen S2 und S3 sowie zwischen S3 und S4 sind jeweils Injektionskanülen eingebracht. Die *obere Diagrammreihe* gibt den Druckverlauf der 4 Sonden S1–S4 zum Zeitpunkt der 3. Injektion (TP3) wieder. Die der Injektion benachbarten Sonden weisen einen deutlichen Druckanstieg auf, während an den entfernteren Sonden nahezu Ruhewerte gemessen werden.
Die *untere Diagrammreihe* gibt den Druckverlauf der 4 Sonden zum Zeitpunkt der 5. Injektion wieder: Die Nachbarsonden verzeichnen jetzt einen ausgeprägten Druckanstieg mit Druckspitzen bis ca. 160 mmHg, während im Bereich der distalen Sonden lediglich eine mäßige Druckerhöhung beobachtet wird

Ergebnisse

Nach 3maliger Injektion von 10 ml Ringer-Laktat Lösung bestand ein deutlicher intrakompartimenteller Druckgradient (Abb. 1, TP3): Sonde 1 (proximal): 45 mmHg, Sonde 2: 48 mmHg, Sonde 3: 72 mmHg, Sonde 4 (distal): 25 mmHg. Die der Injektionsstelle benachbarten Sonden registrierten die höchsten Druckwerte, während entferntere Sonden bis zu 50% niedrigere Druckwerte anzeigten. Die nachfolgende Injektion bewirkte einen ausgeprägten Druckanstieg: bis 40 mmHg an Sonde 1, bis

51 mmHg an Sonde 2, bis 75 mmHg an Sonde 3 und bis 78 mmHg an Sonde 4. Zum Zeitpunkt der 5. Injektion (Abb. 1, TP5) wurde ein Druckgradient von bis zu 60 mmHg zwischen den einzelnen Sonden ermittelt. So konnte an der proximal gelegenen Sonde 1 ein absoluter intramuskulärer Druck von 70 mmHg gemessen werden, ein Druck von 76 mmHg an Sonde 2, 121 mmHg an Sonde 3 und 60 mmHg an der distal lokalisierten Sonde 4 (Abb. 1).

5 min nach den letzten Injektionen waren die Druckwerte auf 58 mmHg an Sonde 1, auf 62 mmHg an Sonde 2, auf 65 mmHg an Sonde 3 und auf 73 mmHg an Sonde 4 abgefallen. Der Versuch verlief komplikationslos.

Diskussion

Im vorliegenden klinischen Experiment konnte gezeigt werden, daß die Instillation schon geringer Flüssigkeitsmengen ausgeprägte Druckgradienten im Kompartment des M. tibialis anterior zur Folge hat. Dies läßt vermuten, daß auch ein begrenzter Schaden, etwa eine Tibiafraktur mit Einblutung und Weichteilschaden, ausgeprägte räumlich begrenzte Druckerhöhungen induzieren kann. An benachbarten Sonden (Sondenabstand: 5 cm) traten Druckspitzen auf, die nach gängigen Empfehlungen zur Fasziotomie führen würden [4], aber auch Werte, die weitgehend den Ausgangswerten entsprachen. Die Ergebnisse zeigen weiterhin, daß eine „Druckspitze", die durch eine lokalisierte Instillation von Flüssigkeit induziert werden konnte, sich innerhalb von Minuten diffusionsbedingt abschwächt und daher nicht „vorschnell" als Kriterium für die Indikation zur Notfallfasziotomie gesehen werden darf. Ein Erreichen eines Druckequilibriums war jedoch während der Nachbeobachtungszeit in diesem Versuch nicht nachweisbar.

Die klinische Kompartmentdruckmessung sollte daher nicht an einer Standardlokalisation des Kompartments durchgeführt werden. Empfehlenswert ist vielmehr eine multilokuläre Messung, aus der exaktere Kenntnisse über eine evtl. bestehende generalisierte Druckerhöhung im Kompartment abgeleitet werden können. Nur in den seltensten Fällen wird jedoch diese Möglichkeit der Maximaldiagnostik bestehen. Daher ist zu empfehlen, die Messung zumindest nicht „irgendwo" im Kompartment durchzuführen, sondern möglichst auf Höhe der Fraktur. Andernfalls ist bei einem Teil der Patienten mit falsch-niedrigen Druckwerten zu rechnen, die die Indikationsstellung zur Notfallfasziotomie verzögern können.

Literatur

1. Heckmann MM, Whitesides TE, Grewe SR, Rooks MD (1994) Compartment Pressure in Association with Closed Tibial Fractures. J Bone Joint Surg [Am] 76 9: 1285–1292
2. Holden CEA (1976) Compartmental Syndromes Following Trauma. Clin Orthop 113: 95–102
3. Matsen FA, Winquist RA, Krugmire RB (1980) Diagnosis and management of compartmental Syndromes. J Bone Joint Surg [Am] 62: 286–291
4. Mubarak SJ, Owen CA, Hargens AR, Garetto LPL (1978) Acute compartment syndromes: diagnosis and treatment with the aid of the wick atheter. J Bone Joint Surg [Am] 60: 1091–1095
5. Nakhostine KK, Styf JR, van Leufen S, Hargens AR, Gershuni DH: (1993) Intramuscular pressure varies with depth. Acta Orthop Scand 64 3: 377–381

6. Whitesides TE, Harada H, Morimoto K (1977) Compartment Syndromes and the role of fasciotomy, its parameters and techniques. Instruct Course Lect 26: 170–196
7. Whitesides TE, Haney TC, Morimoto K, Harada H (1975) Tissue pressure measurements as a determination for the need of fasciotomy. Clin Orthop 113: 43–51

Das Kompartmentsyndrom nach komplizierten Unterschenkelfrakturen – die Kompartmentdruckmessung mit dem Stryker-Gerät

F. Graupe

Marien-Hospital Düsseldorf, Chirurgische Abteilung, Rochusstr. 2, D-40479 Düsseldorf

Einleitung

Die Logen des Unterschenkels sind im Vergleich zu anderen Regionen am häufigsten von der Entstehung eines Kompartmentsyndroms betroffen. Dies liegt zum einen an der anatomischen Besonderheit der sehr straffen Ausspannung der Faszienräume und zum anderen an der Häufigkeit der Verletzung in dieser Region [1, 2]. Die Folgen eines unbehandelten Kompartmentsyndroms sind nicht so offensichtlich und so eindrucksvoll wie die Volkmann-Kontraktur der oberen Extremität und werden häufig mit den Folgen der ursächlichen Verletzung, z. B. einer Fraktur verwechselt. Sie können aber in der Regel von den anderen Verletzungsfolgen abgegrenzt und damit definiert werden: Ischämiebedingte Muskelnekrosen (besonders der tiefen Beugersehnenloge). Dies führt zu Vernarbungen, Verkürzungen und Verklebungen der Muskulatur und damit zu Funktionsverlusten, Kontrakturen und Fehlstellungen, wie z.B. die Kurzfuß-, Hammer- oder Krallenzehenbildung [3]. Bleibende Nervenschädigungen als Ischämiefolge sind die Regel [4].

In der Unfallchirurgie stellt das Kompartmentsyndrom nach komplizierten Unterschenkelfrakturen eine nicht zu unterschätzende Gefahr für den Patienten dar. Insbesondere beim bewußtlosen bzw. intubierten Patienten ist die Interpretation des klinischen Befundes nicht immer möglich, so daß man auf apparative Hilfe angewiesen ist.

Technische Voraussetzung

Ein System zur Logendruckmessung sollte daher folgende Anforderungen erfüllen:

- einfache Handhabung,
- zuverlässige Meßdaten,
- jederzeit einsatzfähig,
- Dauermessungen möglich (auch bei funktionellen Messungen),
- steriler Einsatz im Op.

Die technischen Voraussetzungen für eine Messung innerhalb einer Meßloge sind einfach:

- Druckaufnehmer,
- Druckleitung,
- Druckmessung.

Hefte zu „Der Unfallchirurg", Heft 267
Willy, Sterk, Gerngroß (Hrsg.)
Das Kompartment-Syndrom
© Springer-Verlag Berlin Heidelberg 1998

Erste Versuche mit einem dochtähnlichen Katheter wurden von Scholander vorgenommen, der den interstitiellen Druck bei Reptilien bestimmte [5]. Diese Meßtechnik wurde von Whitesides 1975 übernommen, wobei er eine großlumige Kanüle als Druckaufnehmer, eine teilweise mit physiologischer Kochsalzlösung gefüllte Leitung und einen Blutdruckmesser (Quecksilbersäule) verwendete [6]. Dieses System wurde im klinischen Gebrauch verwendet. Verschiedenste Modifikationen sind mittlerweile bekannt. Ein handliches, batteriegetriebenes Gerät, das die direkte Kanülenmessung bzw. den Slitkatheter verwendet, wird von der Fa. Stryker angeboten, das zusätzlich eine Fixierung an der Extremität ermöglicht. Dadurch ist, wenn notwendig, eine Dauermessung möglich, der Patient transportfähig. Intraoperative Messungen können mit flüssigkeitsgefüllten Schläuchen (als Verlängerung zwischen Druckaufnehmer und Gerät) erfolgen.

Material und Methode

Im Rahmen einer prospektiven Beobachtungsstudie zwischen Dezember 1992 und Dezember 1995 haben wir bei allen Patienten mit einer geschlossenen, kompletten Unterschenkelfraktur mit einem komplizierten Weichteilschaden eine posttraumatische Druckmessung mit dem Stryker-Gerät durchgeführt. Die Messungen erfolgten bei Aufnahme und in Abhängigkeit vom Erstbefund in halb- bzw. stündlichen Messungen. Analysiert wurde dabei neben der Praktikabilität die Spezifität und Sensitivität sowie die posttraumatische bzw. postoperative Morbidität.

Ergebnisse

Im Beobachungszeitraum wurden insgesamt 22 Patienten in die Studie aufgenommen, die AO-Klassifikation und der Grad des Weichteilschadens (nach Tscherne und Oestern) sind in der Tabelle 1 aufgelistet.
Die Interpretation der gemessenen Werte wurde bei normotensiven Patienten wie folgt vorgenommen:

- bis 15 mmHg: unauffällig
- 15–30 mmHg: fortlaufende Kontrollen
- über 30 mmHg: sofortige Dermatofasziotomie

Bei der Stryker-Messung nach der Aufnahme wiesen bereits 4 Patienten neben klini-

Tabelle 1. AO-Klassifikation und Weichteilschaden der Unterschenkelfrakturen [n = 22]

AO-Klassifikation	9
42 B3	
42 C	13
1	5
2	7
3	1
Weichteilschaden	
Grad I	15
Grad II	7

schen Symptomen des Kompartmentsyndroms mehr als 30 mmHg auf, so daß hier eine sofortige Dermatofasziotomie sowie Frakturversorgung erfolgte. 4 Patienten hatten einen Druck unter 15 mmHg und 13 Patienten wiesen Werte zwischen 15 und 27 mmHg auf. Hier erfolgte bei allen Patienten neben der regelmäßigen klinischen Befundkontrolle eine zunächst halbstündige Druckkontrolle.

Bei 3 Patienten mit einem bereits bei Aufnahme deutlich erhöhten Kompartment-druck entwickelte sich innerhalb des 1. Meßzeitraumes sowohl klinisch als auch nach der Druckmessung ein Kompartmentsyndrom, das entsprechend therapiert werden mußte.

Dieses war bei insgesamt 10 weiteren Patienten der Fall. 8 dieser 10 Patienten wiesen neben den klinischen Zeichen eines Kompartmentsyndroms auch eine kontinu-ierliche Druckerhöhung auf. 2 Patienten zeigten jedoch klinisch keine eindeutigen Zeichen des Kompartmentsyndroms, darunter 1 Patient, der einen Aufnahmedruck von 14 mmHg aufwies und 6 h nach der stationären Einlieferung einen Kompart-mentdruck von 39 mmHg ohne klinische Zeichen des Kompartmentsyndroms ent-wickelte. Intraoperativ zeigte sich ein Kompartmentsyndrom der tiefen Beugerloge, das zur Dermatofasziotomie führte.

Bei insgesamt 15 Patienten kam es posttraumatisch zur Ausbildung eines Kom-partmentsyndroms (4 primär/11 sekundär). Es erfolgte jeweils die Dermatofasziot-omie aller 4 Kompartimente sowie in gleicher Sitzung die Frakturversorgung (Fixateur externe, Platte). Als Wundverschluß kam zunächst eine sekundäre Meshgraft zur Anwendung, seit Mitte 1995 die dynamische Hautnaht. Postoperativ kam es zu 2 Wundheilungsstörungen mit einer oberflächlichen Muskelnekrose, in 2 Fällen fand sich ein reversibler, sensibler Ausfall im Unterschenkelbereich. Bei 1 Patienten mußte wegen einer irreversiblen Fußheberschwäche eine Peronäusschiene verordnet wer-den. In keinem Fall war eine Amputation notwendig.

Bei 4 Patienten konnte aufgrund des Druckmonitorings bei klinischen Beschwer-den (Schmerzen, Schwellung, Sensibilitätsstörungen) auf die Fasziotomie ohne wei-tere Komplikationen verzichtet werden. 3 Patienten waren sowohl klinisch als auch im Rahmen der Druckmessungen unauffällig.

Schlußfolgerung

Zusammenfassend ist das Kompartmentsyndrom am Unterschenkel im Vergleich zu allen anderen Lokalisationen ein häufiges Krankheitsbild, das unbehandelt eine hohe Morbidität aufweist. Neben der stetigen klinischen Untersuchung stellt die Kompart-mentdruckmessung eine praktikable und gute Methode zur Überwachung gefährde-ter Patientengruppen dar und kann eine frühzeitige Indikation zur Fasziotomie unterstützen.

Literatur

1. Heppenstall BR, Sapega AA, Scott R, Shenton A, Park YS, Maris J, Change B (1989) The compartment syndrome. Clin Orthop 226: 138–155
2. Oestern HJ, Echtermeyer V, Tscherne H (1983) Das Kompartmentsyndrom. Orthopäde 12: 34–46
3. Mubarak SJ, Owen CA (1975) Compartmental syndrome and its relation to the crush syndrome: a spectrum of disease. A review of 11 cases of prolonged limb compression. Clin Orthop 113: 81–89

4. Gershuni DH, Mubarak SJ, Yaru NC, Lee YF (1987) Fracture of the tibia complicated by acute compartment syndrome. Clin Orthop 217: 221–227
5. Scholander PF, Hargens AR, Miller SL (1968) Negative pressure in the interstitial fluid of animals. Science 161: 321–328
6. Whitesides TE, Haney TC, Morimoto K, Harada K (1975) Tissue pressure measurements as a determinant for the need for fasciotomy. Clin Orthop 113: 43–51

Messung des Kompartmentdruckes mit einem neuen piezoresistiven System*

B. Evers, H.P. Becker und H. Gerngroß

Abteilung Chirurgie, Bundeswehrkrankenhaus Ulm, Oberer Eselsberg 40, D-89081 Ulm

Einleitung

Nur durch frühzeitige, zuverlässige Diagnostik und adäquate Therapie ist es möglich, die deletären Folgen eines Kompartmentsyndroms zu verhindern [3, 4, 6]. Neben der klinischen Diagnosestellung gewinnen Meßverfahren zur Bestimmung des subfaszialen Druckes zunehmend an Bedeutung [1, 3, 4, 6]. Solche Meßverfahren müssen außer hoher Präzision der Meßwerte eine möglichst große Anwenderfreundlichkeit gewährleisten. Ziel dieser prospektiven klinischen Studie war es daher, ein neues piezoresistives Meßsystem vorzustellen und über die ersten klinischen Ergebnisse zu berichten.

Material und Methodik

Das neue Druckmeßsystem Kodiag (Braun-Dexon, Spangenberg) ist eine Weiterentwicklung des mobilen Druckmeßsystems MCDM-I (Mammendorfer Institut für Physik und Medizin, D-82285 Mammendorf) [4]. Das System besteht aus dem Druckmeßkatheter mit integriertem piezoresistivem Druckaufnehmer, der Mikroelektronikeinheit und der Auswerteeinheit (Abb. 1). Änderungen des intrakompartmentalen Druckes werden auf eine Siliziummembran im distalen Sondenende übertragen, führen zu minimalen Verformungen und bewirken somit eine Änderung der in die Membran eindiffundierten Widerstände. Dieses analoge Signal wird verstärkt, in digitale Werte umgewandelt, analysiert und kann schließlich auf der LCD-Anzeige der Auswerteeinheit abgelesen werden (Abb. 2). Die Weiterentwicklung dieses Systems besteht im wesentlichen darin, daß die elektronischen Bauteile von der Auswerteeinheit in die Mikroelektronikeinheit verlagert wurden und somit eine Erweiterung der Meßmöglichkeiten sowie eine stetige Kontrolle des Sondenzustandes erlauben. Es sind keinerlei Tasten und Schalter mehr erforderlich, da sich das Meßsystem automatisch abgleicht. Weiterhin sind die neuen Sonden sowohl gas- als auch dampfsterilisierbar.

* Mit Unterstützung des Bundesministeriums für Verteidigung (In San 03K2-S-109193).

Hefte zu „Der Unfallchirurg", Heft 267
Willy, Sterk, Gerngroß (Hrsg.)
Das Kompartment-Syndrom
© Springer-Verlag Berlin Heidelberg 1998

Abb. 1. Meßeinheit Kodiag (Braun-Dexon, Spangenberg): *1* Meßsonde mit integriertem piezoresistiven Element; *2* Sondenstecker mit Mikroelektronikeinheit; *3* Auswerteeinheit mit LCD-Anzeige

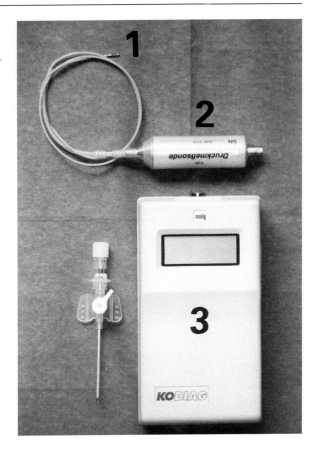

Auswerteeinheit

Abb. 2. Blockschaltbild mit Einzelkomponenten der Auswerteeinheit und der Mikroelektronikeinheit

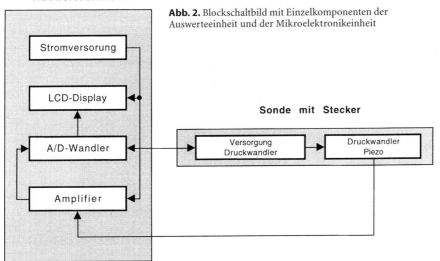

Klinische Anwendung

Zunächst wird das betroffene Kompartment unter sterilen Kautelen mit einer Verweilkanüle (14 gauge) punktiert; nach Entfernung des Mandrins wird die 1,3 mm durchmessende Druckmeßsonde über die Plastikkanüle bis zu einer Markierung eingeführt und an die Auswerteeinheit angeschlossen. In dieser Position werden der automatische Nullabgleich und die Sondenkontrolle durchgeführt; danach kann die Sonde in das betroffene Kompartment vorgeschoben und nach Zurückziehen der Plastikkanüle an der Haut fixiert werden. Der gesamte Vorgang läßt sich in der Regel in weniger als 1 min durchführen.

In einer ersten klinischen Anwendungsreihe wurde mit dieser Methode der Kompartmentdruck in der Tibialis-anterior-Loge in 54 Fällen bestimmt: 1. gesunde Probanden (n = 11); 2. zum Ausschluß eines akuten Kompartmentsyndroms (n = 12); 3. zum prophylaktischen Monitoring bei Risikopatienten (z.B. ausgedehnte Weichteiltraumatisierung, Tibiakopfosteosynthesen) (n = 17) und 4. zur Evaluierung des chronisch-funktionellen Kompartmentsyndroms (Marsch-Syndrom) (n = 14).

Ergebnisse

In diesen ersten klinischen Einsätzen ergaben sich reproduzierbare und zuverlässige Werte. Dabei erwies sich die schnelle und einfache Handhabung als besonderer Vorteil. Technische bzw. sondenbedingte lokale Komplikationen wurden nicht beobachtet. Basierend auf Kompartmentdruckwerten > 50 mmHg bei normotensiven Blutdruckwerten war in insgesamt 4 Fällen eine Dermatofasziotomie aller 4 Unterschenkellogen wegen eines akuten Kompartmentsyndroms erforderlich. In 2 Fällen fanden sich ein ausgeprägtes Ödem bzw. beginnende Muskelnekrosen. In allen 4 Fällen zeigten sich zum Zeitpunkt der Entlassung keinerlei Hinweise auf neuromuskuläre Defekte.

In 3 Fällen wurde bei Patienten mit chronisch-funktionellem Kompartmentsyndrom die Indikation zu operativem Vorgehen gestellt, da aufgrund dienstlicher Beanspruchung keine dauerhafte Reduzierung der körperlichen Belastung möglich war. Die Kompartmentdruckwerte bei diesen Patienten betrugen nach schmerzbedingtem Abbruch symptomreproduzierender Laufbandbelastung über 100 mmHg und lagen noch 15 min nach Belastungsende über 60 mmHg. Nach subkutaner Dermatofasziotomie der Tibialis-anterior-Loge konnte in 2 der 3 Fälle Beschwerdefreiheit, im 3. Fall eine deutliche Besserung erzielt werden.

Diskussion

Die Diagnose des akuten Kompartmentsyndroms basiert noch immer in erster Linie auf dem klinischen Bild [3, 6]. Allerdings ist die Objektivierung der Befunde durch zuverlässige Kompartmentdruckmeßgeräte in zahlreichen Situationen unentbehrlich: Bei bewußtlosen oder unter stärkeren Analgetika stehenden Patienten, bei mangelnder Erfahrung des Untersuchers sowie zur Diagnostik des immer häufiger zu diagnostizierenden chronisch-funktionellen Kompartmentsyndroms [2, 5, 7]. Da das von uns vorgestellte Meßgerät auf piezoresistiver Basis arbeitet, sind weder eine in situ verbleibende Nadel noch kontinuierliche Flüssigkeitszufuhr erforderlich. Daher kann diese Apparatur auch für die Diagnostik in kleineren Kompartimenten (z. B. Unterarm oder Hand) angewandt werden. Eine genaue, zuverlässige Meßtechnik ermöglicht es, sowohl frühzeitig die Indikation zur Dermatofasziotomie zu stellen, als auch dem Patienten mit suspekter Klinik und normalen Kompartmentdruckwerten eine prophylaktische Faszienspaltung zu ersparen.

Das Meßsystem erwies sich infolge des vollautomatischen Abgleichs und dem Fortfall jeglicher Tasten als sehr anwenderfreundlich. Die Implantation der Sonde ist daher auch vom Ungeübten innerhalb weniger Minuten möglich. Langzeitmessungen sind – abhängig von der Batteriebetriebsdauer – bis zu 100 h möglich. Da es sich erstmals um eine dampf- und gassterilisierbare Sonde handelt, ist sie ggf. auch kurzfristig wieder einsetzbar.

Zusammenfassung

In dieser prospektiven klinischen Studie wurde der Kompartmentdruck in der Tibialis-anterior-Loge mittels eines neuen piezoresistiven Meßsystems in 54 Fällen bestimmt. Dabei ergab das Meßgerät zuverlässige und reproduzierbare Werte, zeichnete sich durch besonders einfache und schnelle Anwendbarkeit aus und wird daher bei uns routinemäßig als Entscheidungshilfe zur Dermatofasziotomie sowie im Rahmen größerer Studien in der Diagnostik des akuten Kompartmentsyndroms eingesetzt.

Literatur

1. Becker HP, Gerngroß H, Esch PM, Maier M, Hartel W (1987) Kompartmentdruckmessung am Unterschenkel mit einer Mikrotip-Sonde. Chirurg 58: 764–768
2. Detmer D, Sharpe K, Sufit RL, Girdley FM (1985) Chronic compartment syndrome: Diagnosis, management and outcomes. Am J Sports Med 13: 162–170
3. Echtermeyer V (1985) Das Kompartment-Syndrom. Springer, Berlin Heidelberg New York (Hefte Unfallheilkunde, Bd 169)
4. Gerngroß H, Rosenheimer M, Becker HP (1991) Invasive Messung des Kompartmentdruckes auf piezoresistiver Basis. Chirurg 62: 832–833
5. Jerosch J, Geske B (1993) Das funktionelle Kompartment-Syndrom am Unterschenkel – Diagnostik und Therapie in Klinik und Praxis. Enke, Stuttgart (Bücherei des Orthopäden, Bd 61)
6. Matsen FA (1980) Compartmental Syndromes. Grune & Stratton, New York London Toronto Sydney San Francisco

Kernspintomographie und Kompartmentsyndrom

L.C. Olivier und K.P. Schmit-Neuerburg

Abteilung für Unfallchirurgie, Universitätsklinikum Essen, Hufelandstr. 55, D-45147 Essen

Mit Einführung der Magnetresonanztomographie (MRT) ist seit Anfang der 80er Jahre nicht nur eine qualitative, sondern auch eine zumindest semiquantitative Aussage über den Flüssigkeitsgehalt der Weichteilmanschette möglich.

Um den Nutzen dieser Technik bei der Beurteilung des klinischen Ergebnisses nach operativ behandelten Kompartmentsyndromen des Unterschenkels zu überprüfen, haben wir eine orientierende Untersuchung der Unterschenkel von Patienten nach Kompartmentsyndromen in enger Zuammenarbeit mit unseren Radiologen durchgeführt [1]. Dabei war nicht die Bildgebung dieser Technik das Ziel, sondern lediglich die Messung des Wassergehaltes der ehemals vom Kompartmentsyndrom betroffenen Gewebe. Grundlage der Interpretation der Meßwerte ist das sog. 3-Fraktionen-Hydrationsmodell. Hiernach kann zwischen gebundenem, strukturiertem und freiem Wasser unterschieden werden. Das gebundene Wasser liegt zumeist im Bereich der Zellmembranen und wird durch elektrische Dipole und feste Ladungen in seinem Rotationsverhalten beeinflußt. Hauptsächlich wird dieses Wasser intrazellulär zu finden sein und ist durch die sog. T2-Zeit charakterisiert. Das strukturierte Wasser ist im Prinzip zwar ungebunden, allerdings verändern die umliegenden Makromoleküle und auch gelöste Substanzen wie Natrium, Kalium, Kalzium, Bikarbonat u. a. das Rotationsverhalten durch ihre Ladungen. Das freie, extrazellulär gelegene Wasser zeigt ein unbeeinflußtes Rotationsverhalten unter Einstrahlung des Hochfrequenzimpulses und ist im Rahmen der T1-Zeit zu beurteilen. Somit kennzeichnet die eingesetzte Meßmethode die Zunahme oder den Verlust des Extrazellulärraumes im Sinne eines Ödems oder auch einer älteren, dann wasserstoffprotonenärmeren Fibrose. Die kernspintomographische Beurteilung des Flüssigkeitsgehaltes der Unterschenkelmuskulatur erfolgte an einem suprakonduktiven Magneten mit einer Feldstärke von 1.5 Tesla (Magnetom Siemens). Zur gezielten Untersuchung der Kompartments wurde nach Erstellung einer Schicht durch den Unterschenkel 10 cm unterhalb des Kniegelenkes (Oberflächenspule, Schichtdicke 10 mm) mittels einer Inversion-Recovery-Sequenz (TR = 2500 ms, TE = 20 ms, IR = 2000, 1000, 500, 200 ms) die sog. T1-Zeit (= 63 % des maximalen Signales) bestimmt. Notwendig war die iterative Kalkulation der Exponentialfunktion durch 4 verschiedene Inversionszeiten mit einer Gesamtuntersuchungszeit von immerhin 25 min, um spulengeometrische Fehler der Signalintensitäten zu vermeiden; andererseits ist die T1-Zeit im Gegensatz zu der T2-Zeit besonders sensitiv für den Gehalt an freiem Wasser. Im nächsten Schritt wurde die jeweilige Schicht eines Unterschenkels in das vordere, laterale, tiefe hintere und oberflächliche hintere Kompartment segmentiert. Da der Flüssigkeitsge-

Hefte zu „Der Unfallchirurg", Heft 267
Willy, Sterk, Gerngroß (Hrsg.)
Das Kompartment-Syndrom
© Springer-Verlag Berlin Heidelberg 1998

halt im Gewebe interindividuell und auch je nach gemessener Loge auf einem unterschiedlichen Niveau liegt, konnte ein Kompartment immer nur intraindividuell mit demjenigen einer ehemals unverletzten, gesunden Gegenseite verglichen werden. Zur Orientierung erfolgte auch seitenvergleichend bei gesunden Probanden die Gegenüberstellung der Meßwerte einzelner Kompartimente. Ebenso wurden 32 normale Kompartimente der Patienten verglichen.

Die Auswertung der Ergebnisse erfolgte durch die multiple Regressionsanalyse. Bei den untersuchten *Probanden* wurden 40 jeweils gesunde Kompartimente seitenvergleichend vermessen: r = 0,91, p < 0.001 (Abb. 1a). Beim Vergleich der gesunden Kompartimente der Patienten ergab sich: r = 0.85 , p < 0.001 (Abb. 1b). Mögliche Ursache dieser Abweichung des Flüssigkeitsgehaltes im Seitenvergleich gesunder Kompartimente ist die physiologische Enge der rechten V. iliaca communis, die in 50 % aller Phlebographien eine Eindellung aufweist. Diese ist bedingt durch die Nachbarschaft zur linken A. iliaca communis und dem 5. Lendenwirbelkörper [2].

Jeweils 10 Patienten aus der Gruppe der ehemals drohenden und manifesten KPS konnten im MRT untersucht werden. In 11 (55,0 %) Fällen war der linke Unterschenkel, in 9 (45,0 %) Fällen der rechte Unterschenkel betroffen. Es handelte sich um 5 (25,0 %) weibliche und 15 (75,0 %) männliche Patienten mit einem mittleren Alter zum Zeitpunkt der Untersuchung von 36,0 Jahren (Spanne: 15 – 76 Jahre). Der Nachuntersuchungszeitraum dieser Gruppe lag bei 5,8 Jahren (Spanne: 3,7 – 13,0 Jahre). Bei 5 Patienten waren alle 4 Logen, bei 5 weiteren 1 Loge und bei den übrigen 10 Patienten 2 bzw. 3 Muskellogen betroffen.

In 19 Fällen lag ursprünglich eine Unterschenkelfraktur (geschlossen: 13 Fälle, 1° offen: 2 Fälle, 2° offen: 3 Fälle, 3° offen: 1 Fall) vor, in 2 Fällen hiervon kombiniert mit einer Fraktur des Fußes. In einem Fall wurde ein reiner Weichteilschaden diagnostiziert. Die Kompartmentspaltungen erfolgten in weniger als 6 h nach dem Trauma in 15 Fällen, nach 6 – 12 h in 3 Fällen, und in 2 Fällen nach 24 h.

An diesen Patienten wurden 19 Logen nach drohendem KPS und 29 nach manifestem Syndrom mit der korrespondierenden Loge der gesunden Gegenseite im MRT verglichen. Dabei zeigte die Gruppe der Patienten mit ehemals *drohendem* KPS eine geringe Erniedrigung der Korrelation zur gesunden Gegenseite auf: r = 0.83, p < 0.001 (Abb. 1c). Hier war somit keine relevante Änderung des Flüssigkeitsgehaltes zu verzeichnen. In der Gruppe der ehemals *manifesten* KPS zeigte sich eine deutliche Reduktion des Flüssigkeitsgehaltes: r = 0.49, p < 0.005 (Abb. 1d).

Schlußfolgerung

Da die seitenvergleichende Messung der Unterschenkel insgesamt eine Untersuchungszeit von 50 min benötigt, ist die MRT nicht die Technik der Wahl für die Akutdiagnostik des KPS. Diese bleibt der klinischen Beurteilung und der subfaszialen Druckmessung vorbehalten. Das MRT könnte bei z.B. gutachtlichen Fragen helfen, das drohende vom manifesten KPS retrospektiv zu unterscheiden. Eine prognostizierende Aussage zur funktionellen Einschränkung ist durch diese Technik nicht möglich.

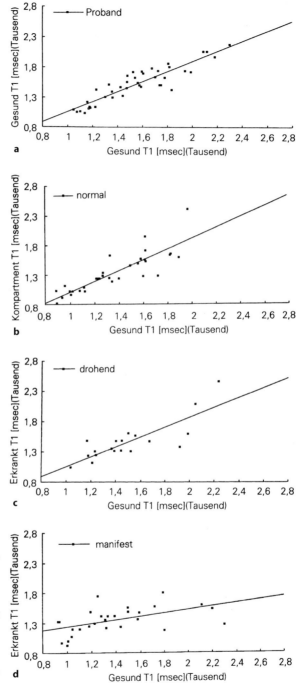

Abb. 1a–d. Ergebnisse der multiplen Regressionsanalyse der seitenvergleichenden T1-Gewichtung gesunder Kompartments mit: **a** gesunden Kompartments der Probanden: r = 0.91, p < 0.001, **b** normalen Kompartments der erkrankten Seite des Patienten: r = 0.85, p < 0.001, **c** erkrankten Kompartments nach drohendem KPS: r = 0.83, p < 0.001, **d** erkrankten Kompartments nach manifestem KPS: r = 0.49, p < 0.005

Literatur

1. Sievers KW, Högerle S, Olivier LC, Küllmer K, Kisters U (1995) Magnetresonanztomographische Beurteilung des Unterschenkels bei Zustand nach Kompartment-Syndrom. Unfallchirurgie 21: 64–69
2. Browse NL, Burnand KG, Thomas ML (1988) Diseases of the Veins. Arnold, London, pp 36, 270

Kompartmentdruckmessung, Bestimmung der O$_2$-Partialdrücke mit simultaner transkutaner EMG-Messung der lumbalen paravertebralen Muskulatur

Pilotstudie eines komplexen Versuchaufbaus zur Erklärung chronischer Rücken-schmerzsyndrome

E. Hartwig[1], M. Kramer[1], J. Sterk[2], P. Katzmaier[1], E. Weikert[1] und L. Kinzl[1]

[1]Abt. für Unfallchirurgie, Hand- und Wiederherstellungschirurgie, Universität Ulm, Steinhövelstr. 9, D-89075 Ulm
[2]Abt. Chirurgie, Bundeswehrkrankenhaus Ulm, Oberer Eselsberg 40, D-89081 Ulm

Einleitung

Chronische Rückenschmerzsyndrome (CLBP) haben sozialmedizinisch insbeson-dere auch durch Einführung der bandscheibenbedingten Erkrankungen in das Berufserkrankungsregister eine außerordentlich große Bedeutung erlangt. Trotz großer Anstrengungen in der Vergangenheit sind die Ursachen noch immer in ca. 75 % der Fälle unklar. Ziel unzähliger Studien war es, einen Zusammenhang zwischen subjektiver Klinik und objektiven Meßparametern herzustellen, um die Ätiologie dieser Schmerzsyndrome zu erforschen. Hierzu gehören u.a. Kompartmentdruck, O$_2$-Partialdruck und EMG-Parameter (Amplituden-, Frequenzanalyse) [3, 15, 26]. Aufgrund früherer Meßergebnisse wurde häufig eine lokalisierte Minderdurchblu-tung und damit verbunden eine mangelhafte Sauerstoffversorgung der Muskulatur als Ursache chronischer Rückenschmerzen verantwortlich gemacht. Allerdings haben Messungen des Gewebe-O$_2$-Partialdrucks [2, 26] im Widerspruch zu den oben genannten Studien erhöhte Werte ergeben. Dieser Widerspruch und die Tatsache, daß unterschiedliche Versuchsaufbauten verwendet wurden, lassen einen direkten Vergleich nicht zu.

Die gleichzeitige Ermittlung oben genannter Meßparameter unter Ruhe und Bela-stungsbedingungen könnte eine differenzierte Interpretation muskelphysiologischer Phänomene ermöglichen und gleichzeitig zur Klärung bestehender Widersprüche beitragen.

Methode

Unter sonographischer Kontrolle wurden flexible Sonden zur Messung von Tempera-tur, Kompartment- und O$_2$-Partialdruck in die Loge der Mm. multifidi auf Höhe des Processus spinosus LWK III implantiert.

Transkutan erfolgte die Ableitung des elektromyographischen Signals, das hin-sichtlich der Amplitude und des Verlaufes der Medianfrequenz ausgewertet wurde.

Durch Lagerung auf einer im Kopfteilbereich um 30° abgesenkten Liege wurde über Oberkörperanhebung eine isometrische Kontraktion eingeleitet.

Die Messungen erfolgten bei einem Probanden ohne bandscheibenbedingte Erkrankung.

Hefte zu „Der Unfallchirurg", Heft 267
Willy, Sterk, Gerngroß (Hrsg.)
Das Kompartment-Syndrom
© Springer-Verlag Berlin Heidelberg 1998

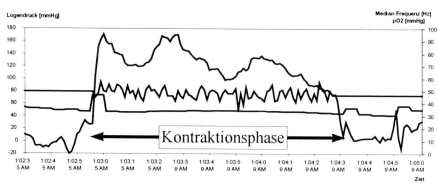

Abb. 1. Kompartmentddruckkurve, EMG-Frequenz, pO_2-Kurve

Ergebnisse

In der Kontraktionsphase einer isometrischen Belastung kam es in der Loge der Mm. multifidi zu Druckanstiegen von bis zu 170 mmHg bei einem systemischen Blutdruck von 150/80 mmHg (Abb. 1).

Trotz Logendruckwerten (Abb. 1) über dem systemischen Blutdruck kam es lediglich zu einem minimalen Abfall des O_2-Partialdruckes ($pO_{2Initial}$ = 34 mmHg, pO_{2Ende} = 32,5 mm Hg) (Abb. 1). Während der Kontraktionsphase zeigte sich ein Median-Frequenz-Shift um 8,3 %.

Diskussion

Kompartmentsyndrome der paravertebralen Muskulatur wurden bereits 1981 durch Peck beschrieben. Auch der Zusammenhang erhöhter Logendruckwerte mit chronischen Rückenschmerzen ist bekannt [15]. In eigenen elektromyographischen Studien konnte in Übereinstimmung mit der Literatur ein pathologisches Ermüdungsverhalten der Muskulatur bei CLBP-Patienten nachgewiesen werden. Ermüdungsphänomene werden durch den Anfall saurer Valenzen im Gewebe erklärt, was einen Abfall des O_2-Partialdruckes erwarten ließe. Da in unserem Versuch trotz elektromyographisch nachgewiesenem Ermüdungsphänomen der O_2-Partialdruck konstant blieb, muß diese Interpretation fragwürdig erscheinen. Ebenso kompliziert gestaltet sich die Interpretation der Tatsache, daß Druckwerte über dem systemischen Blutdruck offensichtlich nicht zu einer Ischämie führen (durch Verschluß der Kapillaren).

Erklärungsmodelle muskulär bedingter Schmerzen im Lendenwirbelsäulenbereich stützen sich auf die Annahme von Fehlfunktionen lokalisierter Areale mit mangelnder Sauerstoffversorgung (Ischämie). Als Indizien dieser Ischämie wurden verschiedene Parameter (Median-Frequenz-Shift des EMG-Signals, Kompartmentdruck, O_2-Partialdruck und histologische Kriterien bei Muskelbiopsien) in der Vergangenheit untersucht. Die jeweiligen Ergebnisse wurden noch nie in einem Kollektiv bestimmt, so daß Interpretationen immer nur einen Teilaspekt der Problematik beleuchten. Bei dem Versuch, die Ergebnisse der verschiedenen Studien gegenüber zu stellen, findet man Übereinstimmungen und Widersprüche. Elektromyographisch nachweisbare Ermüdungsphänomene werden durch lokalisierte Ischämien erklärt. Da die Kompartmentdrücke größer als die Kapillardrücke sind, erscheint in dieser Hinsicht eine Minderdurchblutung der Muskulatur logisch.

Im direkten Widerspruch dazu ergaben die bisherigen Messungen des Sauerstoffpartialdruckes allerdings eine verstärkte Durchblutung mit erhöhten Sauerstoffpartialdruckwerten.

In einigen Studien wurde der Kompartmentdruck am Rücken Gesunder und chronischer Rückenschmerzpatienten sowohl in Ruhe als auch während muskulärer Belastung gemessen. Die Ergebnisse waren einheitlich: 1) zeigten sich in beiden Gruppen unter Belastung erhöhte Druckwerte; 2) wiesen Patienten mit chronischen Rückenschmerzen im Vergleich zu Gesunden höhere Kompartmentdruckwerte der Rückenmuskulatur auf [3, 15, 25].

In der Literatur findet man nur sehr wenige Angaben über Messungen des O_2-Partialdruckes in der paravertebralen Rückenmuskulatur. In der Studie von Brückle et al. [2] wurde ein erhöhter O_2-Partialdruck bei Patienten mit chronischen Rückenschmerzen gemessen. Dieses Ergebnis widerspricht der allgemeinen Annahme, daß es sich bei chronischen Rückenschmerzen um eine Hypoxie handelt. Leider wurde diese O_2-Partialdruckmessung nur in Ruhe gemessen. Es ist sicherlich von großer Bedeutung für die Erforschung der Ätiologie chronischer Rückenschmerzsyndrome, eine O_2-Partialdruckmessung während muskulärer Belastung durchzuführen.

EMG-Studien berichten über Amplitudenverluste bei Schmerzpatienten, die durch Inaktivitätsatrophien erklärt werden. Der stärkste Parameter der EMG-Analyse ist der Median-Frequenz-Shift. Dieser Frequenzabfall ist hierbei auf das Anfallen saurer Valenzen während einer isometrischen Belastung zurückzuführen. Die meisten Studien beschreiben bei Patienten mit Schmerzen einen geringeren Abfall der Medianfrequenz während einer isometrischen Belastung. Dieses Phänomen wird durch ein schmerzbedingt niedrigeres Belastungspotential erklärt. Beide Parameter zeigen deutliche Schwankungen innerhalb der Gruppen, so daß davon ausgegangen werden muß, daß eine Abhängigkeit von anderen Faktoren besteht, die zum großen Teil unbekannt sind. Das EMG stellt von allen vorgestellten Untersuchungsmethoden das einzig nichtinvasive Verfahren dar [1, 2, 6, 9, 10, 12, 13, 17, 18, 20 – 23, 27, 28, 30, 32].

Eine wichtige Bedeutung bei der Interpretation der Ergebnisse kommt histologischen Untersuchungen der paravertebralen Muskulatur zu. Auch hier stellt man fest, daß alle Studien sich auf die Kriterien Fasergröße, -anzahl und -zusammensetzung beschränken. Hierbei wird mit geringgradig unterschiedlichen Prozentzahlen bei Schmerzpatienten von einer Faser-Typ-II-Atrophie gesprochen. Die Faseranzahl und der Faserdurchmesser verhalten sich dabei gleich. Im Zusammenhang mit dem oben beschriebenen Erklärungsmodell für myogene Schmerzen sind jedoch auch Anzahl der Kapillaren und Degenerationszeichen, wie bindegewebiger Anteil des Gewebes oder Hyalinnachweis von Interesse. Hierüber gibt es keine Information in der Literatur [5, 7, 8, 11, 14, 19, 24, 28].

Schlußfolgerung

Bei chronischen Rückenschmerzsyndromen handelt es sich pathophysiologisch um komplexe Mechanismen, die sich nicht durch die Bestimmung einzelner Parameter erklären lassen. Nur mittels komplexer Versuchsaufbauten könnten langfristig Zusammenhänge aufgedeckt werden.

Die gleichzeitige Ermittlung von O_2-Partialdrücken, Logendruckwerten und elektromyographischen Daten könnte eine differenzierte Interpretation muskelphysiologischer Phänomene ermöglichen. Messungen an Patienten mit Chronic Low Back Pain könnten pathophysiologische Zusammenhänge und elektromyographische Phänomene klären, zusätzlich sollten diese Ergebnisse mit histologischen Untersuchungen korreliert werden.

Literatur

1. Bischoff C, Traue HC (1983) Myogenic headache. In: Holroyd K, Schlote B, Zenz H (eds) Perspectives in research on headache. Hogrefe & Huber, Toronto, pp 66–90
2. Brückle W, Suckfüll M, Fleckenstein W, Weiss C, Müller W (1990) Gewebe-pO_2-Messung in der verspannten Rückenmuskulatur. Z Rheumatol 49: 208–216
3. Difazio FA, Barth RA, Frymoyer JW (1991) Acute Lumbar Paraspinal Compartment Syndrome. J Bone Joint Surg [Am] 73 7: 1101–1103
4. Emre M (1989) Painful Muscle Spasms. Clinical Research, CNS Departement Sandoz, Basel
5. Fidler MW, Jowett RL, Troup JDG (1975) Myosin ATPase activity in multifidus muscle from cases of lumbar spinal derangement. J Bone Joint Surg [Br] 57: 220–227
6. Fidler MW, Jowett RL (1976) Muscle imbalance in the aetiology of scoliosis. J Bone Joint Surg [Br] 58: 200–201
7. Ford MD, Bagnall KM, McFadden KD, Greenhill B, Raso VJ (1983) Analysis of vertebral muscle obtained during surgery for correction of a lumbar disc disorder. Acta Anat 116: 152–157
8. Ford MD, Bagnall KM, Clements CA, McFadden KD (1987) Muscle spindles in the paraspinal musculature of patients with adolescent idiopathic scoliosis. Spine 13: 461–465
9. Golding JSR (1952) Electromyography of the erector spinae in low back pain. Postgrad Med J 28: 401–406
10. Grabel J (1973) Electromyographic study of low back muscle tension in subjects with and without chronic low back pain. Dissertation Abstr Intern 34: 2929–2930
11. Ho-Kim MA, Rogers PA (1992) Quantitative analysis of dystrophin in fast- and slow-twitch mammalian skeletal muscle. Febs Lett 304: 187–191
12. Hoyt WH, Hunt HH, De Pauw HH et al. (1981) Electromyographic assessment of chronic low back pain syndrome. J Am Osteopath Assoc 80: 57–59
13. Jonsson B (1970) The functions of individual muscles in the lumbar part of the spinae muscle. Electromyography 1: 5–21
14. Kalimo H, Rantanen J, Viljanen T, Einola S (1989) Lumbar muscles: Structure and function. Ann Med 21: 353–359
15. Konno S, Kikuchi S, Nagaosa Y (1994) The relationship between intramuscular pressure of the paraspinal muscles and low back pain. Spine 19/19: 2186–2189
16. Kravitz E, Moore ME, Glaros AG (1981) Paralumbar muscle activity in chronic low back pain. Arch Phys Med Rehabil 62: 172–176
17. Lee DJ, Stokes MJ, Taylor RJ, Cooper RG (1992) Electro and acoustic myography for noninvasive assessment of lumbar paraspinal muscle function. Eur J Appl Physiol 64: 199–203
18. Mannion AF, Dolan P (1994) Electromyographic median frequency changes during isometric contraction of the back extensors during fatigue. Spine 19: 1223–1229
19. Mattila M, Hurme M, Alaranta H (1986) The multifidus muscle in patients with lumbar disc herniation. A histochemical and morphometric analysis of intraoperative biopsies. Spine 11: 732–738
20. Morris JM, Benner G, Lucas DB (1962) An electromyography study of the intrinsic muscles of the back in man. J Anat 96: 509–520
21. Örtengren R, Andersson GBJ (1977) Electromyographic studies of trunk muscles, with special reference to the functional anatomy of the lumbar spine. Spine 2: 44–52

22. Robinson ME, Cassisi JE, O'Connor PD, MacMillan M (1992) Lumbar iEMG during isotonic exercise: Chronic low back pain patients versus controls. J Spinal Disord 5: 8–15
23. Sihvonen T, Partanen J, Hänninen O, Soimakallio S (1991) Electric behavior of low back muscles during lumbar pelvic rhythm in low back pain patients and healthy controls. Arch Phys Med Rehab 72: 1080–1087
24. Sirca A, Kostevc V (1985) The fibre type composition of thoracic and lumbar paravertebral muscles in man. J Anat 141: 131–137
25. Songcharoen P, Chotigavanich C, Thanapipatsiri S (1994) Lumbar paraspinal compartment pressure in back muscle exercise. J Spinal Disord 7/1: 4–53
26. Suckfüll M (1988) Der Gewebe-pO₂ in hartverspannten Mm. erectores spinae. Med Dissertation, Universität Lübeck
27. Tesch P, Sjoedin B, Thorstensson A, Karlsson J (1978) Muscle fatigue and its relation to lactate accumulation and LDH activity in man. Acta Physiol Scand 103: 413–420
28. Thorstensson A, Carlson H (1987) Fibre types in human lumbar back muscles. Acta Physiol Scand 131: 195–202
29. Traue HC, Kessler M, Cram JR (1992) Surface EMG Topography and pain distribution in pre-chronic back pain patients. Int J Psychosom 39: 1–4
30. Wolf SL, Basmajin JV (1978) Assessment of paraspinal electromyographic activity in normal subjects and in chronic back pain patients using a muscle biofeedback device. In: Asmussen E (ed) Biomechanics 6B. University Park Press, Baltimore, pp 319–324
31. Wolf SL, Nacht M, Kelly JL (1982) EMG feedback training during dynamic movement for low back pain patients. Behav Ther 13: 395–406
32. Yashimoto K, Itami I, Yamamoto M (1978) Electromyographic study of low back pain. Jpn J Rehabil Med 15: 252

Entwicklung der intrakompartimentellen Meßtechnik

Th.J. Henke, H.P. Becker und H. Gerngroß

Abteilung Chirurgie, Bundeswehrkrankenhaus Ulm, Oberer Eselsberg 40, D-89081 Ulm

Einleitung

Beim akuten Kompartmentsyndrom entscheidet die frühzeitige Dermatofasziotomie der die Muskelloge umscheidenden Faszie über die Restitutio ad integrum und über das Ausmaß irreversibler Restzustände. Die Indikation zur Dermatofasziotomie wird einerseits durch die klinische Symptomatik, andererseits mit Hilfe der Kompartmentdruckmessung gestellt. Letztere steht im Mittelpunkt der Kompartmentdiagnostik bei bewußtseinsgestörten Patienten.

Im folgenden soll chronologisch die Entwicklung der intrakompartimentellen Meßverfahren dargestellt werden.

Historische Entwicklung der Kompartmentdruckmessung

Die Messung des Kompartmentdruckes erfolgte bislang mittels zweier Meßprinzipien: Zunächst wurden Systeme entwickelt, welche den zu messenden Logendruck über eine Flüssigkeitssäule auf ein Manometer übertrugen. In neuerer Zeit wurden Verfahren entwickelt, die Halbleiterelemente nutzen, um den Druck in der Muskelloge zu messen.

Flüssigkeitsgefüllte Meßsysteme

Whitesides 1975 [12]: Diese einfache und leicht praktikable Meßmethode beruht darauf, daß auf einem im Nebenschluß liegenden Manometer der Druck abgelesen werden kann (Abb. 1), der über eine luftgefüllte Spritze mittels Dreiwegehahn auf eine Flüssigkeitssäule in der Punktionskanüle ausgeübt werden muß. Der Übertritt des Flüssigkeitsmeniskus in die betreffende Muskelloge zeigt den betreffenden Logendruck an und kann am Manometer abgelesen werden. Schöffmann et al. [11] verzichteten in ihrer Modifikation der Whitesides-Methode auf eine Druckerzeugung mittels luftgefüllter Spritze, indem sie das Flüssigkeitssystem so hoch anhoben, bis der Flüssigkeitsmeniskus in Richtung Muskelloge wanderte. Der jetzt registrierte Druck entsprach dem Logendruck.

Matsen 1976 [5]: Im Unterschied zu der Methode von Whitesides beruht diese Methode auf einer kontinuierlichen Flüssigkeitsinfusion. Über einen Perfursor wird pro Tag 0,7 ml sterile Kochsalzlösung in das betroffene Kompartment eingebracht. Als Schutz vor Verlegung der Injektionskanüle ist sie an ihrem Ende mehrfach perfo-

Hefte zu „Der Unfallchirurg", Heft 267
Willy, Sterk, Gerngroß (Hrsg.)
Das Kompartment-Syndrom
© Springer-Verlag Berlin Heidelberg 1998

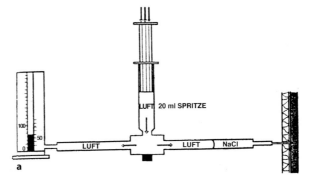

Abb. 1a, b. Einfache Meßmethode nach Whitesides. Auf
einen im Nebenschluß (**a**) liegenden Manometer wird der
Logendruck über eine Flüssigkeitssäule übertragen (**b**)

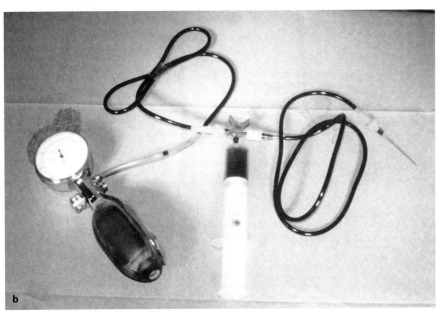

riert. Über einen Dreiwegehahn ist das System an ein elektronisches Manometer
gekoppelt. Im Vergleich zu der einfachen Nadelmeßmethode nach Whitesides neigt
dieses Meßsystem weniger zu einer Verlegung der Injektionskanüle. Hierdurch sind
auch Messungen über einen längeren Zeitraum, z. B. beim bewußtseinsgestörten
Patienten, möglich. Eine häufige Fehlerquelle bei dieser und allen flüssigkeitsgefüllten Meßmethoden stellt der Nullabgleich dar. Nachdem das gesamte System frei von
Luftblasen gefüllt werden sollte, muß das Katheterende in Höhe des Transducers plaziert werden. Danach erfolgt der Nullabgleich. Nachteilig wirken sich im System verbliebene Luftblasen auf das Meßergebnis aus. Weiterhin ist eine Erhöhung des intrakompartimentellen Volumens durch Dauerinfusion als bedenklich zu werten. Dynamische Untersuchungen bzw. Langzeitmessungen bei unruhigen Patienten sind mit
dieser Apparatur nicht möglich.

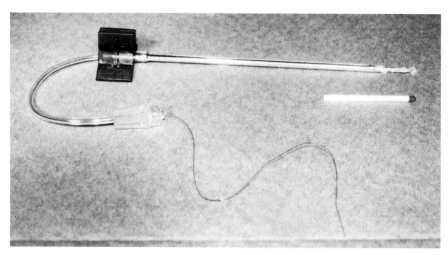

Abb. 2. Wick-Katheter nach Mubarak. Dexonfasern und ein zentrales Monofilament übertragen den Kompartmentdruck auf den nachgeschalteten Transducer

Mubarak 1976 [8]: Bei dem Wick-Katheter übernehmen Dexonfasern die Druckübertragung aus dem Kompartment auf eine nachgeschaltete Flüssigkeitssäule. Am Ende eines Epiduralkatheters werden mehrere 3,5 cm lange Dexonfasern so plaziert, daß die Enden ca. 1 cm aus der Katheteröffnung herausragen. Zentral verläuft ein 25 cm langes Monofilament, welches das am Ende befindliche Dexonfaserbündel mit einem Transducer verbindet (Abb. 2). Wie bei der Methode von Matsen wird der Druck auf ein elektrisches Manometer übertragen. Das hier verwendete Dochtprinzip stellt die klinische Umsetzung des von Scholander et al. [10] entwickelten Wick-Katheters dar.

Rorabeck 1981 [9]: Bei diesem flüssigkeitsgefüllten Meßsystem wurde die Meßkatheterspitze 5mal geschlitzt (Abb. 3). Der weitere Meßaufbau unterscheidet sich nicht von der Apparatur von Matsen u. Mubarak (Drucktransducer und elektrisches Manometer). Gefüllt wird das System mit physiologischer Kochsalzlösung. Der Nullabgleich erfolgt wie bei den beiden vorherigen Methoden. Nach Plazierung des Katheters erfolgt die Prüfung des korrekten Sitzes durch Dorsalflexion des Fußes. Im Vergleich zu den vorherigen Meßmethoden gestattet der Slit-Katheter exakte Meßergebnisse bis 24 h im Vergleich zu dem Wick-Katheter und der einfachen Nadelmeßmethode nach Whitesides. Aufgrund seiner exakten Meßergebnisse und einer im Vergleich zu den bisherigen Meßmethoden niedrigen Okklusionsrate galt der Slit-Katheter lange Zeit als Goldstandard.

Echtermeyer 1984 [3]: Als Meßfühler wurde eine mehrfach perforierte, großvolumige Kanüle verwendet. Die Fläche der einzelnen Perforationen beträgt 3 mm². Über ein flüssigkeitsgefülltes Infusionssystem kann der interstitielle Gewebedruck an einer Meßlatte abgelesen werden, ähnlich wie bei der Messung des zentralen Venendrukkes.

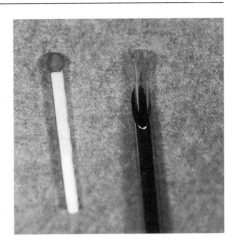

Abb. 3. Lange Zeit der Goldstandard in der Kompartmentdruckmessung: Der Schlitzkatheter nach Rorabeck

McDermott 1984 [6]: Diese Apparatur besteht aus einem 10 cm langen Polyethylenschlauch mit einem Durchmesser von 11 F. Seitlich befinden sich 52 kreisrunde Perforationen mit einer Gesamtfläche von 8,3 mm². Am extrakorporalen Ende befindet sich ein Dreikanaladapter. Nach Plazierung des Katheters in der zu untersuchenden Loge wird eine Mikrotipdrucksonde in den Katheter plaziert. Die Eichung erfolgt vor Einführen der Sonde entsprechend den atmosphärischen Druckbedingungen. Des weiteren wird ein Perfusor mit heparinisierter Kochsalzlösung mit einer Flußgeschwindigkeit von 3 ml/h angeschlossen. Im Vergleich zu anderen Methoden (Wick-Katheter, Slit-Katheter) liefert diese Meßmethode vergleichbar exakte Meßergebnisse, jedoch ist der Kalibrationsvorgang, die Handhabung und die Interpretation einfacher als bei den anderen Methoden. Durch die Möglichkeit zur Langzeituntersuchung eignet sich der sog. S.T.I.C-Katheter sowohl zur Diagnostik des akuten als auch des chronischen Kompartmentsyndroms.

Awbrey et al. 1988 [1]: Mittels einer seitlich perforierten Kanüle (Abb. 4) und eines neuen kleinen Druckmonitors (Fa. Stryker) gelingt die Messung des Kompartmentdruckes auf eine sehr schnelle und einfache Weise. Eine mit physiologischer Kochsalzlösung gefüllte Injektionskanüle, deren Ende zusätzlich ein seitliches Fenster aufweist („side-ported needle"), wird mit einem speziellen Druckwandler und einer mit

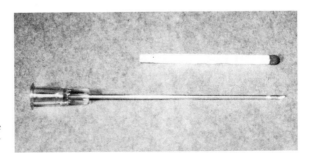

Abb. 4. Eine seitlich gefensterte Meßkanüle vermindert die Verschlußrate

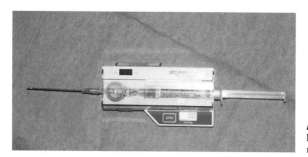

Abb. 5. Stryker-Meßgerät mit
konnektierter „side-ported
needle"

Kochsalzlösung gefüllten Spritze verbunden. Danach erfolgt die Konnektion auf den
Druckmonitor. Mit einer Zerotaste wird der Nullabgleich vorgenommen, danach in
einem 45°-Winkel das entsprechende Kompartment punktiert. Der gemessene
Druck wird digital auf dem Monitor angezeigt (Abb. 5).

Eine Untersuchung von 1993 [7] konnte bei der Kompartmentdruckmessung keine
signifikanten Unterschiede zwischen dem Stryker-Meßsystem und der bereits dargestellten Slit-Katheter-Technik nachweisen. Jedoch zeigen die Messungen mit der einfachen Nadelmeßmethode nach Whitesides signifikant höhere Meßergebnisse im
Vergleich zu den beiden anderen Systemen. Auch in dieser Studie zeigte sich, daß alle
3 untersuchten Meßmethoden zu Okklusionen der Kanülenspritze durch Weichteil-
bestandteile neigen.

Nicht flüssigkeitsgefüllte Meßsysteme

Becker 1987 [2]: Eine weitere Vereinfachung in der Handhabung bei gleicher Zuverläs-
sigkeit stellte die Messung mit Hirndrucksonden (Abb. 6) dar. Hierbei wurden handelsübliche Hirndrucksonden (Typ ICT/b Fa. Gaeltec/Novotronic) verwendet. Das
Meßprinzip basiert auf einer mechanoelektrischen Druckumwandlung mit Hilfe
eines Dehnungsmeßstreifens. Der so aufgenommene Druck wird über einen Adaptationsverstärker (Typ S10-S11, Fa. Gaeltec) verstärkt und auf einem Monitoringsystem
(Siemens Sirecust 300) mit Druckmodul angezeigt. Über eine Stichinzision wird der
Mikrodrucksensor ohne Verletzung des Muskels unter der Faszie plaziert, nachdem
vorher eine Eichung mittels Luftinsufflation erfolgte. Insgesamt besteht der Sensor
aus 2 Kammern, zwischen denen der Druckmeßstreifen installiert ist. Durch den
Eichvorgang wird infolge isobarer Druckverhältnisse in beiden Kammern der
mechanoelektromechanische Nullpunkt des Meßstreifens gewährleistet. Während
der Messung wird der im Kompartment bestehende Druck auf den Meßstreifen übertragen. Die Meßstreifendehnung resultiert in einer elektrischen Transformation.
Dieses elektrische Signal wird über den Adaptationsverstärker in seiner Amplitude
verstärkt und über das Druckmodul des Monitoringsystems digital angezeigt. Eine
weitere Miniaturisierung der Sonde (Typ 12 CT/4F, Fa. Gaeltec) konnte über eine
Venenverweilkanüle subfaszial plaziert werden, so daß auf eine Stichinzision verzichtet werden konnte.

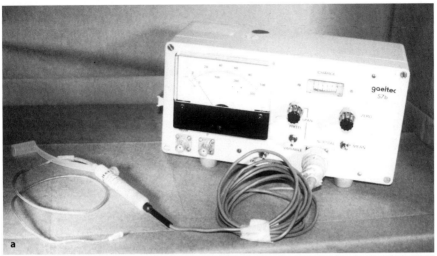

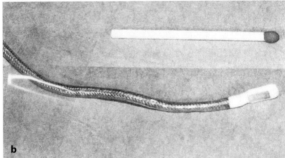

Abb. 6 a, b. Meßapparatur zur Kompartmentdruckmessung mittels Hirndrucksonde (**a**). Der Drucksensor (**b**) wurde durch eine Stichinzision in das betreffende Kompartment eingebracht

Gerngroß 1992 [4]: Den vorerst letzten Entwicklungsschritt stellt die piezoelektrische Messung von Kompartmentdrücken dar. Anstatt auf elektromechanischer Druckwandlung basiert hier das Meßprinzip auf Halbleiterelementen, die ein elektrisches Signal aussenden, wenn ein Druck auf sie ausgeübt wird. Das Meßergebnis wird digital angezeigt (Abb. 7). Die Verstärkung, Verarbeitung und Anzeige des Signals erfolgt in einem Gerät, das der Größe eines Taschenrechners entspricht (Vorverstärker, U/f-Konverter, Mikroprozessor, Eprom). Über eine Braunüle wird die Sonde, ggf. sonographisch kontrolliert, subfaszial plaziert. Eine Eichung des Gerätes entfällt bzw. wird mit dem elektronischen Initialisierungsvorgang bei Inbetriebnahme durchgeführt.

Zusammenfassung

Die vorgestellten Meßmethoden liefern exakte Meßergebnisse, unterscheiden sich jedoch in der Handhabung und Praktikabilität. Insbesondere der Eichvorgang stellt bei den flüssigkeitsgefüllten Meßsystemen eine erhebliche Fehlerquelle dar.

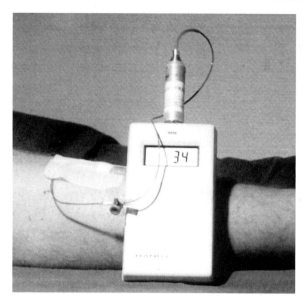

Abb. 7. Messung mit piezo-
elektrischer Kopplung. Die
Umwandlung des Logendruckes
in ein elektrisches Signal erfolgt
durch Halbleiter

Die neueren Methoden, die auf dem Prinzip elektromechanischer und piezoelektri-
scher Druckübertragung beruhen, sind wegen ihrer einfachen Bedienung für den klinischen Routinebetrieb geeignet. Diese Druckmeßtechniken ermöglichen auch dem
wenig erfahrenen Untersucher, exakte Logendrücke zu bestimmen.

Literatur

1. Awbrey BJ et al. (1988) Chronic exercise-induced compartment pressure elevation measured with a
   miniaturized fluid pressure monitor. A laboratory and clinical study. Am J Sports Med 16: 610 – 5
2. Becker HP et al. (1987) Kompartmentdruckmessung am Unterschenkel mit der Hirndrucksonde.
   Unfallchirurg 90: 212 – 7
3. Echtermeyer V (1984) Eine einfach Methode zur Gewebsdruckmessung bei Verdacht auf Kompartmentsyndrom. Chir Praxis 33: 699 – 708
4. Gerngroß H et al. (1992) Kompartmentdruckmessung: ein neues, rationelles Verfahren mit dem
   MCDM-I (Mobiles Kompartment-Druck-Meßsystem). Wehrmed Monatsschr 1: 8 – 11
5. Matsen FA et al. (1976) Monitoring of intramuscular pressure. Surgery 79: 702 – 9
6. McDermott AG et al. (1984) Monitoring acute compartment pressures with the S.T.I.C. catheter. Clin
   Orthop 190: 192 – 8
7. Moed BR et al. (1993) Measurement of intracompartmental pressure: A comparison of the SLIT
   Catheter, Side-ported needle, and Simple needle. J Bone Joint Surg [Am] 75: 231 – 5
8. Mubarak SJ et al. (1976) The wick catheter technique for measurement of intramuscular pressure. A
   new research and clinical tool. J Bone Joint Surg [Am] 58: 1016 – 20
9. Rorabeck CH et al. (1981) Compartmental pressure measurements: an experimental investigation
   using the slit catheter. J Trauma 21: 446 – 9
10. Scholander PF et al. (1968) Negative pressure in the interstitial fluid of animals. Science 161: 321 ff.
11. Schöffmann PF et al. (1980) Technik der Gewebsdruckmessungen. Hefte Unfallheilkd 148: 502 – 4
12. Whitesides TE et al. (1975) A simple method for tissue pressure determination. Arch Surg 110: 1311 – 3

Räumliche Beziehung einer implantierten Sauerstoff-partialdruckmeßsonde zu den anatomischen Strukturen im Muskel

M. Tannheimer, C. Willy und H. Gerngroß

Abteilung Chirurgie, Bundeswehrkrankenhaus Ulm, Oberer Eselsberg 40, D-89081 Ulm

Einleitung

Zur Beurteilung des chronisch funktionellen Kompartmentsyndroms, insbesondere für eine patientengerechte Therapieentscheidung, ist der intrakompartimentelle Druck ein wesentliches Kriterium. Allerdings ermöglicht er nur indirekte Schlüsse auf die nutritive Versorgung der Muskulatur, speziell der Versorgung mit Sauerstoff. Um hierüber genauere, direkte Informationen zu erhalten, bietet sich die intramuskuläre Sauerstoffpartialdruck-(pO_2)messung mit Hilfe eine Sonde als weiterführendes Diagnostikum an. Im BWK Ulm werden minimalinvasive intramuskuläre pO_2-Messungen seit 1 Jahr im Rahmen einer Studie an Patienten mit chronisch funktionellem Kompartmentsyndrom durchgeführt. Erste Ergebnisse scheinen die Bedeutung der pO_2-Messung bei der Beurteilung des chronisch funktionellen Kompartmentsyndroms zu unterstreichen (s. Beitrag Willy et al., S. 307).

Es stellt sich jedoch prinzipiell die Frage, ob die lokal im Muskel ermittelten Werte repräsentativ für den gesamten Muskel sind. Diskutiert wird, ob das Insertionstrauma, die heterogene Durchblutung im Muskel und die Entfernung zu Kapillaren, Arteriolen und Arterien möglicherweise den Meßwert beeinflussen.

Im folgenden soll daher die räumliche Beziehung einer implantierten pO_2-Meßsonde zu den anatomischen Strukturen im Muskel dargestellt werden.

Messung mit dem LICOX CMP-System

Initiale Gewebeverletzung

Das Insertionstrauma führt reaktiv zu einer Veränderung von Durchblutung und Sauerstoffpartialdruck (pO_2) im Applikationsbereich. Auf die Messung wirkt sich dies nur kurzfristig (10–15 min) aus [1].

Entlang des Stichkanals der 470 µm dicken Sonde kommt es zu einer Gewebeverletzung. Mikroskopisch zeigt sich eine 70–500 µm dicke Schicht untergegangener, avitaler Muskelzellen. Diese Zellschicht verbraucht keinen O_2 und ist stoffwechselinert, stellt jedoch keine Isolationsschicht dar. Sie vergrößert die Oberfläche der Meßsonde von 8 mm^2 auf 15–25 mm^2, sowie die Wegstrecke für O_2, die einem Partialdruckgefälle folgend zur Meßsonde diffundiert. Vorstellbar ist daher, daß der von der Sonde gemessene pO_2 niedriger als der tatsächliche intramuskuläre pO_2 ist. Das Partialdruckgefälle kommt durch den geringen O_2-Verbrauch bedingt durch das polarographische Meßprinzip zustande ($O_2 + 2H_2O + 4e^- \rightarrow 4OH^-$).

Hefte zu „Der Unfallchirurg", Heft 267
Willy, Sterk, Gerngroß (Hrsg.)
Das Kompartment-Syndrom
© Springer-Verlag Berlin Heidelberg 1998

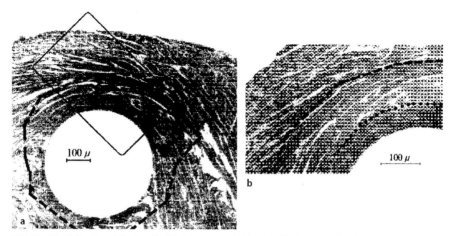

Abb. 1a. Punktionskanal der Sonde. Die Myozyten sind innerhalb einer Gewebeschicht von 70 μm zerstört (*gepunktete Linie*). Weiter entfernt bis zur *gestrichelten Linie* werden noch relevante morphologische Veränderungen an Zellmembranen und Kapillaren gefunden [1]

Heterogene Gewebeoxygenierung

In der Muskulatur sind speziell in Ruhe, aber auch bei Arbeit nicht alle Kapillaren in gleicher Weise durchblutet. Es findet sich daher eine inhomogene Verteilung des muskulären pO_2.

Aus den Abb. 2 und 3 ist ersichtlich, daß die verwendete Meßsonde mit ihrem O_2-sensitiven Bereich von 5 mm einen repräsentativen Mittelwert der Gewebeoxygenierung wiedergibt.

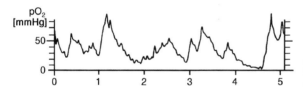

Abb. 2. Punktuell gemessenes Gewebe-pO2-Profil entlang eines 5 mm langen Weges

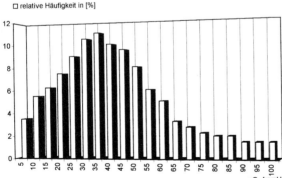

Abb. 3. Histogramm

Die Abb. 2 stellt den punktuell gemessenen pO_2 entlang einer Strecke von 5 mm dar. Dabei schwankt der pO_2 zwischen 1 mmHg und 97 mmHg, der Mittelwert beträgt 36 mmHg. Die prozentuale Verteilung in Form eines Histogramms zeigt die Abb. 3.

Darstellung der Größenverhältnisse

Es besteht ein erheblicher Größenunterschied zwischen der Abmessung des O_2-sensiblen Bereichs der Sonde und den Kapillaren bzw. Kleinstgefäßen (Abb. 4 und 5).

Bei einer Kapillarenzahl von 300 – 1000/mm^2 in der phasischen Skelettmuskulatur ergibt sich daraus ein direkter Sondenkontakt für ca. 5000 Kapillaren. Bezieht man die Oberflächenvergrößerung, bedingt durch die stoffwechselinerte Zellschicht, um die Sonde mit ein, liegen ca. 15000 Kapillaren der Sonde an. Diese sind für die O_2-Bereitstellung im Gewebe die entscheidende Struktur. Ihre Mehr- oder Minderperfusion ist verantwortlich für den perikapillären pO_2. Wie in Abb. 3 dargestellt, ist die Gewebeoxygenierung sehr heterogen (zwischen 1 und 97 mmHg). Die Anzahl der in die Messung eingehenden perikapillären pO_2-Werte ist jedoch so groß, daß der von der Sonde bestimmte Mittelwert unabhängig von ihrer Lage zu Einzelgefäßen ist.

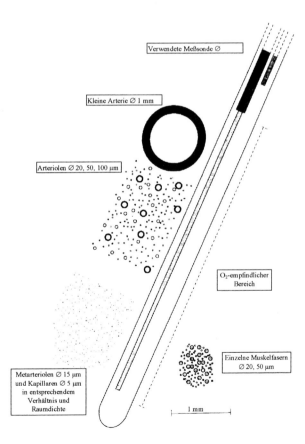

Abb. 4. Schematische Darstellung der Größenverhältnisse der verwendeten Meßsonde und der anatomischen Strukturen im Muskel. Die unterschiedlichen Funktionseinheiten (Muskelfasern, Kapillaren, Arteriolen) sind hier der Übersichtlichkeit wegen voneinander getrennt dargestellt. Real müssen sie sich übereinander projiziert vorgestellt werden. Die Länge des meßsensitiven Bereichs beträgt 5 mm

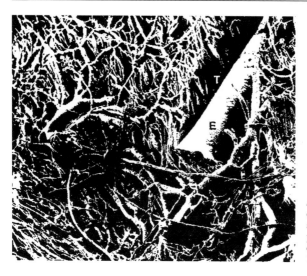

Abb. 5. Plastische Darstellung der Größenverhältnisse; Korrosionspräparat einer ähnlich proportionierten Sonde (*E*) mit einem Durchmesser von 350 μm, *T* Sondenkanal

Diskussion

Die verwendete Meßsonde des LICOX CMP-Systems mißt minimalinvasiv den im Muskelgewebe herrschenden durchschnittlichen pO_2.

Der entstehende Gewebeschaden ist zu gering, als daß es zu einer posttraumatischen Veränderung der Durchblutung kommen würde. Ein gering zu niedrig gemessener pO_2 ist aufgrund der durch die Gewebezerstörung um 70–500 μm vergrößerten Diffusionsstrecke für O_2 (innerte Gewebeschicht) vorstellbar. Dieser als Diffusionsfehler bezeichnete Effekt wird mit maximal 5 % Unterbewertung des pO_2 veranschlagt [1]. Dies entspricht bei einem mittleren Gewebe-pO_2 von 25–35 mmHg nur vernachlässigbaren 1,5 mmHg. Bei Muskelbetätigung mit resultierender verbesserter Durchblutung dürfte dieser Diffusionsfehler eine noch geringere Relevanz haben.

Durch die Größe der Sonde wird abmessungsbedingt ein mittlerer pO_2 bestimmt. Dieser ist von der lokal punktuellen heterogenen Durchblutung unabhängig und daher wenig störanfällig. Ferner ist die Sonde mit einer immensen Anzahl an Kapillaren in direktem Kontakt, insofern beeinflußt die Entfernung der Sonde zu Gefäßen das Meßergebnis nicht.

Zusammenfassung

Zusammenfassend ist von keiner praxisrelevanten Beeinflussung des pO_2-Meßergebnisses durch die Sonde selbst bzw. ihrer Lage auszugehen.

- Das Applikationstrauma wirkt sich bei korrekter Anwendung nur kurzfristig auf die Messung aus.
- Der meßempfindliche Bereich der Sonde ist ausreichend groß proportioniert. Dies ermöglicht es, punktuelle Inhomogenitäten der pO_2-Verteilung im Sinne

einer Mittelwertbildung über den gesamten meßempfindlichen Bereich der Sonde auszugleichen. Die Sonde ist daher unabhängig von der lokalen Kapillarisierung und der räumlichen Lage im Muskel.

- Der über den gesamten Meßbereich ermittelte pO_2-Wert ist bezüglich der Beurteilung einer ganzen Muskelloge der aussagekräftigere Wert als ein lokal punktuell ermittelter pO_2-Wert.

Die minimalinvasive, direkte, intramuskuläre pO_2-Messung mit dem LICOX CMP-System ist daher als aussagekräftige Meßmethode zur Beurteilung der O_2-Versorgung der intrakompartimentell gelegenen Muskulatur anzusehen.

Literatur

1. GMS (1995) Overview of the LICOX Catheter probe measurement system. Dorfstr. 2, D-24247 Mielkendorf
2. Hollman W, Hettinger T (1990) Sportmedizin Arbeits- und Trainingsgrundlagen; 3. Aufl. Schattauer, Stuttgart
3. Krawzak HW, Hcistermann P, Wiedner A, Hohlbach G (1994) Einfuß von Naftidrofuryl und Alprostadil i. v. auf den Gewebe-pO_2 des M. tibialis ant. gesunder Probanden. Angio 16/1: 23 – 27
4. Schmidt RF, Thews G (1990) Physiologie des Menschen; 24. Aufl. Springer, Berlin Heidelberg New York Tokyo
5. Schramm U, Fleckenstein W, Weber C (1990) Morphological assessment of skeletal muscular injury caused by pO_2 measurements with hypodermic needle probes. In: Ehrly MA, Fleckenstein W, Hauss J, Huch R (eds) Clinical oxygen pressure measurement II. Blackwell Ueberreuter Wissenschaftsverlag, London Berlin, pp 38 – 50
6. Schütz RM, Hohlbach G (1989) Neue diagnostische und therapeutische Verfahren in Angiologie und Gefäßchirurgie 10. Norddeutsche Angiologentage. Graphische Werkstätten, Lübeck
7. Shrier I, Magder S (1995) Pressure-flow relationships in in-vitro model of compartment syndrome. J Appl Physiol 79: 214 – 221

TEIL III

Therapie des akuten Kompartmentsyndroms

Treatment of Acute Compartment Syndromes*

S.J. Mubarak

Director of Orthopedic Program, Children's Hospital, University of San Diego, San Diego Medical
Center, 3020 Children's Way, CA 92123-4208, San Diego, USA

Introduction

A compartment syndrome is a condition in which fluid accumulation (edema and/or
hemorrhage) causes high pressure within a closed fascial space (muscle compartment), reducing capillary blood perfusion below a level necessary for tissue viability.
A build-up of pressure within the muscle compartment is not easily dissipated
because of the inelastic nature of the muscle-investing fascia. The local ischemia produced must be relieved by decompressing the muscle compartment in order to prevent muscle and nerve necrosis. A decompressive fasciotomy allows the muscles to
expand out of their tight fascial enclosure. The four muscle compartments of the leg
and the two compartments of the forearm are involved most frequently; there are a
variety of contributing factors, including trauma, contusion, arterial injury, prolonged limb compression, burns and prolonged exercise (Fig. 1). If pressure remains sufficiently high for several hours, normal function of the muscles and nerves is jeopar-

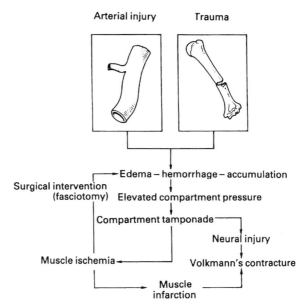

Fig. 1. Contributing factors of
compartment syndrome

---

* Chapter exerpted from *Operative Surgery*, 4th Edition, Butterworth's, 585–594, 1989.

Hefte zu „Der Unfallchirurg", Heft 267
Willy, Sterk, Gerngroß (Hrsg.)
Das Kompartment-Syndrom
© Springer-Verlag Berlin Heidelberg 1998

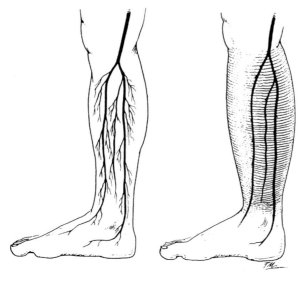

Fig. 2. Peripheral pulses and capillary fill in compartment syndrome patients

dized and myoneural necrosis eventually results. Permanent loss of function and limb contracture is called Volkmann's contracture.

Intracompartmental pressures are often in the range of 30–60 mmHg. This can produce ischaemia of the muscles and nerves, but such pressures do not occlude flow through a major artery, which has a much higher intraluminal pressure. Except in the presence of major arterial injury or disease, peripheral pulses and capillary fill are usually intact in compartment syndrome patients (Fig. 2).

The early findings of a compartment syndrome involving the anterior tibial compartment are pressure, pulse, paresis, paraesthesia, pink colour and pain with stretch (Fig. 3). Of these six P's, increased pressure is the earliest finding. It is often difficult to distinguish between compartment syndrome, arterial injury and nerve injury (Table 1). These conditions frequently coexist and their clinical findings often overlap, making diagnosis difficult, if not impossible. All may have associated motor or sensory deficit and pain. The arterial injury usually results in absent pulses, poor skin colour and decreased skin temperature. In contrast, the compartment syndrome routinely presents with intact peripheral pulses. Nerve injuries usually bring a little pain and the diagnosis is often made by the exclusion of the other two entities. Doppler measurements, arteriography and tissue intracompartmental pressure measurements are frequently required in the differential diagnosis of these three conditions.

Table 1. Features that distinguish between compartment syndrome, arterial injury and nerve injury

	Compartment syndrome	Arterial injury	Nerve injury
Pressure increased in compartment	+	−	−
Pain with stretch	+	+	−
Paraesthesia or anaesthesia	+	+	+
Paresis or paralysis	+	+	+
Pulses intact	+	−	+

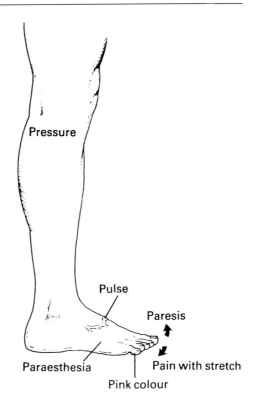

Fig. 3. Early findings of compartment syndrome involving the anterior tibial compartment

Preoperative Treatment

Measurement of Intracompartmental Pressure

This is the most objective and reliable parameter for the diagnosis of an acute compartment syndrome. Measurement of intracompartmental pressure by saline injection through needles was first applied by French and Price in 1962 [1], Reneman in 1968 [2], and Whitesides et al. in 1975 [3]. Later, Matsen and associates [4] used a variation of the needle technique that employs continuous infusion of saline. The wick catheter technique was modified for clinical use by Mubarak et al. The principal advantage of the wick catheter is that injection or continuous infusion of saline is not necessary to measure equilibrium pressure within the compartment. The slit catheter developed by Rorabeck et al. [6] combines the advantages of several clinical techniques for measuring intracompartmental pressure. Five 3 mm-long slits in the tip of the polyethylene tubing maintain continuity between tissues fluids and saline within the catheter without saline injection or flushing. The catheter is connected to a pressure transducer and recorder to monitor intracompartmental pressures (Fig. 4).

The slit catheter is placed in a muscle compartment by means of an intravenous placement unit, with the pressure transducer placed at the level of the catheter tip (Fig. 5). Immediate pressure measurements can be recorded. Normal intramuscular

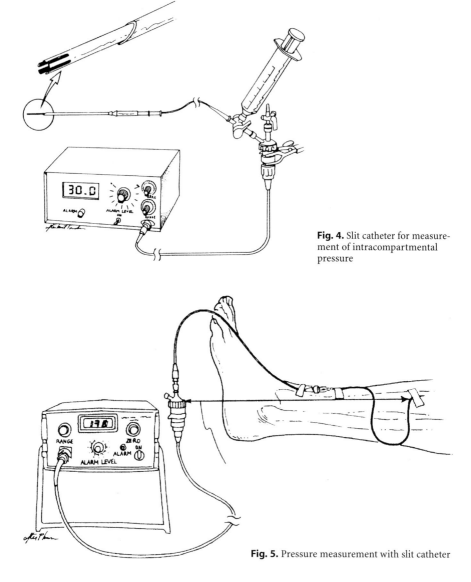

Fig. 4. Slit catheter for measurement of intracompartmental pressure

Fig. 5. Pressure measurement with slit catheter

pressure is 0–8 mmHg. Decompressive fasciotomy should be considered for pressures greater than 30 mmHg in the presence of the other clinical parameters previously noted. Intracompartmental pressure measurement is indicated in patients who are comatose, unresponsive or uncooperative and, in particular, in situations where compartment syndrome may coexist with nerve injury or arterial injury. Pressure measurement is also helpful in documenting the adequacy of decompressive fasciotomy.

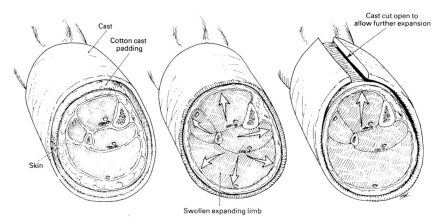

Fig. 6a–c. Cast splitting to decrease intracompartmental pressures

Preoperative Preparation

As compartment pressures rise, a rigid circular dressing can be a significant limiting envelope. Cast splitting (Fig. 6) decreases intracompartmental pressures by 60%–75% but if the patient's pain and neurological loss does not improve within an hour, all circular dressings should be removed so that the extremity may be examined carefully.

The Operations

Decompression of the Forearm

The volar and dorsal compartments are the major confined areas of the forearm (Fig. 7). The mobile wad can be approached by a volar incision.

Volar Approach: The volar incision, a single skin incision beginning proximal to the antecubital fossa and extending to midpalm, is utilized for volar forearm decompression (Fig. 8). This incision allows for division of the volar and brachial fascia and the

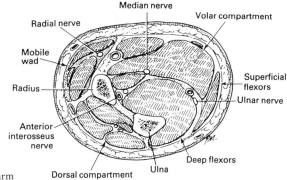

Fig. 7. Cross-section of the forearm

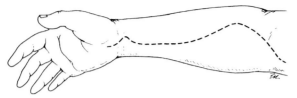

Fig. 8. Volar incision

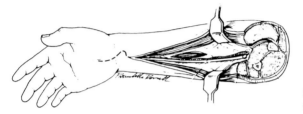

Fig. 9. Exposure of deep flexor compartment musculature

transverse carpal ligament, as well as exposure of the arteries and nerves of the forearm and the mobile wads.

Skin flaps are then raised. The interval between the flexor carpi ulnaris and the flexor digitorum sublimis (superficialis) is opened to expose the deep flexor compartment musculature (Fig. 9).

A cross-section showing the plane of cleavage to approach flexor digitorum profundus and median and ulnar nerves is shown (Fig. 10). In cases with median nerve dysfunction, in addition to the carpal tunnel release, the median nerve should be explored in three areas of potential nerve compression in the proximal forearm. The most proximal, the lacertus fibrosus, is always released as a part of the fasciotomy. The other areas of possible compression are the pronator teres and the flexor digitorum sublimis.

If the mobile wad is involved as indicated by pressure measurement, this area is easily approached utilizing the curvilinear incision (Fig. 8, 11).

Dorsal Approach: The dorsal skin incision begins 2 cm lateral and 2 cm distal to the lateral epicondyle, and extends approximately 10 cm distally towards the wrist.

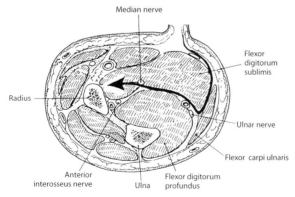

Fig. 10. Cross-section of the plane of cleavage

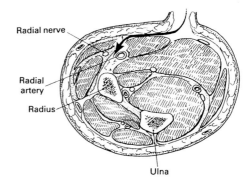

Radial nerve

Radial
artery

Radius

Ulna

Fig. 11. Approachment of the mobile wad

The skin edges are undermined and the dorsal fascia incised throughout the length of the forearm (Fig. 12).

The dorsal fascial incision should extend the length of the forearm and the approach is indicated in the cross-sectional drawing (Fig. 13).

Postoperative Care of the Forearm: The skin incisions are not closed at the time of fasciotomy. In delayed cases, definite debridement should not be carried out unless the muscle is obviously necrotic, as frequently there will be an improvement in muscle function following decompression. The extremity is elevated continuously in a bulky dressing.

At 3–4 days postfasciotomy, the patient is returned to the operating room for further wound care. The ends of the wound can frequently be closed utilizing the near-

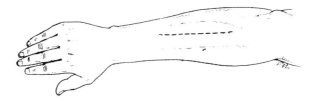

Fig. 12. Dorsal fascial incision

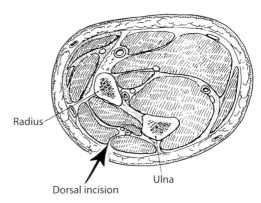

Radius

Ulna

Fig. 13. Approach following dorsal fascial
incision

Dorsal incision

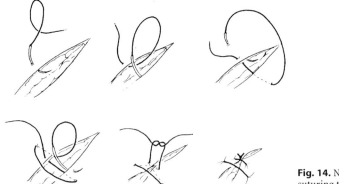

Fig. 14. Near-far-far-near suturing technique

far-far-near suturing technique (Fig. 14). However, the large central portion of the volar wound is usually covered with split-thickness skin graft within the first 7–10 days postfasciotomy. If some of the forearm musculature is necrotic, further debridement is carried out every 3–4 days until the granulating bed is healthy.

Active and active-assisted exercises of the hand are started on the second postfasciotomy day, while the patient is still in the bulky dressing. Exercises are discontinued for 7 days after split-thickness skin grafting and then reinstituted. The bulky dressing is discontinued at 2–3 weeks and the patient is placed in a volar splint with thumb opposition and the wrist in neutral.

Fractures of the Forearm and Compartment Syndromes

In most cases when acute compartment syndromes are associated with fractures of the radius and ulna, internal fixation of the bones should be undertaken at the time of fasciotomy (Fig. 15). The open wounds are managed as described above.

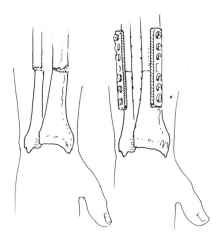

Fig. 15. Internal fixation of bones in acute compartment syndromes

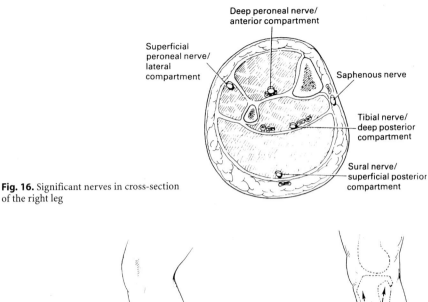

Fig. 16. Significant nerves in cross-section of the right leg

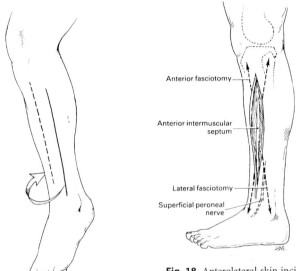

Fig. 17. Supine position in double-incision fasciotomy

Fig. 18. Anterolateral skin incision

Decompression of the Leg

A cross-section of the right leg in the distal one-third is shown (Fig. 16). Each of the four compartments of the leg contains a significant nerve.

In double-incision fasciotomy of the leg, the patient is placed in the supine position [8, 9] (Fig. 17). A tourniquet should not be used. Long Metzenbaum scissors are helpful for the fasciotomy.

An anterolateral skin incision (Fig. 18) is used to approach the anterior and/or lateral compartments. The incision is made halfway between the fibular shaft and the tibial crest. This is approximately over the anterior intermuscular septum dividing

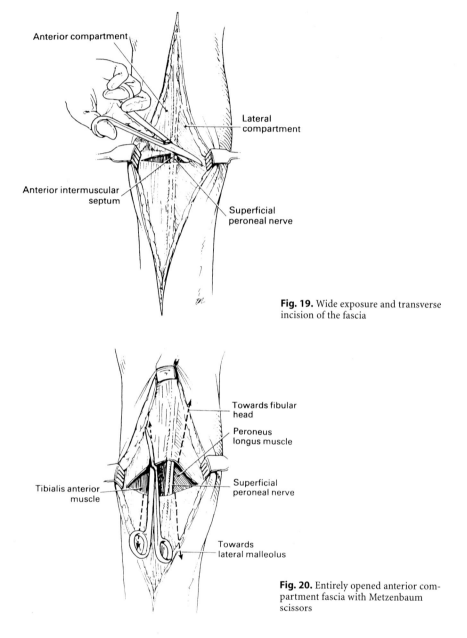

Fig. 19. Wide exposure and transverse incision of the fascia

Fig. 20. Entirely opened anterior compartment fascia with Metzenbaum scissors

the anterior and lateral compartments, and allows easy access to both. The length of the skin incision should extend the length of the compartments of the leg, unless intracompartmental pressures are monitored intraoperatively, in which case a small skin incision can be used.

The skin edges are undermined proximally and distally to allow wide exposure of

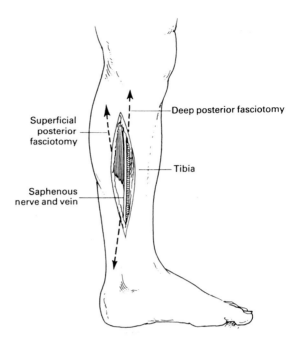

Superficial posterior fasciotomy

Deep posterior fasciotomy

Tibia

Saphenous nerve and vein

Fig. 21. Posteromedial incision

the fascia. A transverse incision (Fig. 19) is made just through the fascia to identify the anterior intermuscular septum that separates the anterior from the lateral compartment. Identification of this septum is necessary to find the superficial peroneal nerve that lies in the lateral compartment near the septum.

The anterior compartment fascia is opened in its entirety. Metzenbaum scissors (Fig. 20) are pushed with the tips open slightly in the direction of the great toe distally and proximally towards the patella. The lateral compartment fasciotomy is made in line with the fibular shaft. The scissors are directed proximally towards the fibular head and distally towards the lateral malleolus.

A posteromedial incision is used for an approach to the superficial and/or deep posterior compartments (Fig. 21). The incision is slightly distal to the previous incision and 2 cm posterior to the posterior tibial margin. By making the incision at this location, one avoids injuring the saphenous nerve and vein, which run along the posterior margin of the tibia in this area.

Once again, the skin incisions are undermined. The saphenous nerve and vein are retracted anteriorly. A transverse fascial incision (Fig. 22) is made to allow identification of the septum between the deep and superficial posterior compartments. The tendon of the flexor digitorum longus in the deep posterior compartment and the Achilles tendon in the superficial posterior compartment are identified.

The superficial posterior compartment is usually decompressed first. This fasciotomy must extend the entire length of the compartment proximally and distally behind the medial malleolus. The deep posterior compartment is released distally and then proximally under the soleus bridge (Fig. 23). If the soleus attaches to the

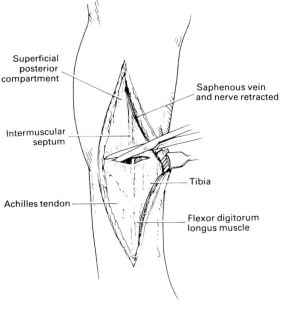

Superficial
posterior
compartment

Saphenous vein
and nerve retracted

Intermuscular
septum

Tibia

Achilles tendon

Flexor digitorum
longus muscle

Fig. 22. Transverse fascial incision

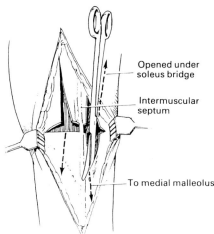

Opened under
soleus bridge

Intermuscular
septum

To medial malleolus

Fig. 23. Release of deep posterior
compartment under the soleus
bridge

tibia distally more than halfway, this should be released prior to the deep posterior
compartment fasciotomy. Occasionally, the soleus muscle or fascia extends to near
the ankle, completely covering the deeper-lying fascia of the deep posterior compartment. In this case, the deep posterior compartment is not seen until the superficial
has been opened and the soleus freed from the tibial edge.

Decompression of the four compartments of the leg is completed (Fig. 24). If intraoperative pressure monitoring is used during the procedure, a final pressure check of
each compartment is now performed.

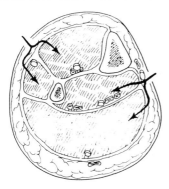

Fig. 24. Decompression of the four leg compartments

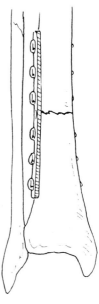

Fig. 25. Internal plate fixation of a tibial fracture plate

After Care: Approximately 4–7 days after fasciotomy, the patient is returned to surgery. At this time, much of the edema may have dissipated so that partial or complete skin closure is possible, using the near-far-far-near suturing technique. Intracompartmental pressure measurement can be of assistance in monitoring closure. In large wounds or with too much swelling, split-thickness skin grafting will be necessary. If there is necrotic muscle, the wounds are debrided repeatedly once- or twice-weekly until a satisfactory granulating bed is present.

Posterior splinting of the ankle in the neutral position is mandatory to prevent the insidious development of contractures.

Tibial Fractures and Compartment Syndromes of the Leg

The most common cause of an acute compartment syndrome is a tibial fracture. Internal fixation of the tibial fracture using plates and screws has been helpful in managing the bone and soft tissues and aiding in skin closure (Fig. 25). The plate fixation can be applied through the anterolateral skin incision. If there is an open fracture or severe comminution, an external fixation device will provide bone immobilization.

References

1. Frenchy EB, Price WH (1962) Anterior tibial pain. Br Med J ii: 1291–1296
2. Reneman RS (1968) The anterior and the lateral compartment syndrome of the leg. Mouton, The Hague
3. Whitesides TE Jr, Haney TC, Morimoto K, Hirada H (1975) Tissue pressure measurements as a determinant for the need of fasciotomy. Clin Orthop 113: 43–51
4. Matsen FA III, Mayo KA, Sheridan GW, Krugmire RB Jr (1976) Monitoring of intramuscular pressure. Surgery 79: 702–709
5. Mubarak SJ, Hargens AR, Owen CA, Akeson WH, Garetto LP (1976) The wick technique for measurement of intramuscular pressure: a new research and clinical tool. J Bone Joint Surg [Am] 58: 1016–1020
6. Rorabeck CH, Castle GS, Hardie R et al. (1981) Compartmental pressure measurements: an experimental investigation using the slit catheter. J Trauma 21: 446–449
7. Gelberman RH, Zakaib GS, Mubarak S, Hargens AR, Akeson WH (1978) Decompression of forearm compartment syndromes. Clin Orthop 134: 225
8. Mubarak SJ, Owen CA (1977) Double incision fasciotomy of the leg for decompression in compartment syndromes. J Bone Joint Surg 59: 184–187
9. Mubarak SJ, Hargens AR (1981) Compartment syndrome and Volkmann's contracture. Saunder, Philadelphia

Relationship of Tissue Pressure to the Timing of Fasciotomy

T.E. Whitesides Jr.

The Emory Clinic, Inc. Spine Center, 2165 North Decatur Road, 30033 Decatur, Georgia, USA

Fasciotomy done too late ends up in disaster of many types. This includes tissue necrosis with contracture, paralysis, myoglobinuria, renal failure, amputation, etc. An unnecessary fasciotomy yields minimal dysfunction and a scar with the other disadvantage of an anesthetic or two. Thus, ideally in a perfect world fasciotomy should be done prophylactically (in a planned preventive manner). This would imply that it is done before ischemic damage occurs – certainly before irreversible ischemic damage is done.

To carry out appropriate planning one must understand the parameters of ischemia relative to tissue pressure. There are two basic theories concerning this. One is that tissue injury occurs at an absolute tissue pressure level and this has been put forward in the past by Hargens, Mubarak, and Akeson [8] as being 30 mmHg. The other theory to which I hold is the perfusion pressure gradient one put forward and supported by myself, Heppenstall, Matsen, and many others. Wiederhelm [15] measured terminal arteriolar pressure as being equal to diastolic pressure. Dahn in the laboratories of Lassen in 1967 noted that if a bolus of 133 Xe were placed in a lower extremity muscle, the reabsorption of this deposit would occur if the externally applied pressure were below diastolic and would not be reabsorbed if it were above diastolic pressure. My experiments in the 1960s also corroborated this. Lassen proposed a diagram which explains why (Lassen ILL) with terminal arteriolar pressure being equal to diastolic pressure and there is no perfusion of tissue when the pressure is above diastolic pressure and why pulses may be propagated through arteries in the compartment to distal portions of limbs leaving peripheral pulses and capillary refill normal when nutrition to muscles in the compartment has ceased. Also it explains why peripheral pulses are present until tissue pressure approaches systolic pressure.

The most elegant studies supporting the perfusion gradient theories have been those of Heppenstall and Chance using phosphorus MRI in a dog model identified in limbs directly the pH, pO_2, and phosphocreatine stores levels. They have monitored this in injured and uninjured muscle at various levels below diastolic pressure and above. The important thing is that at 20 mmHg below diastolic there is a diminished pO_2 and diminution in blood flow but no alteration in phosphocreatine stores. All other things being equal, muscle may survive in this state. However, at 10 mmHg below diastolic, there have been cessation of blood flow, rapidly progressive pH and pO_2 abnormalities, and rapidly disappearing phosphocreatine stores. Thus, ischemia is present and ischemic damage is in progress. They also identified that in bruised muscle this progression of abnormality occurs at 10 mmHg of pressure lower than in uninjured muscle.

Hefte zu „Der Unfallchirurg", Heft 267
Willy, Sterk, Gerngroß (Hrsg.)
Das Kompartment-Syndrom
© Springer-Verlag Berlin Heidelberg 1998

In clinically observed patients who are conscious and cooperative, one sees a rather definite progression of symptoms as the tissue pressure rises. In man with a diastolic pressure of 70 mmHg, a patient with a tissue pressure of 30 mmHg will have pain and discomfort with activity and will have normal sensation and muscle activity. At 40 mmHg the patient will have more severe pain and pain with stretch of the muscle done passively. At 50 mmHg (20 mmHg below diastolic) severe pain and paresthesias are present and at 60 mmHg (10 mmHg below diastolic) the patient is in more severe pain as ischemic damage has begun. This pain will continue until anesthesia secondary to the ischemia has occurred. Then a relatively painless state may supervene.

Accepting these facts, I feel that fasciotomy should be done when there is a worsening clinical state, tissue pressure is progressively rising with progressively increasing pain and paresthesias, and when the tissue pressure passes a point of 30 mmHg below diastolic, then a fasciotomy should be planned and carried out if it goes to 20 mmHg below diastolic or if other clinical findings would suggest that the state is progressive. Fasciotomy should also be done when there has been an ischemic injury secondary to vascular injury etc., and then perfusion has been restored when the total ischemic state has been present for 6 hours. If it has been present for only 4 hours, then one may watch and check the tissue pressure progressively to identify and incipient syndrome.

If the patient is hypertensive, then a fasciotomy can be done at a higher level of tissue pressure, other symptoms allowing. Similarly, if a patient is hypotensive then one would carry out fasciotomy at a lower level of tissue pressure.

An example of this is a well-known Atlanta athlete who 25 years ago suffered an injury to the anterior compartment of the left leg when kicked. He was unable to sleep that night and sought medical help the next day. At that point he had normal sensation and motion with a prominent compartment with tissue pressure of 68 mmHg. His diastolic blood pressure was over 30 mmHg higher than that. This state remained for over 24 hours without worsening and then gradually resolved. Three days later he was able to leave any medical care and return to the playing fields. Five days later he took part in professional athletic activities.

One should beware of the obtunded patient, as one cannot get a reliable physical examination. Similarly the unconscious patient may have a compartment syndrome with no symptomatology or physical findings as they may well have normal color, capillary refill, and pulses in the extremity. One should avoid oversedation, and overzealous narcotics and especially long-acting narcotics as these similarly impede accurate clinical evaluation. The regional anesthesia post-injury and regional anesthesia postoperative in risky clinical situations is also quite dangerous and has produced many problems. In the end we are left with the situation that the only clinical symptom to tip us off and physical finding to tip us off is pain out of proportion to injury and pain with stretch. Tissue pressure determination is important because it can give accurate information and allow an expert clinician to make sound scientific decisions in regard to fasciotomy.

References

1. Bradley EL III (1973) The anterior tibial compartment syndrome. Surg Gynecol Obstet 136: 289–297
2. Heckman MM, Whitesides TE Jr, Grewe SR et al. (1993) Histological determination of the ischemic threshold of muscle in the canine compartment syndrome model. J Orthop Trauma 7: 199–210
3. Heckman MM, Whitesides TE Jr, Grewe SR et al. (1994) Compartment pressure in association with closed tibial fractures: the relationship between tissue pressure, compartment, and the distance from the site of the fracture. J Bone Joint Surg [Am] 76: 1285–1292
4. Heppenstall RB, Scott R, Sapega A et al. (1986) A comparative study of the tolerance of skeletal muscle to ischemia: tourniquet application compared with acute compartment syndrome. J Bone Joint Surg [Am] 68: 820–828
5. Heppenstall RB, Sapega AA, Scott R et al. (1988) The compartment syndrome: an experimental and clinical study of muscular energy metabolism using phosphorus nuclear magnetic resonance spectroscopy. Clin Orthop 226: 138–155
6. Heppenstall RB, Sapega AA, Izant T et al. (1989) Compartment syndrome: a quantitative study of high-energy phosphorus compounds using ^{31}P-magnetic resonance spectroscopy. J Trauma 29: 1113–1119
7. Matava MJ, Whitesides TE Jr, Seiler JG III et al. (1994) Determination of the compartment pressure threshold of muscle ischemia in a canine model. J Trauma 37: 50–58
8. Mubarak SJ, Hargens AR, Akeson WH (1981) Compartment syndromes and Volkmann's contracture. Saunders, Philadelphia, pp 37–44, 66–68, 100–101
9. Owen R, Tsimboukis B (1967) Ischaemia complicating closed tibial and fibular shaft fractures. J Bone Joint Surg [Br] 49: 268–275
10. Seddon HJ (1956) Volkmann's contractures: treatment by excision of the infarct. J Bone Joint Surg [Br] 38: 152–174
11. Seddon HJ (1966) Volkmann's ischemia in the lower limb. J Bone Joint Surg [Br] 48: 627–636
12. Seiler JG III, Womack S, DeL'Aune WR et al. (1993) Intracompartmental pressure measurements in the normal forearm. J Orthop Trauma 7: 414–416
13. Templeman DC, Varecka TF, Schmidt RD (1992) Economic costs of missed compartment syndrome. 8th annual meeting of the Orthopaedic Trauma Association, Minneapolis, Oct. 1–3
14. Whitesides TE Jr, Harada H, Morimoto K (1977) Compartment syndromes and the role of fasciotomy, its parameters and techniques. Instr Course Lect 26: 179–196
15. Wiederhelm CA, Weston BV (1973) Microvascular, lymphatic, and tissue pressures in the unanesthetized mammal. Am J Physiol 225: 992–996

Zeitpunkt der Fasziotomie – Ergebnisse einer Umfrage bei 92 Symposiumsteilnehmern

R. Fortkort, H. Gerngroß und C. Willy

Abteilung Chirurgie, Bundeswehrkrankenhaus Ulm, Oberer Eselsberg 40, D-89081 Ulm

Beim akuten Kompartmentsyndrom kommt der intrakompartimentellen Druckmessung als objektivem Parameter zur Einschätzung des optimalen Fasziotomiezeitpunktes eine entscheidende Bedeutung zu. Berechnungen des Grenzwertes, ab denen eine operative Dekompression erfolgen muß, wurden bisher ausschließlich am Tiermodell durchgeführt. Hier zeigte sich, daß weniger der absolute intrakompartimentelle Druck, sondern erst die Relation zum aktuellen Perfusionsdruck valide Aussagen über die Muskelgefährdung zuläßt [5, 6]. Dennoch empfehlen einige Arbeitsgruppen (Mubarak bzw. Hargens und Mitarbeiter), das Unterschenkelkompartment unabhängig vom Systemblutdruck bereits ab einem intrakompartimentellen Druck von 30 mmHg zu spalten [1–4, 7, 8]. Vor diesem Hintergrund sollte im Rahmen des Symposiums eine Umfrage unter den Teilnehmern durchgeführt werden, um Informationen über den im klinischen Alltag als kritisch angesehenen Grenzwert zu erhalten.

Methodik

Der Fragebogen wurde mit dem Programm versandt. Darüber hinaus wurde den Teilnehmern des Symposiums, die nach Zusendung des Programms noch nicht geantwortet hatten, ein gleichlautender Fragebogen (Abb. 1) ausgeteilt. Insgesamt konnten Fragebögen aus 92 Kliniken ausgewertet werden.

Ergebnisse

Häufigkeit der intrakompartimentellen Druckmessung: Weniger als 1/3 der Befragten (22 von 92) nutzt routinemäßig die Möglichkeit der intramuskulären Druckmessung zur Diagnostik des akuten Kompartmentsyndroms. Von den Messenden wird in der Hälfte der Fälle eine mehrmalige oder kontinuierliche Messung angestrebt.

Zusätzliche apparative Diagnostik: Über die Druckmessung hinaus wenden zur Diagnostik des akuten Kompartmentsyndroms von 23 messenden Chirurgen 5 Chirurgen apparative Zusatzuntersuchungen an. Dabei stehen Sonographie und Computertomographie im Vordergrund. Ein Chirurg führt zusätzlich eine intramuskuläre Sauerstoffpartialdruckmessung durch. Von den 69 Nicht-Druckmessenden stützen sich,

Hefte zu „Der Unfallchirurg", Heft 267
Willy, Sterk, Gerngroß (Hrsg.)
Das Kompartment-Syndrom
© Springer-Verlag Berlin Heidelberg 1998

Umfrage:

Einige grundsätzlichen Fragen hinsichtlich der Diagnostik und Therapie des Kompartment-Syndroms sind bisher nicht endgültig beantwortet und werden kontrovers diskutiert. Vor diesem Hintergrund möchten wir im Rahmen des Symposiums einen Beitrag zur Erarbeitung eines Konsens leisten.

Wir bitten Sie daher, unabhängig von einer etwaigen Teilnahme, die folgenden Fragen zu beantworten und das Formular an uns zurückzusenden. Für Ihre Mithilfe dürfen wir uns schon jetzt bedanken.

1. Messen Sie bei klinischem Verdacht auf ein akutes Kompartment-Syndrom, z.B. bei einer Unterschenkelfraktur, den intrakompartimentellen Druck?

   Ja: ☐   Nein: ☐
   Ich messe in der Regel einmalig: ☐
   Ich messe ggf. kontinuierlich bei liegender Sonde: ☐

2. Mit welcher Meßapparatur messen Sie den intrakompartimentellen Druck?

   ....
   ....
   ....

3. Nutzen Sie apparative Untersuchungsmethoden zur Diagnostik des akuten Kompartment-Syndroms?

   CT: ☐   NMR: ☐ Sonographie:☐
   pO₂-Messung: ☐   Sonstige: ☐
   ....
   ....

4. Ab welchem intrakompartimentellen Druck sehen Sie die Indikation zur Fasziotomie?

   Ab .... mm Hg

   ....

5. Wie verschließen Sie die Fasziotomie-Wunde?

   Epigard-Defektdeckung: ☐   Mesh-Graft: ☐
   Vakuum-Versiegelung: ☐   Sonstige: ☐
   Dermatotraktion: ☐

   ....

Vielen Dank !

Abb. 1. Umfragebogen zur Erhebung der im klinischen Alltag üblicherweise genutzten Meßmethodik beim akuten Kompartmentsyndrom

der Auswertung der Fragebögen zufolge 23 Chirurgen auf eine sonographische, computertomographische oder sogar kernspintomographische Diagnostik.

Meßapparatur: Bei den verwendeten Meßapparaturen kamen nahezu jeweils zur Hälfte das System „Stryker" bzw. „Kodiag" zum Einsatz. In einem Fall wurde eine Hirndrucksonde eingesetzt.

Zeitpunkt der Fasziotomie: 21 der 92 Antwortenden stellen die Indikation zur Fasziotomie ab einem absoluten intrakompartimentellen Druck:

20 – 30 mmHg: 2 Antwortende
$\geq$ 30   mmHg: 9 Antwortende
30 – 40 mmHg: 4 Antwortende
$\geq$ 40   mmHg: 3 Antwortende
$\geq$ 50   mmHg: 2 Antwortende
$\geq$ 60   mmHg: 1 Antwortender

Nur 4 der befragten Chirurgen beziehen bei der Diagnostik des akuten Kompartmentsyndroms den diastolischen Blutdruck oder den mittleren arteriellen Blutdruck mit ein und spalten das betroffene Kompartment ab einer Differenz zum Kompartmentdruck von weniger als 30 mmHg (3 Druckmessende geben keinen Grenzwert an).

Diskussion und Kommentar

– Die Umfrage spiegelt das Druckmeßverhalten von 92 chirurgisch Tätigen wider.
– Nur 1/3 der Befragten führt eine Druckmessung durch. Bemerkenswert ist, daß von den Nichtmessenden für die Akutdiagnostik 1/3 andere apparative diagnostische Maßnahmen (Sonographie, CT, NMR) durchführt. Diese Zusatzdiagnostik entspricht jedoch keineswegs den Empfehlungen der Literatur, die übereinstimmend nur der intrakompartimentellen Druckmessung eine Aussagekraft zuordnet [2, 7, 8]. Vor diesem Hintergrund ist bemerkenswert, daß 5 von 23 Messenden noch zusätzlich zur Druckmessung weitere, zeitaufwendige diagnostische Maßnahmen für erforderlich halten.
– 46 von 92 Antwortenden stellen die Diagnose ausschließlich anhand klinischer Parameter ohne Zusatzdiagnostik.
– Aufgrund der hohen intra- und interindividuellen Schwankungen bei der Messung der Gewebe-Sauerstoff-Partialdruckmessung erscheint diese Meßmethode, die von einem Druckmessenden angewandt wurde, als nicht geeignet für die Diagnostik des akuten Kompartmentsyndroms. So ergaben eigene Messungen (Licox-Sauerstoffsonde, Fa. GMS; Mielkendorf), daß z.B. ein gesunder Proband allein durch den Einfluß einer verminderten Raumtemperatur bei subjektivem Gefühl des „Frierens" einen intramuskulären pO_2 von nur 2 mmHg aufweisen kann (Normalwert laut Literatur und eigenen Untersuchungen im M. tibialis anterior: 20 – 30 mmHg). Diesem Wert ist unter Berücksichtigung des viel höheren Normwertes eine schwere Gewebehypoxie zuzuordnen und hätte fälschlicherweise in einer klinischen Notfallsituation Anlaß zur Fasziotomie gegeben. Interes-

santerweise hatte sich der Gewebe-Sauerstoff-Partialdruck von diesem niederen Ausgangswert nach wenigen kraftvollen Dorsal- und Plantarextensionen innerhalb von 2 min auf Werte von ca. 17 mmHg erhöht und verblieb in der Folgezeit auf diesem höheren Niveau.

– Nur die Hälfte aller Messenden nutzt eine Meßapparatur, die eine Druckmessung ohne Flüssigkeitsinstillation ermöglicht. Die in den Vereinigten Staaten üblichen Katheter (Slit-Katheter, Wick-Katheter) werden in der Regel nicht genutzt.

– Nur 4 von 23 druckmessenden Chirurgen berücksichtigen die aktuelle Kreislaufsituation und beziehen bei der Entscheidung zur Fasziotomie den diastolischen (DD) oder mittleren arteriellen Blutdruck (MAP) mit ein. Keiner der anderen Antwortenden berücksichtigt, daß aufgrund einer traumabedingten Vorschädigung des Muskels bereits eine Differenz von 30 – 40 mmHg (MAP – Intrakompartimenteller Druck) ein Hinweis auf eine eingeschränkte nutritive Perfusionssituation ist [5, 6].

Schlußfolgerung

Bei Verdacht auf ein akutes Kompartmentsyndrom ist die intrakompartimentelle Druckmessung im M. tibialis anterior zumindest im befragten Kollektiv keine routinemäßig durchgeführte Methode. Andererseits werden zur Sicherung der Diagnose sehr häufig nicht-etablierte Maßnahmen gewählt. Bei der Indikationsstellung zur Fasziotomie wird die nutritive Perfusionsleistung des Systemkreislaufes in der Regel nicht berücksichtigt.

Literatur

1. Hargens AR; Akeson WH, Mubarak SJ et al. (1989) Tissue fluid pressures: From basic research tools to clinical applications. (Kappa Delta Award Paper) J Orthop Res 7: 902 – 909
2. Hargens AR, Ballard RE (1995) Basic principles for measurement of intramuscular pressure. Oper Tech Sports Med 3: 327 – 242
3. Hargens AR, Romine JS, Sipe JC, Evans KL, Mubarak SJ, Akeson WH (1979) Peripheral nerve-conduction block by high muscle-compartment pressure. J Bone Joint Surg [Am] 61: 192 – 200
4. Hargens AR, Schmidt DA, Evans KL et al. (1981) Quantitation of skeletal-muscle necrosis in a model compartment syndrome. J Bone Joint Surg [Am] 63: 631 – 636
5. Heppenstall RB, Sapega AA, Izant T, Fallon R, Shenton D, Park YS, Chance B (1989) Compartment syndrome: A quantitative study of high-energy phosphorus compounds using ^{31}P-magnetic resonance spectroscopy. J Trauma 29: 1113 – 1119
6. Heppenstall RB, Sapega AA, Scott R et al. (1988) The compartment syndrome. An experimental and clinical study of muscular energy metabolism using phosphorus nuclear magnetic resonance spectroscopy. Clin Orthop Relat Res 226: 138 – 155
7. Mubarak SJ, Hargens AR, Owen CA, Garetto LP, Akeson WH (1976) The Wick catheter technique for measurement of intramuscular pressure. J Bone J Surg [Am] 58: 1016 – 1020
8. Mubarak SJ, Owen CA, Hargens AR, Garetto LP, Akeson WH (1978) Acute compartment syndromes: Diagnosis and treatment with the aid of the Wick catheter. J Bone Joint Surg [Am] 60: 1091 – 1095

Zeitpunkt der Fasziotomie – Ergebnis eines Expertengespräches

Ch. Willy, H.P. Becker und H. Gerngroß

Abt. Chirurgie, Bundeswehrkrankenhaus Ulm, Oberer Eselsberg 40, D-89081 Ulm

Im Beitrag von Fortkort et al. (S. 144) wurde die kontrovers geführte Diskussion um die druckabhängige Indikationsstellung zur Fasziotomie beim akuten Kompartmentsyndrom bereits angesprochen. Herauszustellen ist, daß die Empfehlungen zu einem Grenzwert, ab dem eine operative Dekompression erfolgen muß, bisher ausschließlich von tierexperimentell ermittelten Meßergebnissen abgeleitet wurden [8, 10, 11, 14, 24, 29]. Der am häufigsten publizierte „kritische" Wert für den intramuskulären Druck beträgt 30 mmHg [8, 19]. Vereinzelt wurden jedoch klinische Beobachtungen veröffentlicht, die zeigen, daß Patienten auch erheblich höhere Druckwerte über viele Stunden hinweg ohne Auftreten einer Muskelnekrose tolerierten [25, 29].

Tierexperimentelle Studien an der Hundeextremität geben Hinweise darauf, daß das Ausmaß der nutritiven Perfusion nicht vom absoluten intrakompartimentellen Druck allein abhängig ist, sondern vom jeweiligen systemischen Blutdruck beeinflußt wird. So stellten Heppenstall et al. schon vor über 10 Jahren fest, daß der Blutfluß ab einem Gewebedruck von 20–50 mmHg unter dem mittleren arteriellen Druck sistiert [10]. Auch andere Autorengruppen berücksichtigen den Zustand des Systemkreislaufes und fordern als Grenze für den intrakompartimentellen Druck einen Wert, der sich aus mittlerem arteriellem Druck und einem „Sicherheitsabstand" von 30 bzw. 40 mmHg errechnet: Mittlerer arterieller Druck (MAP) – 30 mmHg bzw. MAP – 40 mmHg beim schwer weichteilgeschädigten Unterschenkel [11, 25, 29].

Nach diesen Empfehlungen wäre z.B. beim polytraumatisierten Patienten mit einem Blutdruck von 90/40 mmHg (MAP 57 mmHg) bereits ein intrakompartimenteller Druck von 27 mmHg der Grenzwert für die Indikation zur Fasziotomie, und im Falle einer schwereren Traumatisierung des Muskels, ein Druck von 17 mmHg. Andererseits bestünde die Indikation zur Fasziotomie bei einem Hypertoniker mit einem Blutdruck von 175/105 mmHg (MAP = 128 mmHg) erst bei einem intramuskulären Druck von 98 bzw. 88 mmHg.

Trotzdem ergab unsere Umfrage, daß die Mehrzahl der Messenden bei einem Absolutdruck zwischen 20 und 60 mmHg, damit also unabhängig vom jeweiligen Blutdruck, die Fasziotomie durchführen würde. Nur 4 aller Antwortenden (n = 92) messen den Druck *und* setzen ihn in Relation zum aktuellen Perfusionsdruck. Vor diesem Hintergrund sollte während des Symposiums die Gelegenheit, die sich durch die Anwesenheit zahlreicher Experten ergab, genutzt und eine einheitliche Empfehlung für den „kritischen Gewebedruck" beim akuten Kompartmentsyndrom erarbeitet werden.

Hefte zu „Der Unfallchirurg", Heft 267
Willy, Sterk, Gerngroß (Hrsg.)
Das Kompartment-Syndrom
© Springer-Verlag Berlin Heidelberg 1998

Methodik

Expertengespräch: In einer Diskussionsrunde, die aus den unten genannten Experten bestand, wurden im Verlauf mehrerer Sitzungen die unten aufgeführten Fragen erörtert. Betont werden muß, daß nicht alle Gesprächsteilnehmer an allen Diskussionen mitwirken konnten.

Gesprächsmitglieder: PD Dr. Becker, Ulm, Dr. Böhm, Duisburg, Prof. Dr. Echtermeyer, Minden, Prof. Dr. Hargens, San Diego CA, USA, Prof. Dr. Gerngroß, Ulm, Prof. Dr. Mubarak, San Diego CA, USA, Prof. Dr. Muhr, Bochum, Prof. Dr. Styf, Göteborg, Schweden, Prof. Dr. Whitesides, Decatur, Atlanta, USA, Dr. Wiger Göteburg, Schweden, Dr. Willy, Ulm.

Fragen: Die Diskussionssprache war Englisch. Daher werden die formulierten Fragen und die Antworten der Experten in gleicher Sprache wiedergegeben:

1. Should I measure the intracompartmental pressure under the clinical suspicion of an acute compartment syndrome?
2. Which device is the best?
3. At which intracompartmental pressure you see the indication for fasciotomy?

Ergebnisse

Should I measure the intracompartmental pressure under the clinical suspicion of an acute compartment syndrome? Übereinstimmend (100%) wurde formuliert: „In suspicion of an acute compartment syndrome it is recommended to measure intracompartmental pressure, especially in uncooperative patients."

Which device is the best? Übereinstimmend (100%) wurde formuliert: „We recommend:

- a reliable,
- minimal traumatic,
- non-infusion,
- continuous monitoring technique,
- with which the surgeon is familiar."

Zur Insertionstechnik wurde empfohlen: „We recommend to insert the probe as parallel as possible to the muscle fibres and to measure at different locations in the given compartment."

At which intracompartmental pressure you see the indication for fasciotomy? Diese Frage wurde sehr kontrovers diskutiert. Die 10 Antwortenden formulierten folgende Empfehlungen:

- 2mal: 30 mmHg (absolut)
- 1mal: 30–50 mmHg (absolut)
- 3mal: 40 mmHg (absolut)

- 2mal: Diastolischer Blutdruck minus intrakompartimenteller Druck < 20 mmHg (relativ)
- 2mal: Mittlerer arterieller Blutdruck minus intrakompartimenteller Druck < 40 mmHg (relativ)

Diskussion

Empfehlung zur prinzipiellen Messung des intrakompartimentellen Druckes
Die Empfehlung, daß die Indikation zur Messung des intramuskulären Druckes prinzipiell gegeben ist, stimmt mit den Empfehlungen in der Literatur überein [1, 3, 5, 6, 12, 13, 15, 28]. Betont werden muß, daß die meisten Autorengruppen, die an diesem Thema arbeiten, auch Mitglieder der Diskussionsgruppe in Ulm waren. Darüber hinaus weisen aber auch Rorabeck et al. und Heppenstall et al. auf die Notwendigkeit der intrakompartimentellen Druckmessung bei Verdacht auf ein akutes posttraumatisches Kompartmentsyndrom hin [10, 11, 21]. Auch sie sehen eine klare Indikation v. a. beim bewußtlosen, nicht kooperativen Traumapatienten.

Empfehlung zur Meßapparatur
Die wohl wesentlichste Eigenschaft, die nach Ansicht aller Gesprächsteilnehmer ein Kompartmentdruckmeßsystem haben sollte, ist, daß der Anwender mit seinem Meßinstrument vertraut ist [5, 23].

Bei der Wahl des Meßsystems müssen einige Gesichtspunkte berücksichtigt werden: Die gewählte Meßtechnik sollte gewährleisten, daß zur Equilibrierung möglichst keine Flüssigkeit in das Kompartment instilliert werden muß [2, 7, 16–18, 22, 30]. Idealerweise ist die Meßtechnik zu wählen, bei der keinerlei Flüssigkeit injiziert werden muß und damit der intrakompartimentelle Druck nicht artifiziell erhöht wird [2, 4, 6, 7, 30]. Der Durchmesser der Sondenspitze sollte so klein wie möglich sein, um die Muskulatur während des Einführens der Sonde und des anschließenden Meßvorganges so wenig wie möglich zu traumatisieren [26, 27]. Um einen Druck von quer aufgespannten Muskelfasern im drucksensitiven Bereich der Meßsonde zu vermeiden, sollte die Sonde möglichst parallel zu den Muskelfasern eingeführt werden [26, 27]. Durch lokal begrenzte Einblutungen in die Muskelloge und durch eine mehr oder weniger stark ausgeprägte in der Längsachse des M. tibialis anterior verlaufende Zentralsehne besteht v. a. posttraumatisch eine Druckheterogenität in der Muskelloge, die es sinnvoll macht, den intrakompartimentellen Druck an mehreren Stellen der betroffenen Muskelloge mehrfach oder kontinuierlich zu messen [9, 20, 25].

Empfehlung zum Zeitpunkt der Notfallfasziotomie
In der wohl wichtigsten Frage, der Frage nach dem Zeitpunkt der Fasziotomie, konnte keine Einigung erzielt werden. Die Ursache hierfür liegt darin begründet, daß bisher keine einzige Humanstudie durchgeführt wurde, aus der die Situation der nutritiven Perfusion in Abhängigkeit vom intramuskulären Druck abgeleitet werden kann. Daher stützen sich einige Autorengruppen bei ihrer Entscheidung, ab einem Absolutwert von 30–40 mmHg die Faszie zu spalten, auf die Information, daß der kapilläre Perfusionsdruck weitestgehend unabhängig vom Systemkreislauf ist und 25–30 mmHg beträgt [19, 22]. Zudem fordern sie klinische Praktikabilität und einfa-

che Entscheidungsstrukturen, während andere Gesprächsteilnehmer tierexperimentelle Studien berücksichtigen, die unter Einsatz der ^{31}P-Kernresonanzspektroskopie zeigen, daß die intramuskuläre metabolische Situation vom jeweiligen Systemblutdruck abhängig ist, und sie daher den kritischen Muskeldruckwert in Relation zum diastolischen oder mittleren arteriellen Blutdruck setzen [10, 11].

Zusammenfassend darf formuliert werden, daß eine Kompartmentdruckmessung v. a. bei klinisch schlecht beurteilbaren Patienten immer zu empfehlen ist. Eine moderne Meßmethode sollte eine Messung ohne Flüssigkeitsinstillation ermöglichen und durch Verwendung einer sehr dünnen flexiblen Meßsonde wenig gewebetraumatisierend sein. Falls man einfache Kriterien für die Indikationsstellung zur Fasziotomie bevorzugt, kann als kritischer Absolutwert eine Grenze von 30 – 40 mmHg gewählt werden. Soll jedoch die Situation des Systemkreislaufes mitberücksichtigt werden, ist die wenig komplizierte Rechnung zu empfehlen, bei der vom mittleren arteriellen Druck im Falle gering weichteilgeschädigter Muskulatur 30 mmHg und im Falle einer massiv weichteilgeschädigten Muskulatur 40 mmHg subtrahiert werden, und man auf diesem Wege den kritischen Wert erhält.

Literatur

1. Allen MG, Stirling AG, Crashaw CV, Barnes MR (1985) Intracompartmental pressure monitoring of leg injuries. J Bone Joint Surg [Br] 67: 53 – 57
2. Becker HP, Gerngross H, Esch PM, Maier M, Hartel W (1987) Kompartmentdruckmessung am Unterschenkel mit einer Mikrotip-Sonde. Chirurg 58: 764 – 768
3. Brooker AF, Prezeshki C (1979) Tissue pressure to evaluate compartmental syndrome. J Trauma 9: 689 – 691
4. Crenshaw A, Styf JR, Mubarak S, Hargens AR (1990) A new fiberoptic transducer-tipped catheter for measuring intramuscular pressures. J Orthop Res 8: 464 – 468
5. Echtermeyer V (1984) Das Kompartment-Syndrom. Diagnostik und Therapie. Hefte Unfallheilk Bd 160
6. Festge OA, Groß W, Tischer W (1986) Kompartmentdruckmessungen mit einem Dochtkatheter. Zentralbl Chir 111: 674 – 683
7. Gerngroß H, Rosenheimer M, Becker HP (1991) Invasive Messung des Kompartmentdruckes auf piezoresistiver Basis. Chirurg 62: 832 – 833
8. Hargens AR, Akeson WH, Mubarak SJ et al. (1989) Tissue fluid pressures: From basic research tools to clinical applications. (Kappa Delta Award Paper) J Orthop Res 7: 902 – 9
9, Heckman MM, Whitesides TE, Grewe SR, Rooks MD (1994) Compartment pressure in association with closed tibial fractures. J Bone Surg [Am] 76: 128 – 1292
10. Heppenstall RB, Scott R, Sapega A, Park YS, Chance B (1986) A comparative study of the tolerance of skeletal muscle to ischemia. J Bone J Surg [Am] 68: 820 – 828
11. Heppenstall RB, Sapega AA, Scott R et al. (1988) The compartment syndrome. An experimental and clinical study of muscular energy metabolism using phosphorus nuclear magnetic resonance spectroscopy. Clin Orthop Relat Res 226: 138 – 155
12. Kober E, Ender HG (1989) Kompartment-Druckmessung in der Unfallchirurgie. Hefte Unfallheikd 148: 508 – 509
13. Machan FG (1988) Die Diagnostik des Kompartmentsyndroms – subfasziale Druckmessung. Zentralbl Chir 113: 727 – 730
14. Matava MJ, Whitesides TE Jr, Seiler JG, Hewan-Lowe K, Hutton WC (1994) Determination of the compartment pressure threshold of muscle ischemia in a canine model. J Trauma 37: 50 – 58
15. Matsen FA, Mayo KA, Sheridan GW, Krugmire RB (1976) Monitoring of intramuscular pressure. Surgery 79: 702 – 709
16. McDermott AGP, Marble AE, Eng P, Yabsley RH (1984) Monitoring acute compartment pressures with the S.T.I.C. Catheter. Clin Orthop Relat Res 190: 19 – 197
17. McDougall CG, Johnston GHF (1994) A new technique of catheter placement for measurement of forearm compartment pressures. J Trauma 31: 1404 – 1407

18. Moed BR, Thorderson PK (1993) Measurement of intracompartmental pressure: a comparison of the SLIT Catheter, side-ported needle, and simple needle. J Bone J Surg [Am] 75: 231–235

19. Mubarak SJ, Hargens AR, Owen CA, Garetto LP, Akeson WH (1976) The Wick catheter technique for measurement of intramuscular pressure. J Bone J Surg [Am] 58: 1016–1020

20. Nakhostine M, Styf JR, van Leufen S, Hargens AR, Gershuni DH (1993) Intramuscular pressure varies with depth. Acta Orthop Scand 64: 377–381

21. Rorabeck CH, Castle GSP, Hardie R, Logan J (1981) Compartmental pressure measurements: An experimental investigation using the SLIT-catheter. J Trauma 21: 446–449

22. Russell WL, Apyan PM, Burns RP (1985) An electronic technique for compartment pressure measurement using the WICK catheter. Surg Gynecol Obstet 161: 173–175

23. Schöffmann W, German RH, Reschauer R, Rehak PH (1989) Technik der Gewebsdruckmessungen. Hefte Unfallheilkd 148: 502–504

24. Skjeldal S, Stromsoe K, Alho A, Johnsen U, Torvik A (1992) Acute compartment syndrome: for how long can muscle tolerate increased tissue pressure? Eur J Surg 158: 437–438

25. Sterk J, Willy C, Roßbach C, Rosenheimer M, Gerngroß H (1996) Is our commonly performed intracompartmental pressure measurement correct? Intensive Care Med 22 S1: 103

26. Styf J (1989) Evaluation of injection techniques for recording of intramuscular pressure. J Orthop Res 7: 812–816

27. Styf JR (1995) Intramuscular pressure measurement during exercise. Operat Techn Sports Med 3: 243–249

28. Toljan M, Riedelberger W, Reschauer R (1990) Methoden der Kompartment-Druckmessung. Hefte Unfallheilkd 211: 163–164

29. Whitesides TE, Haney TC, Morimoto K, Harada H (1975) Tissue pressure measurements as a determinant for the need for fasciotomy. Clin Orthop 113: 43–51

30. Witschger P, Gilg M (1987) Ein neuer Druckmonitor zur Messung des Kompartmentdruckes. Z Unfallchir Versicherungsmed Berufskrkh 80: 283–287

Pressure and Time Thresholds for Acute Compartment Syndromes

A.R. Hargens

Department of Orthopaedics, University of California at San Diego and NASA Ames Research Center

Abstract

Some uncertainty still exists regarding intracompartmental pressure thresholds for fasciotomy. Based on clinical studies and animal experiments, decompressive fasciotomy is recommended for normotensive patients with positive clinical findings and intracompartmental pressures of 30–50 mmHg when the duration of increased pressure is unknown or thought to be over 8 hours. Undoubtedly, there exists a broad spectrum of tolerance to compartmental tamponade and ischemia among patients. However, considering the disastrous results of an unrelieved acute compartment syndrome, we recommend that any compartment with stable or rising pressures over 30 mmHg be decompressed if clinical indications are positive. When clinical signs of a compartment syndrome are difficult to obtain (e.g., uncooperative or unconscious patient), fasciotomy should be performed on any compartment with pressure over 30 mmHg. Under conditions of low blood pressure, pressure and time thresholds for fasciotomy are lower. In this paper, techniques for measuring intracompartmental pressure are critically reviewed and pressure/time thresholds for dysfunction are examined. Our studies of nerve dysfunction in normal human subjects provide important insights into pressure and time thresholds for fasciotomy and emphasize the important role of systemic blood pressure. Because there sometimes exist large gradients in pressure between a fracture site and distant portions of the same compartment, it is essential to monitor other clinical symptoms and signs of neuromuscular compression. The occurrence of these gradients alone is sufficient warning to orthopedists that intramuscular pressure should not be the sole indicator of the need for fasciotomy. These intracompartmental pressure gradients may explain some of the diverse opinions concerning compartment syndrome pressure thresholds. Therefore, more emphasis should be placed on clinical signs, with pressures used as confirmation.

Introduction

This paper reviews our experience with diagnosis of acute compartment syndrome. Acute compartment syndrome has numerous etiologies [16] but all are characterized by elevated intramuscular pressure that is sufficiently high to compromise microcirculatory blood flow through the affected compartment. Over the past 30 years we have developed new equilibrium techniques for measuring tissue fluid pressure [5] and applied them to animal models and clinical conditions of acute compartment syndrome. All models, whether animal or human, have limitations in duplicating

Hefte zu „Der Unfallchirurg", Heft 267
Willy, Sterk, Gerngroß (Hrsg.)
Das Kompartment-Syndrom
© Springer-Verlag Berlin Heidelberg 1998

actual compartment syndromes. Similarly, pressure techniques have advantages and limitations. Therefore, it is important to understand what pressure you are measuring and how it is important both physiologically and pathophysiologically. Before discussing pressure and time thresholds of acute compartment syndromes, it is important to evaluate techniques for measuring intracompartmental pressure.

Measurement of Intracompartmental Pressure

Prior to the 1960's, most measurements of tissue fluid pressure used needles to inject saline and then tried to measure intramuscular or some other interstitial fluid pressure. However, these techniques were flawed in that the measured pressures were artifactually high due to saline injection into a fairly noncompliant tissue space. In 1963, Guyton [4] first reported negative tissue fluid pressures using hollow, perforated capsules in muscle of dog hindlimbs. Although some tissues do indeed contain negative fluid pressures [5], intracompartmental pressure (Pm) in human skeletal muscle within relatively tight fasciae normally ranges between 0 and 10 mmHg.

Techniques used for measuring Pm in cases of acute compartment syndrome include needles with and without side holes, wick catheter, slit catheter, and more recently, transducer-tipped catheters such as the Camino fiber optic and Millar and MIPM electronic catheters. Needle measurements of Pm are often erroneous because of occlusion of the needle tip by tissue, thus making the technique insensitive to changes in Pm. Wick catheters provide excellent measurements of Pm by prevention of plugging and increased contact area with tissue fluids [20], but the wick itself reduces frequency of response to rapid changes in Pm. The slit catheter offers greater frequency of response to altered Pm but new transducer-tipped catheters provide the best current technology for measurements of Pm.

Several recent reviews are available which discuss theoretical and technical aspects of measurement of tissue fluid pressure and control of interstitial volume. Aukland and Reed [1] and Hargens and Villavicencio [7] provide comprehensive views of interstitial/lymphatic transport and Wiig [24] and Hargens and Ballard [6] provide an up-to-date review of acute methods (needle, wick, wick-in-needle, Myopress, micropipette) and chronic methods (capsule, skin cup) although some of these techniques are not suitable for measuring Pm in human muscle compartments or for diagnosis of acute compartment syndromes. Also, all chronic implants are presently unsuitable for studies of Pm in humans. Therefore, the following sections will describe and evaluate the most prevalent techniques for monitoring Pm in patients with suspected acute compartment syndromes: wick catheter, slit catheter, Stryker system, and transducer-tipped catheters (Camino, MIPM, and Millar).

Wick Catheter Technique

The design principle of the wick catheter is to maintain catheter patency by placing microscopic fibers or filaments at the catheter tip (Fig. 1). Because of sparcity of fluid in most tissues, acute studies of tissue fluid pressure depend on optimum contact between the free fluid within the tissue and saline within the measuring device. Wick catheter fibers maintain this fluid continuity and increase the area of contact between

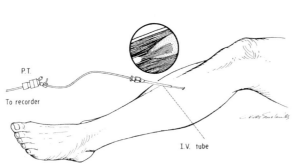

Fig. 1. Wick catheter for measuring intracompartmental pressure. The sterile, heparinized-saline-filled catheter is connected to a pressure transducer (*P.T.*) for continuous monitoring of anterior compartment pressure in this leg. Catheter insertion is facilitated by prior sterile insertion of an intravenous placement unit using local anesthesia. The I.V. tube is pulled back after entry of the wick catheter into muscle. A *close-up* of the wick tip is depicted *above* the insertion site. (From [9])

the saline-filled catheter and surrounding tissue fluids. Since no fluid-gas interface is present within or around the wick fibers, capillarity is absent and Pm is recorded immediately after insertion. There is normally no osmotic effect across the tissue fluid-wick boundary.

Wick catheters are usually inserted into the tissue through large bore needles (14- to 18-gauge) under local anesthesia [8]. Loosely fitted wick fibers optimize communication between the tissue fluid and the recording system and also lengthen the time in which measurements can be made. Typically, a wick catheter will record pressure for up to 8 hours. On the other hand, if the catheter is packed too tightly with wick fibers, responsiveness to pressure alterations decreases substantially. Also, clotting will usually develop at the wick-tissue interface after extended use. To prolong the use of the catheter, heparinized saline (20 U/ml)* is used to fill the catheter so that clot formation is inhibited. However, the heparin may exacerbate positive pressure artifacts caused by trauma after catheter insertion. Many types of wick material have been used since the original cotton fibers. These include silk, Dexon, nylon, Dacron, and other synthetic fibers. Diameters of synthetic fibers commonly range between 5 and 30 μm and these sizes yield fluid channels between wick fibers of 1–10 μm, about the same dimensions of free-fluid channels within normal tissues.

Before use, each catheter is tested by flushing saline through the entire tube. The wick fibers are packed loosely enough to allow good flow, but not loose enough to be pushed out by the flushing maneuver or pulled out by exercise. It must be emphasized that if alternate sizes are used for wick material, tubing, or monofilament, the new catheter must be checked for adequate saline flow. Finally, human studies and repeated use of animals dictate that wick catheters be sterilized before use by ethylene oxide gas (6 h at 60°C) or gamma radiation.

Besides checking the response to palpation after placement of the catheter within skeletal muscle, responsiveness can be checked by voluntary contraction of the muscle under investigation because Pm is a direct function of contraction force and catheter depth [21]. The wick catheter will not respond to a muscle squeeze or contraction if the catheter is placed subcutaneously. Severe bleeding around the catheter tip is detected by a surge in positive pressure and subsequent insensitivity in the catheter's response to palpation.

---

* U steht für Units

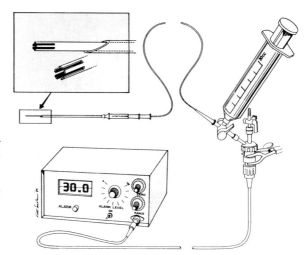

Fig. 2. Slit catheter technique for continuous measurement of equilibrium, intracompartmental pressure. The catheter tip protrudes from the insertion needle during filling so that the tip can be checked for air bubbles (*close-up, upper left*). Before insertion into muscle, the catheter is pulled entirely within the needle (From [16])

Slit Catheter Technique

The slit catheter [19] is another device that uses the wick principle for measuring Pm. The tip of the slit catheter is cut so that five 30-mm long plastic petals maintain patency without saline infusion (Fig. 2). Advantages of this system include greater response to changes in Pm especially during studies of muscle contraction. The more open design of the catheter tip prolongs catheter usefulness and blood clots are usually broken in vivo by applying finger pressure over the catheter tip. One disadvantage of the slit catheter is that air bubbles are caught more easily in these open-ended catheters, compared to catheters containing wick fibers. It is important to note that the wick catheter and slit catheter measure pressures averaging within ± 1 mmHg of each other [19] and therefore can be considered identical techniques. The essential elements of their design avoid methodological problems inherent with 0.1-mm or larger, open-ended needles or plastic tubes. Measurements of Pm in non-edematous tissues by needles or unmodified plastic tubes require injection of saline and long equilibration times [8].

Camino Fiber-Optic Catheter

The Camino fiber-optic catheter is a transducer-tipped catheter that has the advantage of measuring Pm without hydrostatic pressure artifacts [2]. Dynamic response of this system is excellent but the fiber optic catheter is relatively large and must be attached to a saline-filled intracath sheath for Pm measurements. This large sheath is relatively uncomfortable for the patient as compared with other smaller catheters. Other potential problems are that the large volume of this fiber optic system may cause piston effects during exercise (positive and negative Pm artifacts during movement of the catheter).

Stryker Intracompartmental Pressure System

Because of it's simplicity and easy-to-use, hand-held monitor, the Stryker system has gained much popularity over the past 10 years. However, just as with any extracorporeal pressure transducer, errors occur due to hydrostatic pressure differences between the probe and pressure transducer. The system also involves injection of saline to avoid plugging of the needle, although this problem was subsequently avoided by attaching a slit catheter to the end of the needle.

Electronic Transducer-Tipped Catheter

Recent miniaturization and simplification of electronic catheter systems have made available 2F – 3F transducer-tipped catheters (Millar Instruments, Houston, Tex. and Mammendorfer Institut für Physik und Medizin; Fig. 3) which provide excellent dynamic response to changes in Pm without artifacts from saline columns. These catheters are inserted through 18- to 14-gauge intracaths. On initial insertion into skeletal muscle, negative Pm is sometimes obtained because of the piston effect in normally fluid-free tissue spaces or because the catheter tip is near bone or tendon during muscle contraction [6]. However, soon after insertion, a pocket of edema fluid or blood probably forms to conduct local fluctuations of Pm.

Pressure and Time Thresholds for Acute Compartment Syndrome

As previously discussed, objective measurement of intracompartmental pressure (Pm) is relatively easy. On the other hand, it is difficult to know the time course of Pm from the patient's initial injury to the first measurement of Pm in clinical settings. For this reason, measurements of Pm for diagnosing acute compartment syndrome are often only confirmatory. Numerous investigators have documented the importance of early neurological changes in diagnosing compartment syndromes and "six Ps" have been identified to characterize the early progression of clinical signs: high muscle pressure, pain with passive stretch, paresthesia, paresis, pink skin color and *presence of distal pulse* [9]. In this setting, immediate decompression is necessary to pre-

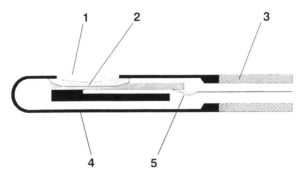

Fig. 3. Electronic transducer-tipped catheter (3F or 4F) measuring system (*side view*). The detail shows the pressure-sensing mechanics of the catheter tip (outer diameters for 3F: 0.99; 4F: 1.32 mm). Increased Pm causes a rise in pressure on the surface of the piezo crystal resulting in alterations of the resistance. The pressure is then immediately displayed on the digital monitor. *1* small measuring window; *2* unicrystalline piezo semiconductor with chip; *3* end of the 60-cm polyurethane catheter; *4* stainless steel case; *5* wires to connect. (From [26])

vent muscle and nerve necrosis and subsequent Volkmann's contracture. Because compartment syndromes have numerous etiologies and not all symptoms are present at the same time, intracompartmental pressure is also valuable as an early objective indicator of the need for fasciotomy [10].

Intracompartmental pressure thresholds for fasciotomy, however, depend upon local blood pressure and generally, investigators disagree on the critical Pm for decompression of acute compartment syndromes. Using the needle injection technique and empirical observations, Whitesides and co-workers [23] recommend fasciotomy at tissue pressures 20 mmHg below diastolic blood pressure. As monitored by ^{31}P-NMR spectroscopy in a canine model, however, Heppenstall and collaborators [13] find that muscle high-energy phosphates in a nontraumatized anterior compartment are not depleted when intracompartmental pressure approaches within 30 mmHg of mean arterial pressure (average compartment pressure was greater than 70 mmHg). Thus, these investigators suggest a threshold pressure of only 15–25 mmHg below diastolic blood pressure. In traumatized compartments, Heppenstall and associates [13] find that this pressure threshold is lower. Heckman and co-workers [12] documented significant gradients of Pm within a given muscle compartment associated with fractures of the leg, suggesting that compartment syndromes can be caused by localized areas of increased pressure. However, it may be questioned whether these measurements were performed in localized hematoma areas and therefore, not true acute compartment syndromes. Because these models of acute compartment syndrome employ different animals, times of compression, and indices of myoneural dysfunction, there remains controversy about the pressure-time thresholds and sensitivity of various indices of neuromuscular viability.

Recently, we studied a new model for acute, anterior compartment compression in normal volunteers and investigated pressure and time thresholds for dysfunction of the deep peroneal nerve. Our objective was to provide insight into the effects of local compression thresholds on nerve and muscle function in humans. A new apparatus was developed to compress the anterior compartment selectively and reproducibly in humans (Fig. 4). Thirty-five normal volunteers were investigated to determine acute thresholds of local tissue pressure which produce significant neuromuscular dysfunction. Pm adjacent to the deep peroneal nerve was elevated by a compression apparatus and continuously monitored by the Slit catheter. Elevation of Pm to within 35–40 mmHg of diastolic blood pressure (approximately 40 mmHg absolute pressure in our subjects) elicited a consistent progression of neuromuscular deterioration including in order: gradual loss of sensation as assessed by Semmes-Weinstein monofilaments (Fig. 5) and reduced nerve conduction velocity (Fig. 6).

Generally, higher intracompartmental pressures caused more rapid deterioration of neuromuscular function. Two subjects placed in the apparatus with compression levels of 0 and 30 mmHg maintained normal neuromuscular function for 3 hours.

Our primary goal was to understand pressure thresholds for neuromuscular dysfunction in normal human subjects exposed to external compression of their anterior compartment. Previous studies have documented the importance of systemic blood pressure in these pressure thresholds [18, 22, 27], so we employed the pressure differential between blood pressure and Pm (ΔP) to analyze changes of neuromuscular function in our subjects. Because the initial concept of a ΔP was forwarded by

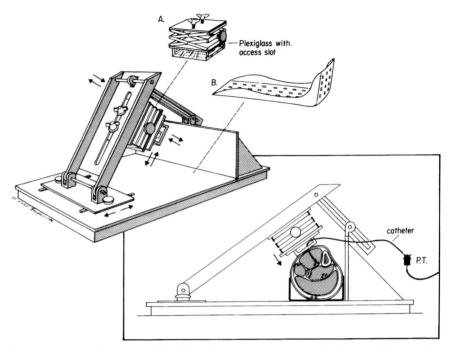

Fig. 4. Apparatus for short-term studies of anterior compartment compression in normal human subjects. Compression device employs an adjustable Plexiglas plate (20 cm long, 9 cm wide) attached to a lab jack (*A*) so that various levels of external compression are applied to the anterior compartment. The leg is stabilized in a holder (*B*) and cushioned by sheep skin (not shown). Cross section of leg and compression device is shown at bottom right. The lab jack expands to elevate pressure within the anterior compartment. Intramuscular pressure level around the deep peroneal nerve is monitored continuously by a slit catheter connected to a pressure transducer (*P.T.*) and recorder. (From [11])

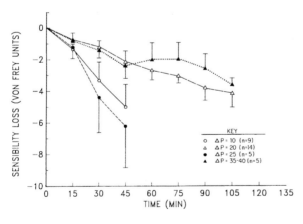

Fig. 5. Decreased peroneal nerve sensibility occurs with compression time. In ΔP groups of 10 and 25 mmHg, sensation was lost completely after 45 min of compression. Standard error bars are greater with time in the high compression groups because n values progressively fall as complete conduction block occurs in more and more subjects. (From [11]) ΔP, diastolic blood pressure minus Pm near peroneal nerve; n, initial number of volunteers at each compression level

Whitesides and co-workers [23] and because their concept of ΔP used a direct (diastolic pressure) rather than a calculated measure of blood pressure (mean arterial pressure), we employed diastolic blood pressure as our standard too.

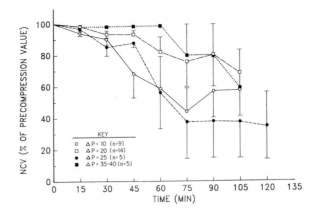

Fig. 6. Decreased nerve conduction velocity (*NCV*) with compression time. (From [11])

Results from our study of 35 normal volunteers document that sensibility (Fig. 5) and nerve conduction velocity both decrease significantly at $\Delta P = 35 - 40$ mmHg (Fig. 6). Thus in a subject with diastolic pressure of 80 mmHg, the threshold is 40 – 45 mmHg of absolute Pm. Generally higher compression levels cause greater deficits and more rapid (15 – 45 min) loss of neuromuscular function. The duration of compression is important as well, because individuals with relatively low levels of anterior compartment compression demonstrated dysfunction after a longer period of time (1 – 2 h). Although our results suggest that Pms approaching within 30 – 40 mmHg of diastolic pressure produce significant neuromuscular dysfunction, it is still possible that lower compression thresholds exist for longer durations of compression (3 – 10 or more hours). As evidenced by results for ΔPs between 10 mmHg and 35 – 40 mmHg, however, the magnitudes of each deficit do not always correlate with the compression level of the peroneal nerve. This finding may be due to one or more of the following factors: (1) individual variability between subjects in terms of the anatomy and compliance of their anterior compartments, (2) variability inherent in the techniques of measuring neuromuscular function, and (3) the fact that we studied ΔP levels within a relatively narrow range of 10 – 40 mmHg.

Short-term external compression of a human muscle compartment is valuable for studying pressure-time thresholds for peripheral nerve dysfunction in compartment syndromes. Intramuscular blood flow and nerve function [3, 14] are both reduced in proportion to the magnitude of tissue pressure. The validity of these models in terms of compartment syndrome pathophysiology is supported by studies which indicate that muscle compression associated with drug or alcohol abuse [17] or use of anti-shock trousers [25] causes acute compartment syndromes. Of course, external compression studies of normal volunteers is necessarily limited to short durations.

Because it is apparent that substantial pressure gradients may exist between the fracture site and distant portions of the same compartment [12], it is essential to monitor other clinical symptoms and signs of neuromuscular compression. The occurrence of these tissue pressure gradients alone and the probability that they may be related to local hematomas are sufficient warning to orthopedists that intramuscular pressure should not be the sole indicator of the need for fasciotomy. In fact, the data in this study may potentially explain some of the diverse opinions of compart-ment-syndrome pressure thresholds from 30 mmHg [10] to 50 mmHg [15] to 20 mmHg below diastolic pressure [23] to 30 mmHg below mean arterial pressure [13]. The findings in the present paper suggest that when possible, physicians should weigh clinical signs more heavily than intramuscular pressures when diagnosing compartment syndromes. To rely too heavily on pressures alone seems very risky. Therefore, more emphasis should be placed on clinical signs with pressures used as confirmation.

In summary, this review of recent results using a new model of compression of humans provides objective data concerning local pressure thresholds for neuromus-cular dysfunction in the anterior compartment. Results with this model in 35 normal volunteers indicate that a progression of neuromuscular deficits occurs when Pm increases to within 35 – 40 mmHg of diastolic blood pressure. These results also pro-vide useful information on the diagnosis and compression thresholds for acute com-partment syndromes. However, time factors are also important and usually are incompletely known in most cases of acute compartment syndrome. Although wick and slit catheters provide good techniques for monitoring Pm during rest, these cath-eters and their associated extracorporal transducer systems are not ideal for diagno-sis of acute compartment syndromes. Recent development of miniature transducer-tipped catheters provide artifact-free, high frequency recordings of Pm in normal subjects and patients with acute compartment syndromes.

Acknowledgments: I thank Karen Hutchinson for expert technical assistance. This research was supported by the Department of Veterans Affairs, National Institute of Arthritis and Musculoskeletal and Skin Diseases, and by NASA grant 199-80-02-05.

References

1. Aukland K, Reed RK (1993) Interstitial-lymphatic mechanisms in the control of extracellular fluid volume. Physiol Rev 73: 1 – 78
2. Crenshaw AG, Styf JR, Hargens AR (1992) Intramuscular pressures during exercise: an evaluation of a fiber optic transducer-tipped catheter system. Eur J Appl Physiol 65: 178 – 182
3. Gelberman RH, Szabo RM, Williamson RV, Hargens AR, Yaru NC, Minteer-Convery MA (1983) Tis-sue pressure threshold for peripheral nerve viability. Clin Orthop 178: 285 – 291
4. Guyton AC (1963) A concept of negative interstitial pressure based on pressures in implanted perfo-rated capsules. Circ Res 12: 399 – 414
5. Hargens AR (1981) Tissue fluid pressure and composition. Williams and Wilkins, Baltimore
6. Hargens AR, Ballard RE (1995) Basic principles for measurement of intramuscular pressure. Oper Tech Sports Med 3: 237 – 242
7. Hargens AR, Villavicencio JL (1995) Mechanics of tissue lymphatic transport. In: Bronzino JD (ed) Biomedical engineering handbook. CRC Press, Boca Raton, pp 493 – 504
8. Hargens AR, Mubarak SJ, Owen CA, Garetto LP, Akeson WH (1977) Interstitial fluid pressure in mus-cle and compartment syndromes in man. Microvasc Res 14: 1 – 10
9. Hargens AR, Akeson WH, Garfin SR, Gelberman RH, Gershuni DH (1984) Compartment syn-dromes. In: Denton J (ed) Practice of surgery. Lippincott, Philadelphia, pp 1 – 18
10. Hargens AR, Akeson WH, Mubarak SJ et al. (1989) Tissue fluid pressures: from basic research tools to clinical applications (Kappa Delta Award Paper). J Orthop Res 7: 902 – 909
11. Hargens AR, Botte MJ, Swenson MR, Gelberman RH, Rhoades CE, Akeson WH (1993) Effects of local compression on peroneal nerve function in humans. J Orthop Res 11: 818 – 827
12. Heckman MM, Whitesides TE Jr, Grewe SR, Rooks MD (1994) Compartment pressure in association with closed tibial fractures. J Bone Joint Surg [Am] 76: 1285 – 1292
13. Heppenstall RB, Sapega AA, Scott R, Shenton D, Park YS, Maris J, Chance B (1988) The compartment

syndrome. An experimental and clinical study of muscular energy metabolism using phosphorous nuclear magnetic resonance spectroscopy. Clin Orthop 226: 138–155

14. Lundborg G, Gelberman RH, Minteer-Convery M, Lee YF, Hargens AR (1982) Median nerve compression in the carpal tunnel: functional response to experimentally induced controlled pressure. J Hand Surg 7: 252–259
15. Matsen FA III, Mayo KA, Krugmire RB Jr, Sheridan GW, Kraft GH (1977) A model compartment syndrome in man with particular reference to the quantification of nerve function. J Bone Joint Surg [Am] 59: 648–653
16. Mubarak SJ, Hargens AR (1981) Compartment syndromes and Volkmann's contracture. Saunders, Philadelphia
17. Owen CA, Mubarak SJ, Hargens AR, Rutherford L, Garetto LP, Akeson WH (1979) Intramuscular pressure with limb compression. Clarification of the pathogenesis of the drug-induced compartment syndrome/crush syndrome. N Engl J Med 300: 1169–1172
18. Reneman RS, Slaaf DW, Lindbom L, Tangelder GJ, Arfors KE (1980) Muscle blood flow disturbances produced by simultaneously elevated venous and total muscle tissue pressure. Microvasc Res 20: 307–318
19. Rorabeck CH, Castle GSP, Hardie R, Logan J (1981) Compartmental pressure measurements: an experimental investigation using the slit catheter. J Trauma 21: 446–449
20. Scholander PF, Hargens AR, Miller SL (1968) Negative pressure in the interstitial fluid of animals. Science 161: 3221–328
21. Sejersted OM, Hargens AR, Kardel KR, Blom P, Jensen O, Hermansen L (1984) Intramuscular fluid pressure during isometric contraction of human skeletal muscle. J Appl Physiol 56: 287–295
22. Szabo RM, Gelberman RH, Williamson RV, Hargens AR (1983) Effects of increased systemic blood pressure on the tissue fluid pressure threshold of peripheral nerve. J Orthop Res 1: 172–178
23. Whitesides TE Jr, Haney TC, Morimoto K, Hiradu H (1975) Tissue pressure measurements as a determinant for the need of fasciotomy. Clin Orthop 113: 43–51
24. Wiig H (1990) Evaluation of methodologies for measurement of interstitial fluid pressure(P_i): physiological implications of recent P_i data. Crit Rev Biomed Eng 18: 27–54
25. Williams TM, Knopp R, Ellyson JH (1982) Compartment syndrome after antishock trouser use without lower extremity trauma. J Trauma 22: 595–597
26. Willy C, Gerngross H, Sterk J (1997) Intracompartmental pressure measurement: a new tansducer-tipped catheter system based on piezoresistive principle. J Bone Joint Surg (in press)
27. Zweifach SS, Hargens AR, Evans KL, Smith RK, Mubarak SJ, Akeson WH (1980) Skeletal muscle necrosis in pressurized compartments associated with hemorrhagic hypotension. J Trauma 20: 941–947

Die Technik der Fasziotomie

V. Echtermeyer und P. Horst

Unfallchirurgische Klinik im Klinikum Minden, Friedrich-Str. 17, D-32427 Minden

Die Dekompression durch Faszienspaltung ist ein Noteingriff, dessen Durchführung jederzeit möglich sein muß [14].

Um die Ischämiezeit der Muskulatur nicht zu verlängern, wird ohne Blutsperre operiert, um eine zusätzliche Schädigung der Muskulatur und eine erneute, kritische Volumenzunahme in den benachbarten Muskelkompartimenten nach Öffnen der Blutsperre zu vermeiden. Bei der Revision wird die Vitalität der dekomprimierten Muskulatur beurteilt. Die besten Hinweise für Vitalität sind die „4 K": Kontraktilität, Konsistenz, Kolorit und Kapillarblutung. Gesunder Muskel kontrahiert sich bei Berührung mit der Pinzette, hat eine normale Konsistenz und seine Farbe ist rotbraun oder nur gering livide verfärbt. Er blutet bei Inzision [4, 16].

Beim drohenden Kompartmentsyndrom erfolgt die prophylaktische Fasziotomie in Form einer halbgedeckten Spaltung durch Hautschnitte, die deutlich kürzer sind als die Länge der Faszienspaltung (Abb. 1). Eine primäre Hautnaht ist nur dann statthaft, wenn sie spannungsfrei möglich ist.

Beim manifesten Kompartmentsyndrom muß immer eine komplette Dermatofasziotomie vorgenommen werden, wobei die Faszie durch Quer- und Längsinzisionen eröffnet wird. Die unter hohem Druck stehenden Muskeln werden revidiert, sicher avitale Anteile und Blutkoagel werden entfernt. Als Kriterium für die Ausdehnung des Débridements dienen die oben angegebenen Vitalitätszeichen. Bei zweifelhaftem Vitalitätsbefund sollte eher nicht reseziert werden, da die Regenerationsfähigkeit der Muskulatur intraoperativ häufig nicht abgesehen werden kann [9]. Nach gründlicher

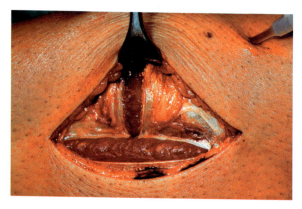

Abb. 1. Halbgedeckte Fasziotomie mit Längs- und Querspaltung der Faszie

Hefte zu „Der Unfallchirurg", Heft 267
Willy, Sterk, Gerngroß (Hrsg.)
Das Kompartment-Syndrom
© Springer-Verlag Berlin Heidelberg 1998

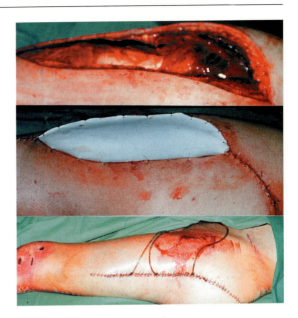

Abb. 2. Dermatofasziotomie eines Kompartmentsyndroms der Oberschenkelmuskulatur über eine dorsolaterale Längsinzision mit primärer Deckung durch synthetischen Hautersatz und Sekundärverschluß nach Second-look-Operation

Blutstillung, mehrfacher Spülung und ausgiebiger Drainage bleibt der Hautschnitt in ganzer Länge offen, die Wunde wird mit synthetischem Hautersatz gedeckt (Abb. 2). Ein primärer Wundverschluß birgt die große Gefahr eines Reboundkompartmentsyndroms in sich, da die postischämische Schwellung 6–12 h nach der Faszienspaltung zu einer erneuten Volumenzunahme der Muskulatur führt und dann die Haut die limitierende Hüllschicht darstellt. Ausgeprägte Kompartmentsyndrome unterliegen in hohem Maße Sekundärinfektionen [7, 18]. Im Rahmen des späteren Hautverschlusses kann als Second-look-Operation ein erneutes Débridement durchgeführt werden. Simultan mit der Dermatofasziotomie sollte die stabile Osteosynthese der begleitenden Fraktur aus zweierlei Gründen durchgeführt werden (Abb. 13):

1. Die Faszienspaltung beeinträchtigt die natürliche Weichteilschienung der Fraktur und trägt damit zur Instabilität bei.
2. Eine primär geschlossene Fraktur wird durch die therapeutische Fasziotomie zur sekundär offenen Fraktur mit einem entsprechend hohen Infektrisiko.

Nach Rückbildung des Ödems um den 5. bis 8. Tag erfolgt die Sekundärnaht, sofern kein traumatisch bedingter Hautdefekt vorliegt. In Einzelfällen mag es notwendig sein, nach erfolgter Sekundärnaht mit Verkleinerung der Wunde eine Tertiärnaht weitere 3–4 Tage später durchzuführen (Abb. 2). Verbleibende Hautdefekte werden durch Meshgraft gedeckt.

Spezielle Operationstechnik

Obere Extremität

Im Bereich des Schultergelenkes erfolgt der Zugang zum M. deltoideus leicht geschwungen unterhalb der Klavikula in Höhe des Processus coracoideus beginnend, nach kaudal dem Sulcus deltoideopectoralis folgend (Abb. 3). Da der Muskel durch ein intermuskuläres Septum unterteilt ist, müssen außer der Faszienspaltung zusätzliche Inzisionen des Epimysiums durchgeführt werden.

Am Oberarm erfolgt der Zugang zur Dekompression des ventralen und dorsalen Kompartments je nach Begleitverletzung. Im Falle einer Gefäßverletzung wird die

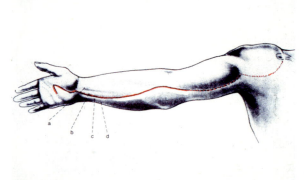

Abb. 3. Zugänge an der oberen Extremität

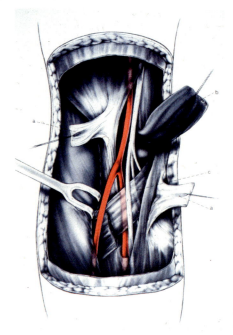

Abb. 4. Situs der Ellenbeuge: Darstellung von A. brachialis und N. medianus in bezug zum Lacertus fibrosus und M. pronator teres

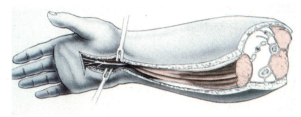

Abb. 5. Volarer Zugang zur Dekompression der oberflächlichen Beugemuskulatur des rechten Unterarms mit Spaltung des Lig. carpi transversum

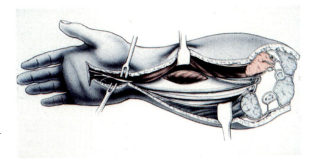

Abb. 6. Volarer Zugang zur Dekompression der tiefen Beugemuskulatur des rechten Unterarms

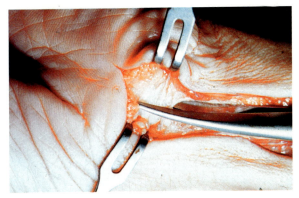

Abb. 7. Spaltung des Lig. carpi transversum

Inzision medial gewählt (Abb. 3). Bei osteosynthetischer Versorgung des Humerus erfolgt der Zugang von lateral. Das volare Kompartment des Unterarmes wird durch eine volar-ulnare Inzision entlastet. Wesentlich ist die Durchtrennung des unelastischen Lacertus fibrosus, der zusammen mit dem M. pronator teres und der Bizepssehne einen V-förmigen Schlitz zum Durchtritt von A. brachialis und N. medianus bildet [5] (Abb. 4). Die Loge der oberflächlichen Beuger wird über dem M. flexor carpi ulnaris eröffnet (Abb. 5). Durch Abdrängen dieses Muskels nach ulnar wird das tiefe Kompartment erreicht (Abb. 6). Bei Entlastung der tiefen Beugemuskeln ist eine Verletzung des ulnaren Gefäß-Nerven-Bündels zu vermeiden. Die Dekompression beinhaltet die Exploration des N. medianus, der zwischen M. flexor digitorum superficialis und M. flexor pollicis longus eingescheidet ist und hier eingeengt sein kann.

Distal muß das Lig. carpi transversum mit durchtrennt werden (Abb. 5–7). Die Entlastung der Streckmuskulatur geschieht durch radialseitige Eröffnung der Unter-

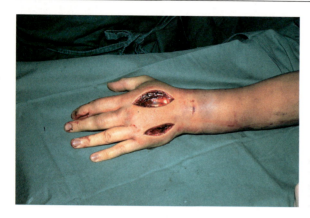

Abb. 8. Entlastung der Interosseikompartimente der Langfinger von dorsal. Zugang durch Hautschnitte über dem 2. und 4. Mittelhandknochen

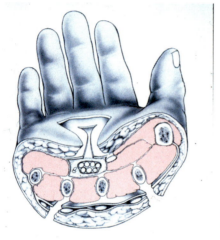

Abb. 9. Querschnitt durch die rechte Mittelhand. Aufsicht von proximal. Entlastung der Interosseikompartimente der Langfinger durch dorsale Inzisionen. Entlastung der Hohlhand durch plantarseitige Inzision

armfaszien. Die Mm. brachioradialis, extensor carpi radialis longus und brevis entspringen im distalen Anteil des ventralen Kompartments des Oberarmes und müssen, da sie in eine eigene Faszienhülle eingescheidet sind, isoliert entlastet werden [20].

An der Hand geschieht die Entlastung der Interosseikompartimente der Langfinger am leichtesten von dorsal, wobei entweder längsverlaufende oder leicht bogenförmige Hautschnitte über dem 2. und 4. Mittelhandknochen für die jeweils benachbarten Interosseikompartimente geführt werden (Abb. 8 und 9). Thenar und Hypothenar werden von palmar entlastet. Lanz [8] hat 1982 darauf hingewiesen, daß die einfachste Form der palmaren Entlastung die Querinzision oder Exzision der Palmaraponeurose darstellt. Der Karpaltunnel und das Retinakulum werden von einer S-förmigen Hohlhandinzision zusammen mit der Guyon-Loge eröffnet (Abb. 4, 6 und 10).

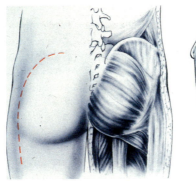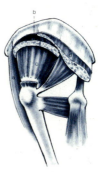

Abb. 10. Zugang zur Entlastung der Glutäalmuskulatur

Untere Extremität

Der Zugang zur Entlastung der Glutäalmuskulatur erfolgt wie beim dorsalen Zugang zum Hüftgelenk [1] (Abb. 2 und 10). Die Entlastung des M. glutaeus maximus erfordert neben der Fasziotomie zusätzliche Inzisionen im Sinne einer Epimysiotomie. Entscheidend ist die Faszienspaltung der Mm. glutaeus medius und minimus. Der M. tensor fasciae latae muß zusätzlich dekomprimiert werden. Die Iliopsoasloge wird von einem iliofemoralen Zugang aus dargestellt, wie beim ventralen Zugang zum Acetabulum nach Smith-Peterson.

Am Oberschenkel erfolgt die Entlastung durch eine dorsolaterale Längsinzision und Spaltung der Fascia lata in typischer Weise wie beim Zugang auf das Femur, allerdings etwas mehr dorsal (Abb. 2). Die Beugerloge wird unter dem Septum intermusculare eröffnet und entlastet. Bei Exploration des medialen Gefäß-Nerven-Bündels kann vom selben Zugang die Beuge- und Streckmuskulatur dekomprimiert werden. Die 4 Unterschenkelkompartimente können entweder durch bilaterale Inzisionen

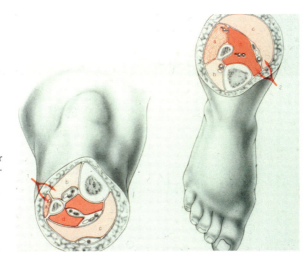

Abb. 11. Bilaterale Inzision zur Fasziotomie aller 4 Unterschenkellogen: *links* anterolaterale Hautinzision zur Spaltung des ventralen und lateralen Kompartments, *rechts* posteromediale Hautinzision zur Entlastung des oberflächlichen und tiefen dorsalen Kompartments

oder durch eine parafibulare Dermatofasziotomie entlastet werden. Die bilaterale Inzision eignet sich zur prophylaktischen Fasziotomie [10]. Die Entlastung des ventralen und lateralen Kompartments erfolgt durch eine gemeinsame anterolaterale Hautinzision 2 cm ventral der Fibula im proximalen oder mittleren Unterschenkeldrittel (Abb. 11, links). Die Haut wird proximal und distal etwas unterminiert, um eine bessere Übersicht über die Faszie zu gewinnen. Die Faszien beider Kompartimente werden zunächst quer gespalten, um das vordere Septum intermusculare zu identifizieren. Der N. peronaeus superficialis liegt im lateralen Kompartimente unmittelbar dorsal des Septum intermusculare. Zur Dekompression beider Kompartments werden die geöffneten Branchen einer langen, stumpfen Metzenbaum-Schere bzw. ein Fasziotom nach proximal in Richtung Patellaspitze nach distal in Richtung der Großzehe vorgeschoben (Abb. 12). Bei Spaltung des lateralen Kompartments liegt die Faszieneröffnung im Niveau des Fibulaschaftes.

Die Entlastung des oberflächlichen und tiefen Kompartments erfolgt über eine gemeinsame posteromediale Hautinzision 2 cm dorsal der tastbaren Tibiahinterkante im distalen Unterschenkeldrittel (Abb. 11, *rechts* und Abb. 13). V. saphena magna und N. saphenus werden nach ventral weggehalten. Durch eine Querinzision kann das Septum zwischen tiefem und oberflächlichem dorsalem Kompartment identifiziert werden. Zunächst wird das oberflächliche dorsale Kompartment dekomprimiert. Besonderes Augenmerk muß dem tiefen dorsalen Kompartment gelten, das infolge seiner Weichteilummantelung durch den M. soleus direkter Palpation nicht

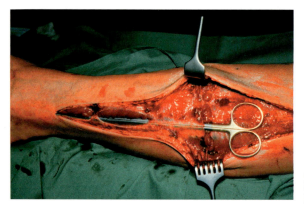

Abb. 12. Dekompression des lateralen Unterschenkelkompartments

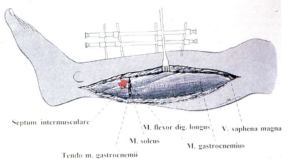

Septum intermusculare   M. flexor dig. longus   V. saphena magna
                          M. soleus   M. gastrocnemius
        Tendo m. gastrocnemii

Abb. 13. Posteromediale Inzision als Zugang zur oberflächlichen und tiefen dorsalen Muskelloge des rechten Unterschenkels. Querinzision der Faszie zur Identifizierung des Septums zwischen beiden Logen

zugänglich ist. Erst im distalen Unterschenkeldrittel wird es von den Muskelmassen des Triceps surae freigegeben und sollte nach Identifizierung der Sehne des M. flexor digitorum longus sicher dekomprimiert werden.

Die parafibulare Dekompression erlaubt die Entlastung aller 4 Kompartimente durch eine Hautinzision [9]. Die Hautinzision liegt über der gesamten Länge der Fibula, direkt darunter erfolgt die Faszienspaltung für das laterale Kompartment (Abb. 14). Das ventrale Kompartment wird durch Weghalten der Haut nach ventral erreichbar (Abb. 15). Das oberflächliche dorsale Kompartment läßt sich durch Weghalten der Haut nach dorsal darstellen. Nach Ablösen des lateralen Kompartments von seiner dorsalen Faszie werden die Mm. peronaei nach vorne und der M. triceps surae nach dorsal weggehalten. Hierdurch spannt sich die Faszie zwischen Fibula und dem tiefen Blatt der Fascia cruris an. Ihre Inzision entlastet das tiefe dorsale Kompartment (Abb. 16). Die Durchtrennung des Lig. transversum cruris bei der therapeutischen Fasziotomie und des Lig. cruciforme ist um so wichtiger, je weiter distal die Verletzung liegt.

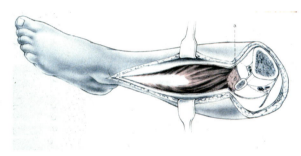

Abb. 14. Parafibulare Dermatofasziotomie mit Eröffnung des lateralen Unterschenkelkompartments: *a* N. peronaeus superficialis

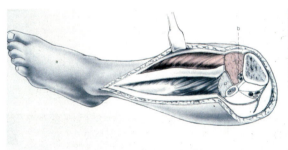

Abb. 15. Parafibulare Dermatofasziotomie mit zusätzlicher Eröffnung des ventralen Unterschenkelkompartments: *b* N. peronaeus profundus

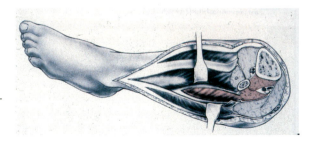

Abb. 16. Parafibulare Dermatofasziotomie mit zusätzlicher Eröffnung des tiefen dorsalen Unterschenkelkompartments

Am Fuß besteht das Problem der Entlastung nicht nur in der Eröffnung der Muskellogen der Fußmuskeln, sondern v. a. in einer ausreichenden Entlastung der Haut
[15]. Die Besonderheit eines Kompartmentsyndroms am Fuß liegt darin, daß aufgrund des geringen Weichteilmantels und einer damit verbundenen verminderten
Aufnahmefähigkeit von Flüssigkeit durch das Gewebe bereits geringe Volumina aus-
reichen, um einen zusätzlichen Druckanstieg und damit die Ausbildung eines Kompartmentsyndroms zu induzieren [12]. Die Druckkonstruktion der Planta pedis
bewirkt die Ablagerung von Blut und Lymphe vorwiegend im Fußrückenbereich [6].
Nur bei weit offenen Frakturen ist der Zugang vorgegeben. Bei kleineren Hautwun-
den und bei geschlossenen Verletzungen empfiehlt sich der anterolaterale Zugang im
Bereich des Sprunggelenkes und des Fußes. Der Zugang schließt die Durchtrennung
des Retinaculum musculorum extensorum inferius mit ein und verläuft zwischen
dem 4. und 5. Strahl über dem Fußrücken (Abb. 17). Die Kompartimente der Großzehenmuskulatur und des M. flexor digitorum brevis lassen sich durch eine medial
gelegene Inzision (Abb. 18), das Fach für die Kleinzehenmuskeln von einer lateralen
Inzision aus entlasten (Abb. 19).

Da die Wunden in der Regel offen bleiben müssen, werden sie mit Kunsthaut abgedeckt und im Rahmen einer geplanten Second-look-Operation sekundär genäht oder
plastisch verschlossen. Eine tibiometatarsale Transfixation mittels Fixateur externe

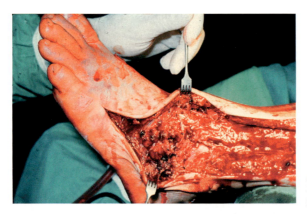

Abb. 17. Anterolateraler
Zugang im Bereich des Sprunggelenks und Fußes

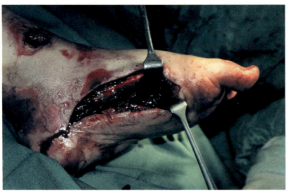

Abb. 18. Mediale Inzision zur
Entlastung der Großzehenmuskulatur und des M. flexor digitorum brevis

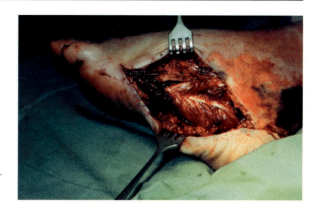

Abb. 19. Entlastung der Kleinzehenmuskulatur über eine
laterale Inzision

gestattet die Weichteilpflege bis zum endgültigen Wundverschluß. Luxationen und
Frakturen werden durch transartikuläre Spickdrahtosteosynthesen fixiert [2, 17].

Literatur

1. Echtermeyer V (1987) Kompartmentsyndrom. In: Breitner (Hrsg) Chirurgische Operationslehre, Bd VIII. Urban & Schwarzenberg, München Wien Baltimore, S 212–226
2. Echtermeyer V (1991) Das Kompartmentsyndrom des Fußes. Orthopäde 20: 76–79
3. Garfin SR (1981) Anatomy of the extremity compartments. In: Mubarak SJ, Hargens AR (eds) Compartment syndromes and Volkmann's contracture, vol III. Saunders, Philadelphia, pp 17–46
4. Heppenstall RB (1980) Fracture treatment and healing. Saunders, Philadelphia
5. Lanz J, Wachsmuth WV (1959) Praktische Anatomie, Bd 1/Teil 3. Springer, Berlin Göttingen Heidelberg
6. Lanz U (1979) Ischämische Muskelnekrosen. Hefte Unfallheilkd 139: 1–7
7. Lanz U (1982) Das Kompartment-Syndrom der oberen Extremitäten. Hefte Unfallheilkd 158: 701–707
8. Lanz U (1982) Diskussion zum Hauptthema VIII. Hefte Unfallheilkd 158: 728
9. Matsen FA (1980) Compartmental syndromes. Grune & Stratton, New York London
10. Mubarak SJ, Owen CA (1977) Compartment syndromes and Volkmann's contracture. Saunders, Philadelphia pp 1–32
11. Oestern HJ (1986) Das isolierte Weichteiltrauma und Kombinationsverletzungen. Langenbecks Arch Chir 369: 523–526
12. Rueff FL (1977) Beengende Verbände. Aus der Gutachterpraxis. MMW 119: 57–62
13. Schmit-Neuerburg KP (1988) Das Compartment-Syndrom als Traumafolge. Chirurg 59: 713–721
14. Tscherne H (1982) Kompartment-Syndrom. Unfallheilkunde 85: 125
15. Tscherne H (1982) Das Kompartment-Syndrom. Langenbecks Arch Chir 358: 213–214
16. Tscherne H (1983) Management offener Frakturen. Unfallheilkunde 162: 10–32
17. Tscherne H (1986) Management der Verletzungen am distalen Unterschenkel und Fuß. Langenbecks Arch Chir 369: 539–542
18. Tscherne H, Echtermeyer V, Oestern HJ (1984) Pathophysiologie des Kompartment-Syndroms. Helv Arch Chir 30: 125–133
19. Volkmann R (1881) Die ischämischen Muskellähmungen und Kontrakturen. Zentralbl Chir 51: 51
20. Zypen E van der (1984) Die Faszienlogen der Extremitäten. Sandorama 2: 20

Temporäre Verkürzung komplizierter Frakturen zur Behandlung des Kompartmentsyndroms

G. Muhr und G. Möllenhoff

Berufsgenossenschaftliche Kliniken Bergmannsheil, Universitätklinik, Bürkle-de-la-Camp-Platz 1, D-44789 Bochum

Zu den wesentlichen Komplikationen von Frakturen mit Weichteilschaden zählt das Muskelkompressionssyndrom. Gefährdetste Körperregion ist der Unterschenkelschaft, da dort durch die direkten Traumatisierungen ausgeprägte kombinierte Knochen-Weichteil-Schädigungen häufiger als an anderen Regionen auftreten. In der Frakturklassifizierung nach Tscherne und Oestern hat der geschlossene Knochenbruch mit Kompartmentsyndrom wegen seiner schwerwiegenden Folgen die höchste Verletzungsqualität zugeordnet bekommen. Das Muskelkompressionssyndrom in dieser Situation gilt als Ausdruck eines umfassenden Gewebeschadens, Wund- und Bruchheilungsstörungen verhalten sich direkt proportional. Behandlungsmaßnahmen, die den Kompartmentdruck senken, verbessern gleichzeitig die Weichteildurchblutung und reduzieren das Infektionsrisiko.

Vorgeschichte

Auf der 16. Tagung der Österreichischen Gesellschaft für Unfallchirurgie 1980 in Salzburg war das Hauptthema „Der posttraumatische Knocheninfekt". Dabei berichtete Jahna aus dem Unfallkrankenhaus Wien-Meidling über eine Infektionsrate von 3 % bei offenen Unterschenkelbrüchen, im Gegensatz zu 24,7 % Infektionen bei identischen Verletzungen im Unfallkrankenhaus Lorenz Böhler, Wien. Kein anderer Referent konnte ähnlich niedrige Komplikationszahlen vorstellen. Dessen Analyse über den Behandlungserfolg ergab, daß zum Therapieprotokoll eine Fragmentverkürzung von 1,5 – 4 cm gehörte. Die Fraktur wurde danach durch eine Art biologische Osteosynthese stabilisiert.

Da die Verkürzung permanent war, hat sich diese Methode, trotz der niedrigen Infektionsrate, nicht durchsetzen können. Erst die neuen Möglichkeiten der Kallusdistraktion, die eine Defektüberbrückung oder Knochenverlängerung nicht mehr aufwendig gestalten, haben zu einer Renaissance dieser Idee geführt.

Fragestellung

Die Überlegung war, zu überprüfen, in welchem Ausmaß eine Fragmentverkürzung die Weichteildurchblutung eines traumatisierten Extremitätenabschnittes verändert, ob dadurch der Kompartmentdruck gesenkt werden kann und

Hefte zu „Der Unfallchirurg", Heft 267
Willy, Sterk, Gerngroß (Hrsg.)
Das Kompartment-Syndrom
© Springer-Verlag Berlin Heidelberg 1998

wie stark die Verkürzung sein muß, um eine optimale, positive Wirkung zu entfalten.

Methodik und Ergebnis

Tierexperimentell wurde dazu an 66 Kaninchen ein standardisierter Knochen-Weichgewebe-Schaden am Unterschenkel gesetzt, der zu einer nachweisbaren Kompartmentdrucksteigerung führte. Nun wurden bei den Tieren Knochenfragmentverkürzungen um 1/20, 1/15, 1/10, 1/5 und 1/2 der Tibiaausgangslänge durchgeführt. In einer weiteren Gruppe wurde der Verlauf nach der Verletzung ohne Verkürzung untersucht.

An zuvor festgelegten Zeitpunkten erfolgte vor und nach der Gewebeschädigung sowie 30 min, 1 h, 1 1/2 h, 3, 4, 24, 48 und 120 h nach stattgehabter Verkürzung die Kontrolle unterschiedlicher Parameter, wie Kompartmentdruck, Gewebe-pH sowie muskuläre und knöcherne Perfusion. Die gefundenen Daten wurden dabei im Seitenvergleich zum nichtoperierten Bein untersucht und dokumentiert.

Als Ergebnis zeigte sich, daß bei allen Untersuchungsgruppen mit einer primären Unterschenkelverkürzung, mit Ausnahme der Kontrollgruppe, unabhängig vom Verkürzungsausmaß ein initialer Druckabfall im Kompartment zu verzeichnen war. Nur bei einer Beinverkürzung um 1/10 der Schienbeinlänge konnte über den gesamten Untersuchungszeitraum eine kontinuierliche fortlaufende Drucksenkung bis hin zur Angleichung an den Normwert der Gegenseite registriert werden. Die Gruppen mit einer Verkürzung um 1/20 und um 1/15 der Tibialänge konnten den normwertigen Kompartmentdruck nicht erreichen, bei den Gruppen mit einer Verkürzung um 1/5 und 1/2 kam es sekundär zur Ausbildung eines Kompartmentsyndroms.

Die muskuläre Perfusion zeigte bei allen verkürzten Untersuchungsgruppen nach einer anfänglichen, posttraumatischen Perfusionsminderung, eine rasche Normalisierung der Werte. Lediglich die Gruppen mit einem Verkürzungsausmaß von 1/5 und 1/2 der Tibialänge konnten keine signifikanten Wiederanstiege der Gewebeperfusion aufweisen. Nach durchgeführter Schädigung des Unterschenkels zeigten alle untersuchten Tiere eine anfängliche Perfusionsminderung der Tibia, die sich im weiteren Verlauf zurückbildete. Bei einer Unterschenkelverkürzung von 1/5 und 1/2 der Tibialänge ergab sich eine bleibende Perfusionsstörung des Knochens.

Eine azidotische Stoffwechsellage wurde nach durchgeführter Traumatisierung des Beines bei allen Tieren verzeichnet. Nach der Verkürzung der Tibia um 1/5 und 1/2 der Ausgangslänge konnte keine Änderung der Werte verzeichnet werden, hingegen zeigten die übrigen Untersuchungsgruppen eine kontinuierliche Normalisierung des pH-Wertes.

Die histologische Untersuchung des M. tibialis anterior dokumentierte im Gegensatz zu den anderen Gruppen bei den Tieren mit einer Verkürzung um 1/5 und 1/2 der Tibia den Nachweis eines Kompartmentsyndromes.

Entsprechend dieser Ergebnisse ist zu postulieren, daß in der Versuchsgruppe das maximal mögliche und dabei optimale Verkürzungsverhältnis 1/10 der ursprünglichen Knochenlänge darstellt. Die Tiere dieser Gruppe zeigten bei den aufgeführten Untersuchungsparametern keine entscheidenden, dauerhaft pathologischen oder irreparablen Veränderungen. Die histologische Aufarbeitung konnte diese klinischen und laborchemischen Befunde bestätigen.

Ein größeres Verkürzungsverhältnis führt durch Kompression der Weichteile zu einer sekundären Perfusionsstörung mit erneutem Auftreten eines Kompartmentsyndroms.

Klinische Erfahrungen

Trotz der Vorbehalte gegenüber einer tierexperimentellen Studie wurden diese Ergebnisse Schritt für Schritt in die Klinik übertragen. Für die Verkürzung wurden dabei 2 Vorgangsweisen gewählt.

Zum einen erfolgte bei segmentalen Traumatisierungen mit schwerem Knochen-Weichteil-Schaden eine primäre Resektion des betroffenen Schienbeinabschnittes bis an die Grenze sicher vitaler Gewebeteile. Das Resektionsausmaß wurde dabei durch den geschädigten Bezirk bestimmt, die anschließende Verkürzung erfolgte jedoch nicht über 10 %, das waren 4 cm bis maximal 5 cm. Verblieb nach der Verkürzung immer noch ein Knochen-Weichteil-Defekt, so wurde die weitere Verkürzung in täglichen Millimeterschritten durchgeführt, um dem Gewebe die Möglichkeit der Adaptation zu geben und die Knochenosteotomieflächen für ein Dockmanöver zu adaptieren. Ging der Defekt über 6 cm hinaus, wurde der Knochendefekt belassen und sekundär durch eine Segmenttransportmaßnahme verschlossen. Die primäre Verkürzung war jedoch in den meisten Fällen ausreichend, um die Frakturzone mit vitalen Weichteilen zu decken.

Als 2. Möglichkeit wurde bei Trümmerzonen und starken Weichteilschäden eine Einstauchung durchgeführt. Diese Einstauchung durch Verkürzung und Aneinandergleiten der Fragmente gegeneinander erfolgte ebenfalls in einem Ausmaß von etwa 10 % der Unterschenkellänge. Auch dadurch kam es zu einer sofortigen Reduzierung des Kompartmentdruckes, durch eine Verbesserung des venösen Rückstroms kam es rasch zur Abschwellung. Nach Weichteilheilung und unter den Zeichen einer beginnenden periostalen Kallusbildung wurde die schrittweise Distraktion des neugebildeten Knochengewebes bis zur ursprünglichen Länge durchgeführt.

In beiden Gruppen kam es bisher nicht zum Auftreten einer Knocheninfektion, durch dieses Vorgehen konnte auch die Rate frei transplantierter Gewebelappen zur Weichteildeckung um 75 % reduziert werden.

Schlußfolgerung

Die experimentellen und klinischen Ergebnisse zeigen, daß mit einer kontrollierten Verkürzung von 10 % an einem traumatisierten Extremitätenabschnitt der Kompartmentdruck gesenkt und das lokale Komplikationsrisiko entscheidend vermindert werden kann. Nach abgeschlossener Weichteilheilung kann durch die bekannten knochenrekonstruktiven Maßnahmen die ursprüngliche Länge der Gliedmaße rekonstruiert werden.

Limb Elevation: Effects on Intramuscular Pressure (IMP) and Blood Perfusion Pressure

P. Wiger and J. Styf

Department of Orthopaedics, Sahlgren University Hospital/Östra, SE-41685 Göteborg

Limb elevation is widely used to control edema in traumatized and post-surgical limbs. Our purpose was to evaluate the effects of limb elevation on intramuscular pressure (IMP) and blood perfusion pressure in an experimental model on humans.

Methods

IMP in the anterior compartment and blood perfusion pressure were measured in 16 legs of eight healthy volunteers. Measurements were taken in the supine subject with the limb level and elevated (i. e. Hip and knee joints flexed 90°). Blood pressures were taken in the left arm and in the distal part of both legs with a Propac 106EL. Plaster casts below the knee joints were applied on both legs. Venous stasis was applied with a thigh tourniquet (cuff pressure 60 mmHg).

Results

IMP was 6.5 (SD = 3.6) mmHg and blood perfusion pressure was 80.4 (SD = 8.0) mmHg in the supine subjects. IMP increased to 38.3 (SD = 6.4) mmHg when a plaster cast and venous stasis were applied. IMP was 35.1 (SD = 7.8) mmHg in the volume-loaded limb when it was elevated. Blood perfusion pressure decreased from 47.1 (SD = 7.8) mmHg to 26.8 (SD = 8.0) mmHg when the limb was elevated.

Conclusion

Our model simulated the range of IMP seen in patients with compartment syndromes. Limb elevation decreases blood perfusion pressure with no significant change of IMP. Limb elevation above heart level is not recommended as a treatment in patients with suspected impending acute compartment syndrome.

Hefte zu „Der Unfallchirurg", Heft 267
Willy, Sterk, Gerngroß (Hrsg.)
Das Kompartment-Syndrom
© Springer-Verlag Berlin Heidelberg 1998

Reduktion des posttraumatischen Kompartment-drucks mit dem AV-Impulssystem – Fallstudie

M. Sangmeister, P. Horst, K. Fleischer und V. Echtermeyer

Abteilung Unfallchirurgie, Klinikum Minden, Friedrich-Str. 17, D-32427 Minden

Einleitung

Das Prinzip einer „venösen Pumpe" der Fußsohle wurde 1983 erstmals beschrieben. Gardner u. Fox [1] erkannten in Phlebographieserien ein Rückflußprinzip über die Vv. comitantes der lateralen Plantararterie, das allein durch die passive Lastaufnahme der Fußsohle aktiviert wird.

Dabei kommt es durch die Dehnung der Plantaraponeurose infolge Gewichtsbelastung zu einem Auspressen des venösen Plexus ohne jegliche Muskelkontraktion. Dieses Rückflußprinzip wurde gerätetechnisch mit der „intermittierenden" AV-Impulskompression umgesetzt: Es handelt sich um einen elektrisch betriebenen Kompressor mit Luftreservoir, der durch einen Ventilmechanismus zu einer Impulsinflation (0,4 s) einer Fußpelotte führt; diese ist wiederum in eine Fußmanschette integriert. Diese Anordnung kann einen Manschettenverschlußdruck an den Unterschenkelweichteilen von bis zu 100 mmHg überwinden, die Frequenz der Impulsinflation beträgt etwa 3/min. Anschließend kommt es zu einer langsamen Deflationsphase durch pelottenseitig und geräteseitig angebrachte Ventile (Abb. 1).

In eigenen dopplersonographischen Untersuchungen wurde eine bis zu 4,5-fache Steigerung der venösen Rückstromgeschwindigkeit über die Femoralvene gemessen (Abb. 2).

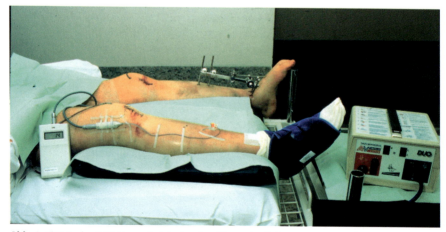

Abb. 1. Einsatz der A/V-Pumpe bei drohendem Unterschenkelkompartmentsyndrom. Simultanlagerung auf dem Wasserkissen und kontinuierliche Messung des Subfaszialdrucks hier in der Tibialis-anterior-Loge mit einem nach piezoresistivem Prinzip arbeitenden Meßinstrument

Hefte zu „Der Unfallchirurg", Heft 267
Willy, Sterk, Gerngroß (Hrsg.)
Das Kompartment-Syndrom
© Springer-Verlag Berlin Heidelberg 1998

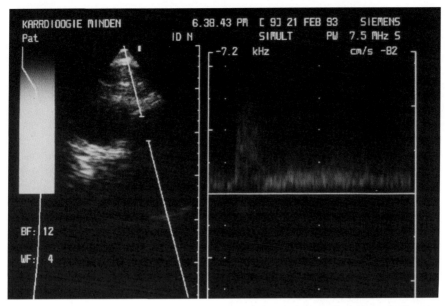

Abb. 2. Dopplersonographischer Nachweis einer bis 4,5fachen Steigerung der venösen Rückstromgeschwindigkeit in der Femoralvene während intermittierender Impulskompression

Der beschleunigte venöse Rückfluß hat eine konsekutive mikrozirkulatorische
Hyperämie zur Folge. Experimentell konnte gezeigt werden, daß der Steuerungsme-
chanismus an den Kapillaren wahrscheinlich durch den EDR-Faktor erfolgt [2, 4].
Der ursprüngliche Einsatz des AV-Impulssystems zur Thromboseprophylaxe wurde
rasch durch weitere Indikationen zur Reduktion posttraumatischer Schwellungszustände der unteren Extremität ergänzt [5]. Ebenso fanden sich Literaturhinweise, daß
als Nebeneffekt des beschleunigten Rückflusses auch eine Reduktion des Kompartmentdruckes möglich ist [3].

Patienten und Methodik

Seit Einführung des AV-Impulssystems wurden im Zeitraum von 8/95–12/96 9 Patienten (Alter 18–56 Jahre, 1 Frau, 8 Männer) mit Unterschenkelfrakturen durch Mark-
nagel-(UTN-) bzw. Monofixateur-externe-Osteosynthese primär versorgt (Abb. 3).
Immer bestanden teils offene, teils gedeckte Weichteilschäden bis maximal 3. Grades.
Peri- und postoperativ wurden signifikant erhöhte Kompartmentdrücke zwischen
35–45 mmHg mit kontinuierlicher Druckmessung registriert, darunter ein Kompartmentsyndrom nach 24 h Latenz. In einer prospektiven Fallstudie wurden die Patienten systematisch erfaßt. Die Kriterien für die Aufnahme waren Kompartmentdruckwerte im Bereich von 40 mmHg, gemessen am Punkt des höchsten Logendruckes.
Immer war eine kontinuierliche subfasziale Druckmessung postoperativ installiert.
Weitere Bedingungen waren eine stabile Osteosynthese, ein stabiler mittlerer arteri-

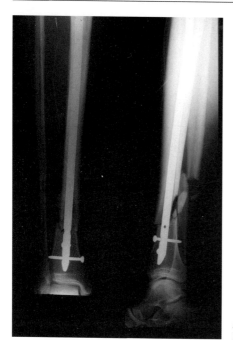

Abb. 3. Repräsentative Röntgenaufnahme des Patienten 6 nach Osteosynthese

eller Druck und die Lagerung der Extremität unter Herzniveau auf einem Wasserkissen. Eine ständige Operationsbereitschaft war gewährleistet.

Ergebnisse

In allen Fällen kam es zu einem signifikanten Druckabfall unter Einsatz der AV-Impulspumpe innerhalb von 2– maximal 8 h unmittelbar postoperativ. Einzige Ausnahme war eine 24jährige Patientin, bei der nach 4 h bei Druckwerten von 45 mmHg die Indikation zur Dermatofasziotomie gestellt wurde. Bei einem Patienten war das Kompartmentsyndrom nach einem Intervall von 24 h postoperativ während frühfunktioneller Nachbehandlung auf der CPM-Schiene aufgetreten. Trotz prinzipiell klarer Operationsindikation wurde unter Druckmonitoring eine Reduktion des kritischen Drucks unter 30 mmHg nach 6 h erreicht. Bei der letzten Patientin war im Rahmen der Versorgung einer ipsilateralen, bimalleolären Luxationsfraktur des rechten oberen Sprunggelenks die gedeckte, anterolaterale Fasziotomie vom distalen fibularen Zugang aus erfolgt. Eine kritische Druckerhöhung in der tiefen dorsalen Loge von 35 mmHg bildete sich initial durch Lagerung auf dem Wasserkissen und Anwendung der AV-Impulspumpe innerhalb von 2 h in unterkritische Werte zurück (Tabelle 1).

Klinische Kurzzeitergebnisse (max. 1 Jahr) lassen bisher keine typischen Residuen erkennen.

Tabelle 1. Fallstudie AV-Pumpe: Ergebnisse 8/95–12/96 (Pat. $n_{ges.}$ = 9 mit Unterschenkelfrakturen und drohendem Kompartmentsyndrom, 1 weiblich, 8 männlich, Alter 18–56 Jahre)

Patient	Alter (Jahre)	WT-Schaden (o offen, g geschlossen)	Logendruck (mmHg)	h bis ≤ 30 mmHg
1	30	2° o	42	2
2	26	3° g	38	5
3	18	1° o	43	1
4	28	1° g	35	2
5	39	2° o	42[a]	6
6	56	1° g	40	5
7	31	2° o	35	8
8	24	3° o	45	xOP
9	21	1° g	35	2

[a]Intervall

Diskussion

Die AV-Impulskompression hat einen hohen Stellenwert für die physikalische Thromboseprophylaxe im klinischen Alltag erreicht. Als Nebeneffekt des gesteigerten venösen Rückflusses tritt reproduzierbar auch eine signifikante Rückbildung posttraumatischer Schwellungszustände ein [5].

Pathogenetisch ist zu erwarten, daß auch beim posttraumatischen Kompartmentsyndrom eine Verbesserung der Mikrozirkulation erreicht werden kann. Gestützt auf Literaturhinweise wurde daher in geeignet erscheinenden Fällen mit der prospektiven Fallstudie begonnen. Wichtigste technische Voraussetzung war, eine permanente Operationsbereitschaft zu gewährleisten, da in entsprechend ausgeprägten Fällen nach bisherigen Kriterien zumindest eine prophylaktische Dermatofasziotomie durchgeführt worden wäre.

Ein entscheidendes Kriterium ist die Forderung eines stabilen arteriellen Mitteldrucks, der insbesondere beim polytraumatisierten Patienten in die Entscheidung mit einbezogen werden muß. Bisher liegen nur Literaturhinweise bei insgesamt 11 Patienten mit Unterschenkelfrakturen vor [3]. Dazu ist kritisch anzumerken, daß das Zeitintervall bis zum Absinken auf submaximale Druckwerte (< 30 mmHg) nicht gesondert registriert wurde. Regelhaft hätte z.B. bei dem beschriebenen Patienten mit Druckwerten von 36 mmHg nach 13 h intermittierender Impulskompression [3] eine Fasziotomie durchgeführt werden müssen.

Im eigenen Kollektiv wurde daher bei dem Patienten 8 konsequent nach 2 h Latenz ohne signifikanten Druckabfall die Fasziotomie durchgeführt. Aufgrund dieser Erfahrung sollten im weiteren Studienverlauf Patienten mit Druckwerten über 40 mmHg regelmäßig weiterhin initial fasziotomiert werden.

Unsere bisherigen Ergebnisse lassen erhebliche Vorteile in der geringen Belastung des unfallverletzten Patienten und die Vermeidung einer Morbidität durch Sekundäreingriffe erkennen. Die AV-Impulskompression hat einen hohen Stellenwert in der Behandlung des drohenden und beginnend manifesten Kompartmentsyndroms, die genaue Festlegung der Indikation zur Anwendung bedarf jedoch weiterer, umfangreicher klinischer Beobachtung unter den genannten Studienkriterien.

Literatur

1. Gardner AMN, Fox RH (1983) The venous pump of the human foot – preliminary report. Bristol Med Chir J 98: 109–112
2. Gardner AMN, Fox RH (1993) Microcirculatory blood flow. In: Gardner AMN, Fox RH (eds) The return of blood to the heart – venous pumps in health and disease, 2nd edn. John Libbey, pp 27–59
3. Gardner AMN, Fox RH, Lawrence C, Bunker TD, Ling RSM, MacEachern AG (1990) Reduction of post-traumatic swelling and compartment pressure by impulse compression of the foot. J Bone Joint Surg [Br] 72: 810–815
4. Morgan RH, Carolan G, Psaila JV et al. (1991) Arterial flow enhancement by impulse compression. Vasc Surg 25: 8–15
5. Stöckle U, Hoffmann R, Raschke M, Südkamp NP, Haas N (1996) Intermittierende Impulskompression. Die Alternative in der Therapie des posttraumatischen und postoperativen Ödems. Chirurg 67: 539–545

TEIL IV

Spätschäden und ihre Therapie

Das Kompartmentsyndrom – Indiz für einen Behandlungsfehler?

E. Ludolph

Institut für ärztliche Begutachtung, Brunnenstr. 8, D-40223 Düsseldorf

Fallbeispiel

Nachfolgender unglücklicher Behandlungsverlauf datiert aus dem Jahre 1980. Der daraus resultierende Rechtsstreit ist nach wie vor bei Gericht anhängig:

Ein 41jähriger Mann unterzog sich einer Krampfaderoperation am rechten Bein, die – insoweit unstreitig – indiziert war. Postoperativ kam es insofern zu Auffälligkeiten, als der Patient am Folgetag über Schmerzen im operierten Bein klagte. Nach Entfernen des angelegten Verbandes im Bereich des rechten Fußes gab der Patient an, beschwerdefrei zu sein. Am folgenden Abend war der Fuß unterkühlt. Der im Bereich des Unter- und Oberschenkels verbliebene Verband wurde insgesamt entfernt. Die Durchblutung war daraufhin unauffällig. Am nächsten Morgen gab der Patient an, keinerlei Beschwerden zu haben. Er belastete das rechte Bein während kurzer Zeit – ca. 30 min. Er klagte dann über brennende Schmerzen an der Fußsohle. Das rechte Bein nahm ein marmoriertes Aussehen an. Apparativ wurde ein Verschluß der oberflächlichen und tiefen Beinschlagader gesichert. In einer 9stündigen Operation wurde versucht, Thromben, die sich in diesen Schlagadern gebildet hatten, zu entfernen. Dies schlug schließlich fehl, nachdem die Durchgängigkeit nur jeweils kurzfristig wiederhergestellt werden konnte und sich stets neue Thromben bildeten. Mit fortschreitender Operationsdauer wurden die Muskellogen am Unterschenkel breit eröffnet. Die Muskulatur quoll nicht vor. Es kam jedoch zu einer kurzfristig deutlich verbesserten Durchblutung. Die Muskulatur im Bereich der Schienbeinloge war lehmfarben. Der Verlauf endete mit dem Beinverlust im Oberschenkel am Nachmittag des folgenden Tages. Die feingewebliche Untersuchung des Amputats brachte mit Ausnahme der bekannten arteriellen Thrombenbildung keine Erkenntnisse über die Ursachen der Komplikation.

Daß ein solcher Verlauf nicht akzeptiert wird, liegt nahe. Es ist nicht zu vermitteln, daß diese völlige Entgleisung ärztlicher Behandlung schicksalhaft gewesen sein könnte. Die Prozeßgeschichte spiegelt sehr schön die zunehmende Aufmerksamkeit wider, die das Kompartmentsyndrom seit 1980 gefunden hat.

Die Operateure hatten gegen Ende der Operation an diese Komplikation gedacht, deshalb die Muskellogen eröffnet, den Befund eingehend beschrieben und die Überlegung dann verworfen. Der Behandlungsfehlervorwurf zielte zunächst ab auf eine Verwechslung von Vene und Arterie bei Durchführung der Krampfaderoperation. Dieser Vorwurf konnte eindeutig entkräftet werden. Der zunächst tätig gewordene Sachverständige, der dann nach 13 Jahren nochmals tätig wurde, beurteilte das intraoperative Vorgehen, die postoperative Überwachung und die Reaktion auf die sich anbahnende Komplikation als regelrecht. Es folgten Überlegungen zur Indikation, zur Aufklärung, zur Dokumentation, die den Rechtsstreit in die Jahre brachten, jedoch alle einer Überprüfung standhielten. Im Jahre 1990 klang das Kompartmentsyndrom als Ursache der Komplikation erstmals in einem Gutachten an. Dies hatte zur Folge, daß – auf Aufforderung durch das Gericht – mögliche Alternativursachen eruiert wurden, insbesondere eine heparininduzierte Thrombose (paradoxe Reaktion), für die sich keine Anhaltspunkte fanden. Ab 1994 wurde dann das Kompartmentsyndrom zum zentralen Thema. Der anfangs tätig gewordene Sachverständige

Hefte zu „Der Unfallchirurg", Heft 267
Willy, Sterk, Gerngroß (Hrsg.)
Das Kompartment-Syndrom
© Springer-Verlag Berlin Heidelberg 1998

trat erneut auf und hielt dies für die Ursache des Beinverlustes, wobei er die Komplikation auf einen zu engen Verband zurückführte und das Verbleiben des Restverban-
des bis zum Abend des 2. postoperativen Tages für fehlerhaft hielt. Auf entsprechenden Vorhalt, daß jeweils nur der aktuelle Standard erwartet werden könne und
geschuldet werde, machte er jedoch die Einschränkung, daß 1996 angezeigte Überlegungen bzw. Maßnahmen 1980 noch nicht zum ärztlichen Erfahrungswissen gehört
hätten. Der ärztliche Standard unterliegt einem stetigen Wandel [4].

Entscheidend ist, ob ein Kompartmentsyndrom die Ursache oder die Folge der
Komplikation war. Daß es im Laufe der Komplikation zu Symptomen kam, die auch
bei einem Kompartmentsyndrom auftreten, ist naheliegend. Denn unabhängig von
der Ursache handelte es sich um ein Krankheitsbild, das mit einer Versorgungskrise
verbunden war. Gegen ein primäres Kompartmentsyndrom spricht m. E. einmal der
urplötzliche Übergang von Beschwerdefreiheit zu starken Beschwerden. Auch beim
Kompartmentsyndrom ist der Anfangsverlauf mitunter rasant, aber nicht schlagar-
tig, wie er sich aus der hier vorliegenden Dokumentation ergibt. Zum anderen spricht
dagegen, daß die Veränderungen im Bereich der Beinarterien den Verlauf anführten.

Anscheinsbeweis

Das Problem dieses Sachverhaltes und aller ähnlich gelagerten Sachverhalte ist es,
daß Alternativursachen nicht benannt werden können, dies aber von Patient und
Gericht – wie das vorstehende Fallbeispiel zeigt – erwartet wird.

Ist der Erstkörperschaden entweder eine relativ banale Verletzung oder – wie hier
ein Routineeingriff, so ist es praktisch nicht zu vermitteln, daß ganz seltene und deshalb auch nicht aufklärungsbedürftige Risiken sich schicksalhaft manifestieren können. Es wird eine plausible Erklärung erwartet, ansonsten wird in die Befund- und
Verlaufsinformationen hineininterpretiert, bis sich ein Behandlungsfehler begründen läßt.

Ähnliche Tendenzen finden sich in den zahlenmäßig deutlich häufigeren Fällen, in
denen nach schweren Extremitätenverletzungen das Kompartmentsyndrom als solches zwar in Relation zur stattgehabten Verletzung steht und deshalb auch für den
medizinischen Laien nachvollziehbar verletzungsbedingt ist, die Komplikation aber
nicht effektiv therapierbar ist und Dauerschäden hinterläßt. Es ist unbestreitbar, daß
trotz Erfüllung aller Überwachungskriterien und „rechtzeitiger" Dekompression
Dauerschäden nicht stets vermeidbar sind. Die Erholung der Muskulatur und der
Nervenstrukturen kann nicht garantiert werden.

Die Komplikation „Kompartmentsyndrom" ist ebensowenig ein Hinweis auf
einen Behandlungsfehler wie dadurch bedingte bleibende Funktionseinbußen. Insbesondere begründen weder die Manifestation des Krankheitsbildes noch ein
dadurch bedingter Dauerschaden den Anschein eines Fehlers. Die mit dem
Anscheinsbeweis (prima facie) verbundenen Beweiserleichterungen setzen voraus,
daß der behauptete ursächliche Zusammenhang oder das behauptete Verschulden
der Therapeuten typischerweise gegeben ist, daß also das unerwünschte Behandlungsergebnis aufgrund gesicherter ärztlicher Erfahrung so sehr auf einen bestimmten, vom Therapeuten zu verantwortenden, Verlauf hinweist [1, 5], daß die besonderen Umstände des einzelnen Krankheitsverlaufs zurücktreten. Es wird also vom

Ergebnis auf den Geschehensablauf rückgeschlossen. Dies ist weder zu den Ursachen noch zum Verlauf eines Kompartmentsyndroms möglich. Es gibt keine typischen Ursachen und Verläufe. Insbesondere gibt es kein typisches Verschulden. Vielmehr sind in jedem Einzelfall die Ursachen und die Fehler aufgrund der ärztlichen Dokumentation konkret zu benennen.

Dennoch will ich nicht verhehlen, daß nicht nur im vorgestellten Beispielsfall, sondern auch in den mir zugänglich gewordenen Bescheiden der Gutachterkommission für Ärztliche Behandlungsfehler bei der Ärztekammer Nordrhein Tendenzen erkennbar sind, die auf einen Anscheinsbeweis hinauslaufen. Es besteht eine erhebliche Skepsis gegen die Unvermeidbarkeit des Krankheitsbildes als solches und insbesondere von Dauerschäden. Diesen Tendenzen kann nur gegengesteuert werden durch eine sorgfältige Verlaufsdokumentation.

Dokumentation

Die überragende Bedeutung der Verlaufsdokumentation zum Kompartmentsyndrom ist unbestritten. Dies aber nicht, um dem Arzt die Abwehr von Haftpflichtansprüchen zu ermöglichen, sondern allein, um eine schnelle und sachgerechte Reaktion auf die Komplikation zu gewährleisten. Die Fieberkurve und der Verlaufsbogen sind nicht das Forum zur Erläuterung und Rechtfertigung therapeutischer Entscheidungen [2, 6]. Sie sind keine Verteidigungsplattform, kein Instrument der Defensivmedizin. Ich betone dies deshalb, weil aus dieser falschen Erwartungshaltung von Gutachtern wiederholt Dokumentationsmängel gerügt werden mit der Folge von Beweisnachteilen für den behandelnden Arzt. Konkret heißt dies: Enthält das Krankenblatt keine Erklärung dazu, warum eine Dekompression erst am Mittwoch statt bereits am Dienstag erfolgt ist, so heißt dies nicht, daß es keine Erklärung gibt. Es heißt insbesondere nicht, daß der behandelnde Arzt sich keine Gedanken gemacht hat und keine vernünftigen Gründe für seine Therapieentscheidungen hatte. Das Krankenblatt dokumentiert die äußere Sorgfalt, die Behandlungsfakten. Die innere Sorgfalt, die verantwortungsvolle Überlegung – nach bestem Wissen und Gewissen – findet in der Dokumentation keinen Niederschlag. Sie gehört dort nicht hin. Die Dokumentation ist Teil der ärztlichen Behandlung. Es ist alles das, aber auch nur das zu dokumentieren, was eine kontinuierliche Beobachtung und Behandlung des Patienten sicherstellt. Zu fragen ist also, welche Informationen können für den weiteren Verlauf und insbesondere für den im Dienst nachfolgenden Kollegen als Grundlage seiner Entscheidung erheblich sein. Dies sind die geklagten Beschwerden und der klinische Befund.

Bei Krankheitsbildern, bei denen die Verlaufsbeobachtung wesentliche Entscheidungsgrundlage ist, ist der Wechsel in der ärztlichen und pflegerischen Betreuung der entscheidende Risikofaktor. Es entspricht nicht nur meiner Beobachtung, daß bei derartigen Krankheitsbildern Fehlentwicklungen bevorzugt über das Wochenende und über Feiertage erfolgen. Dies liegt nicht nur daran, daß die vielschichtige eigene Wahrnehmung praktisch nicht weiter zu vermitteln ist. Es liegt auch daran, daß das Gespräch mit dem Patienten bei der oft erstmaligen Kontaktaufnahme nicht stets mit gleichem Informationswert aufgenommen werden kann. Der Patient geht zudem zu Recht davon aus, daß das, was er einer Schwester oder einem Arzt gesagt hat, der

Institution Krankenhaus gesagt wurde. Die photographische Dokumentation, die zunehmend propagiert wird, ist nicht ausreichend sensibel. Es bleibt das geschriebene Wort und die Motivation des Patienten zur intensiven Mitarbeit.

Behandlungsfehler

Ein Behandlungsfehler ist ein Qualitätsmangel. Er ist das Außer-acht-lassen der im Verkehr erforderlichen Sorgfalt, also fahrlässiges Verhalten (§ 276, Abs. 1, Satz 2 BGB). Grundsätzlich wird von der Spezialklinik ein anderer Standard geschuldet als vom Haus der Regelversorgung. Dies gilt aber nicht für das Kompartmentsyndrom. Denn diese Komplikation kann nicht im Vorfeld durch selektive Patientenauswahl minimiert werden. Das Hauptproblem dieser von der Schwere des Erstschadens nicht zwingend abhängigen Komplikation ist das Nichterkennen und der dadurch bedingte Zeitverlust. Das Auftreten dieser Komplikation muß von Krankenhäusern der Regelversorgung ebenso beherrscht werden wie von Spezialkliniken. Diagnostik und Therapie sind unaufschiebbar. Sie sind Teil des sog. Basisstandards, dem unverzichtbaren Teil ärztlichen Könnens und Einsatzes [3].

Dieser Basisstandard ist nicht schon durch stetige Gewebedruckmessung zu erfüllen. Vielmehr differieren die erforderlichen Maßnahmen je nach der Fähigkeit des Patienten zur Mitarbeit. Bei einem Monotrauma ist die klinische Symptomatik entscheidend, insbesondere die subjektiven Beschwerden und die klinische Verlaufsbeobachtung. Eine Gewebedruckmessung kann nur eine weitere Bestätigung der klinischen Diagnostik sein. Ist dagegen eine klinische Diagnostik mangels Mitarbeit des z. B. bewußtlosen Patienten erschwert, ist die Gewebedruckmessung als Entscheidungsgrundlage unverzichtbar.

Verletzungs- bzw. Behandlungsrisiko

Der Arzt muß dem Patienten die Schäden abnehmen, die ursächlich auf der Unterschreitung des Qualitätsstandards beruhen. Der Arzt trägt also das Fehlerrisiko. Das Verletzungs- und Behandlungsrisiko trägt der Patient. Nicht unter Versicherungsschutz stehen also die vielen Fälle, in denen zwar das Behandlungsergebnis unerwünscht ist, ein Fehler aber nicht beweisbar ist. In den USA sind dies Fälle von fehlsamer Behandlung (Malpractice) – nicht notwendig Falschbehandlungen. Trotz der Beachtung der Regeln ärztlicher Kunst führt die Behandlung zu iatrogenen Schäden, zum Mißerfolg. Unser Haftungsrecht kennt eine allgemeine Patientenversicherung nicht, es kennt keine Erfolgsgarantie.

Literatur

1. BGH LM ZPO 286 (6) Nr. 25
2. BGH NJW 93/2375
3. Carstensen E (1990) Die Bedeutung der Behandlungsgrundsätze – herrschende Meinung, Mindermeinung. In: Hierholzer G, Ludolph E, Hamacher E (Hrsg) Gutachtenkolloquium 5. Springer, Berlin Heidelberg New York Tokyo

4. Deutsch E (1987) Unerlaubte Handlungen und Schadensersatz. Heymanns, Köln Berlin Bonn München
5. OLG Hamm, VersR 88/808
6. Steffen E (1989) Neue Entwicklungslinien der BGH-Rechtsprechung zum Arzthaftpflichtrecht. RWS, Köln

Outcome von Patienten mit manifestem Kompartmentsyndrom unterschiedlicher Genese

U. Knaust

II. Chirurgische Abteilung, Allgemeines Krankenhaus Barmbek, Rübenkamp 148, D-22291 Hamburg

Definition

Das Kompartmentsyndrom bezeichnet einen Zustand, in dem ein erhöhter Gewebedruck innerhalb eines geschlossenen Raumes die Zirkulation und Funktion der Gewebe beeinträchtigt [5, 6].

Die Ursachen für einen erhöhten Druck innerhalb eines Kompartments liegen entweder in einer Mengenzunahme des Kompartmentinhaltes (Blutung, erhöhte Kapillarpermeabilität, Frakturen, Weichteilschäden, Osteotomien, Entzündungen oder paravasale Infusionen), bzw. in einer Abnahme des Kompartmentvolumens (konstringierende Verbände, Verschluß von Fasziendefekten).

Diagnose

Die Diagnose des Kompartmentsyndroms ist in erster Linie eine klinische. Das wichtigste Frühsymptom des drohenden oder manifesten Kompartmentsyndroms ist der Schmerz, der in bezug zur Verletzung als übermäßig stark angegeben wird. Das Auftreten der Schmerzen ist gut mit den Kompartmentdrücken korreliert [5]. Bei Drükken von 30–40 mmHg werden die Schmerzen unerträglich. Häufig findet sich ein passiver Muskeldehnungsschmerz infolge der Muskelischämie und der durch die Dehnung verursachten zusätzlichen Verkleinerung des Kompartmentvolumens.

Der Bereich des betroffenen Kompartments ist stark geschwollen, die Haut gespannt, glänzend, teilweise kommt es zur Ausbildung von Spannungsblasen.

Im Verlauf einer zunehmenden Druckerhöhung im Kompartment kommt es ab ca. 30–40 mmHg zu ischämischen Nervenschädigungen, die sich zunächst durch eine vom Patienten geäußerte Parästhesie im sensiblen Verteilungsgebiet des betroffenen Nerves manifestieren.

Bei den von uns untersuchten Patienten führten in der Regel klinische Symptome zur Diagnosestellung des Kompartmentsyndroms, bei klinisch zweifelhaften Befunden führten wir Messungen des Kompartmentdruckes mit einem Kompartmentdruckmeßgerät der Fa. Stryker durch. Bei Werten zwischen 30 und 40 mmHg führten wir engmaschige Kontrollen des Kompartmentdruckes durch. Bei Werten über 40 mmHg wurde die Indikation zur Faszienspaltung gestellt.

Motorische Schwäche im betroffenen Versorgungsgebiet des Nerves stellt ein Spätsymptom dar und verlangt die sofortige Faszienspaltung [7].

Hefte zu „Der Unfallchirurg", Heft 267
Willy, Sterk, Gerngroß (Hrsg.)
Das Kompartment-Syndrom
© Springer-Verlag Berlin Heidelberg 1998

Therapie

Die vordringlichste Erstmaßnahme bei Verdacht auf ein drohendes Kompartment-syndrom besteht in der sofortigen, breiten Spaltung vorhandener, konstringierender Verbände ohne Rücksicht auf eine hierdurch evtl. auftretende Fehlstellung von Frakturen [1].

Bei manifestem Kompartmentsyndrom erfolgt die schnellstmögliche Dermatofas-ziotomie nach Matsen, ohne Blutsperre, um die Ischämiezeit der Muskulatur nicht zusätzlich zu verlängern. Avitales Gewebe wird debridiert, fraglich avitales Gewebe belassen und ggf. im Rahmen einer Second-look-Operation entfernt. Als Beurtei-lungskriterien für die Vitalität der Muskulatur gelten Kontraktilität, Konsistenz, Kolorit und Kapillardurchblutung [2]. Die Hautinzision bleibt primär immer offen und wird durch Sekundärnaht oder spätere plastische Deckung, nach Abschwellung, verschlossen.

Bei frakturbedingten Kompartmentsyndromen erfolgt möglichst primär die Reposition und osteosynthetische Versorgung [4].

Bei der Lagerung der betroffenen Extremität ist darauf zu achten, daß ein Re-boundkompartmentsyndrom, aufgrund von Verschlechterung des A-V-Gradienten durch Hochlagerung, vermieden wird.

Patienten

Im Zeitraum zwischen 01.01.91 – 28.02.96 wurden in unserer Abteilung 24 Patienten mit manifestem Kompartmentsyndrom unterschiedlicher Genese behandelt. Hierbei handelte es sich um 13 männliche und 11 weibliche Patienten mit einem Durchschnitts-alter von 52,8 Jahren, wobei hier die Patienten mit Kompartmentsyndromen trauma-tischer Genese naturgemäß die jüngste, Patienten mit Kompartmentsyndromen auf-grund von Gefäßerkrankungen die älteste Gruppe darstellen. Die Diagnosen der untersuchten Patienten ergeben sich aus Abb. 1

Patienten mit Frakturen und Verletzungen

Die Gruppe der Patienten mit Frakturen setzt sich aus 8 männlichen und 2 weiblichen Patienten (Durchschnittsalter 44,2 Jahre) zusammen. Die Frakturlokalisationen zeigt

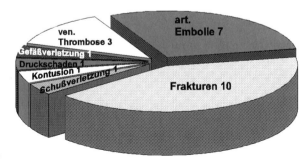

Abb. 1. Diagnosen der Patienten mit Kompartmentsyndrom

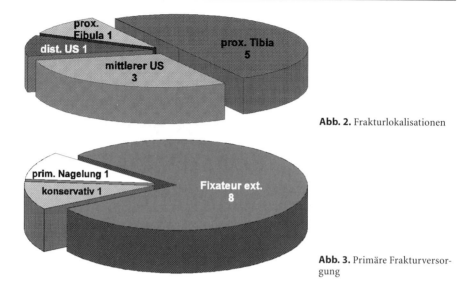

Abb. 2. Frakturlokalisationen

Abb. 3. Primäre Frakturversorgung

Abb. 2. Bei den Patienten mit den Frakturlokalisationen an proximaler Fibula und distalem Unterschenkel handelt es sich um Patienten, die Marcumar (wegen abgelaufener tiefer Beinvenenthrombose, bzw. nach Herzklappenersatz) erhielten.

Die Abb. 3 zeigt die primäre Frakturstabilisierungsform. Bei 2 der mit Fixateur externe versorgten Patienten wurde nach Ausheilung der Weichteildefekte ein Verfahrenswechsel (Schauwecker-Nagelung) vorgenommen. Bei der konservativ behandelten Fraktur handelte es sich um eine nichtdislozierte distale Fibulaschaftfraktur bei einer Marcumarpatientin.

7 der wegen Kompartmentsyndrom bei Fraktur behandelten Patienten wurden direkt im Anschluß an die stationäre Behandlung einer Rehabilitationsmaßnahme zugeführt, eine Patientin postoperativ auf eigenen Wunsch in ein heimatnahes Krankenhaus verlegt. 2 Patienten konnten nach Mobilisation im Krankenhaus in die ambulante Weiterbehandlung entlassen werden.

Von den 3 weiteren Patienten mit Kompartmentsyndromen traumatischer Genese wurden 2 Patienten (schwere Unterschenkelkontusion, Druckschaden mit nekrotischer Muskulatur nach i.v.-Drogenabusus) in eine Rehabilitationseinrichtung verlegt. Ein Patient (Unterschenkelschußverletzung ohne knöcherne Beteiligung) war bei Entlassung bereits wieder ohne Gehhilfen auf Stationsebene mobil. Die Abb. 4 zeigt die Rehabilitationshäufigkeit der Patienten mit traumatisch bedingtem Kompartmentsyndrom sowie deren Mortalität.

In bezug auf den Verletzungsmechanismus lag bei 6 Patienten mit Frakturen ein starker Alkoholeinfluß vor.

Bei 2 der Patienten, die wegen eines Kompartmentsyndroms bei Fraktur in Behandlung waren, fand sich bei Entlassung aus der stationären Behandlung eine Parese des N. peronaeus (davon eine rückläufig). Bei der i.v.-drogenabhängigen Patientin mit Nekrose der Unterschenkelmuskulatur aufgrund eines Druckschadens mußten wir eine Kniegelenks-Exartikulation durchführen (s. auch Abb. 6).

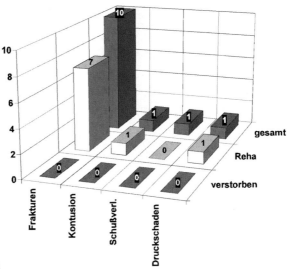

Abb. 4. Rehabilitationsbehand-
lungen und Mortalität der
Patienten mit traumatisch
bedingtem Kompartmentsyndrom

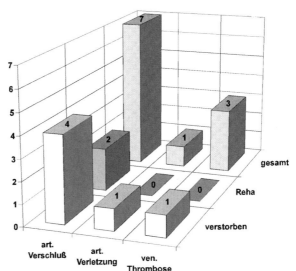

Abb. 5. Rehabilitationsbehand-
lungen und Mortalität der
Patienten mit Kompartmentsyndrom durch Gefäßerkrankungen

Patienten mit Kompartmentsyndromen aufgrund von Gefäßerkrankungen

Hierbei handelt es sich um 7 Patienten mit Kompartmentsyndromen, die sich aufgrund eines arteriellen Verschlusses entwickelten (5 weibliche und 2 männliche Patienten, Durchschnittsalter 70 Jahre), 3 Patienten mit venöser Thrombose (1 weibliche, 2 männliche Patienten, Durchschnittsalter 56,7 Jahre), sowie eine 84jährige Patientin mit einer kombinierten arteriell-venösen Verletzung als Operationskomplikation (falsa implantierte zementierte TEP mit Gefäßarrosion durch Palacosplombe).

Von den Patienten mit Kompartmentsyndrom aufgrund eines arteriellen Ver-

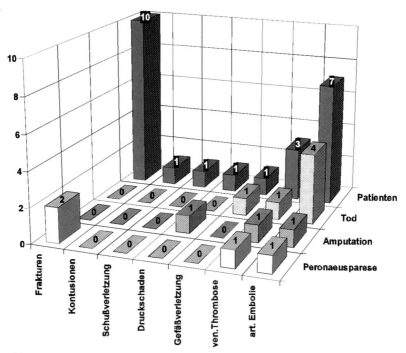

Abb. 6. Spätfolgen bei Patienten mit Kompartmentsyndromen unterschiedlicher Genese

schlusses verstarben 4, eine bettlägerige Patientin wurde auf eigenen Wunsch in die ambulante Behandlung entlassen und 2 Patienten in die Rehabilitation. Die Patientin mit der iatrogenen Gefäßverletzung verstarb, von den Patienten mit venöser Thrombose konnten 2 in die ambulante Weiterbehandlung entlassen werden, 1 Patient verstarb unter dem Bild einer akuten gastrointestinalen Blutung (Abb. 5).

Spätschäden traten bei den Patienten mit arteriellen Verschlüssen mit einer kompletten Parese des N. peronaeus und 3 Oberschenkelamputationen (alle Patienten sind im weiteren Verlauf verstorben), sowie einer Unterschenkelamputation wegen Gangrän auf. Bei den Patienten mit Kompartmentsyndromen aufgrund einer venösen Thrombose kam es bei 1 Patienten zu einer kompletten Ausräumung der M.-tibialis-anterior-Loge wegen Nekrose der Muskulatur, bei 1 Patientin mußte eine Oberschenkelamputation durchgeführt werden, 1 Patient verstarb. Die Abb. 6 zeigt die Spätfolgen aller Patienten mit Kompartmentsyndromen unterschiedlicher Genese (ausschließlich der verstorbenen Patienten).

Diskussion

Wie unsere Daten zeigen, ist das manifeste Kompartmentsyndrom ein Krankheitsbild mit einer hohen Rate an Spätfolgen. Dies zeigt, wie wichtig eine rechtzeitige Diagnose und adäquate Therapie für das Outcome sind. Besonders bei Patienten mit

Kompartmentsyndromen aufgrund von Gefäßerkrankungen werden diese zu häufig übersehen, was zu einer extrem hohen Mortalitäts- und Morbiditätsrate in dieser Patientengruppe führt. Dies liegt sicherlich mit in der Tatsache begründet, daß eine Messung des Kompartmentdruckes bei diesen Patienten nicht als sicheres Kriterium zum Ausschluß von schweren Schäden an der Muskulatur gewertet werden kann und ein niedriger Kompartmentdruck eine falsche Sicherheit vorspiegelt.

Hierbei sind auch die deutlich geringeren Toleranzen der Muskulatur in dieser Patientengruppe, bis zur Entwicklung eines manifesten Kompartmentsyndroms, bei weiterer Ischämie, zu bedenken [3].

Die Schlußfolgerung besteht in der Forderung nach genauer klinischer Beobachtung des Patienten (besonders des Patienten mit Gefäßerkrankungen) und regelmäßiger Befundkontrolle bei gefährdeten Patienten. Die Kompartmentdruckmessung dient im wesentlichen zur Absicherung der klinisch gestellten Diagnose. Bei Patienten mit Gefäßerkrankungen ist, auch bei niedrigen Kompartmentdrücken, eine Fasziotomie zu fordern, sofern klinische Symptome vorliegen.

Literatur

1. Echtermeyer V (1986) Das Kompartment-Syndrom. Langenbecks Arch Chir 369: 527–33
2. Echtermeyer V (1991) Kompartmentsyndrom. Prinzipien der Therapie. Unfallchirurg 94: 225–230
3. Gawenda M, Prokop A, Walter M, Erasmi H (1992) Das Compartment-Syndrom unter besonderer Berücksichtigung gefäßchirurgischer Aspekte. Das Patientengut der Chirurgischen Universitäts-Klinik und Poliklinik Köln von 1981 bis 1991. Zentralbl Chir 117 (8): 432–438
4. Gershuni DH, Mubarak SJ, Yaru NC, Lee YF (1987) Fracture of the tibia complicated by acute compartment syndrome. Clin Orthop 217: 221–227
5. Matsen FA (1980) Compartmental syndromes. Grune & Straton, New York London
6. Oestern HJ (1991) Kompartmentsyndrom. Definition, Ätiologie, Pathophysiologie. Unfallchirurg 94: 210–215
7. Reschauer R (1991) Die Diagnostik des Kompartmentsyndroms. Unfallchirurg 94: 216–219

Muskelnekrose durch nichtdiagnostiziertes Kompartmentsyndrom, Indikation zur Fasziotomie?

H.M.J. Janzing und P.L.O. Broos

Klinik für Unfallchirurgie, Universitätsklinik Leuven, Herestraat 49, B-3000 Leuven

Einleitung

Finkelstein [1] veröffentlichte 1996 seine Erfahrung mit der Spätfasziotomie zur Behandlung von zu spät diagnostiziertem Kompartmentsyndrom. Von 5 Patienten starb 1 durch Sepsis und 4 Patienten wurde das Bein amputiert wegen eines lokalen Infektes oder einer Sepsis. Er folgert aus diesen Erfahrungen, daß Patienten mit zu spät diagnostiziertem Kompartmentsyndrom konservativ zu behandeln seien.

Wird das Kompartmentsyndrom erst spät diagnostiziert, liegt in der Regel eine Muskelnekrose vor. Bei geschlossenen Weichteilen ist das Infektionsrisiko minimal, bei offenen Weichteilwunden und besonders bei unzureichendem Debridement wird das Infektionsrisiko viel höher. Mit oder ohne Fasziotomie besteht infolge der Myolyse immer die Möglichkeit eines akuten Nierenversagens. Während der letzten 2 Jahre waren 2 junge Patienten mit zu spät diagnostiziertem Kompartmentsyndrom in unsere Klinik verlegt worden.

Fallbeispiele

Patient 1: Ein 29jähriger Mann erlitt nach einem PKW-Unfall ein Polytrauma mit einer linksseitig geschlossenen Unterschenkelfraktur, die in einem auswärtigen Krankenhaus mittels Fixateur externe stabilisiert worden war.

1 Tag später wurde wegen Schwellung und Schmerz eine sehr begrenzte Minifasziotomie durchgeführt. 14 Tage nach dem Unfall wurde der Patient wegen eines kritischen Allgemeinzustandes mit Sepsis und schwerer Rhabdomyolyse in unser Krankenhaus verlegt (Abb. 1).

Die Wunden waren mit Pseudomonas infiziert. Der Patient zeigte keine Motorik oder Sensibilität im Unterschenkel. Das Muskeldébridement und die Nekrosektomie wurden wiederholt durchgeführt einschließlich der Entfernung eines 5 cm langen nekrotischen Tibia-Teiles.

Der resultierende vordere Weichteildefekt wurde mittels eines freien Latissimus-dorsi-Lappens gedeckt. Mit Kortikotomie und Ilisarow-Verfahren wurde der knöcherne Defekt überbrückt. Wegen schlechter Heilung der Dockingstelle wurde der Fixateur entfernt und ein ungebohrter Tibiamarknagel implantiert und Spongiosa angelagert. Der bereits bestehende Spitzfuß und die Hammerzehen wurden durch Tenotomien korrigiert. Der Nagel wurde wegen Infekt nach 14 Monaten entfernt. Der Patient kann heute, nach 17 Monaten, das Bein voll belasten. Er ist jedoch auf Schuheinlagen und eine Orthese zur Behandlung einer plantaren Druckstelle und eines Drop-Foot angewiesen.

Patient 2: Der zweite Patient wurde wegen einer chronisch bestehenden posterolateralen Knieinstabilität rechts mit einer posterolateralen Rekonstruktion in einem auswärtigen Kreiskrankenhaus behandelt. Postoperativ war das Bein in einem geschlossenen Gipsverband immobilisiert. Erst 24 h später wurde der Gipsverband wegen ernsthafter Schmerzen geöffnet. Ein Wundhämatom wurde entfernt. Weil sich die Schmerzen nicht besserten, wurde eine Epiduralnarkose durchgeführt. 8 Tage nach dem Ersteingriff wurde der Patient wegen kritischem Allgemeinzustand, hohem Fieber und massiver Myoglobinurie zu uns verlegt.

Bei der stationären Aufnahme fanden wir eine extreme Schwellung des gesamten rechten Beines, es bestand ein kompletter Sensibilitätsverlust und ein Ausfall der Motorik des Unterschenkels. Im Bereich

Hefte zu „Der Unfallchirurg", Heft 267
Willy, Sterk, Gerngroß (Hrsg.)
Das Kompartment-Syndrom
© Springer-Verlag Berlin Heidelberg 1998

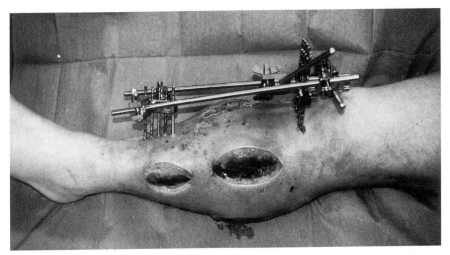

Abb. 1. Begrenzte Minifasziotomie (Patient 1)

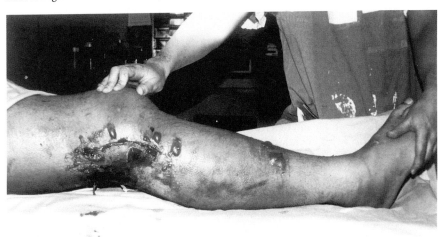

Abb. 2. Kompartmentsyndrom mit massiver Muskelnekrose (Patient 2)

des Knies zeigte sich eine Hautnekrose und Hautblasen. Zudem bestand eine Myoglobinurie und erhöhte Kreatinkinasewerte.

Klinisch war ein Kompartmentsyndrom mit massiver Muskelnekrose offensichtlich. Die Kompartmentdruckmessung zeigte in der Tibialis anterior Loge einen Druck von 90 mmHg und in der oberflächlichen hinteren Loge 65 mmHg, bei einem Blutdruck von 110/65 mmHg (Abb.2).

Direkt nach der Aufnahme wurde ein Wunddébridement, eine Dermatofasziotomie und eine Nekrosektomie durchgeführt, bei der fast die gesamte Unterschenkelmuskulatur entfernt werden mußte. Am 10. Tag konnte die Fasziotomiewunde nach einem Second-look geschlossen werden. Der Kniedefekt wurde mit einem Latissimus-dorsi-Lappen gedeckt. Wegen Spitzfußstellung und eines plantaren Druckulkus wurde nach 4 Monaten eine Panarthrodese des Fußes mit gleichzeitiger Achillessehnenverlängerung durchgeführt. Jetzt, nach 8 Monaten, kann der Patient mit voller Belastung gehen. Die Abb. 3 stellt die Dynamik der Kreatinkinase mit hohen Werten vor und bei Verlegung in unser Zentrum dar. Am 8. Tag wurde das Bein debridiert und nachfolgend zeigte sich eine rasche Senkung der Kreatinkinasewerte.

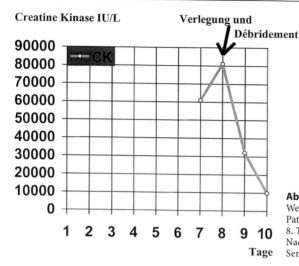

Abb. 3. Kreatinkinase mit hohen Werten vor und bei Verlegung von Patient 2 in unser Zentrum. Am 8. Tag wurde das Bein debridiert. Nachfolgend zeigte sich eine rasche Senkung der Kreatinkinasewerte

Diskussion

Patienten mit schwerer Muskelnekrose haben ein erhöhtes Risiko für das Auftreten eines Crushsyndroms und eines akuten Nierenversagens. Die konservative Behandlung mit erhöhter Diurese und Alkalisierung des Urins oder ggf. Dialyse sind sicherlich möglich.

Nekrosektomie kann jedoch vielleicht dem akuten Nierenversagen vorbeugen. Bei offenen Frakturen oder offenen Weichteilschäden ist das Débridement unbedingt erforderlich, um einer Infektion des nekrotischen Muskelgewebes vorzubeugen, da Patienten mit einer schweren Muskelnekrose ein erhöhtes Risiko für einen Infekt im Bereich dieser Nekrose haben. Die konservative Behandlung der Folgezustände ist prinzipiell im Rahmen späterer Korrektureingriffe möglich.

Bei zu spät diagnostiziertem Kompartmentsyndrom sind die Spätergebnisse immer schlecht. Die Wahl zwischen Beinerhalt als verwundbare „autologe Prothese" einerseits, und der Amputation mit Prothesenversorgung andererseits ist sicherlich nicht immer einfach.

Schlußfolgerung

Besser Prävention als Amputation! Ein gutes Endergebnis ist nur erreichbar, wenn das Kompartmentsyndrom verhindert werden kann. Die ständige Beobachtung und rechtzeitige Kompartmentdruckmessung kann eine zu späte Diagnose eines Kompartmentsyndroms verhindern.

Literatur

1. Finkelstein JA, Hunter GA, Hu RW (1996) Lower limb compartment syndrome: course after delayed fasciotomy. J Trauma 40: 342

Rekonstruktive Maßnahmen am Fuß nach Kompartmentsyndrom

H. Zwipp

Carl Gustav Carus Universitätsklinikum, Fetscherstr. 7, D-01307 Dresden

Um „Spasmus und Konvulsionen" der Muskulatur zu vermeiden, empfahl bereits Hippokrates um 460 v. Chr., Frakturen des Unterschenkels am 1. Tag oder erst am 7. Tag zu reponieren, notfalls die Fraktur zu redislozieren. Letzteres kam als therapeutischer Ansatz ex juvantibus einer Muskellogenentlastung gleich.

1869 beschrieb Richard von Volkmann eine postischämische Fußdeformität und realisierte als erster die Pathophysiologie durch „massenhaften Zerfall der kontraktiven Substanz". Den Begriff „Volkmannsche ischämische Kontraktur", der für die obere Extremität bekannt wurde, hat Hildebrandt, ein Schüler Volkmanns, in die Literatur eingebracht [3].

Bardenheuer empfahl als erster die therapeutische Faszienspaltung „zur Entfernung des intramuskulären Exsudates" [1].

Der heute für diese Entität gebräuchliche Begriff „Kompartmentsyndrom" wurde von Reszeli et al. geprägt [6].

Definition

Beim Kompartmentsyndrom sind 4 Faktoren miteinander verknüpft: ein geschlossener Raum, in dem ein erhöhter Gewebedruck eine Verminderung der Gewebedurchblutung erzeugt, die zu Störungen der neuromuskulären Funktion führt. Frakturen, Arterienverletzungen und schwere Kontusionen sind die häufigsten Ursachen des Kompartmentsyndroms [4].

Pathophysiologie

Deformitäten des Fußes und der Zehen nach nicht oder insuffizient behandelten Kompartmentsyndromen sind aufgrund der funktionellen Beteiligung von extrinsischer und intrinsischer Muskulatur am Erfolgsorgan Fuß sowohl nach Kompartmentsyndrom des Unterschenkels, nach Kompartmentsyndrom der Fußbinnenmuskulatur oder durch Kombination beider möglich.

Entsprechend den 4 Kompartimenten am Unterschenkel sind isolierte oder kombinierte Folgeschäden bei unzureichend entlastetem Kompartmentsyndrom möglich:

Hefte zu „Der Unfallchirurg", Heft 267
Willy, Sterk, Gerngroß (Hrsg.)
Das Kompartment-Syndrom
© Springer-Verlag Berlin Heidelberg 1998

1. Der ausschließliche Befall der Tibialis-anterior-Loge imponiert wie eine Lähmung des tiefen Astes des N. peronaeus. Es besteht die Unfähigkeit, den Fuß dorsal zu flektieren und die Zehen zu heben. Sensibel bestehen Ausfälle am 1. Zehenzwischenraum. Als isolierter Folgezustand ist dieser in knapp 49 % aller Fälle nach Gefäßverletzungen zu beobachten [5].

2. Beim Kompartmentsyndrom der Peronäusloge ist die Pronation des Fußes aufgehoben. Sensibilitätsstörungen am Fußrücken sind nicht zu beobachten.

3. Beim Befall der tiefen Beugerloge, dem sicherlich am häufigsten übersehenen Kompartmentsyndrom, kommt es in Extremfällen zum schweren Pes equinovarus mit Supinations-Adduktionsstellung des Vorfußes und Rückfußvarus, was durch Muskelimbalance aufgrund der Kontraktur des M. tibialis posterior zu erklären ist. Bei Muskelnekrosen des M. flexor hallucis longus und M. flexor digitorum longus kommt es zur Ausbildung von Krallenzehen, die isoliert nur dann auftreten, wenn nur die distalen Anteile der tiefen Beugesehnenloge betroffen sind. Zusätzlich können Sensibilitätsstörungen an der Fußsohle bestehen, kombiniert mit trophischen Störungen der Haut bis hin zu unbemerkten Druckulzera.

4. Die oberflächliche Beugerloge ist nur selten befallen und führt zur kontrakten Spitzfußstellung ohne Sensibilitätsstörungen, da in dieser Loge keine wesentlichen Nerven verlaufen.

Rekonstruktive Operationen am Fuß zur Behebung von Folgeschäden nach Kompartmentsyndrom sind daher meist notwendig bei Muskelnekrosen und -kontrakturen der extrinsischen Muskulatur im vorgeschalteten Unterschenkelsegment, seltener bei vorausgegangenem Kompartmentsyndrom der Fußbinnenmuskulatur.

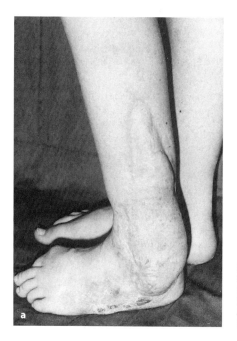

Abb. 1 a – m. Triplearthrodese nach Kompartmentsyndrom bei schwerer posttraumatischer Fußdeformität mit präoperativer Planung anhand eines dreidimensionalen Modells.
a Schlechte Weichteile und die pathologische Belastungszone am lateralen Fußrand

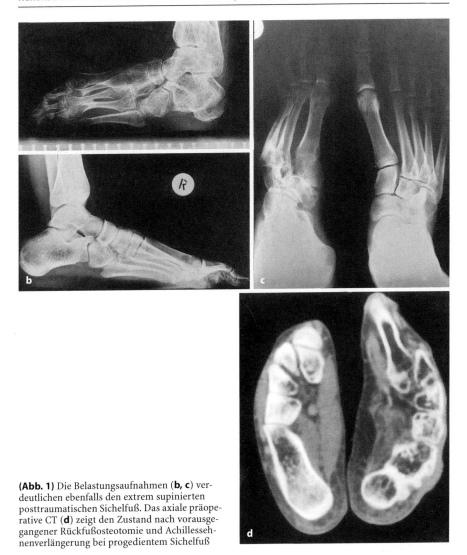

(**Abb. 1**) Die Belastungsaufnahmen (**b, c**) verdeutlichen ebenfalls den extrem supinierten
posttraumatischen Sichelfuß. Das axiale präoperative CT (**d**) zeigt den Zustand nach vorausge-
gangener Rückfußosteotomie und Achillessehnenverlängerung bei progedientem Sichelfuß

Schwere Fußdeformitäten, die über kompartmentbedingte Kurzfuß-, Hammer- oder
Krallenzehenbildung hinausgehen, sind bei meist unzureichend behandelten Unterschenkelkompartmentsyndromen am wachsenden Skelett, d.h. bei Kindern und
Jugendlichen, zu beobachten [9]. Dies gilt insbesondere, wenn z.B. neben einer
Unterschenkelfraktur mit Kompartmentsyndrom noch zusätzlich eine Gefäßzerrei-
ßung bestand, die im Sinne des Postischämiesyndroms und/oder Kompartmentsyndroms v.a. zu Nekrosen in der tiefen Beugesehnenloge führte. Gerade der posttraumatische, indirekt entstehende Pes equinovarus zeigt in Sonographie und Magnetresonanztomographie Nekrosen und Narben im Bereich des M. tibialis posterior, des
M. flexor hallucis longus und des M. flexor digitorum longus (Abb. 1). Auch bleibende

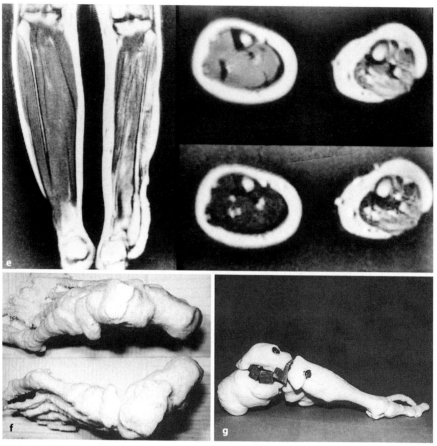

(Abb. 1) e, f. Das NMR (**e**) läßt Muskelnarben und -nekrosen v. a. in der tiefen Beugersehnenloge erkennen. Das Modell (**f**) verdeutlicht die bestehende Fußdeformität links in der Aufsicht von oben bei erheblich nach außen gedrehtem Talus und medial angehobenem Fußgewölbe als Ausdruck des schweren Sichelfußes. Die präoperativ geplante und am Modell durchgeführte Korrektur (**g**) zeigt die Auflösung des Talonavikulargelenkes, des Kalkaneokuboidgelenkes und des Talokalkaneargelenkes bei entsprechender medialer Anhebung mit kortikospongiösen Spänen zwischen Talus und Kalkaneus und valgisierender Ausrichtung zwischen Navikulare und Talus.

Nervenschäden, z. B. des N. ischiadicus, N. tibialis oder N. peronaeus führen besonders am wachsenden Skelett zur Muskelimbalance und zu konsekutiven kontrakten Fußfehlstellungen.

Außerdem können erhebliche Fußeinsteifungen mit Kontrakturen der großen und kleinen Fußgelenke, Schrumpfung und Verklebung der extrinsischen und intrinsischen Muskeln durch Inaktivität und/oder Entzündung bei chronischer Osteomyelitis am Unterschenkel beobachtet werden, die ein komplexes Weichteilrelease erfordern.

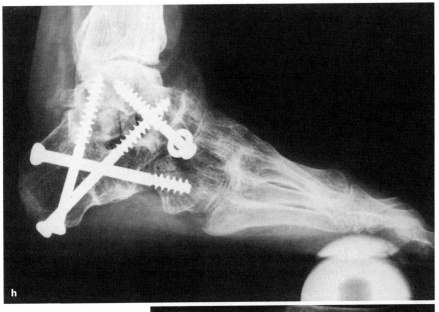

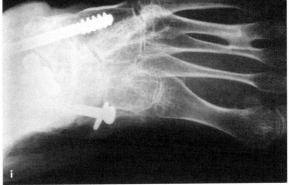

(**Abb. 1**) **h, i.** Die intraoperativen Röntgenkontrollaufnahmen (**h, i**) zeigen die Triplearthrodese mittels 6.5er Hohlschrauben bei ausschließlich medialem Zugang wegen schlechter Weichteile lateral

Während ein Kompartmentsyndrom des Unterschenkels nach Echtermeyer [2] in 17 % aller Unterschenkelfrakturen zu beobachten ist, kann ein isoliertes Kompartmentsyndrom des Fußes vornehmlich bei Lisfranc- und Chopart-Luxationsfrakturen in bis zu 40 % der Fälle gesehen werden, gelegentlich aber auch bei Talus- und Metatarsaliafrakturen. Die Kombination von Unterschenkel- und Fußkompartmentsyndrom wird in dieser Siebenjahresstatistik [7] bei 8 von 29 Kompartmentsyndromen des Fußes angesehen.

Die 4 Kompartimente des Fußes umfassen das mediale, das laterale, das zentrale und das interossale Kompartment. Das laterale Kompartment enthält die Mm. flexor et abductor digiti minimi, das mediale Kompartment die Muskulatur des Großzehenballens (Mm. flexor hallucis brevis et abductor hallucis). Das zentrale Kompartment

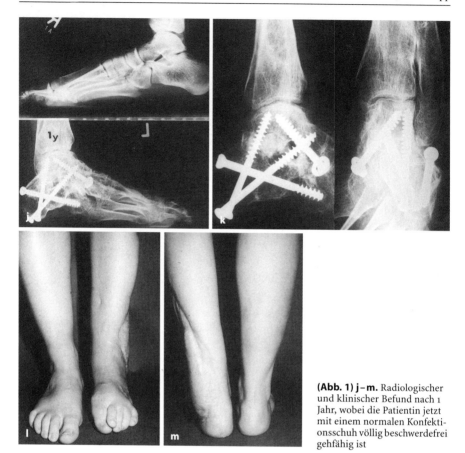

(Abb. 1) j–m. Radiologischer und klinischer Befund nach 1 Jahr, wobei die Patientin jetzt mit einem normalen Konfektionsschuh völlig beschwerdefrei gehfähig ist

schließt die Mm. adductor hallucis, quadratus plantae et flexor digitorum brevis sowie die Sehnen der Mm. flexor digitorum longus et flexor hallucis longus ein. Am weitesten dorsal gelegen ist das interossale Kompartment, das die Mm. interossei enthält. Bei Brüchen der Fußwurzel ist damit zu rechnen, daß es neben Kapsel- und Band- auch zu ausgedehnten Faszienzerreißungen kommt, so daß die einzelnen Muskellogen eröffnet sind und miteinander kommunizieren. Daher reicht beim traumatisch bedingten Kompartmentsyndrom des Fußes in der Regel die Dermatofasziotomie am Fußrücken mit Spaltung des proximalen Retinaculum extensorum superius et inferius einschließlich der Fußrückenfaszie aus. Bei korrekt gespaltenem Kompartmentsyndrom ist die Entwicklung von Hammerzehen wenig wahrscheinlich, was nach eigenen Untersuchungen [7] nur in einem von 13 kontrollierten Fällen eines isolierten posttraumatischen Fußkompartmentsydroms gesehen werden konnte.

Zehenkorrekturen

Grundsätzlich sollten 3 posttraumatische Zehendeformitäten (Abb. 2) unterschieden werden:

- die Hammerzehe, die durch überwiegende Kontraktur der kurzen Beugersehne entsteht, also v. a. nach Kompartmentsyndrom der Fußinnenmuskulatur, z. B. bei Kalkaneusfraktur,
- die Krallenzehe, die v. a. nach Unterschenkelkompartmentsyndromen mit Kontraktur des M. flexor digitorum longus zu beobachten ist,
- die selten zu beobachtende Mallet-Zehe, bei isolierter Kontraktur der langen Beugersehne.

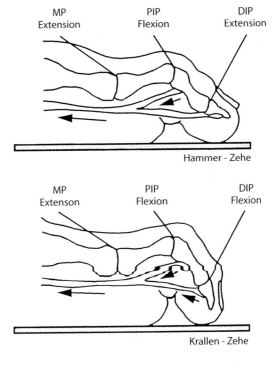

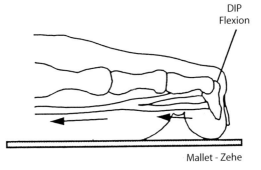

Abb. 2. Die 3 Typen der Zehendeformität hängen pathophysiologisch v. a. davon ab, welche der Flexorsehnen (Flexor digitorum longus bzw. brevis) stärker kontrahiert ist

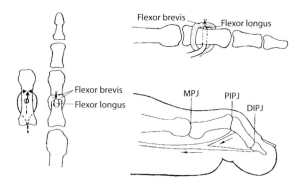

Abb. 3. Intrinsic procedure nach Hansen (persönliche Mitteilung 1987)

Neben der einfachen Tenotomie der kurzen und der langen Beugersehnen an Zehen-mittelglied- bzw. -endgliedbasis über eine seitliche Stichinzision bei milden Formen der Krallen- oder Hammerzehenbildung, hat sich im eigenen Vorgehen wesentlicher Zehendeformitäten das Intrinsic procedure nach Hansen (persönliche Mitteilung, 1987) bewährt (Abb. 3). Dabei wird über einen dorsalen oder interdigitalen Zugang die Flexor-longus- und -brevis-Sehne plantar abgelöst. Die Longussehne wird über einen 3,5 mm Bohrkanal im Zehengrundglied von plantar nach dorsal durchgezogen und die Flexor-brevis-Sehne jeweils zur Hälfte seitlich nach dorsal herumgeführt, um diese dort gemeinsam mit der Flexor-longus-Sehne zu vernähen. Die Zehen werden mit einem Spickdraht passager für 3 Wochen in dieser Position fixiert.

Weichteilrekonstruktion

Tenotomie vs. Tenolyse

Einfache Sehnendurchtrennungen sollten, wenn überhaupt, nur im Zehenbereich vorgenommen werden. Im Bereich größerer Sehnen, wie denen des M. flexor digito-rum longus und flexor hallucis longus, sollte bei posttraumatischem Kompartment-syndrom mit Hammerzehenentwicklung und starker Sehnenverklebung zur Vermei-dung eines Rezidivs ausreichend reseziert (5–10 cm), bei geringen Adhäsionen teno-lysiert werden.

Sehnenverlängerung

Da Sehnengewebe aufgrund der bradytrophen Gewebereaktion bei Einbringung von Nahtmaterial eher infektgefährdet ist als andere Gewebe, sollte bei Sehnenverlänge-rung im Fußbereich und besonders auch an der Achillessehne eine Naht selbst mit resorbierbarem Material vermieden werden. Besonders bewährt hat sich hierbei die empfohlene nahtlose Z-Plastik: Das Z wird nur unvollständig scharf vorgegeben, d.h. nur proximal und distal wird quer gegenseitig die Sehne zur Hälte eingekerbt und anschließend maximal dorsalflektiert. Dadurch wird die Sehne sich verlängernd auf-gespleißt, aber nicht in der Kontinuität durchtrennt. Mit dieser Maßnahme erübrigt sich jedes Einbringen von Nahtmaterial (Abb. 4).

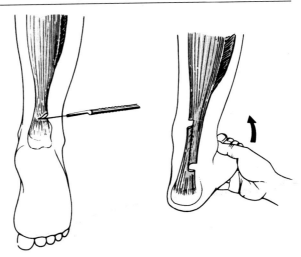

Abb. 4. Nahtlose Achillessehnenverlängerung

M.-tibialis-anterior-Transfer

Bei kombiniertem Kompartmentsyndrom des Unterschenkels und Fußes mit Muskelimbalance durch Überwiegen der Supinatoren am Fuß, beispielsweise bei Ausfall der
Peronäalmuskulatur, ist zur Behebung der supinatorischen Dominanz ein partieller
Tibialis-anterior-Transfer möglich. Dabei wird die M.-tibialis-anterior-Sehne zur
Hälfte über das proximale Retinaculum hinaus gespalten und der laterale Schenkel
der Tibialis-anterior-Sehne subkutan zur Basis des 5. Mittelfußknochens hin tunne-
liert. Der Sehnenspan wird hierbei an den Peronaeus tertius oder an den Peronaeus
brevis angesteppt (Abb. 5).

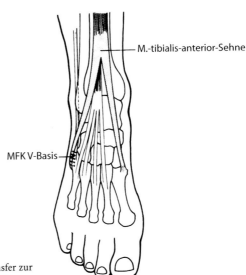

M.-tibialis-anterior-Sehne

MFK V-Basis

Abb. 5. Partieller M.-tibialis-anterior-Transfer zur
Verbesserung der pronatorischen Fußhebung

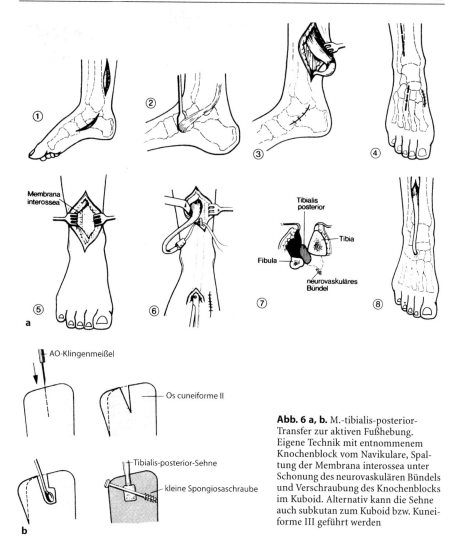

Abb. 6 a, b. M.-tibialis-posterior-Transfer zur aktiven Fußhebung. Eigene Technik mit entnommenem Knochenblock vom Navikulare, Spaltung der Membrana interossea unter Schonung des neurovaskulären Bündels und Verschraubung des Knochenblocks im Kuboid. Alternativ kann die Sehne auch subkutan zum Kuboid bzw. Kuneiforme III geführt werden

M.-tibialis-posterior-Transfer

Beim dauerhaften Ausfall der aktiven Fußhebung, z. B. beim vollständigen Ausfall des M. tibialis anterior oder der Peronäalmuskulatur nach Kompartmentsyndrom oder irreparablen Nervenschäden des N. peronaeus, ist bei neurologisch intaktem M. tibialis posterior der Transfer dieses Muskels angezeigt (Abb. 6).

Peronaeus-longus- bzw. -brevis-Transfer

Gelegentlich ist es notwendig, einen der Mm. peronaei zur aktiven Fußhebung z. B. im Rahmen einer Triplearthrodese einzusetzen, wenn es zum Ausfall der aktiven

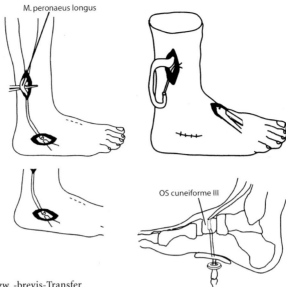

Abb. 7. M.-peronaeus-longus- bzw. -brevis-Transfer

Fußhebung durch Nekrosen in der M.-tibialis-anterior- oder tiefen Beugersehnen-loge gekommen ist. Hierbei wird die Sehne ausgelöst und entweder über eine Lenge-mann-Ausziehnaht nach plantar durch das Cuneiforme intermedium geführt oder, wie es sich im eigenen Vorgehen bewährt hat, mit einem Knochenblock unter einem Knochendeckel versenkt und verschraubt (Abb. 7).

Triplearthrodese

Über einen notwendigen medialseitigen retromalleolaren Zugang werden neben den meist notwendigen Weichteileingriffen an den Sehnen (Resektion der Sehne des M. tibialis posterior, des M. flexor digitorum longus und des M. flexor hallucis longus) von medial das Subtalar- und Talonavikulargelenk entknorpelt und gelöst.

Danach wird über einen Ollier-Zugang lateral das Subtalar- und Kalkaneokuboid-gelenk entknorpelt, ausgeräumt und mobilisiert, wodurch sich der Fuß allmählich in die gewünschte neutrale Position bringen läßt. Eine passagere Spickdrahtfixation mit intraoperativer Röntgenkontrolle des Fußes seitlich und dorsoplantar wird vor der definitiven Schraubenosteosynthese durchgeführt, um die Achsenverhältnisse zu überprüfen. Bei Verwendung von kanülierten 6.5er Spongiosaschrauben und idea-lem Sitz der Spickdrähte zwischen Navikulare und Talus, Kuboid und Kalkaneus, sowie Talus und Kalkaneus, können die Hohlschrauben über diese Spickdrähte jetzt in situ eingebracht werden. Über die beschriebenen medialen und lateralen Zugänge können zusätzlich notwendige Korrektureingriffe in der Regel mit durchgeführt wer-den, wie z. B. ein notwendiger Sehnentransfer.

Literatur

1. Bardenheuer B (1911) Die Entstehung und Behandlung der ischämischen Muskelkontraktur und Gangrän. Dtsch Z Chir 108: 44–201
2. Echtermeyer V (1985) Das Kompartmentsyndrom. Hefte Unfallheilkd 169: 1–105
3. Hildebrandt O (1906) Die Lehre von den ischämischen Muskellähmungen und -kontrakturen. Samml Klin Vorträge 437: 559–584
4. Matsen FA (1980) Compartmental syndromes. Grune & Stratton, New York London Toronto Sydney San Francisco
5. Mumenthaler M, Baasch E, Ulrich J (1960) Das tibialis-anterior-Syndrom. Fußheberparese. Schweiz Arch Neurol Neurochir Psychiatr 86: 136
6. Reszel PA, Janes JM, Spittel JA (1963) Ischemic necrosis of the peroneal musculature, a lateral compartment syndrome: report of a case. Proc Staff Med Mayo Clin 38: 130–137
7. Swoboda B, Scola E, Zwipp H (1991) Operative Behandlung und Spätergebnisse des Fußkompartment-Syndroms. Unfallchirurg 94: 262–266
8. Volkmann R von (1875) Über einige seltenere Arten von Muskelkontrakturen. Breikopf & Hartel, Leipzig, Beiträge zur Chirurgie, S 218–223
9. Zwipp H (1991) Rekonstruktive Maßnahmen am Fuß nach Kompartment-Syndrom. Unfallchirurg 94: 274–279

Spätfolgen nach Dermatofasziotomie posttraumatischer Kompartmentsyndrome des Unterschenkels Ergebnisse einer klinischen, isokinetischen und kernspintomographischen Nachuntersuchung

L.C. Olivier, K. Küllmer, J. Pickel, K. Sievers und K.P. Schmit-Neuerburg

Abteilung für Unfallchirurgie, Universitätsklinik (GHS) Essen, D-45122 Essen

Patienten

Zwischen 1980 und 1990 wurden 161 Patienten mit 170 Kompartmentsyndromen des Unterschenkels durch Dermatofasziotomie behandelt. Von diesen 161 Patienten waren 69 (42,9 %) polytraumatisiert. Der rechte Unterschenkel war 92mal (54,1 %), der linke 78mal (45,9 %) betroffen. 118 (73,3 %) Patienten waren männlich, 43 (26,7 %) weiblich. Das mittlere Alter betrug am Unfalltag 35,7 Jahre bei einer Spannbreite von 4 bis 92 Jahren. Hauptunfallursache waren Verkehrsunfälle mit 120 (74,5 %) Fällen (Tabelle 1).

Isolierte Weichteilverletzungen des betroffenen Beines bestanden in 20 (11,8 %) Fällen. Offene Frakturen (Fx) von Oberschenkel (OS), Unterschenkel (US) oder Fuß lagen in 109 (55,9 %) Fällen vor. Ein drohendes oder manifestes Kompartmentsyndrom wurde nach der Einteilung von Echtermeyer [1] klinisch festgestellt. Präoperative subfasziale Druckmessungen erfolgten mit dem Stryker-Druckmonitor „STIC" [12].

103 (64,0 %) Patienten konnten primär versorgt werden. 58 (36,0 %) Patienten wurden sekundär aus vorbehandelnden Krankenhäusern zugewiesen. Es handelte sich um 127 (74,7 %) drohende und 43 (25,3 %) manifeste Kompartmentsyndrome (Tabelle 2). Die Versorgung der 145 Unterschenkelfrakturen erfolgte in 63 (43,5 %) Fällen durch Plattenosteosynthesen; in 82 (56,5 %) Fällen durch Fixateur externe.

Tabelle 1. Unfallursachen bei 161 Patienten mit 170 KPS

n = 161	Anzahl	%
Arbeitsunfall	6	3,7
PKW-Anfahrunfall	55	34,1
Motorradunfall	45	28,0
PKW-Insasse	20	12,4
Absturz	29	18,0
Bagatelltrauma	6	3,8

Tabelle 2. Zeitliche Verzögerung der Dermatofasziotomie und Stadium des KPS

n = 170	< 6h	>6 – 12h	>12 – 24h	>24h
Drohendes KPS $n_1 = 127$	100	14	1	12
Manifestes KPS $n_2 = 43$	9	9	3	22

Hefte zu „Der Unfallchirurg", Heft 267
Willy, Sterk, Gerngroß (Hrsg.)
Das Kompartment-Syndrom
© Springer-Verlag Berlin Heidelberg 1998

12 (7,0 %) Patienten mit 12 Kompartmentsyndromen mußten sich im weiteren Verlauf Amputationen unterziehen – 7 Oberschenkel, 4 Unterschenkel und 1 Fuß. Während des ersten stationären Aufenthaltes verstarben 10 (5,9 %) Patienten mit 14 Kompartmentsyndromen (8,2 %). Todesursachen waren ein zentrales Regulationsversagen in 4 Fällen, ein akutes Herzkreislaufversagen in 5 Fällen und eine Gehirnblutung in 1 Fall. 9 Verstorbene waren polytraumatisiert, 8 davon waren bei der Aufnahme im hämorrhagischen Schock. Bei 2 Patienten bestand infolgedessen eine akute Niereninsuffizienz. 5 Patienten mit 7 Kompartmentsyndromen erlagen ihren Verletzungen noch bevor weitere operative Maßnahmen erfolgen konnten.

Methodik

Klinische Wertung

Die klinische Untersuchung erfolgte nach folgenden Parametern, die mit entsprechenden Einzelpunkten bewertet wurden (Tabelle 3). Die so festgestellten Summen der Einzelpunkte wurden einem tabellarischen Wertungsschema (Tabelle 4) zugeordnet .

Tabelle 3. Parameter der klinischen Wertung und erreichbare Einzelpunkte

Einzelpunkte	2	1	0
Subjektiv Gehstrecke	> 1 km	> 0,5 km < 1,0 km	< 0,5 km
Schwellneigung	–	Nein	Ja
Beschwerden in Ruhe	Nie	Selten	Permanent
Muskelkrämpfe	Nie	Selten	Häufig
Kosmetik	–	Zufrieden	Unzufrieden
Funktionstests Gangbild	Unbehindert	Leicht behindert	Stark behindert
Fersenstand	Unbehindert	Leicht behindert	Stark behindert
Zehenstand	Unbehindert	Leicht behindert	Stark behindert
Einbeinstand	Unbehindert	Leicht behindert	Stark behindert
Objektiv Bewegungsumfang im OSG	> 60 Grad	> 30 < 60 Grad	< 30 Grad
Bewegungsumfang im USG	> 40 Grad	> 20 < 40 Grad	< 20 Grad
Bewegungseinschränkung der Zehen	Keine	Gering	Stark
Umfangsdifferenz des Beines	< +/- 1 cm	> +/- 1 cm	> +/- 2 cm
Kraftdifferenz im OSG[a]	MRC = 5	MRC = 4 oder 3	MRC = 1 oder 0
Inspektion	Unauffällige Narbe	Fußgewölbekontraktur	Krallen-, Hammerzehe
Sensibilitätsminderung[b]	Keine	1 Dermatom	> 1 Dermatom

[a]MRC: Orientierende manuelle Muskelkraftmessung entsprechend British Medical Research Council als Bewertungsskala zur Quantifizierung von Paresen (0 = komplette Lähmung, 1 = sichtbare Kontraktion ohne motorischen Effekt, 2 = Bewegung bei Ausschaltung der Schwerkraft möglich, 3 = Bewegung gegen die Schwerkraft möglich, 4 = Bewegung gegen Widerstand, jedoch kraftgemindert möglich, 5 = normal).

[b]Sensibilitätsminderung: im Dermatom N.peroneus superficalis, N.peroneus profundus, N.tibialis.

Tabelle 4. Tabellarisches Wertungsschema der klinischen Nachuntersuchungsdaten (sehr gut = Restitutio ad integrum, gut = geringe funktionelle, keine subjektive Beeinträchtigung, befriedigend = funktionelle und subjektive Beeinträchtigung, schlecht = deutliche funktionelle und subjektive Beeinträchtigung)

Wertung	Sehr gut	Gut	Befriedigend	Schlecht
Gehstrecke	2	2	1	1
Schwellneigung	1	1	1	0
Beschwerden in Ruhe	2	2	2	1
Muskelkrämpfe	2	2	2	1
Kosmetik	1	1	0	0
Gangbild	1	1	1	0
Fersenstand	2	1	1	1
Zehenstand	2	2	1	1
Einbeinstand	2	2	2	1
Bewegungsumfang im OSG	2	2	2	1
Bewegungsumfang im USG	2	2	2	1
Bewegungseinschränkung der Zehen	2	1	1	0
Umfangsdifferenz des Beines	2	2	1	1
Kraftdifferenz im OSG	2	1	1	1
Inspektion	1	1	1	0
Sensibilitätsausfälle	2	1	1	0
Summe der Einzelpunkte	28	24	20	10
Wertungsbereich	28	$\geq 24 < 27$	$\geq 20 < 24$	$\geq 0 < 20$

Isokinetik

Unter Einsatz des PC-gesteuerten isokinetischen Kraftmeß- und Trainingsgerätes Kin-Com I (Chattecx Corp.Chattanooga Tn.) erfolgten seitenvergleichende dynamische Kraftmessungen der Dorsalextension und Plantarflexion der oberen Sprunggelenke unter standardisierten Bedingungen mit 5 Bewegungszyklen mit einer Geschwindigkeit von 60 Winkelgraden pro Sekunde. Ausschlußkriterien für diese apparative Untersuchung in Bauchlage waren mangelnde Compliance, beidseitige Traumen, manifeste Paresen und Herzkreislauferkrankungen unter Berücksichtigung der in Bauchlage vorgenommenen Messungen. Bestimmt wurde orientierend die Summe der geleisteten Arbeit in Joule für beide Bewegungsrichtungen. Angegeben wird die Summe der in beide Bewegungsrichtungen erreichten Werte als „maximal geleistete Arbeit".

MRT

Die kernspintomographische Beurteilung des Flüssigkeitsgehaltes der Unterschenkelmuskulatur erfolgte an einem suprakonduktiven Magneten mit einer Feldstärke von 1.5 Tesla (Magnetom Siemens). Beidseits wurden die Unterschenkel in einer linear polarisierten Extremitätenspule untersucht. Es wurde 10 cm unterhalb der inneren Kniegelenkspalten je eine einzelne Schicht mit einer Dicke von 10 mm gelegt. Zur Messung wurde eine stark T_1-gewichtete Inversion-Recovery-Sequenz eingesetzt mit einer Repetitionszeit (T_R) von 2500 ms, einer Echozeit (T_E) von 20 ms. Die somit 4mal durchgeführte Messung jedes Unterschenkels benötigte 25 min. Ausschlußkriterien waren insbesondere beidseitige Verletzungen und liegende metallische Implantate. Da der Flüssigkeitsgehalt im Gewebe interindividuell und auch je nach gemessener Loge auf einem unterschiedlichen Niveau liegt, kann ein Kompartment immer nur intraindividuell mit demjenigen der unverletzten Gegenseite verglichen werden. Weitere Ausschlußkriterien waren mangelnde Compliance im Hinblick auf die Untersuchungsdauer und Erkrankungen, die wie Herzinsuffizienz, Nieren- und Gefäßerkrankungen oder auch ein Lymphödem Erhöhungen des muskulären Flüssigkeitsgehaltes bedingen könnten [14]. Grundlage der Interpretation der Meßwerte ist das sog. 3-Fraktionen-Hydrationsmodell [3]. Hiernach kann zwischen gebundenem, strukturiertem und freiem Wasser unterschieden werden. Das gebundene Wasser liegt zumeist im Bereich der Zellmembranen und wird durch elektrische Dipole und feste Ladungen in seinem Rotationsverhalten beeinflußt. Hauptsächlich wird dieses Wasser intrazellulär zu finden sein und ist durch die sog. T2-Zeit charakterisiert. Das strukturierte Wasser ist im Prinzip zwar ungebunden, allerdings verändern die umliegenden Makromoleküle und auch gelöste Substanzen wie Natrium, Kalium, Kalzium, Bikarbonat u.a. das Rotationsverhalten durch ihre Ladungen. Das freie, extrazellulär gelegene Wasser zeigt ein unbeeinflußtes Rotationsverhalten unter Einstrahlung des Hochfrequenzimpulses und ist im Rahmen der T1-Zeit zu beurteilen. Somit kennzeichnet die eingesetzte Meßmethode die Zunahme oder den Verlust des Extrazellulärraumes im Sinne eines Ödems oder auch einer älteren, dann wasserstoffprotonenärmeren Fibrose.

Die Auswertung der Ergebnisse erfolgte durch die multiple Regressionsanalyse.

Ergebnisse

Von den 161 Patienten des Gesamtkollektivs ließen 5 (4,4%) wegen Querschnittslähmungen, Hemiparesen und spastischen Paraparesen eine verwertbare Nachuntersuchung nicht erwarten. Weitere 11 (0,6%) waren zwischenzeitlich unfallunabhängig verstorben. In einem weiteren Fall erfolgte eine Amputation bei arterieller Verschlußkrankheit vom Oberschenkeltyp.

So verblieben von den 161 Patienten mit 170 Kompartmentsyndromen für die klinische Nachuntersuchung im Rahmen dieser Studie 122 (75,8%) Patienten. Abzüglich 18 (11,2%) Patienten, die nicht erreichbar waren, konnten 104 (85,3) mit 107 Kompartmentsyndromen nachuntersucht werden. Das mittlere Unfallalter betrug in diesem Kollektiv 32,1 Jahre (Spanne: 18–78 Jahre), der Nachuntersuchungszeitraum 7,5 Jahre (Spanne: 1,5–9,3). Es handelte sich um 77 (74,0%) Männer und um 27 (26,0%) Frauen mit n_1 = 66 (61,7%) drohenden und n_2 = 41 (38,3%) manifesten Kompartmentsyndromen. Tabelle 5 zeigt die Anzahl der dekomprimierten Muskellogen der Unterschenkel sowie die präoperative zeitliche Verzögerung.

n = 107	< 6 h	< 6–12h	> 12–24h	> 24h
4 Logen	39	8	2	10
3 Logen	5	–	–	4
2 Logen	11	–	1	2
1 Loge	18	4	–	3

Tabelle 5. Zeitpunkt der Dermatofasziotomie und Anzahl der dekomprimierten Muskellogen

Klinische Wertung

Tabelle 6 zeigt das Ergebnis der klinischen Wertung aller 107 nachuntersuchten Kompartmentsyndrome unter Berücksichtigung des Stadiums der Ischämie. Es zeigt sich ein deutlich niedrigerer prozentualer Anteil der mit „sehr gut" bis „befriedigend" eingestuften Unterschenkel in der Gruppe der Patienten mit ehemals manifestem Kompartmentsyndrom.

Unter Berücksichtigung der eingetretenen präoperativen Zeitverzögerung zeigte sich, daß zwar auch nach 24 h noch „sehr gute" Ergebnisse – also eine Restitutio ad integrum – erreichbar waren, die meisten der 26 so bewerteten Unterschenkel fanden sich jedoch bei operativer Versorgung unter 6–19 h (73,1%) (Tabelle 7 und 8).

Isokinetik

Bei 41 (39,4%) der 104 Patienten des Nachuntersuchungskollektivs konnte die seitenvergleichende isokinetische Untersuchung erfolgen. In 39 (95,7%) Fällen war die Kompartmentseite rechts. Es handelte sich um $n_1 = 32$ (78,1%) drohende und $n_2 = 9$ (11,9%) manifeste Kompartmentischämien. In 11 (26,9%) dieser Fälle war auf der Kompartmentseite mit im Mittel 13 Joule (Spanne: 1,0–29,0 Joule) eine höhere Arbeit durch Dorsalextension und Plantarflexion möglich als auf der unverletzten Gegenseite. Betrug die Seitendifferenz der maximal geleisteten Arbeit von unverletzter

Tabelle 6. Klinische Wertung und Stadium der Kompartmentischämie

$n = 107$		Drohendes KPS $n_1 = 66$	%	Manifestes KPS $n_2 = 41$	%
Sehr gut	26(24,3%)	19	73,1	7	26,9
Gut	40(37,4%)	23	57,5	17	42,5
Befriedigend	19(17,8%)	13	68,4	6	31,6
Schlecht	22(20,5%)	11	50,0	11	50,0

Tabelle 7. Klinische Wertung und präoperative Zeitverzögerung bei drohendem KPS (100% = Summe aller operativ versorgten KPS pro Zeitabschnitt)

Drohendes KPS $n_1 = 66$		< 6h	%	> 6–12h	%	> 12–24h	%	> 24h	%
Sehr gut	19(28,8%)	15	28,9	1	16,6	–	–	3	42,9
Gut	23(34,8%)	18	34,6	2	33,3	–	–	3	42,9
Befriedigend	13(19,7%)	9	17,3	3	50,0	–	–	1	14,3
Schlecht	11(16,7%)	10	19,2	–	–	1	100,0	–	–

Tabelle 8. Klinische Wertung und präoperative Zeitverzögerung bei manifestem KPS (100% = Summe aller KPS pro Zeitabschnitt)

Manifestes KPS $n_2 = 41$		< 6h	%	> 6–12h	%	> 12–24h	%	> 24h	%
Sehr gut	7 (17,1%)	4	19,1	–	–	2	100,0	1	8,3
Gut	17 (41,5%)	9	42,9	2	33,3	–	–	6	50,0
Befriedigend	6 (14,6%)	4	19,1	1	16,6	–	–	1	8,3
Schlecht	11 (26,8%)	4	19,1	3	50,0	–	–	4	33,3

n = 41	Drohendes KPS $n_1 = 32$	Manifestes KPS $n_2 = 9$	**Tabelle 9.** Maximal geleistete Arbeit und Stadium des KPS
Unverletzte Seite	34,4 Joule (6,0 – 96,0)	27,9 Joule (13,0 – 101,0)	
Kompartmentseite	31,6 Joule (1,0 – 80,0)	18,7 Joule (3,0 – 83,0)	

Seite zur Kompartmentseite für die ehemals drohenden Kompartmentischämien im Mittel 2,8 Joule (8,1 %), so lag sie für die ehemals manifesten Kompartmentsyndrome bei 9,2 Joule (39,9 %). Unabhängig vom Stadium war die Kompartmentseite in allen 41 Fällen mit im Mittel 4,1 Joule (12,5 %) insgesamt schwächer als die unverletzte Seite (Tabelle 9). Bei der statistischen Gegenüberstellung der geleisteten Arbeit und der klinischen Wertung ergab sich keine statistisch signifikante Tendenz.

MRT

Jeweils 10 Patienten aus der Gruppe der ehemals drohenden und manifesten Kompartmentsyndrome konnten im MRT untersucht werden. In 11 (55,0 %) Fällen war der linke Unterschenkel, in 9 (45,0 %) Fällen der rechte Unterschenkel betroffen. Es handelte sich um 5 (25,0 %) weibliche und 15 (75,0 %) männliche Patienten mit einem mittleren Alter zum Zeitpunkt der Untersuchung von 36,0 Jahren (Spanne: 15 – 76 Jahre). Der Nachuntersuchungszeitraum dieser Gruppe lag bei 5,8 Jahren (Spanne: 3,7 – 13,0 Jahre). Bei 5 Patienten waren alle 4 Logen, bei 5 weiteren eine Loge und bei den übrigen 10 Patienten 2 bzw. 3 Muskellogen betroffen.

In 19 Fällen lag ursprünglich eine Unterschenkelfraktur (geschlossen: 13 Fälle, 1° offen: 2 Fälle, 2° offen: 3 Fälle, 3° offen: 1 Fall) vor, in 2 Fällen hiervon kombiniert mit einer Fraktur des Fußes. In einem Fall wurde ein reiner Weichteilschaden diagnostiziert. Die Kompartmentspaltungen erfolgten in weniger als 6 h nach dem Trauma in 15 Fällen, nach 6 – 12 h in 3 Fällen, und in 2 Fällen nach 24 h.

An diesen Patienten wurden 19 Logen nach drohendem Kompartmentsyndrom und 29 nach manifestem Syndrom mit der korrespondierenden Loge der unverletzten Gegenseite im MRT verglichen. Dabei zeigte die Gruppe der Patienten mit ehemals drohendem Kompartmentsyndrom eine geringe Erniedrigung der Korrelation zur gesunden Gegenseite auf (r = 0.83, p > 0.001). Hier war somit keine relevante Änderung des Flüssigkeitsgehaltes zu verzeichnen. In der Gruppe der ehemals manifesten Kompartmentsyndrome zeigte sich eine deutliche Reduktion des Flüssigkeitsgehaltes (r = 0.49, p > 0.005), die als Zeichen der posttraumatischen Fibrose zu werten ist.

Diskussion

In Übereinstimmung mit den Ergebnissen anderer Autoren stellen auch in unserem Kollektiv Frakturen gegenüber isolierten Weichteilverletzungen die häufigste Ursache des Kompartmentsyndrom dar [1, 7, 10]. Annähernd gleich häufig vertreten waren offene und geschlossene Frakturen des Unterschenkels im Verhältnis 77:68 (53,1 %:46,9 %). Nerlich ermittelte eine ähnliche Verteilung mit 55,2 % offenen und

44,8 % geschlossenen Frakturen [10]. Erst-, zweit- und drittgradig offene Brüche waren in unserem Gesamtkollektiv ebenfalls annähernd gleich häufig. Diese Feststellungen stehen im Widerspruch zu der verbreiteten Annahme, daß bei offenen Frakturen aufgrund der traumatischen Weichteilzerstörungen eine adäquate Eröffnung und Dekompression der Faszienlogen vorliegt, die die Entwicklung eines Kompartmentsyndroms verhindert [4, 8]. Bereits 1975 prägte Matsen zu diesem Sachverhalt folgenden Satz: „Because tissue does not flow like a liquid, a hole in the compartment may not constitute adequate decompression" [9].

Die überwiegende Anzahl der Dermatofasziotomien erfolgten innerhalb von 6 h nach dem Trauma. Verzögerungen der Therapie waren v.a. bei den sekundär zugewiesenen Patienten nicht vermeidbar.

Unsere klinische Wertung geht sowohl auf subjektive als auch objektive Kriterien ein. Auch funktionelle Parameter werden entsprechend berücksichtigt. Bei einer maximal erreichbaren Punktzahl von 9 für die subjektiven Parameter und 6 für die Funktionstests ist der Einfluß der objektiven Parameter mit maximal 13 Punkten nicht überproportional. Das vorgestellte Wertungsschema nimmt damit Rücksicht auf die komplexen Folgen des Kompartmentsyndroms, die klinisch mit ausschließlich objektiven Kriterien nur unzureichend wiedergegeben werden können. Die durch dieses Wertungsschema erhältlichen Ergebnisse zeigen, daß Patienten mit einer frühen Dermatofasziotomie gerade im Stadium des drohenden Kompartmentsyndroms langfristig von dem Eingriff profitieren können. So waren von insgesamt bei 26 mit „sehr gut" gewerteten Fällen 19 (73,1 %) im drohenden Kompartmentsyndrom und nur 7 (26,9 %) im manifesten Kompartmentsyndrom. Auch nach mehr als 24-stündiger Behandlungsverzögerung war – in beiden Stadien der Kompartmentsyndrome zusammen – noch in 4 Einzelfällen eine Restitutio ad integrum erreichbar.

Die isokinetische Messung zeigt, daß nach Dermatofasziotomie des Kompartmentsyndroms des Unterschenkels eine Kraftminderung der Kompartmentseite von durchschnittlich 12,5 % der unverletzten Gegenseite zu erwarten ist. Dieser Wert entspricht der Größenordnung des tierexperimentell bestimmten Leistungsverlustes durch alleinige Faszienspaltung, der mit 10,0 – 16,0 % anzunehmen ist [4]. Bei der klinischen Nachuntersuchung war diese Kraftminderung nicht auffällig. Es kam sogar in Einzelfällen zu einer größeren Leistung der ehemals verletzten Seite. Eine Feststellung, über die auch Nerlich [10] berichtete. Auffälligere Differenzen ergaben sich bei der Berücksichtigung des Stadiums, in dem das Kompartmentsyndrom angetroffen und versorgt wurde. Eine Leistungsdifferenz von 9,2 (39,9 %) Joule zu ungunsten der ehemaligen Kompartmentseite nach manifester Kompartmentischämie ist ein starker Hinweis auf den überragenden Einfluß des primären Weichteilschadens am Spätergebnis. Im Gegensatz hierzu steht beim drohenden Kompartmentsyndrom lediglich ein Leistungsverlust zwischen Kompartmentseite und unverletzter Seite von 2,8 (8,1 %) Joule.

Die vorliegenden MRT-Ergebnisse der pathologischen Kompartments zeigen signifikante Veränderungen bei Patienten mit Zustand nach manifestem, nicht jedoch nach drohendem Kompartmentsyndrom. Die insgesamt erniedrigte T1-Zeit ist ein Zeichen für eine vermehrte Fibrose, wie sie auch im Rahmen der Volkmann-Kontraktur als Endzustand zu beobachten ist [5].

Aufgrund der vorliegenden Daten wird die klinische Stadieneinteilung des Kompartmentsyndroms nach Echtermeyer [1] in drohend und manifest bestätigt, da sich hiermit langfristig meßbare Folgen verbinden. Im Vordergrund einer Prognose steht aber auch der initial eingetretene Weichteilschaden, dessen Einfluß nur im Rahmen einer prospektiven Analyse gezeigt werden kann. Da die iatrogenen Folgen einer Dermatofasziotomie gering zu sein scheinen, ist ihr frühzeitiger Einsatz das Mittel der Wahl. Bei geschlossenen Weichteilverhältnissen können unter kontinuierlichem subfaszialem Druckmonitoring die begrenzten konservativen Möglichkeiten zur Prävention des posttraumatischen Ödems ausgeschöpft werden. Echtermeyer wies bereits 1985 [1] auf die Effekte einer dosiert eingesetzten Kryotherapie hin, mit der – falls sie ausreichend lang und früh eingesetzt wird – die Entwicklung eines drohenden Kompartmentsyndroms in ein manifestes Kompartmentsyndrom verhindert werden kann. Auch sollte beim drohendem Kompartmentsyndrom eine Verminderung der arteriovenösen Druckdifferenz durch inadäquate Hochlagerung vermieden werden [12].

Zusammenfassung

Zwischen 1980 und 1990 wurden 161 Unfallpatienten mit 170 Kompartmentsyndromen des Unterschenkels durch Dermatofasziotomie behandelt. Bei 104 (64,6%) dieser Patienten mit 107 (62,9%) Kompartmentsyndromen konnte ein klinisches Wertungsschema, eine isokinetische Leistungsmessung und eine kernspintomographische Untersuchung nach im Mittel 7,5 Jahren (Spanne: 1,5–9,3 Jahre) seitenvergleichend zur Quantifizierung der Spätfolgen angewendet werden. Es handelte sich um 77 (74,0%) Männer und um 27 (26,0%) Frauen mit 66 (61,7%) drohenden (P_T = 30–40 mmHg) und 41 (38,3%) manifesten Kompartmentsyndromen (P_T > 40 mmHg). Das mittlere Unfallalter betrug 32,1 Jahr (Spanne: 18–78 Jahre). Mit „sehr gut" wurden 26 (24,3%), mit „gut" 40 (37,4%), mit „befriedigend" 19 (17,8%) und mit „schlecht" 22 (20,5%) der ehemals verletzten Unterschenkel klinisch bewertet. Der Anteil der Fälle mit drohender Kompartmentischämie an den mit „sehr gut" gewerteten Fällen betrug 73,1%; bei der manifesten Kompartmentischämie 26,9%. Bei der seitenvergleichenden isokinetischen Untersuchung zeigte sich eine Schwächung der Unterschenkelmuskulatur nach manifester Kompartmentischämie um durchschnittlich 9,2 (39,9%) Joule; nach drohender Kompartmentischämie betrug diese Differenz 2,8 (8,1%) Joule. Kernspintomographisch ließ sich nur nach manifester Kompartmentischämie eine signifikante Reduktion des Flüssigkeitsgehaltes als Zeichen der Fibrose nachweisen (r = 0.49, p > 0.005). Die Ergebnisse unterstützen die Forderung nach einer frühzeitigen Dermatofasziotomie bei Unterschenkelfrakturen mit Weichteilschaden.

Es wird hiermit versucht eine klinische Quantifizierung des häufig komplexen Residualzustandes nach Frakturen des Unterschenkels mit operativ behandeltem Kompartmentsyndrom möglich zu machen. Auch differenzierten Nachuntersuchungen in jüngerer Zeit zum Thema der Spätfolgen nach Kompartmentsyndrom am Unterschenkel fehlt eine entsprechende Graduierung [6, 10]. Die hier mitgeführten apparativen Untersuchungstechniken (MRT und Isokinetik) sollen dabei das Bild von den Spätfolgen nach Dermatofasziotomie ergänzen. Es soll zudem zwischen den Zuständen nach drohendem und manifestem Kompartmentsyndrom [11] unterschieden werden. Außerdem soll der Einfluß der zeitlichen Verzögerung der Dermatofasziotomie beurteilt werden.

Literaturverzeichnis

1. Echtermeyer V (1985) Das Kompartmentsyndrom. Springer Berlin Heidelberg New York (Hefte Unfallheilkunde 169)
2. Echtermeyer V, Ludolph E (1991) Kompartment-Syndrom – Indiz für Behandlungsfehler? Akt Traumatol 21: 301–305
3. Fullerton GD (1992) Physiologic basis of magnetic relaxation. In: Stark DD, Bradley WG (eds) Magnetic Resonance Imaging. Mosby, St. Louis, p 88–108
4. Garfin SR, Tipton CM, Mubarak SJ, Woo SLY, Hargens AR, Akeson WH (1981) Role of fascia in maintenance of muscle tension and pressure. J Appl Physiol Respir Environ Exercise Physiol 51(2): 317–320
5. Greenspan A (1993) Skelettradiologie, 2. Aufl. VCH Publ, Weinheim
6. Knopp W, Schumm F, Buchholz J, Ekkernkamp A (1994) Funktionelle Ausheilung nach Compartmentsyndrom des Unterschenkels. Chirurg 65: 988–991
7. Lanz U (1979) Ischämische Muskelnekrosen. Springer, Berlin Heidelberg New York (Hefte Unfallheilkunde 139)
8. Leach RE (1984) Fractures of the Tibia and Fibula. In: Rockwood CA Jr, Green DP (eds) Fractures in adults, 2rd edn. Lippincott, Philadelphia, pp 1646–1647
9. Matsen FA (1975) Compartmental Syndrome. A Unified Concept. Clin. Orthop 113: 8–14
10. Nerlich M, Dziadzka S, Schmidt U (1991) Das Kompartmentsyndrom am Unterschenkel, Langzeitergebnisse. Unfallchirurg 94: 257–261
11. Oestern HJ, Echtermeyer V (1982) Behandlung des Kompartmentsyndromes und Ergebnisse. Langenbecks Arch Chir 358: 227–232
12. Oestern HJ (1991) Kompartmentsyndrom Definition, Ätiologie, Pathophysiologie. Unfallchirurg 94: 210–215
13. Schmit-Neuerburg KP (1988) Das Compartment-Syndrom als Traumafolge. Chirurg 59: 713–721
14. Sievers KW, Högerle S, Olivier LC, Küllmer K, Kisters U (1995) Magnetresonanztomographische Beurteilung des Unterschenkels bei Zustand nach Kompartment-Syndrom. Unfallchirurgie 21/2: 64–69

Operative Therapie von Folgezuständen des Kompartmentsyndroms im Bereich des M.tibialis anterior

H.-W. Ulrich

Klinik für Orthopädie, Klinikum der Christian-Albrechts-Universität zu Kiel, Michaelisstr. 1, D-24105 Kiel

Kompartmentsyndrome können je nach Ausmaß der Schädigung mit ischämischen Muskelnekrosen und Nervenlähmungen einhergehen. Das funktionelle Defizit wird neben dem bestehenden Nerven- und Muskelschaden durch begleitende Gelenkkontrakturen weiter verstärkt. Jede Form einer operativen Rekonstruktion muß diesem Umstand Rechnung tragen, weil ansonsten unbefriedigende Behandlungsergebnisse zu erwarten sind. Im Falle einer Schädigung der Tibialis-anterior-Muskulatur mit begleitendem partiellen oder kompletten Ausfall des N. peronaeus können unter bestimmten Voraussetzungen motorische Ersatzoperationen erwogen werden. Die betroffenen Patienten sind zumeist aufgrund der Lähmung abhängig von orthopädischen Hilfsmitteln und in ihrem Gangbild beeinträchtigt. Die erste Beschreibung einer motorischen Ersatzoperation geht auf Ober [4] zurück: Er verpflanzte die Sehne des M. tibialis posterior um die Innenseite der Tibia herum auf den Fußrücken, um eine aktive Dorsalextension zu erreichen. Die Ergebnisse waren jedoch ästhetisch und funktionell nicht zufriedenstellend, weil die supinatorische Komponente der transponierten Sehne überwog. Watkins hat den Eingriff in der Weise modifiziert, daß er den M. tibialis posterior von dorsal nach ventral durch die Membrana interossea führte und die Sehne direkt auf dem Fußrücken fixierte [9]. Besteht eine ausgeprägte Instabilität des Fußes mit ständiger Umkippneigung, kann zusätzlich zur Sehnenverpflanzung eine subtalare Arthrodese erforderlich sein. Im Folgenden sollen die Indikationen zur Operation, unsere Operationstechnik und die Langzeitergebnisse vorgestellt werden.

Indikationen

Eine Indikation besteht bei vollständiger oder teilweiser Peronaeuslähmung, bei der operative Maßnahmen zur Wiederherstellung der Nervenfunktionen gescheitert oder nicht mehr erfolgversprechend sind, wie z.B. bei alten Patienten, großen Nervendefekten, längere Zeit zurückliegenden Verletzungen oder ausgedehnten Weichteildefekten. In diese Gruppe fallen auch Patienten mit vorderen Kompartmentsyndromen, allerdings nur dann, wenn keine Gelenkkontrakturen vorliegen.

Hefte zu „Der Unfallchirurg", Heft 267
Willy, Sterk, Gerngroß (Hrsg.)
Das Kompartment-Syndrom
© Springer-Verlag Berlin Heidelberg 1998

Kontraindikationen

Neben einem schlechten Allgemeinzustand und ungünstigen Haut- und Durchblutungsverhältnissen erscheint uns die Spitzfußkontraktur als die wichtigste Kontraindikation. Zusätzlich gilt es, fortgeschrittene Arthosen im oberen Sprunggelenk zu berücksichtigen, insbesondere wenn sie mit Bewegungseinschränkungen verbunden sind. Im oberen Sprunggelenk sollte eine passive Dorsalextension von etwa 20° möglich sein, um nach Transposition der Sehne des M. tibialis posterior ein gutes funktionelles Ergebnis zu gewährleisten.

Voraussetzungen für die Operation

Ein weiterer wichtiger Gesichtspunkt ist die Beurteilung der Kraftentfaltung des zu transponierenden M. tibialis posterior. Seine Kraft sollte zumindest den Paresegrad 4 erreichen (Abstufung von 6 Paresegraden: Paresegrad 0 = keine aktive Bewegung möglich, Paresegrad 5 = normale Kraftentfaltung), weil ansonsten keine ausreichende Funktion erwartet werden kann. Außerdem muß berücksichtigt werden, daß der Hub der zu transponierenden Sehne nur etwa 2/3 des Hubes der Sehne des M. tibialis anterior beträgt, und deshalb nur bescheidene Erfolge erwartet werden dürfen. Im Rahmen der Patientenaufklärung sollte auf die Möglichkeit der Entstehung muskulärer Imbalancen mit der Notwendigkeit sekundärer Korrektureingriffe (Nachspannen der Sehne des M. extensor digitorum oder des M. tibialis anterior bei Supinations – oder Pronationsfehlstellung) hingewiesen werden. Die Operation führt durch die Transposition des kräftigsten Supinators zu einer Schwächung der Inversion und Supination des Fußes, was jedoch zumeist nicht bedeutsam ist. Erwähnt werden muß aber die Möglichkeit einer Einschränkung der Beweglichkeit im oberen Sprunggelenk, speziell wenn eine Tenodese mit der Sehne des M. tibialis anterior vorgenommen wird. Schließlich sollte die Möglichkeit der Entstehung eines postoperativen Senkfußes durch Verlust der „Steigbügelfunktion" des M. tibialis posterior bedacht werden. Die genannten Voraussetzungen treffen am ehesten auf Patienten mit Peronaeuslähmungen zu, weniger auf Patienten mit einem Folgezustand nach Kompartmentsyndrom, weil meistens gleichzeitig tendogene oder arthrogene Kontrakturen vorliegen.

Bei Befall der M. tibialis-anterior-Loge ohne weitere Gelenkkontrakturen kann eine motorische Ersatzoperation erwogen werden, ansonsten müssen aufwendigere Rekonstruktionen, zumeist mit gleichzeitigen Korrekturarthrodesen herangezogen werden.

Operationstechnik

Über einen kurzen Hautschnitt am Os naviculare wird die Sehne des M. tibialis posterior aufgesucht und abgetrennt. Mit einem 2. Zugang oberhalb und hinter dem Innenknöchel wird nach Retraktion der Sehne des M. flexor digitorum longus der Muskelbauch des M. tibialis posterior identifiziert. Seine distal abgelöste Sehne ziehen wir aus der Wunde heraus und lösen den Muskelbauch vorsichtig nach proximal von seinen Ursprüngen so weit ab, daß er später geradlinig durch eine Öffnung in der

Membrana interossea gezogen werden kann. Der Sehnenhub wird bei diesem Manöver überprüft und sollte ca. 2 cm betragen. Zu extremes Mobilisieren des Muskelbauches muß jedoch wegen der Gefahr der Verletzung der dorsal der Membrana interossea gelegenen Gefäße vermieden werden. Für die Transposition wird die Membrana interossea von ventral neben der Schienbeinkante freigelegt. Das Retinaculum extensorum sollte dabei geschont werden, um einen störenden „Bogensehneneffekt" der transponierten Sehne zu vermeiden. Man muß allerdings auch bedenken, daß die Kraftübertragung des verpflanzten Muskels im Falle einer vollständigen oder teilweisen Durchtrennung des Retinaculums günstiger ausfällt. In diesem Fall ist der virtuelle Hebelarm biomechanisch gesehen länger, wodurch ein vergleichsweise großes Drehmoment am Sprunggelenk mit geringerer Kraft erreicht wird, andererseits wird der transponierte Muskel aufgrund seiner geraden Führung früher insuffizient, als wenn er unter dem Retinaculum extensorum hindurchgeführt wird. Die Membrana interossea muß so weit geöffnet werden, daß der Durchtritt des Muskelbauches des M. tibialis posterior ungehindert möglich ist. Bei einem kräftigen, weit nach distal reichenden Muskelbauch gelingt dies jedoch nicht immer, so daß aufgrund einer mechanischen Behinderung im Membranfenster ein gewisser Tenodeseeffekt erwartet werden muß. Die Länge der Öffnung sollte mindestens 6 cm betragen! Die dorsal der Membrana interossea verlaufende A. interossea und ein Venenplexus müssen unbedingt geschont werden. Die Sehne des M. tibialis posterior wird dann von dorsal nach ventral durch das Fenster in der Membrana interossea gezogen. Es ist darauf zu achten, daß Muskel und Sehne unmittelbar der dorsalen Tibiaoberfläche anliegen und nicht torquiert sind. Der M. flexor digitorum darf nicht zwischen Knochen und Musculus tibialis posterior verlaufen. Unter maximaler Dorsalextension im oberen Sprunggelenk und Vorspannung des distalen Anteiles der Sehne des M. tibialis anterior wird die Sehne des M. tibialis posterior sandwichartig durch die Sehne des Musculus tibialis anterior geflochten und mit atraumatischem Nahtmaterial fixiert. Die Sehnen der Zehenstrecker werden in gleicher Weise mit der Sehne des M. tibialis posterior verbunden. Alternativ ist von Watkins bei ausreichender Sehnenlänge eine knöcherne Verankerung in der Fußwurzel vorgeschlagen worden. Wir möchten dieses Vorgehen jedoch nicht empfehlen, weil mit der Fixation der Sehne an *einem* Knochenpunkt keine ausreichende Balancierung des Fußes gewährleistet ist. Srinivasan et al. haben die Aufspaltung der transponierten Sehne in 2 Zügel vorgenommen, um eine ausgewogene Balance des Fußes zu erreichen [7], was funktionell etwa unserem Vorgehen entspricht [8]. Abschließend wird das obere Sprunggelenk von der Ferse aus temporär mit einem Kirschner-Draht in maximaler Dorsalextension (etwa 20°) fixiert.

Besonderheiten

Bei ausschließlicher Lähmung des R. profundus des N. peronaeus mit erhaltener Peronaealmuskulatur kann zusätzlich die Sehne des M. peronaeus brevis auf den M. extensor digitorum verpflanzt werden. Dafür wird die Sehne des M. peronaeus brevis an der Basis des Os metatarsale V abgetrennt und der verbliebene Sehnenstumpf mit der Sehne des M. peronaeus longus vereinigt. Die distal abgelöste Sehne des M. peronaeus brevis wird durch eine proximal angelegte Inzision oberhalb des

Außenknöchels herausgezogen. Nach Untertunneln der ventralen Hautbrücke am Unterschenkel wird die Sehne des M. peronaeus brevis schräg von kranial lateral nach distal auf die Sehne des M. tibialis anterior und die Sehne des Extensor digitorum longus geführt und mit ihr sandwichartig verflochten. Dabei muß die Spannung genau dosiert werden, um muskulären Imbalancen vorzubeugen. Nach den Sehnenverpflanzungen kann es im Laufe der Zeit durch Elongation der transponierten Sehnen zu einem Korrekturverlust kommen. Die gleichzeitige Tenodese der Sehne des M. tibialis anterior am Schienbein beugt dieser Entwicklung vor. Man wird zu diesem Verfahren am ehesten bei alten Patienten neigen, deren Muskelhub unzureichend ist, oder wenn unter der Operation eine mechanische Behinderung im Membranfenster auftritt. Dazu wird proximal der Sehnendurchflechtungsnaht mit dem 4,5-mm-Bohrer ein Bohrkanal in der Nähe der Tibiavorderkante gelegt. Die Sehne des M. tibialis anterior wird genügend weit proximal davon durchtrennt, durch die Bohrlöcher gezogen und mit sich selbst in Rechtwinkelstellung des oberen Sprunggelenkes vernäht.

Postoperative Behandlung

Die postoperative Ruhigstellung erfolgt für etwa 2 Wochen im Gipsverband. Danach wird der Kirschner-Draht entfernt und mit der Elektrostimulation des transponierten Muskels sowie passiver Bewegung auf der Motorschiene begonnen. Teilbelastung des Fußes wird nach etwa 4–5 Wochen erlaubt. Volle Belastung sollen die Patienten nach etwa 8–10 Wochen erreichen.

Ergebnisse

13 Patienten sind nach der beschriebenen Methode operiert worden. Die Eingriffe liegen zwischen 3 und 18 Jahren, im Mittel 8 Jahre zurück. Das Ziel, die Kranken von Hilfsmitteln wegen der Lähmung unabhängig zu machen, wurde in allen Fällen erreicht. Dementsprechend sind alle Patienten mit dem Operationsergebnis zufrieden. Über Beschwerden beim Gehen wurde nicht geklagt, auch nicht von den Patienten, bei denen eine Tenodese im oberen Sprunggelenk vorgenommen wurde (5 Patienten) oder eingetreten ist (2 Patienten). Die Erwartung, daß auch eine aktive Fußhebung erreicht wird, konnte nicht in allen Fällen erfüllt werden. Für die Bewertung des funktionellen Ergebnisses wurden folgende Kriterien gewählt:

Bewertungskriterien

- Sehr gut = aktive Beweglichkeit im oberen Sprunggelenk von 20 Grad und mehr, wobei die Neutralstellung aktiv erreicht wird.
- Gut = aktive Beweglichkeit von 10 Grad im oberen Sprunggelenk, wobei die Neutralstellung aktiv erreicht wird.
- Unbefriedigend = Wackelbeweglichkeit im oberen Sprunggelenk oder aktives Streckdefizit im oberen Sprunggelenk von mehr als 10 Grad.

Danach wurden folgende Resultate erzielt: 11 unserer 13 Patienten wiesen ein sehr gutes oder gutes Ergebnis auf, das auch über Jahre fortbestand! In 2 Fällen konnte lediglich ein Tenodeseeffekt in Rechtwinkelstellung des oberen Sprunggelenkes mit einer aktiv unbedeutenden Wackelbeweglichkeit erreicht werden. Verwachsungen im Bereich des Membranfensters und der distalen Sehnenanschlüsse, vielleicht auch ein individuell geringerer Muskelhub [2] mit ungünstiger Angriffsrichtung auf das obere Sprunggelenk könnten dafür verantwortlich sein. Einen postoperativen Senkfuß haben wir nicht beobachtet und auch keine andere Fußdeformität, die durch eine muskuläre Fehlbalance bedingt war. Bemerkenswert erscheint uns, daß in keinem unserer Fälle eine subtalare Arthrodese zur Stabilisierung des Fußes erforderlich war. Komplikationen sind bisher nicht aufgetreten, bei einem Patienten mußte allerdings ein korrigierender Zweiteingriff, nämlich Nachspannen (Verkürzung) der Sehne des M. tibialis anterior wegen einer ungünstigen Spannung (Elongation) der verpflanzten Sehne vorgenommen werden.

Diskussion

Über ähnliche Ergebnisse berichten Benedetto u. Sperner bei 8 Patienten mit einem aktiven Bewegungsausmaß im oberen Sprunggelenk von mindestens 0-5-30 Grad [1]. Schweitzer u. Shahidi erreichten bei 82 Ersatzoperationen in 91.5 % eine aktive Dorsalextension bis 0 Grad und gaben 8.5 % Komplikationen in Form von Sehnenrupturen und Infektionen an! Über Gründe, die zu diesen relativ häufigen Komplikationen führten, haben die Autoren nicht berichtet [6]. Heisel et al. berichteten über 50 Operationen mit einem guten funktionellen Ergebnis: 39 Patienten konnten mit Konfektionsschuhwerk beschwerdefrei gehen, 6 Patienten benötigten orthopädische Schuhe. Unter ihren Patienten waren 7, bei denen gleichzeitig mit der motorischen Ersatzoperation eine subtalare Arthrodese vorgenommen wurde. Dabei handelte es sich sowohl um Patienten mit Lähmungen nach Poliomyelitis als auch um posttraumatische Lähmungen. Die Autoren gaben keinen Aufschluß über die im oberen Sprunggelenk erzielte Beweglichkeit sowie über ihre Komplikationen [3]. Richard berichtete über 39 Operationen mit überwiegend gutem und sehr gutem Erfolg. Er wies ebenfalls auf die Bedeutung einer primär guten Dorsalextension im oberen Sprunggelenk hin und hat in einigen Fällen bei unzureichender Dorsalextension gleichzeitig mit dem Sehnentransfer des M. tibialis posterior eine Achillessehnenverlängerung vorgenommen [5].

Zusammenfassend ist die Transposition der Sehne des M. tibialis posterior bei Lähmung des N. peronaeus für die betroffenen Patienten ein dankbarer Eingriff und eine leistungsfähige Alternative zur Hilfsmittelversorgung z.B. mit einem „Heidelberger Winkel". Im Falle eines Folgezustandes nach vorderem Kompartmentsyndrom kommt dieser Eingriff nur bei Berücksichtigung weiterer Voraussetzungen in Betracht: Bedingung für ein gutes funktionelles Resultat ist eine gute passive Dorsalextension im oberen Sprunggelenk und das Fehlen von Gelenkkontrakturen.

Literatur

1. Benedetto KP, Sperner G (1991) Der Tibialis-posterior-Transfer nach Kompartment-Syndrom oder Peronaeusparese. Hefte Unfallheilkd 220: 384–385
2. Biesalski K, Mayer L (1916) Die physiologische Sehnenverpflanzung. Springer, Berlin
3. Heisel J, Siebel T, Schmitt E, Hesselscherdt HJ (1991) Postoperative Ergebnisse nach Peronaeus Ersatzplastik. Hefte Unfallheilkd 220: 389990
4. Ober FR (1933) Tendon transplantation in the lower extremity. New Engl J Med 209: 52–59
5. Richard BM (1989) Interosseous transfer of tibialis posterior for common peroneal nerve palsy. J Bone Joint Surg [Br] 71: 834–8371
6. Schweitzer J, Shahidi F (1991) Der M. tibialis posterior-Transfer als Ersatzoperation bei N. peronaeus-Läsionen und posttraumatischen Läsionen. Hefte Unfallheilkd 220: 387
7. Srinivasan H, Mukherjee SM, Subramaniam RA (1968) Two-tailed transfer of tibialis posterior for correction of drop-foot in leprosy. J Bone Joint Surg [Br]: 623–628
8. Ulrich HW, Blauth W (1993) Die Verpflanzung des Musculus tibialis posterior bei der Peronaeuslähmung. Operat Orthop Traumatol 5: 207–212
9. Watkins M, Jones JB, Ryder CT, Brown TH (1954) Transplantation of the posterior tibial tendon. J Bone Joint Surg [Am] 36: 1181

Infected Calcific Myonecrosis after Acute Compartment Syndrome: A Report of Two Cases

E.J.M.M. Verleisdonk and C. van der Werken

Department of General Surgery, University Hospital Utrecht, P.O. Box 8500, NL-3508 GA, Utrecht

Introduction

Calcific myonecrosis with cystic degeneration is an exceptional late post-traumatic condition following an acute compartment syndrome. In the last 30 years in the English literature only ten cases were reported [1–7], and secondary infection of the affected compartment was rarely described. We report two cases.

Case Reports

A 71-year-old man was referred because of a persistent infection on the lateral side of his right lower leg. He had sustained a fracture of this leg more than 30 years earlier. Closed treatment of this fracture was complicated by an acute compartment syndrome which was not recognized. A few months before our consultation he had had a minor trauma to his leg with a hematoma over the anterior compartment and local skin necrosis as ultimate result.

Physical examination revealed all sequelae of a non-treated compartment syndrome: there were a fixed equinus deformity and claw toes with paralysis of both the anterior and deep posterior muscle groups and an asensible foot.

About 10 cm above the ankle at the lateral aspect of the lower leg, there was a skin defect of 2 cm with necrosis of the underlying muscles. Several calcified masses were palpable over the entire lower leg.

Plain radiographics and CT-scan showed extensive soft tissue calcifications in three out of four compartments of the lower leg (Fig. 1).

We performed several debridements of the infected anterior compartment, and all necrotic tissue and calcifications were excised. A few months later the defect was closed with a split skin graft. One year after the debridement his wound is healed.

A 26-year-old woman was seen with a spontaneous abcess at the lateral side of her right lower leg. At the age of 12 she broke her right femur after a fall from a horse's back. This fracture was treated conservatively in skin traction and she developed a compartment syndrome of the lower leg which was not recognized. This resulted in a decreased sensation of the footsole, a fixed equinus deformity and paralysis of the deep peroneal nerve.

Physical examination revealed an abcess over the anterior compartment with several calcified masses palpable in this compartment.

Plain radiograms and CT3 scan showed calcifications only in the anterior compartment (Fig. 2).

Because of the persistent infection we performed repeated debridements with a removal of all the calcifications. The wound healed spontaneously. Reconstructive surgery with tendon transfer is foreseen.

Discussion

Calcific myonecrosis was first reported as a late complication of Volkmann's ischemic contracture [2]. All patients described presented with a painless swelling in the leg after a history of post-traumatic compartment syndrome. Only two patients were treated because of a secondary infection.

Hefte zu „Der Unfallchirurg", Heft 267
Willy, Sterk, Gerngroß (Hrsg.)
Das Kompartment-Syndrom
© Springer-Verlag Berlin Heidelberg 1998

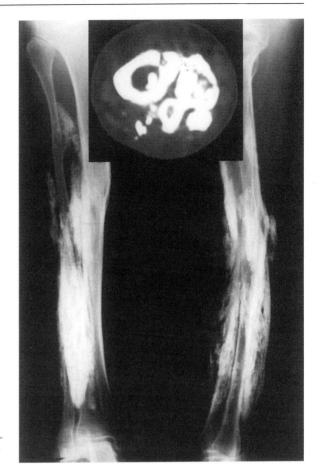

Figure 1. Plain radiographics and CT scan showing calcifications in three out of four compartments

In both our patients there was a history of an acute compartment syndrome, with equinus deformity, claw toes and sensory deficits [5].

Radiologically there was a typical presentation of fusiform masses with plaque-like peripheral calcifications replacing muscle tissue [3]. The radiologic features and the history of a previous compartment syndrome are pathognomonic for calcific myonecrosis and should allow differentiation from other lesions such as neoplastic disease.

In the literature, the results of treatment have been disappointing and excision should be avoided in non-infected compartments; four out of seven patients described developed chronic infections, one leading to amputation postoperatively.

Both of our patients initially presented with a secondary infection of the calcified mass, and we had no other choice than repeated debridement of the involved compartment(s) with removal of all calcifications and dead tissue. After repeated surgery the outcome was satisfactory in our two patients. This aggressive approach ultimately resulted in uneventful wound healing in both patients.

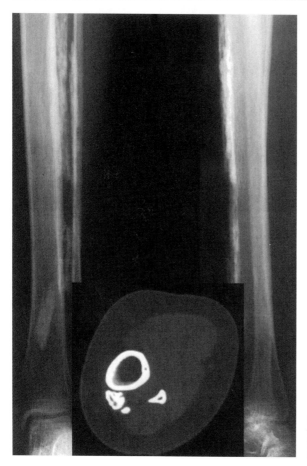

Figure 2. The lower leg of a 26-year-old woman with calcifications in the anterior compartment

Conclusions

Infected calcific myonecrosis is a very rare late complication of acute compartment syndrome. Recognition can be made by the typical appearance on plain radiograms in combination with the previous history. In case of an infection an aggressive approach with debridements and complete removal of the calcifications is the treatment of choice.

Summary

Calcific myonecrosis occured in two patients as a late sequela of acute compartment syndrome in the lower leg. Both patients presented with secondary infection several years post injury. Aggressive debridements with complete removal of the calcifications are the mainstay of effective treatment for this entity.

References

1. Broder M, Worell R, Shafi N (1983) Cystic degeneration and calcification following ischemic paralysis of the leg. Clin Orthop 176: 193–195
2. Gallie W, Thomson S (1960) Volkmann's ischaemic contracture: two case reports with identical late sequela. Can J Surg 3: 164–165
3. Janzen D, Connell D, Vaisler B (1993) Calcific myonecrosis of the calf manifesting as an enlarging soft-tissue mass: imaging features. AJR Am J Roentgenol 160: 1072–1074
4. Malisano L, Hunter G (1992) Liquefication and calcification of a chronic compartment syndrome of the lower limb. J Orthop Trauma 6: 245–247
5. Matsen F (1975) Compartmental syndrome, a unified concept. Clin Orthop 113: 8–23
6. Seddon H (1966) Volkmann's ischemia in the lower limb. J Bone Joint Surg [Br] 48: 627–629
7. Snyder B, Oliva A, Buncke H (1995) Calcific myonecrosis following compartment syndrome: report of two cases, review of the literature and recommendations for treatment. J Trauma 39: 792–795
8. Viau M, Pedersen H, Salciciolli G et al. (1983) Ectopic calcification as a late sequela of compartment syndrome. Report of two cases. Clin Orthop 176: 178–180

Rekonstruktive Maßnahmen bei Zehenfehlstellungen nach Kompartmentsyndrom

R. Eisele[1], G. Bauer[2], O. Holbein[1], G. Zeithammel[1] und L. Kinzl[1]

1 Abt. für Unfallchirurgie, Hand- und Wiederherstellungschirurgie, Universität Ulm, Steinhövelstr. 9, D-89075 Ulm
2 Sportklinik Stuttgart, Taubenheimerstr. 8, 70372 Stuttgart

Einleitung

Kompartmentsyndrome der unteren Extremität treten im Gefolge von komplexen Traumen aber auch nach isolierten Weichteilverletzungen oder Gefäßläsionen auf. Oft sind die Hauptverletzungen längst abgeheilt, aber die Patienten sind nicht selten durch Fehlstellungen der Zehen als Kompartmentfolge in ihrer Mobilität eingeschränkt. Die Fehlstellungen an sich sind keine spezifischen Veränderungen nach Kompartmentsyndrom, sondern können auch als Folge anderer Erkrankungen des Bewegungsapparates auftreten [1, 2, 8].

Definition

Nach Kompartmentsyndrom am Unterschenkel und Fuß werden im wesentlichen folgende 3 Zehenfehlstellungen unterschieden:

1 Die fixierte und nichtfixierte Hammerzehe.
2. Die Krallenzehe.
3. Die fixierte und nichtfixierte Klauenzehe (Mallett-Zehe).

Diagnostik

Die Diagnostik der Zehendeformitäten wird überwiegend klinisch durchgeführt. Neben dem Push-up-Test und der Beurteilung der Deformität unter *Belastung* gehören Standardröntgenuntersuchungen des Vorfußes in 2 Ebenen mit und ohne Belastung zur Routine (Abb. 1) [4].

Therapie

Die Therapie der Fehlstellung richtet sich nach der Diagnose, insbesondere müssen fixierte und nichtfixierte Fehlstellungen erkannt werden [9].

Hefte zu „Der Unfallchirurg", Heft 267
Willy, Sterk, Gerngroß (Hrsg.)
Das Kompartment-Syndrom
© Springer-Verlag Berlin Heidelberg 1998

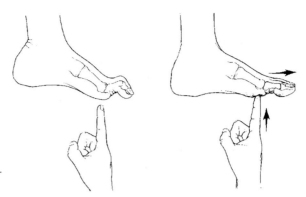

Abb. 1. Push-up-Test zur Diagnostik von fixierter und nichtfixierter Hammerzehe

Nichtfixierte Hammerzehe

Wir führen in der Regel den Sehnentransfer der langen Beugesehne modifiziert nach Taylor durch. Alternativ kann die Grundgliedteilresektion nach Uhthoff angewandt werden.

Fixierte Hammerzehe

Bei dieser Fehlstellung bietet sich die Köpfchenresektion des Grundgliedes nach Hohmann an mit oder ohne Kirschner-Drahttransfixation (Abb. 2).

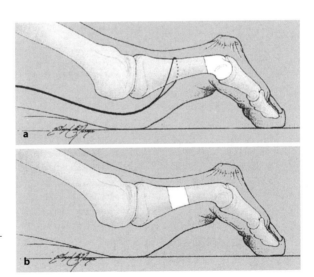

Abb. 2a–b. Therapie der Hammerzehe. **a** Sehnentransfer/Köpfchenresektion **b** Grundgliedresektion nach Uhthoff

Krallenzehe

Bei der Krallenzehe erfolgt ein kombiniertes Vorgehen mit Sehnentransfer nach Taylor und Arthrodese im PIP-Gelenk (Kirschner-Draht 1,0) (Abb. 3).

Nichtfixierte Klauenzehe

Ist die Klauenzehe nicht fixiert, reicht eine transkutane Durchtrennung der langen Beugesehne in Höhe des fehlgestellten DIP-Gelenkes aus. Eine Sonderform der nichtfixierten Krallenzehe ist die des Großzehens. Die Ursache einer solchen Fehlstellung kann in Verwachsungen am Fuß und Sprunggelenk oder aber infolge eines Kompartments am Unterschenkel gefunden werden. Während zum einen nach Lösung von Verwachsungen die Fehlstellung beseitigt wird, kann bei Kontraktur der Muskulatur am Unterschenkel durch eine Durchtrennung der Flexor-hallucis-longus-Sehne proximal der Querzügel zum Flexor digitorum die Fehlstellung aufgehoben und außerdem eine Restbeugefunktion erhalten werden (Abb. 4) [5–7].

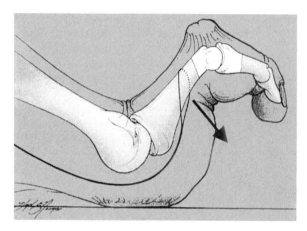

Abb. 3. Therapie der Krallenzehe

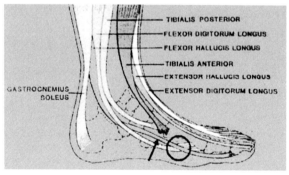

Abb. 4. Therapie der nichtfixierten Klauenzehe an der Großzehe

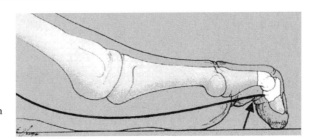

Abb. 5. Therapie der Klauen-
zehe (Durchtrennung der tiefen
Beugesehne, Resektion DIP-
Gelenk)

Fixierter Klauenzehe

Ist die Fehlstellung fixiert, ist die Resektion des DIP-Gelenkes erforderlich (Abb. 5).

Ergebnisse

Von Januar 1990 bis Juni 1996 haben wir 50 Hammerzehen (davon 35 nichtfixiert), 10 Krallenzehen und 5 Klauenzehen in der oben beschriebenen Weise behandelt. Von den 15 fixierten Hammerzehen entfielen 11 auf Folgezustände nach Kompartment-syndrom am Fuß. 6 Krallenzehen und 3 Klauenzehen traten im Gefolge eines Kompartments auf. Frühkomplikationen wie Wundinfekte, Hämatome oder Wundrand-nekrosen traten nicht auf. In 2 Fällen kam es zur Verbiegung der Kirschner-Drähte (Arthrodese im DIP-PIP-Gelenk) und in einem Fall kam es zu einer frühzeitigen Entfernung eines Kirschner-Drahtes als eine Patientin an dem Kirschner-Draht hängen blieb. In 5 von 15 Fällen mit fixierter Hammerzehe kam es zu einer erneuten, jedoch nicht operativ behandlungsbedürftigen Fehlstellung.

Schlußfolgerungen

Nach schweren Traumen an der unteren Extremität und Kompartmentsyndrom muß von Beginn der Behandlung an der Prophylaxe von Zehenfehlstellungen große Beachtung beigemessen werden, denn nicht selten sind es gerade diese, die dem Patienten nach Abschluß der Behandlung Beschwerden verursachen. Entscheidend für das therapeutische Vorgehen ist eine exakte Diagnostik und das Erkennen, welche Fehlstellung vorliegt. Zur Vermeidung des Kompartmentsyndroms ist eine Dermato-fasziotomie über 1–2 dorsale Inzisionen (wenn nicht durch das Trauma schon vorgegeben) zu empfehlen (Abb. 6).

Trotz frühzeitigem Erkennen von Kompartmentsyndromen und sofortiger chirurgischer Intervention haben 75% dieser Patienten eine persistierende Funktionsstörung sensibler oder motorischer Art [9]. Es bleibt unklar, weshalb Patienten mit adäquater Therapie einen Funktionsverlust hinnehmen müssen. Eine traumatische Schädigung im Rahmen des initialen Traumas ist zu diskutieren. Für die operative Korrektur der Fehlstellungen steht eine ganze Reihe von verschiedenen Techniken zur Verfügung. Die hier vorgestellten Verfahren sind einfache, sichere und schnelle

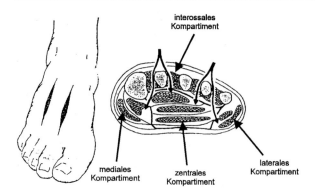

Abb. 6. Kompartimente am Fuß/dorsaler Zugang [3]

Operationstechniken, die ungeachtet der z. T. äußerst kritischen Weichteilsituation meist immer durchgeführt werden können [6].

Literatur

1. Bonutti PM, Bell GR (1986) Compartment syndrome of the foot. J Bone Joint Surg [Am] 68: 1449
2. Ender HG, Moser K (1988) Die Erhöhung des Druckes in den Logen der Sohle bei Gelenkbrüchen des Fersenbeines. Unfallchirurg 91: 523
3. Garfin SR (1981) Anatomy of the extremity compartments. In: Mubarak SJ, Hargens AR (eds) Compartment syndromes and Volkman's contracture. Saunders, Philadelphia
4. Heckmann JD, Champine MJ (1989) New techniques in the management of foot trauma. Clin Orthop 240: 105
5. Hesp WLEM, van der Werken C, Goris RJA (1984) Lisfranc dislocation-fractures and or dislocations through the tarso-metatarsal joints. Injury 15: 261
6. Johnson KA (1989) Surgery of the Foot and Ankle. Raven, New York
7. Lenczner EM, Waddell JP, Graham JD (1974) Tarsal metatarsal (Lisfranc) disloction. J Trauma 14: 1012
8. Starosta D, Saccheti AD, Sharkey P (1988) Calcaneal fracture with compartment syndrom of the foot. Ann Emerg Med 17: 856
9. Swoboda B, Scola E, Zwipp H (1991) Operative Behandlung und Spätergebnisse des Fußkompartments. Unfallchirurg 94: 262–266

Motorische Ersatzoperationen an der Hand nach postischämischem Kompartmentsyndrom

M. Mentzel, M. Schulte, H. Hoss, A. Halder, M. Knöferl und L. Kinzl

Abteilung für Unfall-, Hand- und Wiederherstellungschirurgie der Universität Ulm, Steinhövelstr. 9, D-89075 Ulm

Einleitung

Die Problematik der Diagnose eines postischämischen Kompartmentsyndroms bei Revaskularisationen und Replantationen liegt darin, daß die wichtigen klinischen Parameter wie Schmerz, Sensibilitätsstörungen und Muskelschwäche nicht in gewohnter Weise herangezogen werden können. Entsprechend an Bedeutung gewinnen apparative Methoden wie die Kompartmentdruckmessung und die Sonographie. Verbleibende Defektheilungen fordern funktionsverbessernde Eingriffe.

Kasuistik

Am Fallbeispiel eines 38jährigen Patienten mit ausgedehnter Weichteilverletzung proximal beugeseitig am rechten Unterarm und postischämischem Kompartment-syndrom soll auf die Bedeutung der motorischen Ersatzoperation an der Hand zu deren Funktionsverbesserung eingegangen werden. Es lag eine Durchtrennung der gesamten Beugemuskulatur, der A. radialis und der A. ulnaris, des R. profundus nervi radialis und des N. medianus sowie des N. ulnaris vor. Primär erfolgte die Revaskularisation durch Naht beider Arterien. Anschließend wurden die Muskeln adaptiert. Die mikrochirurgische Rekonstruktion des tiefen Radialisastes war primär möglich, N. medianus und N. ulnaris konnten wegen Defektstrecken nicht primär versorgt werden. Eine primäre Kompartmentspaltung erfolgte nicht. Wegen eines postischämischen Kompartmentsyndroms wurde am 1. postoperativen Tag die Kompartmentspaltung beugeseitig und streckseitig am Unterarm sowie die Karpaldachspaltung und die Dekompression der Intermetakarpalräume sowie der Thenarmuskulatur vorgenommen. Temporär wurde eine Vakuumversiegelung bis zum Wundverschluß durch Sekundärnaht und Spalthauttransplantate installiert.

Im Intervall wurden der N. medianus und der N. ulnaris durch bis zu 8 cm lange Suraliskabeltransplantate rekonstruiert. Aufgrund der Transplantatlänge, des narbenreichen Transplantatlagers und der durch das Kompartmentsyndrom geschädigten Unterarmmuskulatur war die Prognose für eine gute Nervenregeneration und der Umsetzung des Regenerationsergebnisses an der Muskulatur ungünstig. Aus diesem Grund bestand die Indikation zur Funktionsverbesserung der Hand durch frühzeitige motorische Ersatzoperationen. In diesem Fall erfolgte eine Opponens- und eine Adduktionsplastik des Daumens sowie die Korrektur der Krallenstellung von Mittel-, Ring- und Kleinfinger.

Hefte zu „Der Unfallchirurg", Heft 267
Willy, Sterk, Gerngroß (Hrsg.)
Das Kompartment-Syndrom
© Springer-Verlag Berlin Heidelberg 1998

Zur Opponensplastik wurde der Extensor indicis proprius umgelagert. Zur Adduktionsplastik wurde der Extensor carpi radialis brevis mit einem freien Sehnentransplantat (Plantaris longus) verlängert, durch den 3. Intermetakarpalraum gezogen und auf dem Adduktor pollicis entlang zum Grundgelenk des Daumens geführt. Zur Korrektur der Krallenstellung wurde der Brachioradialis mit 2 freien Sehnentransplantaten (Plantaris longus) und der Extensor digiti minimi mit 1 freien Sehnentransplantat (ebenfalls Plantaris longus) verlängert, welche durch die Intermetakarpalräume beugeseitig der Ligg. metacarpea transversa profunda geführt und radial an den Seitenzügeln der Streckaponeurosen befestigt wurden.

Nach abgeschlossener Übungsbehandlung waren die primären Greifformen deutlich gebessert. Der Patient verfügt aufgrund der wiedererlangten Daumenopposition und Abduktion und der besseren Integration der Fingergrundgelenke bei der Beugung über einen kräftigen Spitzgriff und Grobgriff.

Diskussion

Ausheilungsbilder mit Funktionsdefekten nach Revaskularisationen und Replantationen mit postischämischem Kompartmentsyndrom sind zum einen aufgrund des initialen Traumas als auch kompartmentbedingt zu erwarten. Langstreckige Kabeltransplantate weisen insbesondere bei vorgeschädigter Muskulatur eine ungünstige Prognose auf. Aus diesen Gründen sehen wir die Indikation zu frühzeitigen motorischen Ersatzoperationen gegeben. Dem Chirurgen steht dabei eine Vielzahl von Ersatzoperationen zur Verfügung. Die Entscheidung erfolgt nach dem individuellen Verletzungsmuster.

Zusammenfassung

Die ungünstige Prognose von langen Kabeltransplantaten gerade bei vorgeschädigter Muskulatur macht frühzeitige motorische Ersatzoperationen notwendig, um die Funktion der Hand zu verbessern. Ein Patient mit kombinierter Medianus- und Ulnarislähmung nach Revaskularisation mit postischämischem Kompartmentsyndrom wird vorgestellt. Die Rekonstruktion der primären Greifformen erfolgte durch eine Oppositions- und Adduktionsplastik des Daumens und die Korrektur der Krallenstellung von Mittel-, Ring- und Kleinfinger.

Literatur

1. Brand PW (1985) Operations to restore muscle balance to the hand. In: Clinical Mechanics of the Hand. Mosby, St. Louis 127–165
2. Brand PW (1987) Biomechanics of tendon Edinburgh transfer. In: Lamb DW (ed) The Hand and Upper Limb, vol 2: The Paralysed Hand. Churchill Livingstone, Edinburgh, pp 190–213
3. Brand PW (1981) Beach RB, Thompson DE: Relative tension and potential excursion of muscles in the forearm and hand. J Hand Surg 6: 209–219
4. Buck-Gramcko D, Nigst H (Hrsg) (1991) Motorische Ersatzoperationen der oberen Extremitäten, Bd 2: Hand und Unterarm. Hippokrates, Stuttgart
5. Bunnell S (1938) Opposition of the thumb. J Bone Joint Surg 20: 269–284

6. Burkhalter WE (1993) Median Nerve Palsy. In: Green DP (ed) Operative Hand Surgery, vol 2. Churchill Livingstone, Edinburgh, pp 1419–1448
7. Burkhalter WE (1974) Early tendon transfer in upper extremity periperal nerve injury. Clin Orthop 104: 68–79
8. Cooney WP, Linscheid RL, An K (1984) An opposition of the thumb: an anatomic and biomechanical study of tendon transfers. J Hand Surg [Am] 9: 777–165
9. Green DP (1993) Radial Nerve Palsy. In: Green DP (ed) Operative Hand Surgery, vol 2. Churchill Livingstone, Edinburgh, pp 1401–1417
10. Littler JW, Cooley SGE (1963) Opposition of the thumb and its restoration by abductor digiti quinti transfer. J Bone Joint Surg [Am] 45: 1389–1396
11. Millesi H (1990) Peripheral nerve surgery today: Turning point or continuous development? J Hand Surg [Br] 15. 281–287
12. Omer Jr GE (1993) Ulnar Nerve Palsy. In: Green DP (ed) Operative hand surgery, vol 2. Churchill Livingstone, Edinburgh, pp 1449–1466
13. Omer Jr GE (1993) Combined Nerve Palsies. In: Green DP (ed) Operative hand surgery, vol 2. Churchill Livingstone, Edinburgh, pp 1467–1482
14. Tsuge K (1990) Atlas der Handchirurgie. Hippokrates, Stuttgart, S 415–463
15. Zancolli EA (1957) Claw-hand caused by paralysis of the intrinsic muscles. A simple surgical procedure for its correction. J Bone Joint Surg [Am] 39: 1076–1080

TEIL V

Verschlußtechnik

Sukzessiver Wundverschluß nach Kompartmentspaltung mittels dynamischem Hauttraktionssystem

M. Hessmann und L. Gotzen

Klinikum für Unfallchirurgie der Phillips-Universität Marburg, 35033 Marburg a.d. Lahn

Der einschrittige sekundäre Wundverschluß nach Dermatofasziotomie eines akuten Kompartmentsyndroms erweist sich oftmals als problematisch. Zum Defektverschluß sind in diesen Fällen weitere rekonstruktive Eingriffe, wie Spalthautdeckung, erforderlich. Diese Maßnahmen hinterlassen großflächige Narben und führen zu einem ästhetisch unbefriedigenden Ergebnis. In einer Nachuntersuchung von Echtermeyer haben über 60 % der Patienten das kosmetische Ergebnis nach Spalthautdeckung als unbefriedigend empfunden [2]. Alternativ stehen Verfahren zur Verfügung, bei denen eine Wundrandadaptation durch Dehnung der wundrandnahen Haut einen sekundären Wundverschluß ermöglicht. Diese Verfahren haben, im Vergleich zu anderen weichteilrekonstruktiven Maßnahmen, unumstrittene Vorteile [6]: In der Mehrzahl der Fälle findet sich in der direkten Umgebung eines Weichteildefektes ein zur Dehnung geeignetes Hautareal. Die gedehnte Haut unterscheidet sich in der Farbe und in der Textur nicht von der umgebenden Haut, was zu einem guten kosmetischen Ergebnis führt. Die Sensibilität bleibt erhalten. Unästhetische Narben nach Transplantatentnahme lassen sich vermeiden (Tabelle 1).

Kurzzeitige Möglichkeiten der Wundrandadaptation ergeben sich aus den viskoelastischen Eigenschaften der Haut [3], ein Phänomen, das eine zeitabhängige Erschlaffung der Kutis als Reaktion auf einen tangentialen Dehnungsreiz beschreibt. Die Traktion der Wundränder führt zu einer zunehmenden Parallelausgleichung der Kollagenfasern und zum Exprimieren intradermaler Flüssigkeit. Andererseits ist auch die Volumenabnahme der Muskulatur, verursacht durch Rückgang des Ödems und durch eine posttraumatische Atrophie, zu berücksichtigen. Chronisch proliferative Phänomene sind in diesem Zusammenhang, in Anbetracht der kurzen Dehnungszeit, voraussichtlich weniger bedeutsam.

Nach Erprobung von verschiedenen in der Literatur beschriebenen Hautdehnungsverfahren [1, 4, 5, 7] wurde an unserer Klinik ein Hauttraktionssystem entwickelt, das bei Defekten von verschiedenen Ausmaßen einen sekundären Wundverschluß durch Dehnung der umliegenden Haut ermöglicht.

Das Marburger Hauttraktionssystem (MHT-System) besteht aus 2 flexiblen Kunststoffschienen, die parallel zu den Wundrändern angelegt und mittels Hautklammern

Tabelle 1. Vorteile der Wundrandadaptation	
	1. Gutes kosmetisches Ergebnis
	2. Keine Transplantatentnahme erforderlich
	3. Sensibilität bleibt erhalten
	4. Zur Dehnung geeignete Haut wundrandnah vorhanden

Hefte zu „Der Unfallchirurg", Heft 267
Willy, Sterk, Gerngroß (Hrsg.)
Das Kompartment-Syndrom
© Springer-Verlag Berlin Heidelberg 1998

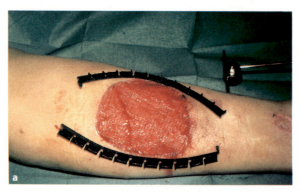
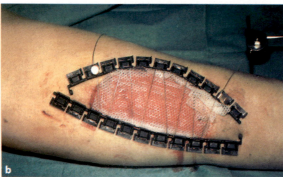

Abb. 1. a Exzisionsdefekt als Folgezustand einer kontusionsbedingten Hautnekrose lateralseitig am rechten Unterschenkel bei einer 22jährigen Patientin. Begleitverletzung einer zweitgradigen offenen Tibiafraktur mit Sprunggelenkfraktur und komplexem Vorfußtrauma. Defektgröße 15 × 12 cm.
b Sukzessive Wundrandadaptation durch tägliches Nachspannen des Hautadaptationssystems

wundrandnah befestigt werden (Abb. 1). Nachdem die Wunde mit einem Hautersatzmaterial abgedeckt wurde, wird schnürsenkelförmig ein gleitfähiger Spannfaden geführt, der die Wunde zickzackförmig überquert und jeweils an der entsprechenden Schiene verankert wird. An den beiden Enden wird der Spannfaden jeweils durch eine Klemmschelle arretiert. Durch Zug an den beiden Fadenenden wird der Zügel unter Spannung gebracht, wobei die Zugkräfte über die Schienen gleichmäßig über der gesamten Länge des Wundrandes verteilt werden. Bei regelmäßigem Nachspannen des Zügels wird ein intermittierender Traktionseffekt erzeugt, der zu einer progressiven Dehnung der wundrandnahen Haut und zu einer schrittweisen Defektverkleinerung führt. Die Fadenspannung wird durch die an beiden Enden vorgeschobene Klemmschelle gehalten. Bei kompletter Wundrandapposition wird die Wunde durch eine Sekundärnaht verschlossen. In den meisten Fällen wird eine Adaptation der Wundränder zunächst in der Peripherie der Wunde erreicht, während im zentralen Bereich eine weitere Hauttraktion bis zum kompletten Wundverschluß erfolgt. Die Schienen werden nach der partiellen Sekundärnaht, entsprechend der Größe des noch verbleibenden Defektes, gekürzt.

Bei bilateralen Inzisionen wird der Verschluß der Inzisionsdefekte gleichzeitig begonnen.

Das Wundrandadaptationssystem kann direkt im Anschluß an die Fasziotomie angebracht werden, was den Vorteil bietet, daß die Hautadaptationsschienen in Narkose ohne Schmerzen für den Patienten angesetzt werden. Primär muß jedoch jede

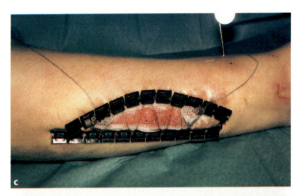

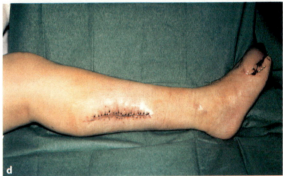

(Abb. 1) c Eine wesentliche Defektverkleinerung wurde bereits nach 4 Behandlungstagen erreicht. **d** Kompletter Wundverschluß mit Sekundärnaht nach 12 Tagen. Vorfußrekonstruktion mittels freiem Radialislappen

Fadenspannung vermieden werden, da in den ersten Stunden nach der Spaltung mit einer starken Volumenzunahme des Logeninhaltes zu rechnen ist.

Das System kam bisher bei 32 posttraumatischen Defektsituationen an der oberen und unteren Extremität bei insgesamt 24 Patienten zur Anwendung. In 26 Fällen lag ein Dermatofasziotomiedefekt bei Zustand nach akutem Kompartmentsyndrom vor (Tabelle 2). Ursächlich für das Auftreten des Kompartmentsyndroms waren überwiegend Traumen. Bei den meisten Patienten lagen Frakturen des entsprechenden Gliedmaßabschnittes vor, die mit primären Osteosynthesen versorgt wurden. Der Defekt war in 16 Fällen am Unterschenkel, in 4 Fällen am Oberschenkel und in 4 Fällen am Unterarm lokalisiert. In 1 Fall fand sich der Defekt am Fuß und Sprunggelenk und am Oberarm. Bei einer durchschnittlichen Defektlänge von 25 cm (14–42 cm) und einer Breite von 7 cm (4–12 cm) wurde durchschnittlich 6 Tage nach Beginn der Hauttraktion (3–12 Tage) ein kompletter Wundverschluß erreicht, ohne daß weitere Eingriffe, wie z.B. Spalthautdeckung, erforderlich waren.

Als Komplikationen ergaben sich eine wundrandnahe Hautnekrose bei einem Patienten, bei dem vor der Sekundärnaht die Wundränder chirurgisch mobilisiert worden waren, und eine Wunddehiszenz als Folge eines intramuskulären Hämatoms in einem Fall. Es gab keine auf das Wundrandadaptationssystem zurückzuführende Komplikationen. Insbesondere waren keine Drucknekrosen der Haut unter der Schiene oder der im Defekt freiliegenden Muskulatur und keine Infekte zu verzeichnen.

Tabelle 2. Indikationen zur Dermatofasziotomie – Ätiologie und Begleitverletzungen des Kompartmentsyndroms

		Patienten (n = 20)	Defekte (n = 26)
Unterschenkel	Tibiaschaft	5	7
	Proximale Tibia	3	4
	Distaler Tibiaschaft	2	2
	Pilon/OSG	1	1
	Quetschtrauma und Hämatom	1	2
Oberschenkel	Femurschaftfraktur	3	3
	Subfasziales Hämatom	1	1
Unterarm	Komplexe offene	1	2
	Lagerungsschaden (Suizidversuch)	1	2
Oberarm	Quetschtrauma und Hämatom	1	1
Fuß	Quetschtrauma	1	1

Aufgrund unserer positiven Erfahrungen mit dem Marburger Hauttraktionssystem beim Verschluß von Dermatofasziotomiedefekten, wurde das System zunehmend auch zum Verschluß von Exzisionsdefekten eingesetzt. Bei 6 Exzisionsdefekten an der oberen und unteren Extremität, wobei der Defekt in 3 Fällen Folge einer kontusionsbedingten Hautnekrose war, und in 3 weiteren Fällen auf ein Explosionstrauma zurückzuführen war, konnte bei einer durchschnittlichen Defektlänge von 21 cm (14–35 cm) und einer Breite von 10 cm (4–16 cm), in 4 Fällen nach durchschnittlich 6 Tagen (5–12 Tagen) der Defekt komplett verschlossen werden. Bei 2 ausgedehnten Hautdefekten (35 x 16 cm) medialseitig an den beiden Oberschenkeln nach Explosionstrauma, konnte der Defekt innerhalb von 4 Tagen um 70 % bzw. 60 % verkleinert werden, wonach der restliche Defekt mit Spalthaut gedeckt wurde.

Nach unserer Erfahrung ist das MHT-System ein geeignetes, wenig aufwendiges und von den Patienten gut toleriertes System, um bei Inzisions- und Exzisionsdefekten von verschiedenen Ausmaßen und bei verschiedener Lokalisation einen kompletten Wundverschluß innerhalb von wenigen Tagen zu erreichen. Das System ist kostengünstig und problemlos von einer Person zu handhaben. Der Traktionseffekt ist groß.

Literatur

1. Blomquist G, Steenfos H (1993) A new partly external device for extension of skin before excision of skin defects. Scand J Plast Reconstr Surg Hand 27: 179–182
2. Echtermeyer V (1991) Kompartmentsyndrom – Prinzipien der Therapie. Unfallchirurg 94: 225–230
3. Hirshowitz B, Kaufman T, Ullman J (1986) Reconstruction of the tip of the nose and ala by load cycling of the nasal skin and harnessing of extra skin. Plast Reconstr Surg 77: 316–319
4. Hirshowitz B, Lindenbaum E, Yaron Har-Shai (1993) A skin-stretching device for the harnessing of the viscoelastic properties of the skin. Plast Reconstr Surg 92: 260–270
5. Inglis R, Windolf J, Pannike A (1993) CORSET, Erfahrungen mit einer neuen Methode zum transplantatsparenden Geweebersatz bei großen Weichteildefekten. Unfallchirurgie 19: 16–26
6. Radovan C (1984) Tissue expansion in soft tissue reconstruction. Plast Reconstr Surg 74: 482
7. Riedl St, Werner J, Göhring U, Meeder PJ (1994) Die vorgelegte Intrakutannaht – eine Methode zur Behandlung von Weichteildefekten nach Faszienspaltung beim akuten Kompartmentsyndrom. Chirurg 65: 1052–1055

Die vorgelegte Intrakutannaht nach offener Dermatofasziotomie beim Kompartmentsyndrom

St. Riedl und P.J. Meeder

Abt. für Unfall- und Wiederherstellungschirurgie, Chirurgische Klinik der Ruprecht-Karls-Universität, Im Neuenheimer Feld 110, 69120 Heidelberg

Eine offene Dermatofasziotomie ist beim akuten Kompartmentsyndrom erforderlich, um die zuverlässige Verminderung des Logendrucks und Wiederherstellung der Kapillarperfusion zu erreichen. Der Verschluß der dadurch entstehenden, meist breit klaffenden Weichteilwunde erfordert meist einen 2. operativen Eingriff in Narkose oder Regionalanästhesie. Die offene Wunde verhindert oder erschwert häufig den sekundären Einsatz geschlossener Osteosyntheseverfahren.

Die vorgelegte Intrakutannaht basiert darauf, daß nach offener Dermatofasziotomie zwar eine klaffende Wunde, aber kein Substanzdefekt entsteht. Die mechanisch belastbarste Struktur zur Annäherung der Wundränder ist die Kutis. Allerdings muß die Krafteinleitung beim Wundverschluß so erfolgen, daß Durchblutungsstörungen der Wundränder vermieden werden. Die dargestellte Methode des Wundverschlusses ist einfach durchzuführen und erleichtert die Therapie nach offener Kompartmentspaltung wesentlich.

Methodik

Direkt nach offener Faszienspaltung wird in die Hautränder der klaffenden Weichteilwunde ein kräftiger, monofiler, verzögert resorbierbarer Faden (z. B. 1,0 PDS) eingebracht. Wie bei der Intrakutannaht wird nach transkutanem Einstich am Ende der spindelförmigen Wunde der Faden mäanderförmig mit kräftigen Stichen durch die Hautränder geführt. An den Wundrändern müssen Ausstich- und korrespondierende Einstichstellen exakt einander gegenüber liegen. Der Faden wird am Wundende wieder transkutan ausgestochen. Der Wundgrund wird mit Kunsthaut bedeckt, die 2tägig gewechselt wird. Nach Abschwellung der Weichteile kann, meist ab dem 4. Tag, am Krankenbett der eingelegte Faden schrittweise angezogen und gestrafft werden. Dadurch lassen sich die Wundränder schrittweise aneinander annähern. Die Adaptation der Hautränder kann zuletzt durch sterile Hautpflaster verbessert werden. Der Wundverschluß wird meist um den 10. postoperativen Tag erreicht. Nach abgeschlossener Wundheilung werden die Fadenenden unter die Hautoberfläche zurückgekürzt. Das Nahtmaterial verbleibt in situ (Abb. 1).

Hefte zu „Der Unfallchirurg", Heft 267
Willy, Sterk, Gerngroß (Hrsg.)
Das Kompartment-Syndrom
© Springer-Verlag Berlin Heidelberg 1998

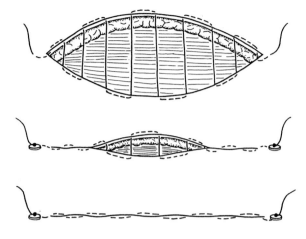

Abb. 1. Schemazeichnung zur Anlage der vorgelegten Intrakutannaht mit mäanderförmig intrakutan verlaufendem, monofilem, verzögert resorbierbarem Faden. Die schrittweise Adaptation der Wundränder erfolgt nach Abschwellen der Weichteile

Ergebnisse

In dem Zeitraum von Januar 1989 bis Juni 1993 wurden wegen eines akuten Kompartmentsyndroms 52 offene Dermatofasziotomien durchgeführt. 37 Eingriffe erfolgten am Unterschenkel, 7 am Unterarm, 6 am Oberschenkel und 2 an der Hand.

In der Folge wird die Verfahrenswahl zum Wundverschluß am Unterschenkel dargestellt. Diese erfolgte von Januar 1989 bis Juni 1991 durch Sekundärnaht oder Meshgraftplastik. Ab Juli 1991 wurde in allen Fällen eine Intrakutannaht vorgelegt.

Im ersten Beobachtungszeitraum wurden 18 offene Kompartmentspaltungen durchgeführt. Der Defektverschluß erfolgte durch 5 Sekundärnähte und 8 Meshgraftplastiken jeweils in Narkose.

Bei den nachfolgenden 24 offenen Fasienspaltungen konnte durch die vorgelegte Intrakutannaht in 17 Fällen ein Wundverschluß ohne erneute Operation erzielt werden. Nur 3 Meshgraftplastiken waren erforderlich, wobei die verbliebenen Wundflächen durch das Anspannen des Intrakutanfadens deutlich verkleinert werden konnten. 4 weitere Fälle erforderten die Durchführung einer lokalen Muskelschwenklappenplastik und wurden daher mit einer Meshgraftplastik gedeckt.

Folgerungen

Die vorgelegte Intrakutannaht ist eine einfache und kostengünstige Methode, die den Wundverschluß nach Dermatofasziotomie erheblich erleichtert. Nach Durchführung dieser Beobachtungsstudie wurde sie in unserer Klinik als Routineverfahren eingesetzt und hat die Sekundärnaht komplett abgelöst.

Durch die Adaptation der Wundränder im Rahmen der Verbandwechsel am Bett des Patienten kann in der Mehrzahl der Fälle ein erneuter operativer Eingriff in entsprechender Anästhesie vermieden werden. Die frühzeitige Abheilung erleichtert die sekundäre Durchführung geschlossener Osteosyntheseverfahren. Die kosmetischen

Ergebnisse sind durch die intrakutane Nahttechnik sehr ansprechend. Muskelhernien wurden bisher nicht beobachtet.

Diese Methode sollte allerdings innerhalb der ersten 2 Wochen nach Dermatofasziomyotomie durchgeführt werden, da eine Verklebung der Wundschichten die Adaptation der Hautränder erschwert. Eine verbleibende offene Wundfläche muß mit einer Meshgraftplastik versorgt werden, die dann allerdings eine wesentlich kleinere Fläche überdeckt, als dies bei primärer Durchführung einer Hauttransplantation erforderlich wäre. Das Anziehen des Hautfadens führt zu kurzzeitigen Schmerzen, die vom Patienten zu tolerieren sind, manchmal aber die Gabe eines Analgetikums erfordern. Beim Vorliegen von Muskelnekrosen sollte dieses Verfahren nicht mehr angewandt werden.

Die vorgelegte Intrakutannaht stellt somit nach unserer Erfahrung die Methode der Wahl für den unkomplizierten Wundverschluß nach offener Dermatofasziomyotomie dar.

Literatur

Riedl St, Werner J, Göhring U, Meeder PJ (1994) Die vorgelegte Intracutannaht – eine Methode zur Behandlung von Weichteildefekten nach Fascienspaltung beim akuten Compartmentsyndrom. Chirurg 65: 1052–1055

Vakuumassistierter Wundverschluß nach Dermatofasziotomie

M. K. Russ[1] und W. Fleischmann[2]

1 Abt. für Unfallchirurgie, Hand- und Wiederherstellungschirurgie der Universität Ulm, Steinhövelstr. 9, 89070 Ulm
2 Abteilung für Unfallchirurgie, Krankenhaus Bietigheim, Riedstr. 12, 74321 Bietigheim

Einleitung

Nach Diagnosestellung eines Kompartmentsyndroms muß die Druckentlastung der Muskellogen durch Faszienspaltung erfolgen, um den progredienten ischämischen Gewebeuntergang aufzuhalten. Die nach Faszienspaltung entstehende klaffende Operationswunde wird meist offen unter der Gefahr einer Kontamination mit Krankenhauskeimen behandelt. Insbesondere bei wundnahen internen Osteosynthesen, die lediglich eine Bedeckung durch möglicherweise reperfusionsgeschädigte Muskulatur aufweisen, besteht ein erhöhtes Infektionsrisiko. Eine protrahierte Retraktion der Wundränder mit entsprechender Wundvergrößerung erschwert den angestrebten Verschluß durch Naht. Obwohl primär kein traumatischer Gewebeverlust vorliegt, ist häufig dennoch ein Wundverschluß durch Hauttransplantation erforderlich.

Die Vakuumversiegelungstechnik (VVS) ist ein etabliertes Behandlungskonzept zur Behandlung von akuten und chronischen Wunden [14–7]. Nach Dermatofasziotomie wegen eines Kompartmentsyndroms dient dieses geschlossene Verfahren der raschen Wundkonditionierung und der sicheren Infektprophylaxe. Durch sukzessive Wundverkleinerung beim Wechsel des Versiegelungssystems läßt sich ein definitiver Wundverschluß durch sekundäre Hautnaht erreichen, so daß kosmetisch ungünstige Hauttransplantationen nur noch selten notwendig sind.

Material und Methoden

In die nach Dermatofasziotomie entstandene Wunde wird ein PVA-Schwamm (Vacuseal, Polymedics) eingebracht, in den Polyurethandrainagen mit einem Außendurchmesser von 16 Ch eingebettet sind. Der PVA-Schwamm soll mit der gesamten Wundoberfläche Kontakt haben und wird unter leichter Spannung an den Wundrändern fixiert, um eine Wundrandretraktion zu vermeiden. Die Ausleitung der Drainagen kann transkutan oder epikutan erfolgen. Bei der epikutanen Ausleitung umschließt ein stark kohäsives, hautfreundliches Hydrogel (Vacuseal-Gel, Polymedics) die auf der Haut verlaufenden Redon-Drainagen und bewirkt im Sinne einer Schleuse ein luftdichtes Einbetten der Drainagen. Anschließend wird das gesamte Wundgebiet mit einer transparenten Polyurethanfolie (Opsite, Smith+Nephew) hermetisch angeklebt, d.h. versiegelt. Eine Vakuumquelle (Redon-Flasche oder Pumpe) erzeugt einen Unterdruck, der je nach Wundtyp auf Werte zwischen 40–80 kPa eingestellt wird.

Routinemäßig erfolgt der Wechsel der VVS bei der frischen traumatischen Wunde

Hefte zu „Der Unfallchirurg", Heft 267
Willy, Sterk, Gerngroß (Hrsg.)
Das Kompartment-Syndrom
© Springer-Verlag Berlin Heidelberg 1998

nach 4 Tagen, dann, falls nicht bereits ein Sekundärverschluß möglich ist, in wöchentlichen Abständen unter ständiger Wundverkleinerung.

Ergebnisse

Vom 01.01.1992 bis 15.03.1994 wurden 25 Patienten (23 Männer, 2 Frauen) mit traumatischen Kompartmentsyndromen der unteren Extremitäten durch VVS behandelt. Die Diagnose eines Kompartmentsyndroms wurde entweder klinisch (n = 16) oder durch Kompartmentdruckmessung (n = 9) gestellt. Die Ursachen der Kompartmentsyndrome waren die lokale Gewebezerstörung und bei einem Patienten zusätzlich eine protrahierte Ischämie infolge einer Zerreißung der A. poplitea (Abb. 1). Das Durchschnittsalter der Patienten lag bei 38,2 (10–88) Jahren; 8 Kompartmentsyndrome waren am Oberschenkel, 14 am Unterschenkel und 3 am Fuß lokalisiert. Begleitend fanden sich offene (n = 6) und geschlossene Frakturen (n = 13), sowie Weichteilquetschungen und -Kontusionen ohne ossäre Beteiligung (n = 6); 10 Patienten waren polytraumatisiert oder mehrfachverletzt; 4 Patienten hatten eine arterielle Verschlußkrankheit (Stadium II nach Fontaine). Die klinische Nachuntersuchung erfolgte durchschnittlich 4,2 (3–6) Monate nach dem definitiven Wundverschluß.

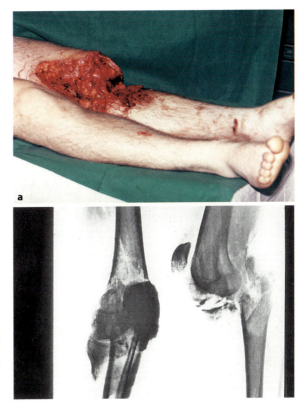

Abb. 1. a Subtotale Amputation des linken Unterschenkels bei 19jährigem Motorradfahrer mit kompletter Ischämie von 8 h. **b** Unfallaufnahme des linken Kniegelenkes

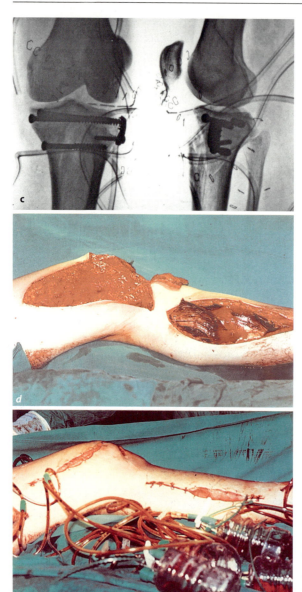

(Abb. 1) c–e Rekonstruktion
von Tibiakopf und lateralen
Bandstrukturen (Krallenplatte).
d Medialer Situs nach Osteosynthese und Dermatofasziotomie am Unterschenkel.
e Medialer Situs (wie d) nach
VVS

Die Zeit bis zum definitiven Wundverschluß betrug 12,7 (4–31) Tage, wobei die VVS
2,1 (1- bis 8mal) gewechselt wurde; 20 Wunden konnten durch einfache Sekundärnaht
nach 11,3 (4–21) Tagen verschlossen werden, während bei 5 Patienten nach durchschnittlich 18,6 (12–31) Tagen ein partieller Wundverschluß durch Sekundärnaht mit
einer Hauttransplantation auf den Restdefekt kombiniert wurde. Die Meshgraftplastik erfolgte bei insgesamt 14 Wunden. Lappenplastiken waren nicht erfor-

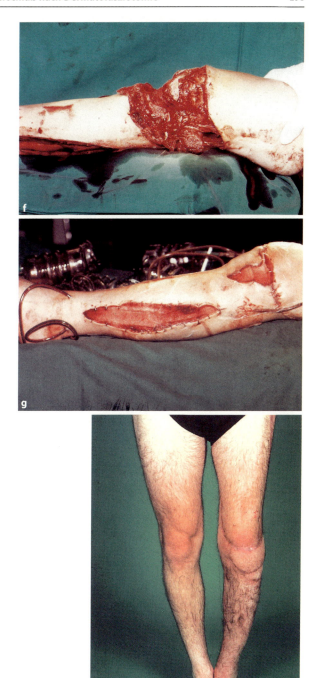

(Abb. 1) f–h Lateraler Situs nach Osteosynthese und Dermatofasziotomie am Unterschenkel. **g** Lateraler Situs (wie f) nach VVS. **h** 6 Monate nach dem Unfall: Belastungsstabile Extremität

derlich. In 5 von 52 intraoperativen Wundabstrichen nach Entfernen der VVS fand
sich ein Keimwachstum von *Staphylococcus aureus* (n = 4) und *Pseudomonas aerugi-
nosa* (n = 1). Wund- und Knocheninfektionen traten nicht auf. Bei der klinischen
Nachuntersuchung waren sämtliche Narben reizlos, Spätinfekte wurden nicht registriert.

Diskussion

Ziel der Behandlung von Kompartmentsyndromen ist die schnelle Drucksenkung in
den Muskellogen, um den ischämischen Gewebeuntergang aufzuhalten und das Ausmaß des Reperfusionsschadens zu begrenzen [3]. Fortschreitende neuromuskuläre
Funktionsverluste der betroffenen Extremität werden so am sichersten verhindert.
Die Bedeckung der klaffenden Operationswunde erfolgt meist im Sinne einer offenen
Wundbehandlung. Die VVS dagegen vereinigt die Vorteile der offenen mit denen der
geschlossenen Wundbehandlung.

Die Vorteile der geschlossenen Wundbehandlung durch Redon-Drainage und
Naht bestehen im wesentlichen aus dem Erzielen einer primären Wundheilung, die
einen sicheren Kontaminationsschutz darstellt und rasch zu einem kosmetisch günstigen Ergebnis führt. Andererseits stellt sich das Problem der insuffizienten Drainage mit Retention von Hämatom und toxischen sowie immunsupprimierenden
Wundsekreten, die den Heilungsprozeß empfindlich stören können und einem Bak-
terienwachstum Vorschub leisten. Besonders in der progredienten posttraumatischen oder postoperativen Ödemphase besteht die Gefahr, daß die Nähte spannungs-
bedingte Gewebenekrosen entstehen lassen, die einen Nährboden für Krankenhaus-
keime darstellen. So kann iatrogen eine Gefahr für eine nur wenig tiefer liegende
Osteosynthese ausgehen, indem aus dem oberflächlichen ein tiefer Infekt und im
schlimmsten Falle eine chronische Osteitis entsteht.

Ein Vorteil der offenen Wundbehandlung liegt in der ungestörten Blutversorgung
der Wundränder. Sekrete haben Abfluß, so daß toxische Substanzen weniger leicht zu
systemischen Entzündungsreaktionen führen. Die Wunde ist zugänglich für lokale
Behandlungsmaßnahmen [6].

Ein wesentlicher Nachteil der offenen Wundbehandlung ist dagegen die Exposition
der Wundoberfläche gegenüber nosokomialen Erregern. Im Gegensatz zur primären
Wundheilung nach Verschluß von Wunden durch Naht besteht ein stark wechselndes
Wundmilieu, das im ungünstigsten Fall die Heilungsvorgänge behindern kann. Häufig
besteht die Notwendigkeit schmerzvoller Verbandswechsel, die das Wohlbefinden der
Patienten erheblich beeinträchtigen. Auch bei der offenen Wundbehandlung kann es je
nach Wundtyp schwerkraftabhängig zur Retention von Wundsekreten in den Wundta-
schen kommen, die im Falle einer bakteriellen Kontamination zu tiefen Infekten führen. Im Zusammenhang mit der Dermatofasziotomie besteht ein wesentlicher Nachteil
der offenen Wundbehandlung in der protrahierten Retraktion der Wundränder, die
schließlich dazu führt, daß ein Nahtverschluß nicht mehr möglich ist.

Die VVS bietet den Vorteil einer optimierten Drainage, die unabhängig von der
Schwerkraft über die zahllosen Poren des PVA-Schwammes auf der gesamten Wundoberfläche wirksam wird und so Flüssigkeitsretentionen verhindert. Mit der vollständigen Ableitung des Wundsekrets werden mikrobielle Kontaminationen sowie

toxische und immunsupprimierende Substanzen beseitigt [10]. Die transparente PU-Folie ermöglicht eine Diffusion von Wasserdampf und Gas, während sie eine wirksame Barriere für Bakterien darstellt und die Wunde sicher vor Kontaminationen schützt. Bei unseren Patienten traten keine Infektionen auf.

Der Unterdruck führt zu einem intensiven Kontakt zwischen der Wunde und dem PVA-Schwamm. Das Ergebnis ist eine starke Förderung der Granulationsgewebebildung. Das Auskleiden der Wunde mit diesem Granulationsgewebe schützt die tieferliegenden Strukturen vor Infektionen und konditioniert die Wunde für den definitiven Wundverschluß. Um der Retraktionstendenz der Wundränder entgegenzuwirken, erfolgt ein knapper Zuschnitt des PVA-Schwamms, so daß die Hautränder nach Fixation an dem Schwamm unter dosierter Spannung gehalten werden.

Im Gegensatz zu anderen Verfahren der Hautdehnung [1, 2, 8, 11] ist bei der VVS die Wunde gegenüber der Außenwelt verschlossen, und neben der zunehmenden Adaptation der Wundränder bewirkt die Zugspannung einen zusätzlichen Proliferationsreiz zur schnelleren Defektauffüllung durch Granulationsgewebe [9].

In jüngster Zeit kombinieren wir die VVS mit einer instrumentellen Hautdehnung [5]. Auch bei großen Defektwunden läßt sich so in vielen Fällen eine Spalthauttransplantation vermeiden, weil die Wunden spannungsfrei durch Sekundärnaht verschlossen werden können.

Um sicherzugehen, daß der Unterdruck auch wirklich an der Wundoberfläche wirksam wird, führen wir den ersten VVS-Wechsel routinemäßig bereits nach 4 Tagen durch. Trotz guter Drainageleistung des Systems kann es nämlich bei der Erstversorgung von stärker blutenden Wunden zu einer Gerinnselbildung kommen, die eine Sperrschicht zwischen Schwamm und Wundoberfläche bildet. Weitere Wechsel erfolgen im wöchentlichen Abstand, wobei kein Blutungsrisiko mehr besteht.

Die VVS schützt die Inzisionswunde nach Dermatofasziotomie vor bakteriellen Kontaminationen und begünstigt durch den Vakuumeffekt die Sekretableitung und Wundkonditionierung. Die Ausnutzung der elastischen Materialeigenschaften des PVA-Schwamms für eine Wundrandadaptation ermöglicht in den meisten Fällen von Dermatofasziotomiewunden einen kosmetisch günstigen Wundverschluß durch Sekundärnaht.

Zusammenfassung

In der Zeit vom 01.01.1992 bis zum 15.03.1994 wurden 25 Patienten mit Kompartmentsyndrom der unteren Extremität durch Faszienspaltung und adjuvante Vakuumversiegelung (VVS) behandelt. 10 Patienten waren polytraumatisiert, 8 Kompartmentsyndrome befanden sich am Oberschenkel, 14 am Unterschenkel und 3 am Fuß. Bis zum Wundverschluß nach 12,7 (4–31) Tagen waren 2,1 (1–8) VVS notwendig. Bei 20 Patienten erfolgte eine Sekundärnaht und bei 5 Patienten eine partielle Sekundärnaht kombiniert mit Spalthauttransplantationen auf den Restdefekt. Ein Patient entwickelte nach sekundärem Wundverschluß eine Wundrandnekrose, welche ohne weitere Maßnahmen abheilte. Bei 52 intraoperativen bakteriellen Abstrichen von der Wundoberfläche fand sich 5mal ein Keimwachstum ohne klinische Zeichen eines Infekts.

Literatur

1. Bashir AH (1987) Wound closure by skin traction: an application of tissue expansion. Br J Plast Surg [Br] 40: 582
2. Böhm HJ, Hierholzer G, Strich R (1994) Dynamische Hautnaht zum Verschluß des Inzisionsdefektes nach Kompartmentspaltung. Aktuel Traumatol 24: 140
3. Echtermayer V (1985) Das Kompartmentsydrom. Hefte Unfallheilkd 169: 51–65
4. Fleischmann W, Becker U, Bischoff M, Hoekstra H (1995) Vacuum sealing: indication, technique and results. Eur J Orthop Surg Traumatol 5: 37–40
5. Fleischmann W, Russ M, Marquart C (1996) Defektwundenverschluß durch Kombination von Vakuumversiegelung mit instrumenteller Hautdehnung. Unfallchirurg 99: 970–974
6. Fleischmann W, Suger G, Kinzl L (1992) Treatment of bone and soft tissue defects in infected non union. Acta Orthop Belg 58 [Suppl 1]: 227
7. Fleischmann W, Strecker W, Bombelli M, Kinzl L (1993) Vakuumversiegelung zur Behandlung des Weichteilschadens bei offenen Frakturen. Unfallchirurg 96: 488–492
8. Hirschowitz B, Lindenbaum E, Har-Shai Y (1993) A skin-stretching device for the harnessing of viscoelastic properties of skin. Plast Reconstr Surg 92: 260
9. Ilizarov GA (1989) The tension-stress effect on the genesis and growth of tissues: Part II. The influence of the rate and frequency of distraction. Clin Orthop Relat Res 239: 263–285
10. Reagan MC, Barbul A (1993) The role of the wound in posttraumatic immune dysfunction. In: Faist, Meakins, Schildberg (eds) Host defense dysfunction in trauma, shock and sepsis. Springer, Berlin Heidelberg New York Tokyo
11. Sellers DS, Miller SH, Demuth RJ, Klabacha ME (1986) Repeated skin expansion to surface a massive thigh wound. Plast Reconstr Surg 77: 654

Die kontinuierlich-elastische Dermatotraktion zum Fasziotomiedefektverschluß. Indikation, Technik und erste Ergebnisse

M. Markmiller, W. Braun und A. Rüter

Klinik für Unfall- und Wiederherstellungschirurgie, Zentralklinikum Augsburg, Postfach 10 19 20, 86009 Augsburg

Einleitung

Das Kompartmentsyndrom der Extremitäten stellt eine der schwerwiegendsten Komplikationen einer meist zugrunde liegenden diaphysären Fraktur dar [1]. Nur die rasche Diagnose und die unverzügliche sowie adäquate Therapie in Form der offenen Dermatofasziotomie der kompromittierten Muskellogen lassen eine funktionelle Restitutio ad integrum als Ausheilungsergebnis zu.

Mit zunehmender Sicherheit in der klinischen Beurteilung, der apparativen Diagnostik und der chirurgischen Therapie dieser lange Zeit unterschätzten schweren Weichteilproblematik des Logensyndroms rückt neben der unzweifelhaft vordringlichen funktionellen Wiederherstellung auch das kosmetische Ausheilungsresultat in das Blickfeld der Traumatologen.

Die früher regelhaft und auch heute noch zumeist angewandte Deckung des Fasziotomiedefektes durch ein Spalthauttransplantat produziert ein großflächiges, asensibles und oft vulnerables Narbenareal. Die Patienten sind mit dem kosmetischen Ausheilungsresultat nicht immer zufrieden. Alternativmethoden des Fasziotomiedefektverschlusses mit dem Ziel der allmählichen Defektrandannäherung bis zur Sekundärnaht werden in den letzten Jahren häufiger beschrieben [2].

Material und Methode

Das Prinzip der kontinuierlich-elastischen Dermatotraktion des Fasziotomiedefektes besteht in der Ausübung eines elastischen Dauerzuges an den Defekträndern durch gummielastische Zügelung.

Die Ränder des Fasziotomiedefektes werden mit Hautverschlußklammern in Ösenfunktion besetzt (Abb. 1). Durch diese Ösen werden 2 Silikonzügel schnürsenkelartig gegeneinander versetzt gezogen. An den Defektpolen werden die Silikonzügel über Infusionsrollenschlösser ausgeleitet und gesichert (Abb. 2). Nach einer mehrtägigen Phase der Weichteilerholung wird mit dem Nachspannen der Silikonzügel in 1- oder 2tägigen Abständen begonnen. Nach Kontakt der Defektränder wird das Ausheilungsergebnis durch eine Sekundärnaht oder einen Pflasterzügelverband gesichert (Abb. 3).

Hefte zu „Der Unfallchirug", Heft 267
Willy, Sterk, Gerngroß (Hrsg.)
Das Kompartment-Syndrom
© Springer-Verlag Berlin Heidelberg 1998

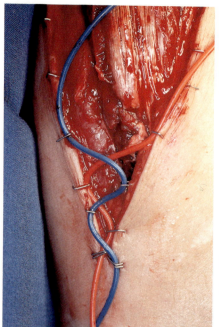

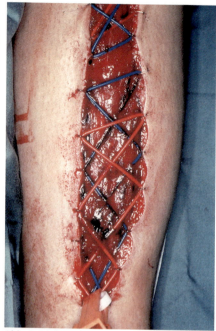

Abb. 1. Durch Hautverschlußklammern in Ösenfunktion, die in den Defektrand eingebracht werden, werden schnürsenkelartig versetzt 2 Silikonzügel gezogen

Abb. 2. Die komplette Montage der Dermatotraktion. An den Defektpolen werden die Silikonzügel über Infusionsrollenschlösser ausgeleitet und gesichert

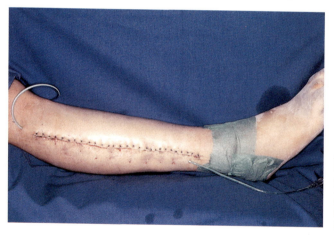

Abb. 3. Sekundärnaht
knapp 3 Wochen nach
offener parafibularer
Dermatofasziotomie
und einer Dermatotrak-
tion von 12 Tagen Dauer
(Patient aus Abb. 2)

Tabelle 1. Indikationen zum Hautdefektverschluß durch kontinuierlich-elastische Dermatotraktion. Bei 23 Patienten handelte es sich um Fasziotomiedefekte nach Kompartmentsyndrom

● Dermatofasziotomie	
– femoral	2
– fibular	15
– fibular und tibial	2
– radial	4
● Wundverschluß	3
● Entlastungsinzision	4
● Traumatischer Defekt	6
	n = 36

Ergebnisse

Mit der Methode der kontinuierlich-elastischen Dermatotraktion wurden von Oktober 1994 bis Oktober 1996 27 Patienten nach Kompartmentsyndrom und offener Dermatofasziotomie therapiert. Das Verteilungsmuster der Kompartmentlokalisation zeigt Tabelle 1 auf.

Nach einer Phase der Weichteilerholung von durchschnittlich 6 Tagen konnte mit dem Nachspannen der Silikonzügel begonnen werden. Kontakt der Defektränder bestand nach durchschnittlich weiteren 12 Tagen. Eine Sekundärnaht oder ein Pflasterzügelverband sicherte das Ausheilungsergebnis.

Die ursprüngliche Ausdehnung des Fasziotomiedefektes betrug durchschnittlich 282 cm². 25 von 27 Fasziotomiedefekten konnten mittels der Dermatotraktion komplett verschlossen werden. 2 Patienten benötigten eine additive Spalthauttransplantation von jeweils 2 × 3 cm Ausdehnung.

Literatur

1. Echtermeyer V (1991) Kompartmentsyndrom – Prinzipien der Therapie. Unfallchirurg 94: 225
2. Inglis R, Windolf J, Pannike A (1993) CORSET, Erfahrungen mit einer neuen Methode zum transplantatsparenden Gewebeersatz bei großen Weichteildefekten. Unfallchirurgie 19: 16

Verschlußtechniken nach Dermatofasziotomie – Dynamische Hautnaht oder vakuumassistierter Wundverschluß?

M. Schwamborn, Ch. Willy, J. Sterk und H. Gerngroß

Abteilung Chirurgie, Bundeswehrkrankenhaus Ulm, Oberer Eselsberg 40, 89081 Ulm

Einleitung

Die Notfalldermatofasziotomie des M. tibialis anterior-Kompartments hinterläßt in der Regel infolge der Hautrandretraktion und Muskelvorwölbung eine große Wundfläche. Obwohl kein traumatischer Gewebeverlust vorliegt, ist aufgrund der bindegewebigen Schrumpfung der Hautränder ein einzeitiger, sekundärer Wundverschluß nach Abklingen des Kompartmentsyndroms meist nicht mehr möglich. Die bisherige häufig angewandte Vorgehensweise mit primärer offener Wundbehandlung und sekundärer Spalthautdeckung hat eindeutige Nachteile. Es besteht eine reduzierte mechanische Belastbarkeit des mit Spalthaut gedeckten Wundareals und oftmals resultiert ein unbefriedigendes kosmetisches Ergebnis (Abb. 1). Des weiteren besteht die Gefahr einer Kontamination mit Krankenhauskeimen bei Durchführung einer offenen Wundbehandlung. Insbesondere bei bereits bestehenden Muskelnekrosen (Abb. 2) sowie bei ungenügender Weichteilbedeckung der Frakturzone oder des eingebrachten Osteosynthesematerials besteht ein erhöhtes Infektionsrisiko. Mit der Vakuumversiegelung (vakuumassistierter Wundverschluß) [5] und den verschiedenen Techniken der dynamischen Hautnaht [1, 2, 3, 6, 7] bestehen 2 neue Konzepte, eine Dermatofasziotomiewunde mittels schrittweiser bzw. kontinuierlicher Verkleinerung vollständig zu verschließen. Somit können mechanische und kosmetische Nachteile der Spalthautdeckung vermieden werden. Die Vakuumversiegelungstechnik bietet zusätzlich den Vorteil eines geschlossenen Verfahrens mit sicherer Infektprophylaxe [4].

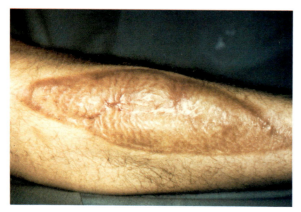

Abb. 1. Zustand nach Spalthautdeckung nach Kompartmentspaltung mit Ausbildung einer Muskelhernie

Hefte zu „Der Unfallchirurg", Heft 267
Willy, Sterk, Gerngroß (Hrsg.)
Das Kompartment-Syndrom
© Springer-Verlag Berlin Heidelberg 1998

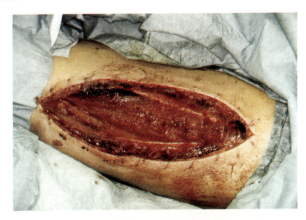

Abb. 2. Dermatofasziotomie-
wunde des Tibialis-anterior-
Kompartments mit sichtbaren
Muskelnekrosen

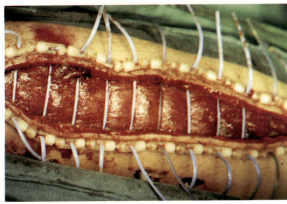

Abb. 3. Verschluß der Dermatofasziotomiewunde mit ETE-
System

Material und Methode

Die benötigten Materialien für eine Vakuumversiegelung sind offenporiger Polyvinylalkoholschaum (PVA) mit eingezogenen Redon-Drainagen (Vacuseal Plus), eine
atmungsaktive Polyurethanfolie (Opsite) sowie ein Vakuumsystem, bestehend aus
handelsüblichen Redonflaschen oder einer Vakuumpumpe.

Zur Durchführung der dynamischen Hautnaht verwendeten wir das sog. ETE-
System (External Tissue Extender) nach Blomqvist [1], bestehend aus einzelnen Silikonbändern mit armierter Nadel und jeweils 2 Kunststoffstoppern (Abb. 3).

Technik der Vakuumversiegelung

Nach der Dermatofasziotomie wird der PVA- Schaum locker in die entstandene
Wunde eingenäht. Die in den PVA-Schaum eingebrachten Redon-Drainagen
(16 Charr) werden epikutan oder transkutan aus der Wunde ausgeleitet. Der luft-
dichte Abschluß des Wundgebietes erfolgt mit einer transparenten Polyurethanfolie,
die nach Anschluß eines Vakuumsystems an die Redon-Drainagen einen Aufbau

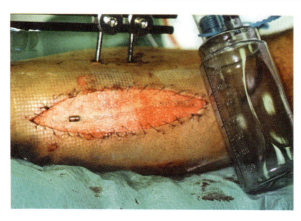

Abb. 4. Schrittweiser Wundverschluß mit Vakuumversiegelung

eines Unterdruckes von 20–80 kPa im Wundbereich ermöglicht (Abb. 4). Der Wechsel des Systems erfolgt alle 4–7 Tage, wobei ein immer kleineres Schaumstück mit dosierter Spannung in die Wunde eingenäht wird, bis ein vollständiger Wundverschluß durch Sekundärnaht erreicht werden kann. Die Wechsel und ein ggf. notwendiges Débridement erfolgen in Spinalanästhesie.

Technik der dynamischen Hautnaht

Bei Verwendung des ETE-Systems werden die einzelnen Silikonbänder nach erfolgter Dermatofasziotomie mittels der armierten Nadel in 5-mm-Abständen zum Wundrand angelegt. Der Abstand zwischen den Silikonbändern beträgt 18 mm. Die Fixierung der Silikonbänder erfolgt durch das Einführen in den Schlitz der Kunststoffstopper, die untereinander verbunden werden können. Der Wundverschluß gelingt durch tägliches Nachspannen der Silikonbänder ohne Narkose. Es ist eine maximale Spannung von 35N pro Band möglich, da es beim Überschreiten der angegebenen Spannung zu einem Nachlassen der Fixierung am Kunststoffstopper kommt.

Patienten

Im Bundeswehrkrankenhaus Ulm wurde 1996 bei insgesamt 10 Patienten (9 Männer, 1 Frau) aufgrund eines drohenden oder manifesten Kompartmentsyndroms eine Dermatofasziotomie durchgeführt. Das Durchschnittsalter betrug 25,6 Jahre (21–30 Jahre). Die Diagnose des Kompartmentsyndroms wurde klinisch oder durch Kompartmentdruckmessung gestellt. Der Auslöser für die Entwicklung eines Kompartmentsyndroms war in allen Fällen eine Unterschenkelfraktur (geschlossene Frakturen n = 8, I° offene Frakturen n = 2). Die Indikation zur Vakuumversiegelung oder dynamischen Hautnaht wurde durch den Operateur je nach Weichteilsituation gestellt. Die Nachuntersuchung erfolgte durchschnittlich 2,6 Monate (1–3,5) nach dem definitiven Wundverschluß.

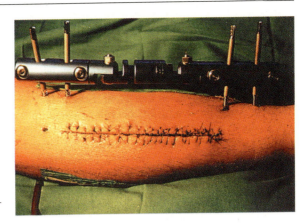

Abb. 5. Ergebnis nach vakuum-
assistiertem Wundverschluß

Ergebnisse

Die primäre Anlage einer Vakuumversiegelung erfolgte in 5 Fällen (n = 5). Die Dauer
bis zum definitiven Wundverschluß durch Sekundärnaht betrug bei der Verwendung
des vakuumassistierten Wundverschlusses 15,2 Tage (7–21 Tage mit 2–4 Operationen). In einem Fall führten wir einen Verfahrenswechsel durch, d.h., es wurde
zunächst für 12 Tage (mit einmaligem Wechsel) eine Vakuumversiegelung angelegt,
um dann bei ausreichender Wundkonditionierung den weiteren Wundverschluß
durch dynamische Hautnaht fortzusetzen.

Nach Anlage einer dynamischen Hautnaht (n = 5) konnte in allen Fällen ein
Wundverschluß durch Sekundärnaht erreicht werden. Die benötigte Zeit bis zum
definitiven Wundverschluß betrug bei der dynamischen Hautnaht 10,2 Tage (7–12
Tage mit einer Operation).

Beide Verfahren sind geeignet, die Dermatofasziotomiewunde kosmetisch günstig
zu schließen (Abb. 5). Bis auf kleinere Wunddehiszenzen wurden keine Komplikationen oder Sekundärinfektionen beobachtet. In einem Fall bildete sich eine bereits präoperativ bestandene Fußheberschwäche nur inkomplett zurück.

Diskussion

Die Vakuumversiegelung (vakuumassistierter Wundverschluß) und die dynamische
Hautnaht sind moderne Verfahren, mit denen routinemäßig eine Fasziotomiewunde
verschlossen werden kann. Aufgrund der gewonnenen Ergebnisse und Erfahrungen
der vorliegenden Studie bestehen unserer Ansicht nach unterschiedliche Indikationen für die beiden Verfahren. Die Indikation zum vakuumassistierten Wundverschluß sehen wir bei gefährdeten Weichteilen mit ausgedehnten Nekrosen oder
bestehender Verbindung zur Frakturzone als gegeben an. Durch Bildung eines
geschlossenen Systems ist ein sicherer Schutz vor Kontamination gewährleistet und
außerdem besteht die Möglichkeit eines erneuten Débridement von Muskelnekrosen
beim Versiegelungswechsel. Bei der Vakuumversiegelung wird die sekundäre Infek-

tionsgefahr deutlich verringert [5]. Als nachteilig erweisen sich die relativ häufigen Operationen bis zum definitiven Wundverschluß. Es muß jedoch berücksichtigt werden, daß in der Patientengruppe mit Vakuumversiegelung primär schlechtere Weichteilverhältnisse bestanden als in der Gruppe, die mit einer dynamischen Hautnaht versorgt wurde.

Der wesentliche Vorteil der dynamischen Hautnaht ist, daß nach Anlage keine Zweitoperation notwendig ist. Allerdings setzt dies gute Weichteilverhältnisse voraus, da durch die notwendige offene Wundbehandlung eine erhöhte Gefahr sekundärer Infektionen mit Krankenhauskeimen bei kritischer Weichteilsituation besteht. Vorteilhaft bei der Verwendung des ETE-Systems [1] gegenüber anderen Methoden [2, 3, 6, 7] ist, daß durch die definierte, maximale Spannung von 35 N pro Band die Gefahr von Hautrandnekrosen und Ruptur von Hautbrücken minimiert werden kann. Dies zeigt sich v.a. bei der Mobilisation des Patienten, da durch die weitaus geringere Elastizität des Hautfadens bei den Methoden nach Böhm et al. [2] und Riedl et al. [7] Spannungsspitzen auftreten können, die zur Schädigung der Hautränder oder zum Ausreißen der Hautfäden führen können. Bei der dynamischen Sekundärnaht mit Gummizügen [3] besteht zwar der Vorteil der hohen Elastizität, aufgrund der aufwendigen Konstruktion mit Fixateurrahmen ist jedoch der Patientenkomfort beeinträchtigt.

Es ist auch eine Kombination der beiden Verfahren im Sinne eines Verfahrenswechsels möglich, so daß die Anzahl der Operationen reduziert werden kann. Das bedeutet, daß bei schlechten Weichteilverhältnissen zunächst eine Vakuumversiegelung nach erfolgter Dermatofasziotomie angelegt wird, um eine Wundkonditionierung zu erreichen. Nach Ausbildung eines guten Granulationsgewebes kann dann eine dynamische Hautnaht angebracht werden. Bei dieser Vorgehensweise wird die Gefahr eines tiefen Infektes minimiert, und unnötige Operationen werden vermieden.

Bei beiden Verfahren besteht die Gefahr, daß durch einen zu frühzeitigen und aggressiven Verschluß der Dermatofasziotomiewunde ein erneutes Kompartmentsyndrom auftreten kann. Es muß also ein Mittelweg gefunden werden zwischen rechtzeitigem Beginn des Wundverschlusses und der Vermeidung eines verschlußbedingten Kompartmentsyndroms.

Zusammenfassend kann gesagt werden, daß sich der *vakuumassistierte Wundverschluß* zum Verschluß von Dermatofasziotomiewunden in Kombination mit komplizierten Weichteilverhältnissen eignet und die *dynamische Hautnaht* bei nichtkontaminierten, unkomplizierten Dermatofasziotomiewunden angewandt werden sollte. Die Spalthauttransplantation ist bei konsequenter Anwendung der beschriebenen Methoden unserer Ansicht nach nur noch in Ausnahmefällen indiziert. Zur Vermeidung von Folgeoperationen sollte nach primärer Anlage einer Vakuumversiegelung und ausreichender Wundkonditionierung ein Verfahrenswechsel angestrebt werden.

Literatur

1. Blomqvist G, Steenfos H (1993) A new partly external device for extension of skin before excision of skin defects. Scand J Plast Reconstr Hand Surg 27: 179
2. Böhm HJ, Hierholzer G, Strich R (1994) Dynamische Hautnaht zum Verschluß des Inzisionsdefektes nach Kompartmentspaltung. Akt Traumatol 24:140 – 144

3. Fankenhauser G, Vereb L, Maurer W (1995) Sekundärverschluß von Hautdefekten unter Anwendung von Gummizügen (Dynamische Sekundärnaht). Chirurg 66: 1154–1157
4. Fleischmann W, Strecker W, Bombelli M, Kinzl L (1993) Vakuumversiegelung zur Behandlung des Weichteilschadens bei offenen Frakturen. Unfallchirurg 96: 488–492
5. Fleischmann W, Lang E, Kinzl L (1996) Vakuumassistierter Wundverschluß nach Dermatofasziotomie an der unteren Extremität. Unfallchirurg 99: 283–287
6. Inglis R, Windolf J, Pannike A (1993) CORSET, Erfahrungen mit einer neuen Methode zum transplantatsparenden Gewebeersatz bei großen Weichteildefekten. Unfallchirurgie 19: 16–26
7. Riedl S, Werner J, Göhring U, Meeder PJ (1994) Die vorgelegte Intracutannaht – eine Methode zur Behandlung von Weichteildefekten nach Fascienspaltung beim akuten Compartmentsyndrom. Chirurg 65: 1052–1055

Intrakompartimentelle Drücke während der Dermatotraktion

J. Sterk, Ch. Willy und H. Gerngroß

Abt. Chirurgie, Bundeswehrkrankenhaus Ulm, Oberer Eselsberg 40, 89081 Ulm

Problemstellung

Zum Verschluß eines Inzisionsdefektes nach Dermatofasziotomie steht neben dem bisherigen Standardverfahren, der Meshgraftdeckung, eine Reihe von Techniken nach dem Prinzip der Dermatotraktion zur Verfügung, die einen schrittweisen Wundverschluß erlauben [1–4, 6, 7].

Neben den viskoelastischen Eigenschaften der Haut werden auch biologisch-proliferative Effekte genutzt und damit gegenüber der Spalthauttechnik eine Reihe von Vorteilen erzielt: geringere Invasivität, verbesserte Funktionalität durch Erhalt der subkutanen Verschiebeschichten sowie ein kosmetisch ansprechendes Ergebnis [2, 4]. Zudem sind die technisch einfachen Eingriffe wenig aufwendig und können meist in Regionalanästhesie durchgeführt werden.

In der Literatur finden sich bisher jedoch keine Angaben, ob bei Anwendung eines dieser Dermatotraktionsverfahren die Gefahr einer abermaligen intrakompartimentellen Drucksteigerung mit Gewebeschädigung besteht, wie sie teilweise beim frühsekundären Wundverschluß beobachtet wurde [7].

Zielsetzung

In einer klinischen Fallstudie sollten die bei dynamischen Nahttechniken im Muskel auftretenden Druckwerte quantitativ bestimmt werden, um die Gefahr eines erneut auftretenden Kompartmentsyndroms besser beurteilen zu können.

Probanden / Methode

2 Patienten wurden untersucht:

Patient 1: Ein 23jähriger Patient mit kompletter US-Fraktur nach Skiunfall. Aufgrund der Weichteilverhältnisse Fixateur-externe-Anlage und Fasziotomie der Tibialis-anterior-Loge bei Verdacht auf Kompartmentsyndrom. Nach 2maliger Defektverkleinerung am 4. und 7. postoperativen Tag in Rückstichnahttechnik erfolgte der definitive Verschluß der Inzision am 11. postoperativen Tag.

Technik: Nach sparsamer Exzision und Anfrischen des Wundrandes wurden Einzelnähte mit einem kräftigen monofilen Fadenmaterial gelegt. Dabei wurde auf eine breite Hautbrücke (5 mm) zwischen Einstichstelle und Wundrand geachtet. 3 gleich-

Hefte zu „Der Unfallchirurg", Heft 267
Willy, Sterk, Gerngroß (Hrsg.)
Das Kompartment-Syndrom
© Springer-Verlag Berlin Heidelberg 1998

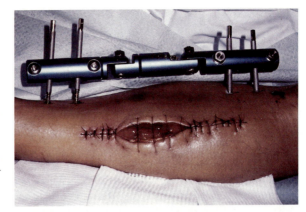

Abb. 1. Präoperativer Situs am Tag des definitiven Wundverschlusses nach mehrfacher Defektverkleinerung. Die Einzelnähte wurden mit kräftigem monofilen Faden gelegt. Gleichsinnige Einzelknopfnähte ermöglichten ein stufenweises Nachspannen der Naht

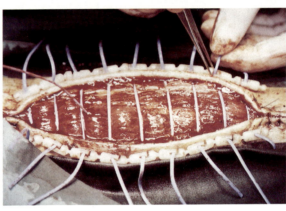

Abb. 2. Operationssitus unmittelbar vor dem definitiven Wundverschluß. Dynamische Hautnaht mit dem ETE™-System, bestehend aus armierten Siliconbändern mit jeweils 2 Stoppern am Wundrand. Am *linken* Bildrand ist die ins Kompartment eingeführte Druckmeßsonde zur Online-Druckmessung erkennbar

sinnige Einzelknopfnähte ermöglichten ein stufenweises Nachspannen der Naht (Abb. 1).

Patient 2: Ein 29jähriger Patient mit kompletter, 1° offener Unterschenkelfraktur nach Motorradunfall. Aufgrund der Weichteilverhältnisse sowie eines drohenden Kompartmentsyndroms wurde nach Fixateur-externe-Anlage die Fasziotomie der Tibialis-anterior-Loge durchgeführt. Nach 3maliger Einengung der Wunde am 3., 4. und 7. postoperativen Tag mit armierten elastischen Silikonzügeln und Stoppern am Wundrand zur Begrenzung der maximalen Spannung (Fa. AMT Aromando Medizintechnik, 40213 Düsseldorf) erfolgte der definitive Wundverschluß am 9. postoperativen Tag (Abb. 2).

Technik: ETE™-System bestehend aus einem armierten Siliconband mit jeweils 2 Stoppern am Wundrand, die durch Aneinanderfügen der individuellen Defektgröße angepaßt werden können. Der Silikonzügel wird in ca. 4 mm Abstand zum Wundrand vorgelegt und beidseits mit den Stoppern versehen. Diese erlauben nur eine begrenzte Spannung und vermindern so das Risiko von Hautrupturen oder Nekrosen.

Ergebnisse

Die Druckmessungen wurden jeweils beim definitiven Defektverschluß vorgenommen. Während der Eingriffe und bis zu 4 h postoperativ erfolgte die Kompartmentdruckmessung mit einer intramuskulär implantierbaren 4F-Drucksonde (kontinuierliche Druckmessung auf piezoresistiver Basis: MIPM-PC-Meßsystem, Fa. Mammendorfer Institut, Hauptstraße 3a, 82285 Hattenhofen).

Druckverlauf Patient 1 (Ruhedruck Sonde 1 und 2: 24 mmHg): Die Druckwerte der oberflächlichen Sonde (5mm unter Hautniveau) stiegen während der ersten beiden Einzelknopfnähte auf 70 mmHg, beim letzten Stich auf knapp 200 mmHg an. Nach Wundverschluß sanken die Druckwerte innerhalb von 15 min auf 55 mmHg ab. Nach 2 h wurden Werte von 35 mmHg erreicht. Die in 20 mm Tiefe gelegene Sonde registrierte im Verlauf des gesamten Eingriffs Druckwerte unter 30 mmHg. Der weitere Heilverlauf war komplikationslos.

Druckverlauf Patient 2 (Ruhedruck 26 mmHg): Der Patient zeigte im Verlauf der Operation und über den gesamten Nachbeobachtungszeitraum Druckwerte bis 33 mmHg. Komplikationsloser Wundheilungsverlauf ohne neuromuskuläres Defizit.

Diskussion

Unsere Studie zeigte beim Verschluß von Inzisionsdefekten mit Nahttechniken nach den Prinzipien der Dermatotraktion in den oberflächlichen Muskelschichten kurzfristig irritierend hohe Druckwerte. Diese normalisierten sich jedoch innerhalb des Nachbeobachtungsintervalles von 4h. Die Druckwerte in tiefer gelegenen Muskelschichten stiegen gleichzeitig nur geringfügig an.

Die schnelle Normalisierung der Logendruckwerte wird in der Literatur den viskoelastischen Eigenschaften der Haut zugeschrieben, die im *in-vitro*-Experiment nach 20 min ihr maximales Ausmaß erreichen [1]. Proliferativen Effekten, die innerhalb von Tagen wirksam werden, kommt in diesem Zusammenhang wohl keine Bedeutung zu [2, 4].

Wir nehmen an, daß die gemessenen intramuskulären Druckverläufe keine Gefahr im Sinne der Entstehung eines abermaligen Kompartmentsyndromes darstellen, und sich daraus keine Einschränkungen für die dynamische Hautnaht beim Fasziotomieverschluß ergeben.

Literatur

1. Bashir AH (1987) Wound closure by skin traction: an application of tissue expansion. Br J Plast Surg 40: 582
2. Bettag C, Böhm HJ, Hierholzer G (1996) Hautzugverfahren zum sekundären Wundverschluss. OP-J 65: 76
3. Blomqvist G, Steenfos H (1993) A new partly external device for extension of skin before excision of skin defects. Scand J Plast Reconstr Hand Surg 27: 179
4. Böhm HJ, Hierholzer G, Strich R (1994) Dynamische Hautnaht zum Verschluß des Inzisionsdefektes nach Kompartmentspaltung. Akt Traumatol 24: 140–144

5. Frankenhauser G, Vereb L, Maurer W (1995) Sekundärverschluß von Hautdefekten unter Anwendung von Gummizügen (dynamische Sekundärnaht). Chirurg 66: 1154
6. Riedl St, Werner J, Göhring U, Meeder PJ (1994) Die vorgelegte Intracutannaht – eine Methode zur Behandlung von Weichteildefekten nach Fascienspaltung beim akuten Kompartmentsyndrom. Chirurg 65: 1052–1055
7. Sheridan GW, Matsen III FA (1976) Fasciotomy in the treatment of the acute compartment syndrome. J Bone Joint Surg [Am] 58: 112

TEIL VI

Chronisch-funktionelles Kompartmentsyndrom

Das chronisch-funktionelle Kompartmentsyndrom – Intramuskuläre Druckverläufe unter Lauf- und Gehbelastung

Eine Literaturübersicht

St. Benesch und Ch. Willy

Bundeswehrkrankenhaus Ulm, Abteilung Chirurgie, Oberer Eselsberg 40, 89081 Ulm

Einleitung

Ein wesentliches Hilfsmittel zur Diagnosesicherung eines chronisch funktionellen Kompartmentsyndroms ist die intrakompartimentelle Druckmessung [1, 16]. Dabei scheint jedoch nicht die Ruhedruckmessung des intramuskulären Druckes entscheidend zu sein, sondern die Messung des Druckverlaufes während der Belastungsphase, da Ruhedruckwerte vor und nach Belastung des betroffenen Kompartments nicht regelmäßig pathologisch erhöht sind [2, 10, 17].

In der Literatur findet man nur wenige Studien, die den intrakompartimentellen Druck unter dynamischer Belastung beschreiben, wobei die Angaben zum Druckverlauf und zur Höhe des gemessenen Druckes von Autor zu Autor schwanken, so daß sie sich nicht ohne weiteres vergleichen lassen. Ziel dieser Arbeit ist es, eine Übersicht über die bisher unter dynamischer Lauf- und Gehbelastung gemessenen Druckverläufe zu geben.

Material und Methoden

In Tabelle 1 sind die Studien der Jahre 1979–1990 aufgelistet, die den intrakompartimentellen Druck unter Geh- und Laufbelastung untersuchten. Auf Arbeiten, die den intramuskulären Druck unter Belastung durch Extensions- und Flexionsbewegungen im Sprunggelenk untersuchten, soll in diesem Zusammenhang ebenfalls eingegangen werden. Besonderes Augenmerk wurde bei der Analyse der Literaturstellen auf die eingesetzte Meßtechnik, die Art der Belastung sowie die ermittelten intramuskulären Druckwerte gerichtet.

Ergebnisse

Intramuskuläre Druckmeßtechniken

Die Autoren der untersuchten Arbeiten verwendeten insgesamt 4 verschiedene Methoden, um den subfaszialen bzw. intramuskulären Druck zu registrieren. Während Reneman 1975 [13] die Druckmessung direkt über eine Venenverweilkanüle vornahm, wurden ab den 80er Jahren Dochtkatheter [3, 11, 12] und Schlitzkatheter [2, 5–9, 14] verwendet. Lediglich Styf benutzte eine mikrokapilläre Infusionstechnik [18].

Hefte zu „Der Unfallchirurg", Heft 267
Willy, Sterk, Gerngroß (Hrsg.)
Das Kompartment-Syndrom
© Springer-Verlag Berlin Heidelberg 1998

Tabelle 1. Übersicht über die unter dynamischer Geh- und Laufbelastung gemessenen Druckwerte (P = Druck; A = Amplitude)

Autor	Jahr	Meßtechnik	Meßbedingung	Ruhedruck	Druck (mmHg) Während Belastung	Nach Belastung
Baumann [3]	79	Dochtkatheter	„Normales Gehen"	–	P_{max} = 50	–
Puranen [11]	81	Dochtkatheter	Auf der Stelle laufen (5 min)	Normal.: 12 Path.: 35	23 100	–
Rorabeck [14]	83	Schlitzkatheter	Gehen bei 6,5 km/h für 15 min	Normal.: 4 Path.: 13	– 85	15 nach 30 min
Allen [2]	86	Schlitzkatheter	Auf der Stelle laufen (3× 1 min)	Normal.: 13 Path.: 18	– > 50	– –
Rorabeck [14]	88	Schlitzkatheter	Laufband bei 3,2–9,6 km/h	Normal.: 11 Path.: 18	35 46	Ausgangsdruck nach 10 min praktisch erreicht Ausgangsdruck wird auch nach 20 min nicht ganz erreicht
Jerosch [7]	89	Schlitzkatheter	Gehen auf Laufband bei 3, 6 und 8 km/h	3 km/h 6 km/h P_{max} 40 46 P_{mitt} 21 23 A_{max} 19 23	8 km/h 68 30 38	–
Jerosch [6]	89	Schlitzkatheter	Gehen auf Laufband bei 6 km/h für 20 min	Liegen 6 Sitzen 9 Stehen 16	Typ I P_{mitt} <50 Typ II P_{mitt} >50 Typ III P_{mitt} >70	– –
Jerosch [5]	90	Schlitzkatheter	Gehen auf Laufband bei 6 km/h für 20 min Laufen auf Laufband bei 8 km/h für 20 min Forciertes Gehen auf Laufband bei 8,7 km/h für 20 min	8	P_{max} 57 P_{mitt} 41 A_{max} 19 P_{max} 68 P_{mitt} 49 A_{max} 25 P_{max} 82 P_{mitt} 73 A_{max} 16	

Ruhedruckwerte und Druckverläufe

1979 veröffentlichte Baumann die Ergebnisse einer experimentellen Studie über den intrakompartimentellen Druckverlauf bei gesunden Probanden während des Gangzyklus beim normalen Gehen [3]. Das hierbei gemessene mittlere Druckmaximum von 50 mmHg zeigte sich während des initialen Fersenkontaktes nach dem Ende der Schwungphase. Ähnliche Druckmaxima von 40 mmHg ermittelte Jerosch 1989 zu Beginn der Vorschwungphase beim Gehen (Geschwindigkeit von 3 km/h auf Laufband [9]). Bei steigender Gehgeschwindigkeit wies er eine Zunahme des intrakompartimentellen Druckes nach (6 km/h: 46 mmHg; 8 km/h: 68 mmHg). Zudem fand er unterschiedliche Druckwerte beim Gehen im Vergleich zu forciertem Gehen und Laufen [5] (Abb. 1).

Bei einer Untersuchung an 110 Patienten mit unklaren belastungsabhängigen Unterschenkelbeschwerden (133 betroffene Unterschenkel) wies Allen 1986 bei 47 Unterschenkeln ein isoliertes Kompartmentsyndrom des Tibialis-anterior-Kompartments nach [2]. Dabei wurden am nicht betroffenen Bein Ruhedruckwerte von 13 mmHg und am symptomatischen Bein von 18 mmHg gemessen. Beim Auf-der-Stelle-Laufen wurden in den betroffenen Kompartimenten Druckwerte bis über 50 mmHg gemessen. Zuvor hatte schon Puranen 1981 dynamische Kompartmentdruckmessungen an Patienten mit der klinischen Diagnose eines Tibialis-anterior-Syndroms vorgenommen [11]. Dabei waren die Ruhedruckwerte im anterioren Kompartment bei Patienten auf 35 mmHg gegenüber Druckwerten bei Gesunden von 12 mmHg erhöht. Unter Belastung (Auf-der-Stelle-Laufen) betrug der Mitteldruck 100 mmHg gegenüber 23 mmHg beim Gesunden [11].

Rorabeck setzte 1983 erstmals einen Schlitzkatheter zur Messung ein [14]. Er ließ die Patienten bei 6,4 km/h auf einem Laufband laufen und kam zu ähnlichen Ergebnissen wie zuvor Puranen. Zunächst wurde in den betroffenen Kompartimenten mit 13 mmHg ein gegenüber den nicht betroffenen um 9 mmHg erhöhter Ruhedruck

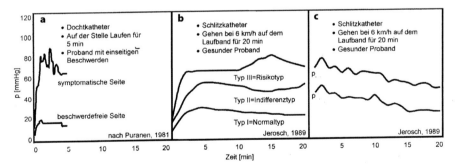

Abb. 1 a–c. Vergleich dreier intrakompartimenteller Druckverläufe unter Geh- und Laufbelastung. **a** Während hier die Seitendifferenz des intrakompartimentellen Druckes bei einem Probanden mit einseitigen Beschwerden deutlich wird [11], sind in **b** 3 verschiedene Druckverlaufstypen gezeigt [7], wobei Typ I den Normaltyp darstellt, bei dem der intrakompartimentelle Druck Werte von 50 mmHg nicht übersteigt. Der Indifferenztyp ist durch einen ähnlichen Druckverlauf wie der Normaltyp gekennzeichnet, Druckwerte von 70 mmHg werden nicht überschritten. Beim Typ III fällt neben den höheren intrakompartimentellen Druckwerten v.a. ein steigender Druck nach etwa 10 min Belastung auf, während der Druck bei Typ I und II eher abnimmt. Jerosch bezeichnet Typ III als Risikotyp. **c** Die Druckamplitude zwischen Muskelrelaxationsdruck (p_{min}) und Muskelkontraktionsdruck (p_{max}) wird deutlich [5]

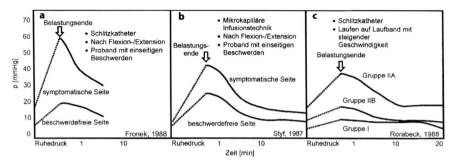

Abb. 2 a–c. Druckverlauf nach Belastungsende während den ersten 20 min der Erholungsphase. Die *gepunktete Linie* zeigt schematisch den Druckanstieg bis zum Ende der Belastung. **a, b** Druckverlauf bei einem Probanden mit einseitiger Symptomatik [4, 18]. **c** Von Rorabeck wird eine Einteilung in 3 Gruppen vorgenommen [14]. Gruppe I wird aus gesunden Probanden gebildet. Gruppe II besteht aus betroffenen Probanden, bei denen schon vor der Druckmessung die klinische Diagnose eines CCS gestellt wurde. In Gruppe IIA beträgt der intrakompartimentelle Druck 15 min nach Belastungsende noch mehr als 15 mmHg, während bei Gruppe IIB der Druck kleiner als 15 mmHg ist. Rorabeck stellt hierdurch ein diagnostisches Kriterium in Frage, das einen Probanden dann als erkrankt kennzeichnet, wenn der intrakompartimentelle Druck 15 min nach Belastung noch höher als 15 mmHg ist

gemessen. Unter Belastung wurden Druckanstiege auf im Mittel 93 mmHg beobachtet. Zu etwas geringeren Druckwerten kam Wallensten (Druckanstieg auf 70 mmHg) [19].

Druckverlauf nach Belastungsende

Verschiedene Autoren dokumentierten den Druckverlauf nach Belastungsende [4, 14, 17] (Abb. 2). Wenn auch die Ausgangsdruckwerte am Ende der Belastung unterschiedlich hoch sind, so zeigt sich in diesen Arbeiten, daß sich die Druckwerte innerhalb der ersten 10 min einer Plateauphase nähern, die auch am Ende des 20-minütigen Nachbeobachtungsintervalles nicht den Werten der gesunden Extremität und den Werten der Probanden entsprechen [14, 18]. Einheitliche Empfehlungen von diagnosesichernden Parametern des Druckkurvenverlaufes während der Erholungsphase werden nicht formuliert.

Diskussion

Die vorliegende Arbeit gibt einen Überblick über die in der Literatur genannten intrakompartimentellen Druckverläufe während einer Geh- und Laufbelastung. Die Zusammenstellung zeigt, daß die gemessenen Absolutdrucke zwar ähnlich sind, aber aufgrund unterschiedlicher Meßmethodik und unterschiedlicher Belastungsarten von Autor zu Autor teilweise erheblich schwanken. Es besteht keine eindeutige Definition, welche Druckparameter (Muskelkontraktionsdruck, Mitteldruck, Muskelrelaxationsdruck, Druckamplitude usw.) ein Kompartmentsyndrom charakterisieren und welche Druckwerte noch als Normalwerte anzusehen sind. Da Styf eine hohe Korrelation zwischen Muskelrelaxationsdruck und Auftreten der klinischen Symptomatik beschrieb [18], scheint der die nutritive Situation bestimmende Relaxationsdruck während der „Diastole" des Muskels der Parameter mit der größten diagnostischen Aussagekraft zu sein. Auffallend ist, daß sich trotzdem die meisten der hier vorgestellten Arbeiten auf den mittleren Muskeldruck beziehen.

Aus der Übersicht läßt sich ableiten, daß im betroffenen M.-tibialis- anterior-Kompartment unter dynamischer Belastung mittlere Muskeldrucke von etwa 80 mmHg entstehen. Beim gesunden Probanden liegen die Druckwerte deutlich niedriger, so daß die dynamische Druckmessung eine Klassifizierung in eine pathologisch und nicht-pathologische Druckerhöhung ermöglicht. Für zukünftige Arbeiten sollte eine einheitliche Belastungsart sowie eine allgemein akzeptierte Meßtechnik verwandt werden.

Zusammenfassung

Bei sportlich Aktiven ist das chronisch-funktionelle Kompartmentsyndrom für 30–60 % aller Unterschenkelbeschwerden verantwortlich. An der Basis diagnostischer und therapeutischer Ansätze steht neben der gezielten Anamnese die Messung des intrakompartimentellen Druckes. Nur wenige Autoren messen intramuskuläre Drücke während einer Belastung. Da die Meßtechnik sehr verschieden ist und keine standardisierte Belastung ausgeübt wird, differieren die angegebenen Druckwerte. Vor diesem Hintergrund wird eine Übersicht über die von verschiedenen Autoren unter dynamischer Belastung gemessenen Druckwerte gegeben.

Literatur

1. Abramowitz AJ, Schepsis AA (1994) Chronic exertional compartment syndrome of the lower leg. Orthop Rev 23(3): 219–225
2. Allen MJ, Barnes MR (1986) Exercise pain in the lower leg. Chronic compartment syndrome and medial tibial syndrome. J Bone Joint Surg Br 68(5): 818–823
3. Baumann JU, Sutherland DH, Hanggi A (1979) Intramuscular pressure during walking: an experimental study using the wick catheter technique. Clin Orthop 145: 292–299
4. Fronek J, et al. (1987) Management of chronic exertional anterior compartment syndrome of the lower extremity. Clin Orthop 220: 217–227
5. Jerosch J, Debus S, Geske B (1990) Provoziert forciertes Gehen ein funktionelles Kompartmentsyndrom? Dt Z Sportmed 41: 439–445
6. Jerosch J, et al. (1989) Kompartmentdruck in der Tibialis anterior Loge beim Joggen. Z Orthop 127(1): 56–64
7. Jerosch J, et al. (1989) Der intrakompartmentale Druck in der Tib. anterior Loge. Darstellung des Druckverlaufes während des Gangzyklus. Biomed Tech Berl 34(4): 73–78
8. Jerosch J, et al. (1989) Der intrakompartmentale Druckverlauf während einer standardisierten Laufbelastung. Dt Z Sportmed 40: 4–8
9. Jerosch J, et al. (1989) Eine Analyse des intrakompartmentalen Druckes während des Gangzyklus. Dt Z Sportmed 40: 169–176
10. Mannarino F, Sexson S. (1989) The significance of intracompartmental pressures in the diagnosis of chronic exertional compartment syndrome. Orthopedics 12(11): 1415–1418
11. Puranen J, Alavaikko A (1981) Intracompartmental pressure increase on exertion in patients with chronic compartment syndrome in the leg. J Bone Joint Surg Am 63(8): 1304–1309
12. Qvarfordt P, et al. (1983) Intramuscular pressure, muscle blood flow, and skeletal muscle metabolism in chronic anterior tibial compartment syndrome. Clin Orthop 179: 284–290
13. Reneman RS (1975) The anterior and the lateral compartmental syndrome of the leg due to intensive use of muscles. Clin Orthop 113: 69–80
14. Rorabeck CH, et al. (1988) The role of tissue pressure measurement in diagnosing chronic anterior compartment syndrome. Am J Sports Med 16(2): 143–146

15. Schepsis AA, Lynch G (1996) Exertional compartment syndromes of the lower extremity. Curr Opin Rheumatol 8(2): 143–147
16. Styf J (1989) Chronic exercise-induced pain in the anterior aspect of the lower leg. An overview of diagnosis. Sports Med 7(5): 331–339
17. Styf JR, Korner LM (1986) Chronic anterior-compartment syndrome of the leg. Results of treatment by fasciotomy. J Bone Joint Surg Am 68(9): 1338–1347
18. Styf JR, Korner LM (1986) Microcapillary infusion technique for measurement of intramuscular pressure during exercise. Clin Orthop 207: 253–262
19. Wallensten R (1983) Results of fasciotomy in patients with medial tibial syndrome or chronic anterior-compartment syndrome. J Bone Joint Surg Am 65(9): 1252–1255

Diagnosis of Chronic Compartment Syndrome in the Leg by History, Signs and Intramuscular Pressure Recordings

J. Styf

Department of Orthopaedics, Sahlgren University Hospital/Östra, SE-41685 Göteborg

Introduction

Diagnosing the causes of chronic leg pain is sometimes difficult because patients have few specific symptoms and signs at rest. Therefore, clinical examination following an exercise test is useful. The test may include work on a foot ergometer, running or any specific activity that elicits the typical pain. Classifying symptoms by location, that is, anterior and posterior, is helpful in diagnosing the causes of pain, because the range of diagnoses differ between locations [14, 15]. Anterior location is defined as all the tissues located anterior to the interosseous membrane and posterior intermuscular septum.

Definition

Chronic compartment syndrome is a painful condition defined as exercise-induced increase of intramuscular pressure, which impedes blood flow and impairs neuro-muscular function in an osteo-fascial space.

Pathophysiology and Symptoms

The pathophysiology of the syndrome is related to the abnormal volume increase of the muscles in the compartment [2, 11, 12, 18, 23]. Muscle relaxation pressure is the pressure between contractions during exercise. Skeletal muscle is not perfused during contraction, and arterial inflow to the vascular bed of the muscle occurs only between contractions [6]. It has been shown that muscle relaxation pressure exceeding 35 mmHg impedes muscle blood flow and is well correlated to the symptoms of chronic compartment syndrome [18].

The symptoms and clinical findings correlate well with the pathophysiology (Fig. 1). Swelling is a sign of increased volume of the compartment. Fascial defects are related to the increased tension created by the volume load of the compartment. Muscle tissue may herniate through the fascial defects. At palpation the compartment is tense. The ischemic leg pain forces the athlete to stop the activity. The impaired muscle function at the end of exercise can be evaluated clinically by testing the strength of active dorsiflexion against resistance. Decreased intramuscular pressure during maximal voluntary contraction is a sign of impaired muscle function induced by ischemia and pain (Fig. 2). Nerve dysfunction impairs sensibility and induces muscular weakness.

Hefte zu „Der Unfallchirurg", Heft 267
Willy, Sterk, Gerngroß (Hrsg.)
Das Kompartment-Syndrom
© Springer-Verlag Berlin Heidelberg 1998

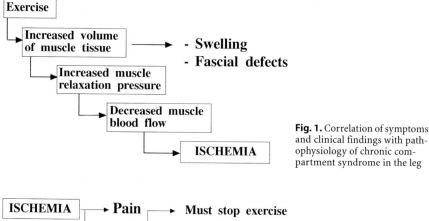

Fig. 1. Correlation of symptoms and clinical findings with pathophysiology of chronic compartment syndrome in the leg

Fig. 2. Decreased intramuscular pressure during maximal voluntary contraction as a sign of impaired muscle function induced by ischemia and pain

A patient's history speaking for chronic anterior compartment syndrom is pain: (1) induced only by athletic activity, (2) that occurs only in the anterior aspect of the leg, (3) that forces the athlete to interrupt running. A patient's history speaking against chronic anterior compartment syndrome is pain with multiple locations in the leg and pain that is induced by a short running distance, allowing the athlete to continue running despite pain [22].

Intramuscular Pressure Recordings

History and clinical signs alone have been reported to be insufficient to establish the diagnosis of chronic compartment syndrome [1, 12, 22]. However, they are useful in selecting patients for pressure studies. For this reason intramuscular pressure recordings have an important role in the diagnosis of the syndrome.

Most of the methods have been thoroughly evaluated and are generally accepted for pressure recordings at rest but not for measurements during exercise. Every technique for pressure measurements has its own advantages and disadvantages. Before a technique for pressure recording is selected, it is important to decide on the exercise protocol. The different techniques for direct pressure measurements maybe classified as (1) injection techniques, (2) infusion techniques, (3) non infusion techniques and (4) transducer-tip techniques. The injection technique has been reported to be less accurate than other techniques for pressure recordings [13, 17]. The injection technique measures tissue resistance and gives an artifically high reading if pressure is measured during injection. However, a needle or catheter with one or multiple side holes at its tip reduces the risk of recording artifically high pressure, especially when pressures are recorded by the meniscus method [17]. The slit catheter technique can be used with infusion or injection. However, the design of the tip of the catheter makes it more traumatic to be used in exercising muscle since the muscle fibers get hooked to the slits of the catheter [17]. We prefer a smooth round tip of the catheter with multiple side holes like the Myopress catheter, which can be used with or without microcapillary infusion [21]. The wick catheter technique is not suitable for pressure recordings during exercise because of its slow dynamic properties. Transducer-tipped catheters are suitable for recordings of muscle contraction pressure during complex movements of the extremity because they abrate any problem of the changing hydrostatic columna from the transducer line [3, 5]. The catheters are suitable for recording muscle contraction pressure. However, the fiber-optic transducer-tipped catheter is not recommended for recordings of muscle relaxation pressure during exercise because of the piston effect which gives negative values during muscle relaxation especially in the beginning of exercise [4]. The piston effect depends on the vacuum from sliding muscle fibers of the tip of the catheter. Catheters with large diameters are more prone to this effect. Often the effect diminishes after a few, maybe up to 10 min, of exercise.

Catheters for intramuscular pressure recordings must be introduced parallel to the muscle fibers if pressures during exercise are recorded. Furthermore, the distance between the tip of the catheter to the tendon must be more than 20% of the muscle fiber to allow the muscle to contract without the tendon hitting the tip of the catheter [9].

Intramuscular pressure at rest after exercise exceeding 35 mmHg, a prolong time of more than 10 min to normalize the elevated pressure and increased muscle relaxation pressure exceeding 35 mmHg during exercise are all well-accepted criteria to diagnose chronic compartment syndrome [10, 18, 21, 23].

Which Pressure Parameters Should Be Measured?

Pressure recordings during exercise and at rest after exercise are the most commonly used parameters to diagnose the syndrome. This makes sense because they are related to the symptoms which occur during exercise. Muscle contraction pressure is related to the muscle force generation and is not suitable to be used in the diagnosis of the syndrome [21]. Muscle relaxation pressure during exercise is related to the volume increase of the muscle during exercise. This parameter has been shown to be related to impaired muscle blood flow and to the development of the symptomes in patients with CCS [18]. Mean muscle pressure depends on muscle contraction pressure and muscle relaxation pressure. It also depends on the relative frequency of contraction and the relative duration of muscle contraction [19]. Mean muscle pressure is a highly unreliable and unsuitable parameter to be used in the diagnosis. It has been used to justify the slow dynamic properties of the wick method. Resting pressures before exercise are not related to the symptoms of the syndrome. They vary with ankle joint position. Pressure may increase by muscle activation and external compression or by any combination of all. We do not recommend this parameter to be used in clinical practice to diagnose chronic compartment syndrome, especially not as the only one.

Chronic Lateral Compartment Syndrome

Few cases of chronic lateral compartment syndrome are published. It occurs in less than 5% of patients with chronic anterior compartment syndrome. The peroneal tunnel syndrome is more common than the chronic lateral compartment syndrome [16].

Differential Diagnoses

Pain over the anterior margin of the tibia is the most common symptom in patients with chronic pain. Periostitis is not a disease, it is a symptom. It occurs in patients with stress fracture, myositis and tendinitis. Between 30% and 50% of the patients with chronic anterior compartment syndrome have this symptom, but only about 10% of patients with periostitis have the compartment syndrome [22]. Thus, the symptom has a low specificity and a low sensitivity in diagnosing chronic compartment syndrome.

Fascial defects have been reported in 20% – 60% of patients with compartment syndrome [8] and in less than 5% of patients with anterior leg pain for other reasons [14]. Fascial defects also occur in patients with entrapped superficial peroneal nerve. Closure of defects are never indicated because it decreases the compartment size and may precipitate an acute compartment syndrome. Symptomatic fascial defects should be treated by fasciotomy.

Chronic Compartment Syndrome in the Posterior Compartments of the Leg: Does It Exist?

Posterior leg pain may be caused by the medial tibial syndrome, venous diseases, muscle and tendon ruptures, supranumerous muscle belly syndromes like the accessorial soleus muscle. Muscular hypertension syndrome, entrapment of popliteal arteria, stress fractures and tumors are uncommon. We have not been able to diagnose a single case of chronic compartment syndrome in any of the posterior compartments of the leg by intramuscular pressure recordings during exercise and at rest after exercise. Simultaneous pressure recordings in the flexor digitorum and tibialis posterior muscles of 60 consecutive patients with severe exercise-induced posterior leg pain could not prove that any of these patients had the syndrome [7]. One possible reason for the controversy is that pressure is measured by techniques that are less, or even not at all, suitable for pressure recordings.

In summary, chronic compartment syndrome in the leg occurs in a minority of patients with exercise-induced leg pain. History and clinical signs are helpful in selecting patients for pressure studies. Intramuscular pressure at rest after exercise, a prolonged time for normalization of the increased pressure, and increased muscle relaxation pressure during exercise are the most reliable parameters to regard in diagnosing the syndrome.

References

1. Allen MJ, Barnes MR (1986) Exercise pain in the lower leg: chronic compartment syndrome and medial tibial syndrome. J Bone Joint Surg Br 68: 818–823
2. Allen MJ, Barnes MR (1994) Chronic compartment syndromes. Sports Exerc Injury 9: 36–40
3. Becker HP, Gerngross H, Esch PM, Maier M, Hartel W (1987) Kompartmentdruckmessung am Unterschenkel mit einer Mikrotip-Sonde. Chirurg 58: 764–768
4. Crenshaw A, Styf J, Hargens A (1992) Intramuscular pressures during exercise: an evaluation of a fiber transducer-tipped catheter system. Eur J Appl Physiol 65: 178–182
5. Crenshaw A, Styf JR, Mubarak S, Hargens AR (1990) A new fiber-optic transducer-tipped catheter for measuring intramuscular pressures. J Orthop Res 8: 464–468
6. Folkow B, Gaskell P, Waaler BA (1970) Blood flow through limb muscles during heavy rhythmic exercise. Acta Physiol Scand 80: 61–72
7. Melberg PE, Styf J (1989) Posteriomedial pain in the lower leg. Am J Sports Med 17: 747–750
8. Mubarak, SJ (1981) Exertional compartment syndrome, chapt 14. In: Mubarak S, Hargens A (eds) Exertional compartiment syndrome. Saunders Philadelphia, 209–226
9. Nakhostine M, Styf JR, Leuven S, Hargens A, Gershuni DH (1993) Intramuscular pressure varies with depth. The tibialis anterior muscle studied in 12 volunteers. Acta Orthop Scand 64: 377–381
10. Reneman RS (1975) The anterior and the lateral compartmental syndrome of the leg due to intensive use of muscles. Clin Orthop Relat Res 113: 69–80
11. Reneman RS, Jageneau AHM (1973) The influence of weighted exercise on tissue intramuscular pressure in normal subjects and patients with intermittent claudication. Scand J Clin Lab Invest 128: 37–42
12. Rorabeck CH, Bourne RB, Fowler PJ, Finlay JB, Nott L (1988) The role of tissue pressure measurement in diagnosing chronic anterior compartment syndrome. Am J Sports Med 16: 143–146
13. Rorabeck CH, Hardie R, Logan J (1981) Compartmental pressure measurements: an experimental investigation using the slit catheter. J Trauma 21: 446–449
14. Styf J (1988) Diagnosis of exercise-induced pain in the anterior aspect of the lower leg. Am J Sports Med 16: 165–169
15. Styf J (1989) Chronic exercise-induced pain in the anterior aspect of the lower leg. An overview of diagnosis. Sports Med 7: 331–339
16. Styf J (1989) Entrapment of the superficial peroneal nerve. Diagnosis and treatment by decompression. J Bone Joint Surg Br 71: 131–135
17. Styf J (1989) Evaluation of injection techniques for recording of intramuscular pressure. J Orthop Res 7: 812–816
18. Styf J, Suurkula M, Körner L (1987) Intramuscular pressure and muscle blood flow during exercise in chronic compartment syndrome. J Bone Joint Surg Br 69: 301–305
19. Styf JR (1995) Intramuscular pressure measurements during exercise. Oper Tech Sports Med 3: 243–249
20. Styf JR, Crenshaw A, Hargens AR (1989) Intramuscular pressures during exercise: comparison of measurements with and without infusion. Acta Orthop Scand 60: 593–596
21. Styf JR, Körner LM (1986) Microcapillary infusion technique for measurement of intramuscular pressure during exercise. Clin Orthop Relat Res 207: 253–262
22. Styf JR, Körner LM (1987) Diagnosis of chronic anterior compartment syndrome in the lower leg. Acta Orthop Scand 58: 139–144
23. Veith RG (1980) Recurrent compartmental syndromes due to intensive use of muscles. F. A. M. III, Grune and Stratton, London

Sportmedizinische Aspekte des funktionellen Kompartmentsyndroms

J. Jerosch

Klinik und Poliklinik für Allgemeine Orthopädie, Albert-Schweitzer-Straße 33, 48149 Münster

Einleitung

Die funktionell bedingte Muskelischämie nach Muskelarbeit wurde v.a. in der Tibialis-anterior-Loge beschrieben und kann in eine akute und eine chronische Form differenziert werden.

Das akute funktionelle Kompartmentsyndrom tritt bei oder unmittelbar nach einer erheblichen Belastung auf und kann akut zu einer Muskelnekrose führen. Sie wurde ursprünglich hauptsächlich bei jungen Menschen nach langen Märschen beobachtet, weshalb auch die Bezeichnung „march gangrene" gewählt wurde [3]. Erstmals erwähnt wurde dieses Krankheitsbild von Mavor 1956 [25] in der medizinischen Literatur. Die erste Beschreibung stammt jedoch von Wilson auf Scotts Südpolexpedition im Jahre 1911 [6].

Nicht selten führt diese Form zu ausgedehnten Muskelnekrosen mit bleibenden Spätschäden, die den Folgeschäden nach einem traumatischen Kompartmentsyndrom vergleichbar sind [9, 28, 37, 48].

Das chronisch-funktionelle Kompartmentsyndrom ist wesentlich häufiger als die akute Form und tritt in einem Großteil der Fälle bilateral auf [34]. In den letzten Jahren ist dieses Krankheitsbild hauptsächlich im Leistungssport in den Blickpunkt des Interesses geraten. Hier kann es vor allem bei Wettkampfgehern und Mittelstrecklern, aber auch bei anderen Sportarten beobachtet werden. Die chronische Form führt in der Regel nicht zur Muskelnekrose und gleichfalls nicht zu bleibenden Spätschäden, sie ist jedoch ein limitierender Faktor bei der Ausübung der Sportart und kann zu deutlichen Leistungseinschränkungen führen.

Inzidenz: Puranen und Alvaikko [30] vertreten die Ansicht, daß bei Sportlern bis zu 9,5 % aller körperlichen Beschwerden und bis zu 60 % aller Unterschenkelbeschwerden in einem funktionellen Kompartmentsyndrom begründet sind. Qvarfordt et al. [31] finden bei 14 % unselektierten Patienten mit unklaren Unterschenkelbeschwerden als Ursache ein chronisches funktionelles Kompartmentsyndrom. Rorabeck et al. [35] zeigten bei jedem 12. Langläufer dieses Problem auf. Styf [42] fand bei 26 von 89 Patienten mit unklaren Unterschenkelbeschwerden ein funktionelles Kompartmentsyndrom. Nitzschke u. Leonhardt [29] dokumentierten in ca. 6 % bei Joggern ein Tibiakanten- bzw. ein Tibialis-anterior-Syndrom. Wegner [45] fand bei 125 Läufern und Läuferinnen auf der 1000 km langen Strecke des Deutschlandlaufes 1987 in 90 Fällen ein Tibialis- anterior-Syndrom, das die betroffenen Athleten meist am Weiterlaufen hinderte. Unsere eigenen Erfahrungen zeigten, daß sicherlich bei mehr Menschen eine Prädisposition für die Entstehung eines Kompartmensyndroms vorliegt

Hefte zu „Der Unfallchirurg", Heft 267
Willy, Sterk, Gerngroß (Hrsg.)
Das Kompartment-Syndrom
© Springer-Verlag Berlin Heidelberg 1998

als allgemeinhin angenommen. Von 164 untersuchten Freizeitsportlern hatten immerhin 12,8% der Untersuchten einen intrakompartmentalen Mitteldruck von mehr als 70 mmHg [15]. Das würde bedeuten, daß etwa jeder achte Freizeitsportler die Veranlagung zur Entwicklung eines funktionellen Kompartmentsyndroms hat.

Theoretische Grundlagen

Anders als beim posttraumatischen oder postoperativen Kompartmentsyndrom handelt es sich beim funktionellen Kompartmentsyndrom um ein dynamisches Geschehen. Bereits die Stellung des Sprunggelenkes hat einen Einfluß auf den intrakompartmentalen Druck innerhalb der Tibialis-anterior-Loge. Aufgrund der ungleich breiten Talusrolle kommt es bei Dorsalextension zum Auseinanderweichen der Malleolengabel mit Anspannung der Unterschenkelfaszien und gleichzeitigem Anstieg des Kompartmentdruckes [18, 22]. Beim Übergang von der liegenden zur ste-

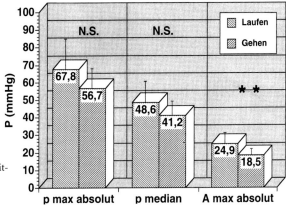

Abb. 1. Intrakompartmentaler Mitteldruck in der Tibialis-anterior-Loge beim Gehen (4,5 km/h) und Joggen (8 km/h)

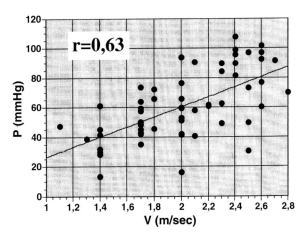

Abb. 2. Korrelation zwischen Gehgeschwindigkeit und intrakompartmentalem Druck in der Tibialis-anterior-Loge

henden Körperposition resultiert ebenso eine Druckerhöhung [14]. Hier hat ein insuffizientes tiefes Venensystem einen stark negativen Einfluß und führt zu einer weiteren Druckerhöhung.

Die Art der Fortbewegung hat einen signifikanten Einfluß auf das intrakompartmentale Druckverhalten. Beim Gehen ist der Muskellogendruck normalerweise geringer als beim Laufen [12, 14]. Dieser Unterschied ist jedoch nicht immer signifikant (Abb. 1). Es findet sich jedoch auch eine deutliche Korrelation zwischen Gehgeschwindigkeit und Logendruck (Abb. 2). Dieses entspricht auch der klinischen Erfahrung, die zeigt, daß bei untrainierten Rekruten ein funktionelles Kompartmentsyndrom beim forcierten Marschieren auftreten kann.

Bei der Analyse unterschiedlicher Laufstile ergab sich, daß Fersenläufer (Abb. 3a) einen signifikant höheren Kompartmentdruck haben als Ballenläufer (Abb. 3b) [17].

Der intrafasziale Druck ändert sich sogar während eines Schrittzyklus in Abhängigkeit von der jeweiligen Gangphase [13]. Dieses hat entscheidenden Einfluß auf die pathophysiologischen Abläufe.

Mit dem Aufsetzen des Fußes beim Gehen und der aktiven Stabilisierung im oberen Sprunggelenk findet sich ein erstes Druckmaximum (A_1). Beim Abstoßen über die Fußspitze und Extension des oberen Sprunggelenkes kommt es zu einem

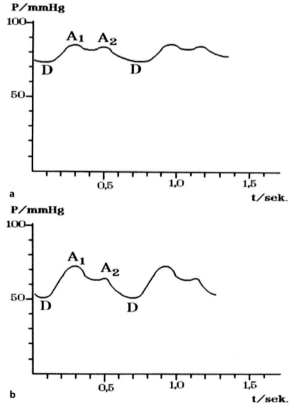

Abb. 3 a, b. Intrakompartmentaler Druckverlauf während eines Gangzyklus beim Fersenlauf (a) und Ballenlauf (b)

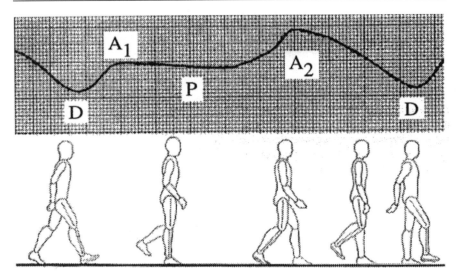

Abb. 4. Intrakompartmentaler Druckverlauf beim Gehen

2. Druckanstieg (A_2) (Abb. 4). Wie EMG-Untersuchungen zeigen [1, 10, 47], kommt es beim initialen Fersenkontakt und in der Phase der Belastungsantwort zur Kontraktion des M. tibialis anterior. Hierbei handelt es sich um eine exzentrische Kontraktion, da sich der Muskel gegen die Bewegungsrichtung des sich plantarwärts bewegenden Fußes kontrahieren muß. Hierdurch wird die Bewegungsenergie des Fußes aufgefangen und das obere Sprunggelenk für die darauf folgende Standphase stabilisiert.

Die oben genannten EMG-Untersuchungen zeigen weiterhin, daß sich der M. tibialis anterior während der 2. Druckerhöhung (A_2) nach dem Kurvenplateau beim Großzehenabstoß mit Extension des oberen Sprunggelenkes nicht kontrahiert. Dieser Druckanstieg kann also nicht die Folge von aktiver Muskelarbeit sein, sondern ist vielmehr auf eine passive Erhöhung der Compliance des Muskelkompartimentes durch das Auseinanderweichen der Malleolargabel und die Verschiebung der Fibula zurückzuführen.

Zu weit extremeren Druckanstiegen als beim Gehen kommt es beim Laufen. Während beim Gehen der 2. Druckanstieg (A_2) noch höher ist als der 1. (A_1), dreht sich das Verhältnis bei Laufen um. Dieser höhere intrakompartimentale Druckanstieg (A_1) während des initialen Fersenkontaktes und der Belastungsantwort beim Laufen erklärt sich durch die höhere exzentrische Belastung des M. tibialis anterior beim Abbremsen und Stabilisieren des Fußes.

Der Fersenlauf erweist sich hierbei als besonders ungünstig. Hierbei reduziert sich bei unverminderten oder sogar erhöhten A-Wellen die D-Welle stark als Ausdruck der nur kurzzeitigen oder fehlenden Relaxation der Tibialis-anterior- Muskulatur. Diese zeigt sich als Verkleinerung der Druckamplitude sowie im dadurch bedingten Anstieg des Mitteldruckes. Beim Ballenlauf hingegen findet sich eine gut ausgeprägte D-Welle. Diese führt zu einer signifikanten Verminderung des Mitteldruckes im Vergleich zum Fersenlauf.

Die klinische Relevanz dieser Untersuchungen ist in den Arbeiten von Folkow et al. [7] zu finden. Sie haben bereits früh darauf hingewiesen, daß der arterielle Blutfluß bei einer dynamischen Übung nur zwischen den Muskelkontraktionen, also während der Relaxationsphase, stattfindet. Überschreitet der Kompartmentdruck auch während der Relaxationsphase einen kritischen Wert, so ist auch bei entspannter Muskulatur keine ausreichende Perfusion mehr gewährleistet. Diese kritische Grenze wird erreicht, wenn der Relaxationsdruck Werte zwischen 30 und 50 mmHg überschreitet. Die verminderte Gewebeperfusion hat eine erhöhte Kapillarpermeabilität zur Folge, was zu einer vermehrten Ödembildung führt. Vermehrte Ödembildung bedeutet wiederum Erhöhung des intrakompartmentalen Druckes. Durch diesen Circulus vitiosus kann sich das Geschehen wie beim posttraumatischen Kompartmentsyndrom automatisieren.

Über den kritischen Druck, der bei längerem Fortbestehen zur Entstehung eines Kompartmentsyndroms führt, bestehen unterschiedliche Ansichten. Die Angaben bewegen sich hierbei je nach Autor zwischen 30 und 65 mmHg. Da offenbar ein Zusammenhang zwischen der Höhe des arteriellen Mitteldruckes und der Entstehung eines Kompartmentsyndroms besteht [24], scheint der Ansatz von Whitesides et al. [46] auf den ersten Blick sehr zweckmäßig zu sein, welche den kritischen Druck bei einem Wert sehen, der etwa 20 mmHg unter dem diastolischen Blutdruck liegt. Bei der Überschreitung eines Gewebedruckes von durchschnittlich 50 mmHg ist nach Ansicht der Autoren eine kritische Schwelle erreicht. Styf [42] fand, daß es bei einem Muskelrelaxationsdruck von mehr als 30 mmHg zu einer signifikanten Verminderung der Blutversorgung in der betroffenen Muskulatur kommt. Dieser erhöhte intrakompartmentale Druck während der Muskelarbeit korreliert mit dem erhöhten Druck und mit der verlängerten Druckabfallzeit nach der Belastung [35].

Um Aufschluß über den Mitteldruck während eines Bewegungsablaufes zu erhalten, entwickelten Styf und Körner die folgende Formel, die auch Rorabeck et al. übernahmen [36, 40, 41]: $P_{med} = (p_{max}-P_{min})/2$; ($P_{min}$ = Druckminimum; P_{max} = Druckmaximum; P_{med} = Druckmittelwert) (Abb. 5).

Der Versuch, durch Integration dieser Druckkurven einen konstanten Faktor zu finden, um mit Hilfe der Formel von Styf, Körner und Rorabeck [36, 40, 41] den effektiven Mittelwert zu bestimmen, schlägt jedoch fehl. Eigene Untersuchungen zeigten,

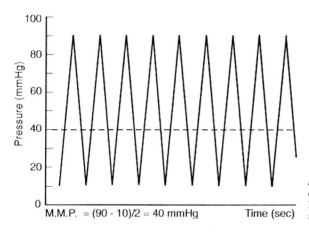

Abb. 5. Originalaufzeichnung des intrakompartmentalen Druckverlaufes von Styf u. Körner [38]

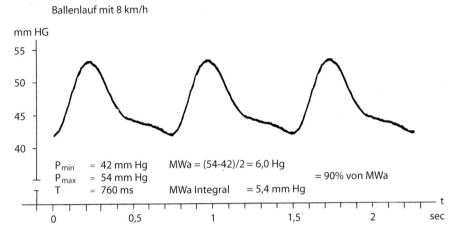

Abb. 6. Beispiel einer intrakompartmentalen Druckverlaufskurve beim Ballenlaufen

daß sowohl beim Gehen mit 4,5 km/h als auch beim Ballenlauf und Hackenlauf mit jeweils 8 km/h trotz identischer Versuchsbedingungen große interindividuelle Druckkurvenunterschiede vorliegen (Abb. 6). Statistisch hoch signifikante Abweichungen vom mit Hilfe der einfachen Mittelwertformel berechneten Amplitudenmittteldruck zwischen 80% und 150% beim Gehen, sowie zwischen 80% und 165% beim Fersen- und Ballenlauf zeigen, daß es keinen konstanten Faktor gibt, um anhand von Maximal- und Minimalwert den effektiven Gewebedruck bestimmen zu können (Abb. 7a–c) [21].

Eine exakte Mitteldruckbestimmung ist nur durch die Integration des Druckverlaufs über die Zeit möglich. Kritische Druckgrenzen, die sich auf eine Formel begründen, die nur Minimal- und Maximaldruck berücksichtigen, können deshalb keine genauen Werte liefern.

Die Gründe für die interindividuellen Druckkurvenverläufe sind in der unterschiedlichen Anatomie, der Beinlänge, Fußform und Fußgröße sowie den daraus resultierenden Hebelarmen, aber auch in der neuromuskulären Kette, bis hin zu Koordinationsunterschieden zu suchen. Schließlich spielt auch die Dehnfähigkeit der Beinmuskulatur, insbesondere des M. triceps surae eine Rolle, da der M. tibialis anterior als funktioneller Antagonist bei einer Verkürzung der Wadenmuskulatur mit einem erhöhten Kraftaufwand reagieren muß.

Mit fortschreitender Technik sollten zunehmend Meßsysteme entwickelt werden, die eine mühevolle externe Integration aufgezeichneter Kurven ersetzen können und bereits eine interne Integration durchführen.

In experimentellen Versuchsansätzen läßt sich der Kompartmentdruck durch eine Modifikation der Sohlengeometrie beeinflussen [18]. Ein Schuh mit einer Negativsohle führt zu einer geringeren Plantarflexion mit Verkürzung der Dauer der Plantarflexion nach dem initialen Fersenkontakt (Abb. 8). Hierdurch ergibt sich eine signifikante Reduktion des Logendruckes in der Tibialis-anterior-Loge (Abb. 9).

Auch die Applikation von externen Stabilisierungshilfen im Bereich des Kniegelenkes beeinflußten den Muskelkompartmentdruck [20]. Es findet sich bereits unter

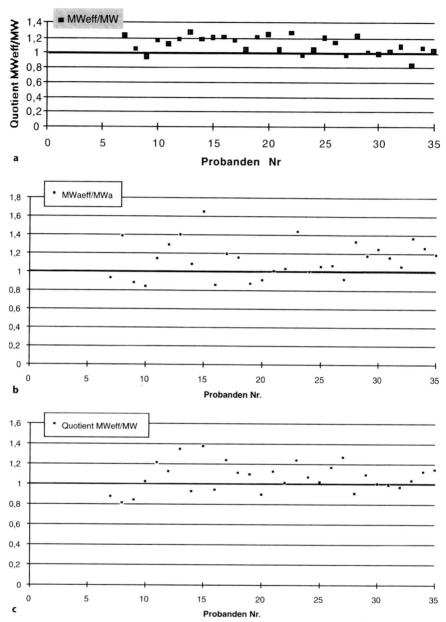

Abb. 7 a–c. Druckabweichungen des realen vom errechneten intrakompartmentalen Logendruck beim Gehen (**a**), Fersenlauf (**b**) und Ballenlauf (**c**)

statischen Bedingungen ein deutlicher Druckanstieg allein durch das Anlegen eines Kniebrace. Dynamische Messungen an Probanden beim Laufen unter gleichen Bedingungen mit und ohne Kniebrace zeigten, daß hierdurch der Mitteldruck noch

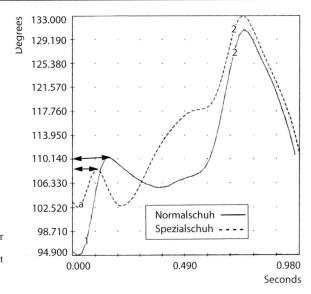

Abb. 8. Intrakompartimenteller Druckverlauf beim Laufen mit einem normalen Schuh und mit einem Laufschuh mit Negativsohle

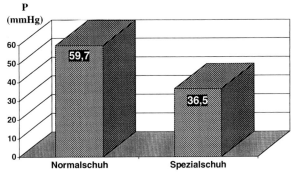

Abb. 9. Intrakompartimenteller Mitteldruck beim Laufen mit einem normalen Schuh und mit einem Laufschuh mit Negativsohle

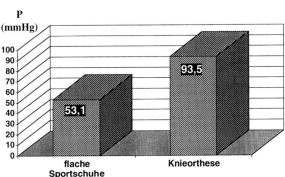

Abb. 10. Erhöhung des Kompartmentdruckes beim Laufen mit einer Knieorthese

weiter anstieg und Druckwerte von mehr als 100 mmHg in der Tibialis-anterior-Loge entstehen können (Abb. 10). Bei 4 gesunden Probanden führte dieses zu typischen Schmerzen im Bereich der Tibialis-anterior-Loge als erstes Frühsymptom eines funktionellen Kompartmentsyndroms.

Styf et al. [43] berichten über ähnliche Ergebnisse und fanden bei 9 von 18 Probanden bereits einen Ruhedruck im Stehen von mehr als 40 mmHg mit angelegten Knie-
braces.

Diagnostik

Anamnese: Für die Diagnose des funktionellen Kompartmentsyndroms ist eine sorgfältige Anamnese ganz entscheidend und auch wegweisend. Die Beschwerden treten
bei der Belastung, unmittelbar danach oder sogar bis 12 h später auf, wenn der Patient zur Ruhe kommt [3, 28]. Meist handelt es sich um ein bilaterales Auftreten. Die
Schmerzlokalisation kann wichtige Hinweise ergeben (Abb. 11). Nur selten werden
motorische oder sensible Ausfälle beklagt.

Klinische Untersuchung: Die klinische Untersuchung ist bei der Vorstellung eines
Sportlers mit chronischem funktionellem Kompartmentsyndrom meist unergiebig.
Liegen anamnestisch sensible Störungen vor, so gehen diese meist einher mit Faszi-
enlücken und sekundärer Kompression des N. peronaeus superficialis (Abb. 12).

Laborbefunde bzw. bildgebende Diagnostik: Laboruntersuchungen sind für die klinische Routine meist genauso wenig aufschlußreich wie bildgebende Verfahren. Prinzipiell sind mit Hilfe der Sonographie zwar ebenso wie mit der Kernspintomographie
pathologische Veränderungen visualisierbar [16]. Beide Verfahren müßten jedoch
nach einer adäquaten Belastung durchgeführt werden und besitzen nicht die hohe
diagnostische Sicherheit wie die intrakompartimentale Druckmessung.

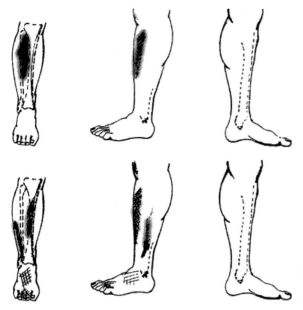

Abb. 11. Schmerzlokalisation
beim Tibialis-anterior-Syndrom
(*oben*) und bei einer Tibia-
kantenperiostitis (*unten*)

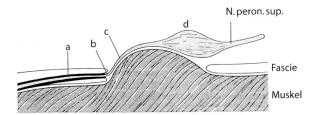

Abb. 12. Kompression des N. peronaeus superficialis im Bereich einer Faszienlücke

Intrakompartmentale Druckmessung: Dieses ist der goldene Standard zur Diagnostik eines funktionellen Kompartmentsyndroms. Es gibt die verschiedensten Meßsysteme [2, 5, 23, 24, 26, 28, 36, 46]. Daneben gibt es auch Versuche, nichtinvasiv Informationen über die Kompartmentdurchblutung zu erhalten [11]. Wie oben bereits dargestellt, sollte hierzu jedoch unbedingt ein Meßsystem Verwendung finden, das bereits intern eine integrative Mitteldruckbestimmung durchführt.

Als diagnostische Kriterien werden von verschiedenen Autoren unterschiedliche Kriterien angegeben.

Qvarfordt et al. [31] beurteilen den Druckabfall nach der Belastung. In einem Normalkollektiv finden sie einen Druckabfall auf Normalwerte innerhalb von 5 min. Bei Patienten mit einem chronischen funktionellen Kompartmentsyndrom beträgt die Dauer bis zur Normalisierung des Kompartmentdruckes zwischen 10 min und 2 h.

Styf et al. [37, 38, 39, 40] geben die Dauer des Druckabfalles bei Patienten mit chronischem Kompartmentsyndrom mit über 20 min an.

In einer anderen Untersuchung geben Qvarfordt et al. [32] als diagnostischen Parameter die Halbwertszeit des intrakompartimentalen Druckes an. In einem Normalkollektiv betrug diese 3 s. Bei Patienten lag die Halbwertszeit bei 6 min.

Unser eigener Provokationstest bezieht nicht nur den Logendruck allein als Parameter ein. Wir führen bei liegendem Meßkatheter eine Vorbelastungsmessung im Liegen und Stehen durch. Kommt es beim Wechsel von der liegenden in die stehende Position bereits zu einem Druckanstieg über 40 mmHg, so wird zunächst der Venenstatus überprüft. Bei physiologischem Druckanstieg nach Wechsel der Körperposition erfolgt eine Belastungsmessung auf dem Laufband mit den Parametern, die üblicherweise die typische Symptomatik hervorrufen. Der Test wird als positiv gewertet, wenn bei unauffälligem Kompartmentdruck im Stand der Belastungsmitteldruck über 50 mmHg ansteigt und die typische klinische Symptomatik auftritt.

Differentialdiagnosen: An erster Stelle sind sicherlich Streßfrakturen in Erwägung zu ziehen. Diese gehen ebenso wie das funktionelle Kompartmentsyndrom mit belastungsabhängigen Schmerzen einher. Falls im Röntgenbild noch keine Veränderungen nachweisbar sind, so zeigen die Szintigraphie und Kernspintomographie die pathologischen Veränderungen. Eine Tenosynovitis ist oft im Bereich der Extensoren lokalisiert. Auch eine lokale Periostitis kann Ursache für tiefe mediale belastungsabhängige Beschwerden sein. Bei den Nervenläsionen sind zentrale von peripheren zu differenzieren. Besonders wichtig ist der Ausschluß eines Kompressionssyndroms des N. peronaeus superficialis im Bereich einer Faszienlücke. Hierbei findet sich sowohl in Ruhe als auch bei Belastung ein hyposensibler Bereich auf dem

Streßfrakturen	Bandscheibenvorfall	**Tabelle 1.** Differentialdiagno-
Periostitis	Periphere Nervenläsion	sen bei Unterschenkelbeschwer-
Tenosynovitiden	Fibulafraktur	den beim Sportler
Muskelkater	Tumoren	
Claudicatio intermittens	Ergotismus	
Claudicatio spinalis	Algodystrophie	
Phlebothrombose	Baker-Zysten	
Thrombophlebitis	Infekte	
Veneninsuffizienz	Tropenerkrankung	

Fußrücken. Das Tinel-Zeichen ist positiv, und durch passive Plantarflexion sowie Inversion des Sprunggelenkes kann der Nerv indirekt gedehnt werden.

Die Gesamtliste der möglichen Differentialdiagnosen unklarer Unterschenkelbeschwerden beim Sportler ist jedoch äußerst umfangreich (Tabelle 1) und erfordert einen differenzierten diagnostischen Algorithmus zur Abklärung der Problemtik (Abb. 13).

Therapie

Obwohl eine Vielzahl konservativer Therapiemaßnahmen (Tabelle 2) vorgeschlagen wurden, muß leider festgehalten werden, daß diese allenfalls einen symptomatischen Charakter im belastungsfreien Intervall haben können, ohne die zugrundeliegende

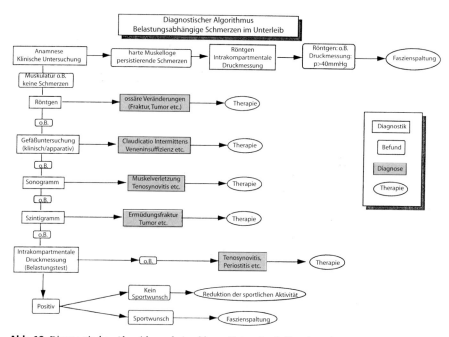

Abb. 13. Diagnostischer Algorithmus bei unklaren Unterschenkelbeschwerden

Tabelle 2. Konservative Therapievorschläge beim chronischen funktionellen Kompartmentsyndrom

NSAID
Kryotherapie
Krankengymnastik
Stretching
Ultraschall
Iontophorese
Injektionen
Diuretika
Modifikation des Laufstils

Problematik zu beheben. Meist bleiben konservative Therapieversuche frustran. Besteht dann weiterhin der Wunsch nach Fortführung der sportlichen Betätigung oder besteht die Notwendigkeit zur Fortführung der Belastung aus beruflicher Notwendigkeit, so bleibt nur die operative Dekompression der betroffenen Muskelkompartments durch eine Faszienspaltung.

Die Standardtechnik ist hierbei die Dekompression über eine limitierte Hautinzision im mittleren Unterschenkeldrittel. Nach Identifizierung des Septum intermusculare wird zunächst die Quer- und dann die Längsinzision der Faszie durchgeführt. Da nicht mit einer postischämischen Schwellung zu rechnen ist, kann die Hautnaht primär erfolgen. Häufig vorliegende Faszienlücken können einen sekundären Druck mit Irritation von Ästen des N. peroneus superficialis bedingen und dürfen auf keinen Fall verschlossen werden. Sie sollten sogar eher in die Schnittführung der Fasziotomie mit einbezogen werden.

Die geschilderte Operationstechnik bietet durch die laterale Schnittführung ein kosmetisch besseres Ergebnis als weiter medial gelegene Schnittführungen. Auch kann die Faszie über dem Muskelbauch eindeutiger identifiziert werden als knochennah. Die Dekompression über die Weichteile reduziert das Risiko einer Knocheninfektion. Reneman [34] führt die Fasziotomie beim funktionellen Kompartmentsyndrom mit Hilfe eines flexiblen Diathermiemessers über 2 kleine Hautinzisionen durch.

Andere Operationstechniken mit geringen Modofikationen sind durch Wallenstein [44], Rorabeck et al. [35] und Detmer et al. [4] angegeben worden.

Operative oder postoperative Komplikationen sind selten. Bei präoperativ stark erhöhtem Kompartmentdruck können postoperativ über längere Zeit Ödeme zu beobachten sein, die erst nach 3 – 6 Monaten zurückgehen. In einigen wenigen Fällen wurde eine Kompression des N. peroneus superficialis beobachtet [39], die nach der Faszienspaltung auftrat (Abb. 14).

Zwar fanden Garfin et al. im Tierversuch eine Kraftminderung nach Fasziotomie um etwa 15 % [8] und auch Mozan u. Keagy [27] konnten einen Kraftverlust nachweisen, klinisch konnten derartige Beeinträchtigungen jedoch nicht beobachtet werden [24, 33]. Ergometrische Untersuchungen zeigen sogar eine größere Leistungsfähigkeit der betroffenen Muskulatur nach der Faszienspaltung, welche auf eine bessere Durchblutungssituation zurückgeführt wird [38].

Die Nachbehandlung kann bei unkompliziertem postoperativem Verlauf mit sofortiger Mobilisation begonnen werden. Hierbei werden Hüfte, Knie- und Sprunggelenke unter krankengymnastischer Anleitung beübt. Nach Abklingen des Wundschmerzes kann mit isometrischen Übungen begonnen werden. Unterarmgehstützen

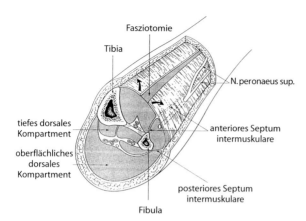

Abb. 14. Sekundäre Kompression des N. peronaeus superficialis nach Fasziotomie

sind nur für die ersten Tage notwendig. Ein Stützverband wird bis zur Wundheilung getragen. Ab der 3. Woche sind leichte Laufübungen möglich, und ab der 6. Woche kann das Training in der Regel voll aufgenommen werden.

Literatur

1. Adelaar RS (1986) The practical biomechanics of running. Am J Sports Med 14: 497–500
2. Becker HP, Gerngroß H, Schreiber M, Hartel W (1987) Kompartmentdruckmessung am Unterschenkel mit der Hirndrucksonde. Unfallchirurg 90: 212–217
3. Blandy JP, Fuller R (1957) March gangrene. Ischemic myositis of the leg muscles from exercise. J Bone Joint Surg (Br) 39: 679–693
4. Detmer DE, Sharpe K, Sufit RL, Girdley FM (1985) Chronic compartment syndrome: Diagnosis, management, and outcomes. Am J Sports Med 13: 162–170
5. Echtermeyer V, Horst P, Tscherne H (1984) Eine einfache Methode zur Gewebedruckmessung bei Verdacht auf Kompartmentsyndrom. Chir Praxis 33: 699–708
6. Freedman BJ (1963) Dr. Edward Wilson of the Antarctic: a biographical sketch, followed by an injury into the nature of his last illness. Proc R Soc Med 47: 7–13
7. Folkow B, Gaskell P, Waaler BA (1970) Blood flow through limb muscles during heavy rhythmic exercise. Acta Physiol Scand 80: 61–72
8. Garfin SR, Tipton CM, Mubarak SJ, Woo SLY, Hargens AR, Akeson WH (1981) Role of fascia in maintenance of muscle tension and pressure J Appl Physiol 51: 317–320
9. Hargens AR, Schmidt DA, Evans KL, et al. (1981) Quantitation of skeletal-muscle necrosis in a model compartment syndrome. J Bone Joint Surg (Am) 63: 631–636
10. Harrison RN, Lees A, McCullagh PJJ, Rowe WB (1986) A bioengineering analysis of human muscle and joint forces in the lower limbs during running. J Sports Sci 4: 201–218
11. Hayes AA, Gower GD, Pitstock KL (1995) Chronic (exertional) compartment syndrome of the legs diagnosed with thallous chloride scintigraphy. J Nucl Med 36: 1618–1624
12. Jerosch J, Geske B, Castro WHM, Hille E (1989) Kompartmentdruck in der Tibialis-anterior-Loge beim Joggen. Z Orthop: 56–64
13. Jerosch J, Geske B, Castro WHM, Sons HU (1989) Der intrakompartmentale Druck in der Tibialis anterior Loge. Darstellung des Druckverlaufes während des Gangzyklus. Biomed Tech 34: 73–78
14. Jerosch J (1989) Intrafasciale Druckmessung in der Tibialis anterior-Loge in Abhängigkeit von der Körperlage und Gelenkstellung. Biomed Tech 34: 202–206
15. Jerosch J, Geske B (1989) Über den intrakompartmentalen Druck in der Tibialis-anterior-Loge bei Freizeitsportlern. Prakt Sporttraumatol Sportmed 4: 25–29
16. Jerosch J, Geske B, Sons U, Winkelmann W (1989) Die Aussagefähigkeit der Sonographie bei der Beurteilung des intrakompartmentalen Druckes in der Tibialis-anterior-Loge. Ultraschall Med 10: 206–210

17. Jerosch J, Debus S, Geske B (1991) Dynamisches intrakompartmentales Druckverhalten in der Tibialis-anterior-Loge bei maximaler Gehbelastung und beim Laufen. Hefte Unfallheilk 220: 491–492
18. Jerosch J, Geske B (1993) Das funktionelle Kompartmentsyndrom am Unterschenkel. Diagnostik und Therapie in Klinik und Praxis. Enke, Stuttgart
19. Jerosch J (1993) Funktionelles Kompartmentsyndrom der Tibialis-anterior-Loge. In: Wirth CJ (Hrsg) Überlastungsschäden im Sport. Thieme, Stuttgart S 260–281
20. Jerosch J, Bork H, Hoffstetter I, Reer R (1994) Sekundäreffekte von Knieorthesen auf das intrakompartmentale Druckverhalten der Tibialis-anterior-Loge. Dtsch Z Sportmed 45: 457–465
21. Jerosch J, Brons F, Strauss JM (1997) Wie relevant sind Mittelwertbestimmungen des intrakompartmentellen Druckes beim funktionellen Kompartmentsyndrom. Biomed Tech 42: 42–47
22. Kapandji IA (1982) The physiology of the joints. Churchill Livingstone, Edinburgh
23. Kirol BG, Hermann MC, Peindl RD, Russel KW, McBryde AM (1988) Fiberoptic intracompartmental pressure dynamics of the anterior and deep posterior compartment during exercise. ORS, Atlanta
24. Matsen FA (1980) Compartmental syndromes. Grune & Stratton, New York London Toronto Sydney San Francisco
25. Mavor GE (1956) The anterior tibial syndrome. J Bone Joint Surg Br 38: 513–517
26. McDermott AGP, Marble AE, Yabsley, Kirbey RL (1982) Monitoring dynamic anterior compartment pressure during exercise. A new technique using STIC catheter. Am J Sports Med 10: 83–89
27. Mozan SJ, Keagy RD (1969) Muscle relationship in functional fascia. Clin Orthop 67: 225–230
28. Mubarak SJ, Gould RN, Lee YF, Schmidt DA, Hargens AR (1982) The medial tibial stress syndrome. A cause of shin splints. Am J Sports Med 10: 201–205
29. Nitzschke W, Leonhardt R (1991) Joggen – Überlastungsschäden am Bewegungsapparat. Sportverletzung Sportschaden 5: 22–26
30. Puranen J, Alvaikko A (1981) Intracompartmental pressure increase on exertion in patients with chronic compartment syndrome in the leg. J Bone Joint Surg Am 63: 1304–1309
31. Qvarfordt P, Christenson JT, Eklöf B, Ohlin P, Saltin B (1983) Intramuscular pressure, muscle blood flow, and skeletal muscle metabolism in chronic anterior compartment syndrome. Clin Orthop 179: 284–289
32. Qvarfordt P, Eklöf B, Ohlin P (1982) Reference values for intramuscular pressure in the lower leg in man. Clin Physiol 2: 427–434
33. Reneman RS (1968) The anterior and lateral compartmental syndrome of the leg. Mouton, The Hague-Paris
34. Reneman RS (1975) The anterior and the lateral compartmental syndromes of the leg due to intensive use of muscles. Clin Orthop 113: 69–80
35. Rorabeck CH, Bourne RB, Fowler PJ (1983) The surgical treatment of exertional compartment syndrome in athletes. J Bone Joint Surg Am 65: 1245–1251
36. Rorabeck CH, Bourne RB, Fowler PJ, Finlay JB, Nott L (1988) The role of tissue pressure measurement in diagnosing chronic anterior compartment syndrome. Am J Sports Med 16: 143–146
37. Skyhar MJ, Hargens AR, Strauss MB, Gershuni DH, Nart GB, Akeson WH (1986) Hyperbaric oxygen reduces edema and necrosis of skeletal muscle in compartment syndromes associated with hemorrhagic hypotension. J Bone Joint Surg Am 68: 1218–1224
38. Styf J, Körner L (1986) Microcapillary infusion technique for measurement of intramuscular pressure during exercise. Clin Orthop 207: 253–262
39. Styf J, Körner L (1986) Chronic anterior compartment syndrome of the leg. J Bone Joint Surg Am 68: 1338–1347
40. Styf J, Körner L (1987) Diagnosis of chronic compartment syndrom in lower leg. Acta Orthop Scand 58: 139–144
41. Styf J, Körner L, Suurkula M (1987) Intramuscular pressure and muscle blood flow during exercise in chronic compartment syndrome. J Bone Joint Surg Br 69: 301–305
42. Styf J (1988) Diagnosis of exercise-induced pain in the anterior aspect of the lower leg. Am J Sports Med 16: 165–169
43. Styf J, Nakhostine M, Gershuni DH (1992) Functional knee braces increase intramuscular pressure in the anterior compartment of the leg. Am J Sports Med 20: 46–49
44. Wallenstein R (1983) Results of fasciotomy in patients with medial tibial syndrome or chronic anterior compartment-syndrome. J Bone Joint Surg Am 65: 1252–1255
45. Wegner U (1991) Sportschäden und Sportverletzungen beim Laufen. Glücksberg 25.5.91
46. Whitesides TE, Haney TC, Morimoto K, Harada H (1975) Tissue pressure measurements as a determinent for the need of fasciotomy. Clin Orthop 113: 43–51
47. Winter D (1982) Camera speeds for normal and pathological gait analyses. Med Biol Eng Comput 20: 408–412
48. Zweifach SS, Hargens AR, Evans KL, Smith RK, Mubarak SJ, Akeson WH (1981) Skeletal muscle necrosis in pressurized compartments associated with hemorrhagic hypotension. J Trauma 20: 941–947

Noninvasive Diagnosis of Exertional, Anterior Compartment Syndrome Using Near-Infrared Spectroscopy

A. R. Hargens[1, 2], R. A. Pedowitz[2], L.R. Mohler[2], and G.A. Breit[1]

1 Gravitational Research Branch (239 – 11), NASA Ames Research Center, Moffett Field, CA 94035-1000, USA
2 Department of Orthopaedics, University of California and VA Medical Centers, San Diego, CA 92161, USA

Abstract

Diagnosis of exertional compartment syndrome is presently based upon intramuscular pressures during and after exercise which reproduces the patient's leg pain. Dual-wave near-infrared spectroscopy is an optical technique that allows noninvasive tracking of variations in muscle tissue oxygenation. We hypothesized that in a model exertional compartment syndrome and actual exertional compartment syndrome, muscle tissue oxygenation will show a greater decline during exercise and a slower recovery post-exercise than under normal conditions. Intramuscular pressure and relative intramuscular oxygenation in the anterior compartment of the leg were measured continuously during and after exercise in 18 patients with exertional anterior leg pain and 20 control subjects. Patients with exertional leg pain were considered to have exertional compartment syndrome if they had an intramuscular pressure equal to or greater than 15 mmHg before exercise, 30 mmHg 1 min after exercise, or 20 mmHg 5 min after exercise. All subjects experienced rapid deoxygenation with exercise, maintained relatively stable oxygenation during continued exercise and then experienced reoxygenation which exceeded pre-exercise, resting levels with the cessation of exercise. During exercise, patients who met pressure criteria for exertional compartment syndrome experienced a maximum relative deoxygenation which was significantly greater than non-exertional compartment syndrome patients and control subjects. After exercise, patients with exertional compartment syndrome took longer to return to pre-exercise levels of oxygenation than non-exertional compartment syndrome patients and control subjects. Our exertional compartment syndrome model using external compression around the anterior compartment gave similar results and is relevant to actual exertional compartment syndromes. In summary, these results demonstrate that near-infrared spectroscopy can detect muscle deoxygenation caused by abnormally elevated intramuscular pressure in exercising skeletal muscle. These results also support an ischemic etiology for exertional compartment syndrome. However, the near-infrared spectroscopy technique may be limited to diagnoses of the anterior compartment.

Introduction

This paper reviews our recent experience [1, 7] with the use of near-infrared spectroscopy as an objective, noninvasive tool to monitor muscle deoxygenation during exercise and to diagnose exertional compartment syndromes clinically. Diagnosis of

Hefte zu „Der Unfallchirurg", Heft 267
Willy, Sterk, Gerngroß (Hrsg.)
Das Kompartment-Syndrom
© Springer-Verlag Berlin Heidelberg 1998

exertional compartment syndrome is often undertaken by insertion of a catheter into the muscle to obtain direct measurements of intramuscular pressure before, during and after exercise that reproduces leg pain [9]. Exertional compartment syndrome may manifest itself in the form of elevated resting pressure before or after exercise, or elevated relaxation pressures during exercise. Like all invasive procedures, however, intramuscular pressure measurement imposes risks of infection, bleeding, and discomfort for the patient. Currently no noninvasive technique exists for objective diagnosis of chronic compartment syndrome.

Dual-wave near-infrared spectroscopy is an optical technique which allows noninvasive tracking of variations in muscle tissue oxygenation [2]. Muscle ischemia due to high intramuscular pressure during exercise occurs in exertional compartment syndrome, usually in the anterior compartment of the leg [10]. With a sufficient increase of pressure, capillary blood flow is compromised, resulting in ischemia, pain, and in some cases, decreased sensibility or neurologic dysfunction [4, 10]. Diagnosis of exertional compartment syndrome is problematic, because pain in the lower extremity during exercise is associated with a wide variety of disorders, including periostitis, stress fracture, arterial insufficiency, central or peripheral nervous system disease, and delayed-onset muscle soreness.

Because the symptoms associated with exertional compartment syndrome are a result of muscle tissue hypoxia secondary to local ischemia [5], near-infrared spectroscopy may be an effective means of detecting this syndrome in an exercising muscle. Therefore, we first modeled exertional compartment syndrome by applying external compression around the leg of normal subjects while near-infrared spectroscopy monitored tibialis anterior muscle oxygenation before, during and after leg exercise. We hypothesized that with external compression, muscle tissue oxygenation exhibits a greater decline during exercise and a slower recovery after exercise than under normal conditions. Second, we investigated the use of near-infrared spectroscopy in patients with exertional compartment syndromes confirmed by simultaneous measurement of intramuscular pressure.

Methods

Studies of Simulated Exertional Compartment Syndrome

Ten healthy subjects (seven males, three females) with age range of 18 to 48 years gave their informed consent to participate in this study after the protocol was approved by the Human Research Institutional Review Board. None of the subjects had previously been diagnosed with compartment syndrome or trauma to the leg which was studied. Relative levels of tissue oxygenation and hemoglobin concentration in the tibialis anterior muscle were measured noninvasively by a continuous dual-wave near-infrared spectrophotometer (RunMan, NIM Inc., Philadelphia, Pa.). The principle of near-infrared spectroscopy has been presented previously [2, 8].

The near-infrared probe (approximately 10 cm x 5 cm) was placed centrally over the tibialis anterior muscle of the subject's dominant leg with an elastic bandage wrapped loosely around the leg. To elevate intramuscular pressure uniformly within the anterior compartment [6], an 18 cm-wide inflatable pressure cuff was wrapped around the instrumented leg and over the near-infrared probe. We used external cuff compression over the anterior compartment to increase intramuscular pressures to levels associated with exertional compartment syndrome.

Instrumented subjects were placed in a seated bent-knee posture in an isokinetic dynamometer (LIDO Active, Loredan Biomedical, Davis, Calif.) configured for ankle plantarflexion and dorsiflexion. Subjects continuously monitored their exerted torque. For each subject, prior to their participation in the experiment, maximum dorsiflexion torque was determined with the ankle positioned at 20 deg and 40 deg from the dorsiflexed limit of motion.

The experimental protocol consisted of 2 min for collection of resting baseline data followed by 14 min of repetitive concentric isokinetic ankle dorsiflexion and plantarflexion, and 16 min of recovery from exercise. Exercise consisted of full range-of-motion dorsi- and plantarflexion performed at 33 cycles per minute. Subjects were instructed to achieve a dorsiflexion torque equal to 20 % of their individual maximum torque. Plantarflexion resistance was minimal. The subject's actual exerted torque was recorded throughout the duration of exercise.

Each volunteer underwent the exercise protocol on two separate days. On one day, intramuscular pressure was altered in the tibialis anterior muscle by inflation of the 18 cm-wide cuff around the lower leg. To simulate the elevated resting intramuscular pressure typically present in patients suffering from exertional compartment syndrome [9], the cuff was initially inflated to 10 mmHg before the onset of exercise. Over the duration of exercise, the cuff was gradually inflated from 10 mmHg to 40 mmHg. Following the termination of exercise, the cuff was gradually deflated at the same rate back to 10 mmHg, at which time data were recorded during the final 2 min of the experiment. The alternate day consisted of the identical protocol with no inflation of the leg pressure cuff. The protocol presented on the first day of testing was determined randomly. Subjects were allowed a minimum of 2 days to rest between tests.

Following the experimental protocol, physiologic minima of tissue oxygenation were determined. Subjects were instructed to perform repetitive maximal concentric ankle dorsiflexion 33 times per minute. After 30 s of exercise, blood flow to the leg was occluded by rapid inflation of a thigh pressure cuff to approximately 240 mmHg. Exercise was continued until subjects reported exhaustion. The minimum value of tissue oxygenation indicated by the spectrophotometer during this ischemic exercise period was noted as the physiologic minimum. For data analysis, each subject's near-infrared spectroscopy measurements were normalized to a percentage scale which ranged from the physiologic minimum (0 %) to the output from the spectrophotometer at initial resting baseline (100 %).

Studies of Actual Exertional Compartment Syndromes and Their Controls

All patients referred for evaluation of possible exertional anterior compartment syndrome of the leg were investigated. Objective diagnosis of the syndrome was made by recording intramuscular pressures before, during, and after exercise. Pressures equal to or greater than 15 mmHg before exercise, 30 mmHg 1 min following exercise or 20 mmHg 5 min following exercise were considered diagnostic of exertional compartment syndrome [9] and were used to distinguish patients with exertional compartment syndrome (n=10) from those with another source of pain (n=8). The anterior compartments of healthy volunteers were tested as controls (n=10). This experimental protocol was approved by the Human Subjects Committee of the University of California, San Diego.

An exercise protocol was used in a semi-recumbant position with the hip and knee flexed approximately 45 deg in an isokinetic ergometer (Biodex Corp., Shirley, NJ). Volunteers performed ankle dorsiflexion (120°/sec) and plantarflexion (450°/sec) for 10 min. Patients continued until their exercise became too painful. Intramuscular pressure and changes in muscle oxygenation were measured continuously before, during, and for 10 min after exercise. After a 10-min recovery period, a thigh tourniquet was applied and inflated to 100 mmHg above systolic blood pressure and subjects exercised to exhaustion to determine the physiologic minima of tissue oxygenation.

Intramuscular pressures were measured using the microcapillary infusion technique (Myopress, Atos Medical Inc., Horby, Sweden) and a slow continuous infusion [11]. Changes in intramuscular oxygenation were again measured using the near-infrared probe (RunMan, NIM Inc., Philadelphia, Pa.).

Results

Studies of Simulated Exertional Compartment Syndrome

In the first 2 min of exercise, both control and compression conditions exhibited similar tissue deoxygenation patterns (Fig. 1). Over the course of the exercise protocol with compression, tissue oxygenation declined progressively at a rate of 1.4% per min, reaching a plateau of 64% of baseline 14 min into the protocol. In contrast, with no compression, tissue oxygenation remained unchanged at 83% of baseline during the entire exercise period. After termination of exercise, control and compression tissue oxygenations recovered to similar levels above baseline, although recovery times were significantly longer with compression (2.5 min) than without compression (1.3 min). Four minutes following cessation of exercise, there was no significant difference in tissue oxygenation between control and compression conditions.

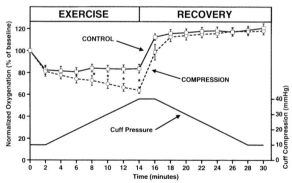

Fig. 1. Normalized tibialis anterior muscle oxygenation measured by near-infrared spectroscopy during control and external compression conditions. *Bars* denote standard errors. The time course of the cuff compression protocol is shown in the *bottom curve*. All means measured after 0 min were significantly different ($p > 0.05$) from baseline (0 min), with the exception of compression at 16 min. Asterisks (*) denote significant differences between the two treatments. (From [1])

Studies of Actual Exertional Compartment Syndromes and Their Controls

Patients exercised until they were unable to continue due to leg pain. Patients with confirmed exertional compartment syndromes exercised for 8.2 min and other leg-pain patients exercised for 9.9 min. All healthy volunteers exercised for 10 min. There was no difference between resting intramuscular pressures measured in the three groups before exercise. Patients with exertional compartment syndrome had a mean pre-exercise pressure of 11.1 mmHg, other leg-pain patients 8.9 mmHg and controls 10.1 mmHg. Patients with exertional compartment syndrome experienced greater increases in muscle relaxation pressure during exercise and maintained higher pressures than other leg-pain patients and controls throughout the 10-min recovery period (Fig. 2). A significant difference in muscle relaxation pressure was first detected between patients with exertional compartment syndrome and controls after 2 min of exercise. One minute after cessation of exercise, exertional compartment syndrome patients had a mean resting pressure of 55.4 mmHg, other leg-pain patients 17.4 mmHg and controls 16.9 mmHg. Five minutes after cessation of exercise, patients with exertional compartment syndrome had a mean resting pressure of 41.2 mmHg, other leg-pain patients 11.9 mmHg and controls 13.7 mmHg.

Muscle oxygenation decreased rapidly at the beginning of exercise, then plateaued during continued exercise (Fig. 3). Patients with exertional compartment syndrome experienced greater relative deoxygenation during exercise than other leg-pain patients and controls. A significant difference between patients with exertional compartment syndrome and controls was first detected after 30 s. After 2 min of exercise, patients with exertional compartment syndrome experienced a relative deoxygenation (-228 mV) which was significantly different than other leg-pain patients (-127 mV) and controls (-101 mV). No differences in relative oxygenation were detected between other leg-pain patients and controls.

After exercise, oxygenation increased to levels above resting values, indicating a hyperemic response. Patients with exertional compartment syndrome had lower muscle oxygenation than the other two groups during the early recovery period and took longer to recover to pre-exercise levels of oxygenation. Two minutes following exercise, patients with exertional compartment syndrome had a relative oxygenation

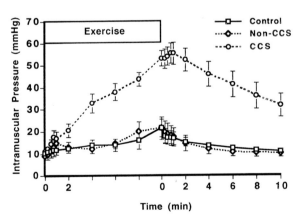

Fig. 2. Intramuscular pressures recorded in the anterior compartment of the leg. In patients, data were plotted from equal intervals between 2 min and the completion of exercise to allow comparison of changes between groups. Pressures during exercise represent the relaxation pressure between contractions. Patients with exertional compartment syndrome experienced greater increases in pressure during exercise and maintained higher pressures throughout the 10-min recovery period. *CCS*, chronic compartment syndrome. (From [7])

Fig. 3. Relative muscle oxygenation measured with near-infrared spectroscopy in the anterior compartment of the leg. In patients, data were plotted from equal intervals between 2 min and the completion of exercise to allow comparison of changes between groups. Deoxygenation causes a downward (negative) deflection in the signal. Patients with exertional compartment syndrome experienced greater relative deoxygenation during exercise and took longer to recover muscle oxygenation after exercise. (From [7])

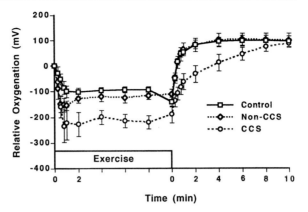

of -32 mV, other leg-pain patients 81 mV and controls 83 mV. Patients with exertional compartment syndrome recovered to pre-exercise levels of oxygenation in 184 s, other leg-pain patients 39 s and controls 33 s.

Discussion

Overall, our findings document that near-infrared spectroscopy can monitor tibialis anterior muscle oxygenation noninvasively in a simulated model as well as actual cases of exertional compartment syndrome. Without external compression, we observed a constant level of tissue oxygenation throughout the entire duration of exercise (following an initial drop). Gradually increasing cuff pressure during exercise to simulate exertional compartment syndrome caused a progressive decline in tissue oxygenation. This finding was uniform for all of our volunteers and is probably a consequence of ischemia due to compression-induced elevation of intramuscular pressure.

Our patients with exertional compartment syndrome of the leg exhibited greater muscle deoxygenation during exercise than patients with other sources of anterior leg pain as well as healthy controls. Furthermore, patients with confirmed exertional compartment syndrome developed greater muscle deoxygenation after only 30 s of exercise, which was prior to the development of significantly increased intramuscular pressure. Early differences in deoxygenation, which appear to precede impaired oxygen delivery, may result from increased oxygen extraction from the microcirculation. Skeletal muscle develops greater oxidative capacity in response to reduced muscle blood flow [3]. Thus, the early decrease in muscle oxygenation in patients with exertional compartment syndrome probably reflects an increased ability to extract oxygen.

Patients with exertional compartment syndrome maintained consistently lower oxygenation during exercise than other leg-pain patients and normal controls exercising at similar rates. Wilson and co-workers [12] used near-infrared spectroscopy to study skeletal muscle oxygenation at various work rates in patients with impaired oxygen delivery due to heart failure. Patients with heart failure developed greater deoxygenation than controls at all exercise rates. At peak work loads, patients with heart failure displayed maximum deoxygenation similar to that observed in controls, although at much lower work rates. Similarly, in the present study, patients with exertional compartment syndrome exhibited greater deoxygenation during exercise despite similar levels of maximum deoxygenation as determined by tourniquet occlusion with exercise to fatigue. Exertional compartment syndrome patients may exercise near their maximum work rate, which is limited by impaired local blood flow and ischemic pain.

Minor methodological differences were present in our studies of simulated [1] and actual [7] exertional compartment syndromes. Greater decreases of muscle oxygenation in the patient studies were probably related to the higher levels of intramuscular pressure along with greater extraction of oxygen in our ten patients with confirmed exertional compartment syndrome as compared to the model. Intramuscular pressures were not directly measured in our model studies but rather inferred from the level of external cuff compression [1]. Although we normalized all oxygen data in the model experiments, the use of mV values for oxygenation was equally valid and useful in the patient studies. Finally, it is recommended that exercise commence before applying the thigh cuff so that more reliable physiologic minima are determined for muscle oxygenation.

Recovery of muscle oxygenation is delayed in exertional compartment syndrome patients compared to other leg-pain patients and controls. The time to return to baseline levels of oxygenation is affected by both the intensity of the previous exercise and oxygen delivery. In patients with exertional compartment syndrome, delayed recovery of tissue oxygenation probably reflects a combination of greater deoxygenation during exercise and impaired oxygen delivery due to increased intramuscular pressure and microvascular occlusion.

Results in patients agree well with those of the model simulated by exertional compression in which the anterior compartment pressure of normal subjects is increased by gradual inflation of a broad cuff around the leg during isokinetic plantarflexion/dorsiflexion exercise. The model exertional compartment syndrome also documented significantly lower tissue oxygenation during exercise with external compression, as well as a slower recovery of oxygenation after cessation of exercise.

There are limitations to the use of near-infrared spectroscopy to monitor muscle oxygenation and diagnose compartment syndromes. First, because this technique measures relative changes in tissue oxygenation, it is not applicable to diagnoses of acute compartment syndromes which require absolute measures of intracompartmental oxygen. Second, the RunMan instrument is restricted to studies of superficial muscle such as that in the anterior compartment, although this may not be a significant problem because most exertional compartment syndromes occur in this compartment.

In conclusion, our studies [1, 7] demonstrate that near-infrared spectroscopy is sufficiently sensitive to detect muscle deoxygenation caused by elevated intramuscular pressure in model and actual cases of exertional compartment syndrome. Furthermore, compared to normal controls and other leg-pain conditions, patients with confirmed, anterior exertional compartment syndromes experienced greater muscle deoxygenation during exercise and took longer to recover to resting baseline levels of oxygenation after exercise. During exercise, patients with exertional compartment syndrome had oxygen levels similar to those during tourniquet occlusion with exercise, suggesting that ischemia plays a major role in the pathophysiology of exertional compartment syndrome. In summary, our findings suggest that near-infrared spectroscopy may be a useful noninvasive tool to diagnose anterior exertional compartment syndromes of the leg but probably cannot replace direct pressure measurements yet.

Acknowledgments: The authors gratefully acknowledge Dr. Jorma R. Styf for helpful discussions on the clinical relevance and application of this technology. We also thank Dr. Donald E. Watenpaugh, Richard E. Ballard, Gita Murthy, Dr. Sandra Van Leuven, Michael A. Lopez, and Karen J. Hutchinson for technical assistance, NIM Inc. for the temporary loan of the near-infrared equipment, and our subjects and patients for their enthusiastic participation. This research was supported by National Aeronautics and Space Administration grant 199-26-12-34, the Department of Veterans Affairs, and a National Research Council Postdoctoral Fellowship to G.A. Breit.

References

1. Breit GA, Gross JH, Watenpaugh DE, Chance B, Hargens AR (1997) Near-infrared tissue oxygen monitoring of a model chronic compartment syndrome in exercising skeletal muscle. J Bone Joint Surg (in press)
2. Chance B, Nioka S, Kent J, McCully K, Fountain M, Greenfeld R, Holtom G (1988) Time-resolved spectroscopy of hemoglobin and myoglobin in resting and ischemic muscle. Anal Biochem 174: 698–707
3. Elander A, Idström JP, Schersten T, Bylund-Fellenius AC (1985) Metabolic adaptation to reduced muscle blood flow. I. Enzyme and metabolite alterations. Am J Physiol 249: 63–69
4. Hargens AR, Botte MJ, Swenson MR, Gelberman RH, Rhoades CE, Akeson WH (1993) Effects of local compression on peroneal nerve function in humane. J Orthop Res 11: 818–827
5. Hargens AR, Evans KL, Akeson WH (1978) Oxygen partial pressure in skeletal muscle and its reliability for diagnosing compartment syndromes. Trans 24th Ann Mtg Orthop Res Soc 3: 206
6. Hargens AR, McClure AG, Skyhar MJ, Lieber RL, Gershuni DH, Akeson WH (1987) Local compression patterns beneath pneumatic tourniquets applied to arms and thighs of human cadavera. J Orthop Res 5: 247–252
7. Mohler LR, Styf JR, Pedowitz RA, Hargens AR, Gershuni DH (1997) Intramuscular deoxygenation during exercise in chronic anterior compartment syndrome of the leg. J Bone Joint Surg (in press)
8. Murthy G, Hargens AR (1995) Near-infrared spectroscopy: A noninvasive technique for diagnosing exertional compartment syndrome. Oper Tech Sports Med 3: 256–258
9. Pedowitz RA, Hargens AR, Mubarak SJ, Gershuni DH (1990) Modified criteria for the objective diagnosis of chronic compartment syndrome of the leg. Am J Sports Med 18: 35–40
10. Styf JR (1988) Diagnosis of exercise-induced pain in the anterior aspect of the lower leg. Am J Sports Med 16: 165–169
11. Styf JR, Körner L (1986) Microcapillary infusion technique for measurement of intramuscular pressure during exercise. Clin Orthop 207: 253–262
12. Wilson JR, Mancini DM, McCully K, Ferraro N, Lanoce V, Chance B (1989) Noninvasive detection of skeletal muscle under perfusion with near-infrared spectroscopy in patients with heart failure. Circulation 80: 1668–1674

Das Kompartmentsyndrom nach sportlicher Betätigung am Beispiel der Kegler

F. Bäumer[1] und M. Golling[2]

1 Chirurgische Gemeinschaftspraxis, Landshuter Str. 10, 93047 Regensburg
2 Chirurgische Klinik und Poliklinik der Universität Heidelberg

Nachdem Matsen 1980 [5, 6] erstmals allgemeingültig das Kompartmentsyndrom beschrieben hatte – der Begriff war ja bereits 1963 geprägt worden [7] –, mehrten sich in den folgenden Jahren die Mitteilungen in der Literatur über Logensyndrome. Dabei wurden sie der Häufigkeit entsprechend zunächst nach traumatischen Ereignissen beobachtet, wie etwa nach Frakturen oder schweren Kontusionen.

Schließlich wurden aber auch Kompartmentsyndrome ohne traumatische äußere Einwirkung – etwa nach sportlicher Betätigung – beschrieben. So traten entsprechende klinische Bilder an den Unterarmen z.B. nach Gewichtheben auf [2]. Auch ausgedehnte Fußmärsche wurden kausal beobachtet [4]. Im Gegensatz zu den traumatisch bedingten Kompartmentsyndromen sprach man nun von sog. funktionellen Kompartmentsyndromen.

Endlich scheint auch das Kegeln eine Ursache für das Auftreten eines Kompartmentsyndroms am Unterschenkel darzustellen [1, 3].

Eigene Beobachtungen

Seit 1988 haben wir im eigenen Patientengut 5 Fälle eines Kompartmentsyndroms nach Kegelsport beobachten können. Davon entfielen 4 auf Freizeitkegler. Es handelte sich um junge Männer im Alter zwischen 25 und 36 Jahren. Betroffen waren klinisch – wie intraoperativ bestätigt – ausschließlich die linken Tibialis-anterior-Logen bei bekannter Rechtshändigkeit der Patienten. Die Dauer der sportlichen Belastung betrug nach Angaben der Betroffenen zwischen 4 und 8 h, wobei die Schmerzen in den Unterschenkeln ebenfalls nach Angaben der Patienten frühestens nach ca. 4 h und spätestens nach ca. 36 h auftraten. Klinisch standen im Vordergrund die Schwellung und die Schmerzen im Bereich der betroffenen Unterschenkelloge. Die peripheren arteriellen Pulse waren in allen Fällen an typischer Stelle tastbar. Die Motorik war bei sämtlichen Patienten schmerzhaft reduziert, in 3 Fällen zeigte sich eine Beteiligung des N. peronaeus profundus. Die Therapie bestand in 4 Fällen in der sofortigen Fasziotomie. In 1 Fall – nämlich nach Auftreten der Kompartmentsymptomatik nach ca. 36 h – wollte der Patient keinen chirurgischen Eingriff und erholte sich auch unter konservativen Maßnahmen mit der Verabreichung von Antiphlogistika, Entlastung und Applikation von Eis. Die durchgeführten Fasziotomien wurden jeweils sekundär verschlossen. In 1 Fall hatte der Patient zum Entlassungszeitpunkt noch Zeichen einer

Hefte zu „Der Unfallchirurg", Heft 267
Willy, Sterk, Gerngroß (Hrsg.)
Das Kompartment-Syndrom
© Springer-Verlag Berlin Heidelberg 1998

Hypästhesie im Versorgungsbereich des N. peronaeus profundus. Bei den übrigen Patienten gelang die Restitutio ad integrum.

Diskussion

Im Gegensatz zu anderen Sportarten kommt es beim Kegeln, v.a. beim Freizeitkegeln, zu einer relativ niedrigen Belastungsintensität. Jedenfalls sind die Anstrengungen etwa beim Gewichtheben oder bei längeren Märschen mit in der Folge beschriebenen Kompartmentsyndromen wesentlich höher. Allerdings sind gerade beim Kegeln – wie unser Patientengut zeigt – in erster Linie eben sog. „Freizeitsportler" betroffen. Hier tritt das akute funktionelle, d.h. ohne ersichtliches Trauma bedingte Kompartmentsyndrom bei meist untrainierten, ungleichmäßig belasteten und schlecht koordinierten „Sportlern" auf. Zu beachten wäre sicherlich auch die zeitliche Dauer der Belastung beim Kegeln: Bei regulären Sportkegelturnieren beträgt diese i.a. nicht mehr als 40–80 min, wohingegen das „Wirtshauskegeln" nicht selten ganze Abende umfaßt.

Auch der Alkoholkonsum darf wohl nicht vernachlässigt werden. Alkohol erhöht den Blutdruck und wirkt vasodilatatorisch. Im übrigen diskutiert man Alkohol auch in der Ätiologie der Rhabdomyolyse.

Langsames Aufwärmen kommt bei Wirtshauskeglern so gut wie nie vor. Vielmehr wird in den allermeisten Fällen mit voller Kraft gestartet. Fast immer fällt ein abruptes Abbremsen des Bewegungsablaufes auf, der mit großen Bremskräften und nur noch mangelhafter Koordination einhergeht. Dabei konnte die Beschaffenheit des Bodenbelages, auf dem sich der Abbremsvorgang abspielte, in keinem Fall näher analysiert werden. Theoretisch hängen jedoch die Bremskräfte natürlich von der Unterlage ab. Letztlich ist der produzierte Kraftstoß proportional der Abbremskraft und der Dauer der Kraftwirkung. Wie unser Patientengut zeigt, wirken bei Rechtshändern bei niedrigem Schwerpunkt und maximaler horizontaler Bremsreaktionskraft die größten Belastungen im Bereich der Tibialis-anterior-Loge links.

Ursächlich scheint für das Kompartmensyndrom am Unterschenkel bei Keglern zum großen Teil der Ablauf der typischen Bewegungsfolgen: Die Technik besteht aus der Folge dreier standardisierter Schritte und der Schlußstellung. Besonders durch Anlauf und Ausholbewegung werden die zunächst auftretenden Kräfte bestimmt. Der sog. „3. Schritt" folgt auf Ausgangsstellung und 2. Schritt. Er dauert von der Zeit her am längsten und verlagert durch seine gestreckte Haltung den Körperschwerpunkt tiefer über den linken Unterschenkel beim Rechts- bzw. den rechten Unterschenkel beim Linkshänder. Dabei teilen sich die Reaktionskräfte am Boden in einen horizontalen und einen vertikalen Vektor auf. Schließlich wird durch eine Art Grätschschritt die Geschwindigkeit reduziert und eine Impulsübertragung auf den Arm mit der Kugel eingeleitet. Der die Kugel führende Arm schwingt entsprechend der Schwerkraft und der Impulserhaltung nach vorne. Während der Anfangsphase des 3. Schritts verläuft der Kraftvektor hinter dem Körperschwerpunkt, wobei ein nach vorne-unten gerichteter Impuls mit großem Drehmoment am oberen Sprunggelenk entsteht. Die Stabilisierung dieses Gelenkes erfolgt aber zu einem großen Anteil durch die Extensoren der Zehen und eben den M. tibialis anterior, die sämtlich in der Tibialis-anterior-Loge verlaufen. Auf diese Loge wirken also während des sog. „3. Schritts" beim Kegeln die größten Kräfte.

Daraus erklärt sich vermutlich zu einem großen Teil das Auftreten eines akuten funktionellen Kompartmentsyndroms in der Tibialis-anterior-Loge, wie es nach Kegeln typischerweise vorkommen kann.

Sicherlich handelt es sich ätiologisch um ein multifaktorielles Geschehen, in dem neben der wichtigen Rolle der Kinetik des sog. 3. Schritts mehrere individuelle Besonderheiten, wie etwa die Fitneß des einzelnen Sportlers, seine Möglichkeiten der Koordination, persönlicher Ehrgeiz, Spieldauer oder auch evtl. Schuhwerk und Bodenbelag zu berücksichtigen sind.

Zusammenfassung

Funktionelle Kompartment-Syndrome treten bei verschiedenen sportlichen Belastungen auf. Wir haben einige Fälle nach Kegelsport beobachten können. Ursächlich scheint unter vielen ätiologischen Faktoren v.a. der sog. „3. Schritt" im typischen Bewegungsablauf eines Keglers, der kinetisch analysiert wird. Dadurch wird auch die Tatsache der meist isoliert betroffenen Tibialis-anterior-Loge bei Kompartmentsyndromen im Kegelsport zu erklären versucht.

Literatur

1. Bäumer F, Weißer Ch, Henrich HA (1988) Das Kompartmentsyndrom nach sportlicher Betätigung. Dtsch Z Sportmed 39: 406
2. Bird CB, Mc Coy JW (1983) Weight lifting as a cause of compartment syndrome in the forearm. J Bone Joint Surg (Am) 65: 406
3. Golling M, Bäumer F, Stedtfeld HW (1993) Akute funktionelle Kompartmentsyndrome. Entscheidungsursachen unter Berücksichtigung biomechanischer Überlegungen am Beispiel des Kegelsportes. Hefte Z Unfallchir 232: 582
4. Kalff R, Jamjoom Z, Mehdorn M, Towigh A-H (1984) Beidseitiges laterales Unterschenkelsyndrom nach Militärmarsch. Nervenarzt 55: 108
5. Matsen FA (1980) Compartmental Syndromes. Grune & Straton, New York London Toronto
6. Matsen FA, Wyss CR, Krugmire RB (1980) Diagnosis and management of compartmental syndromes. J Bone Joint Surg (Am) 62: 286
7. Reszel PA, Janes JM, Spittel JA (1963) Ischemic necrosis of the peroneal musculature, a lateral compartment syndrome: report of a case. Proc Staff Med Mayo Clin 38: 130

Intramuskuläre Druckmessung und Sauerstoff-partialdruckmessung während einer standardisierten Gehbelastung beim chronisch-funktionellen Kompartmentsyndrom

Ch. Willy, J. Sterk, H.U. Völker, T. Kadzidroga und H. Gerngroß

Abteilung Chirurgie Bundeswehrkrankenhaus Ulm, Oberer Eselsberg 40, 89091 Ulm

Einleitung

Das chronisch-funktionelle Kompartmentsyndrom des M. tibialis anterior ist ein Krankheitsbild, das häufig bei Langstreckenläufern, bei Wettkampfgehern, Skilangläufern und Soldaten auftritt [9, 12, 27, 34, 36].

Als Ursache des aktivitätsabhängigen Muskelschmerzes wird die Einengung des unter Belastung anschwellenden Muskels durch eine rigide Muskellogenhülle aus Faszie, Knochen und interossären Membranen angesehen [7, 9]. So bestehen Hinweise darauf, daß bei körperlicher Aktivität der Muskel durch Zunahme des regionalen Blutvolumens infolge vermehrter Flüssigkeitsinfiltration und Anschwellen der Muskelfasern um ca. 15 % – 30 % seines Volumens zunehmen kann [18, 20, 29]. Verglichen mit den übrigen Muskellogen des Unterschenkels hat die Tibialis-anterior-Loge die ungünstigste Compliance, da sie von 3 rigiden Grenzen umgeben ist, von der Tibia, Fibula und der Membrana interossea, während z. B. die tiefe und oberflächliche Flexorenloge des Unterschenkels von einer deutlich elastischeren Bindegewebehülle begrenzt ist [22, 30]. Die belastungsinduzierte Erhöhung des Gewebedruckes reduziert im betroffenen Kompartment die Gewebeperfusion mit Verminderung der Gewebeoxygenierung und konsekutiver funktioneller Einschränkung der nutritivabhängigen Strukturen.

Im Gegensatz zum *akuten,* meist posttraumatischen Kompartmentsyndrom des M. tibialis anterior, bei dem die nicht rechtzeitige operative Dekompression in Spätschäden wie einem funktionslosen, atrophen Muskel mit Zehenfehlstellung oder in einer Lähmung des N. peroneaus profundus resultieren kann, führt das *chronisch funktionelle* Kompartmentsyndrom in der Regel nicht zum Gewebeuntergang. Meist klagen die Patienten über heftige Schmerzen im Bereich des M. tibialis anterior, die bei Fortführung der Geh- bzw. Laufbelastung unerträglich werden und den Abbruch der jeweiligen Belastung erzwingen. In der Regel findet sich in der Anamnese kein Trauma. Wird die Belastung bis an die Toleranzgrenze gesteigert, tritt typischerweise eine Phase heftigster, brennender und erst nach 5–10 min abklingender Schmerzen auf. Die Schmerzen klingen bei körperlicher Ruhe ab, treten jedoch regelmäßig bei erneuter körperlicher Aktivität auf [49]. Typischerweise meiden die Patienten jedoch extreme Belastungen und schränken die schmerzerzeugenden sportlichen Aktivitäten mehr und mehr ein. Häufig bestehen die prätibial lokalisierten Schmerzen vor der Diagnosestellung über Monate bis Jahre hinweg. Die sportliche Leistungsfähigkeit ist infolge des regelmäßig ab einem bestimmten Ausmaß an muskulärer Aktivität auftretenden Beschwerdebildes stark eingeschränkt. Aufgrund der langen Anamnese und der belastungsabhängigen Symptomatik wird das Krankheitsbild im Gegensatz

Hefte zu „Der Unfallchirurg", Heft 267
Willy, Sterk, Gerngroß (Hrsg.)
Das Kompartment-Syndrom
© Springer-Verlag Berlin Heidelberg 1998

zum akuten (traumatisch) bedingten Kompartmentsyndrom als chronisch funktionelles Kompartmentsyndrom bezeichnet. In der Literatur werden die Begriffe
„Marschsyndrom" und „Tibialis-anterior-Syndrom" synonym gebraucht [39, 40].
   Durch die Möglichkeit differenzierter Untersuchungstechniken (intrakompartimentelle Druckmessung, Knochenszintigraphie, Kernspintomographie) und der
großen Bedeutung des Breitensportes in unserer Gesellschaft sowie des erheblichen
Leistungsniveaus des modernen Spitzensportes nahm in den letzten beiden Jahrzehnten das wissenschaftliche Interesse an einem differenzierten Einblick in die
Pathogenese des belastungsinduzierten Unterschenkelschmerzes zu [14]. Der Anteil
der Überlastungsschäden aller Sportverletzungen wird auf 30–50% geschätzt [24,
25]. Angeschuldigt werden hierfür ein schlechter Trainingszustand, Selbstüberschät-
zung, mangelnde Trainingsvorbereitung, die Ausübung von Saisonsport und exzessi-
ver Dauersportarten (Marathon, Triathlon) [14, 24]. Wenn auch die chronische Form
des funktionellen Kompartmentsyndroms überdurchschnittlich häufig bei Soldaten,
v.a. jungen untrainierten Rekruten, während Marschbelastungen und ungewohnten
Gehbelastungen auftritt, ist das Krankheitsbild in den letzten Jahren jedoch hauptsächlich im Leistungssport in den Blickpunkt des Interesses geraten [14, 27]. Neueren
Untersuchungen zufolge ist das funktionelle Kompartmentsyndrom für einen Großteil aller Unterschenkelbeschwerden bei sportlich Aktiven verantwortlich und häufiger als allgemein angenommen [29, 30, 42] (s. Beitrag Jerosch, S. 282).
   Neben einer ausführlichen Anamnese, bei der in der Regel die typischen Symptome geschildert werden, stellt die unter Belastung durchgeführte Messung des
intramuskulären Druckes im Tibialis-anterior-Kompartment die wichtigste diagnostische Maßnahme als einzig zuverlässige objektive Untersuchungsmethode dar [27,
28, 39, 47]. Die bisher unter Geh- oder Laufbelastung messenden Arbeitsgruppen
Puranen et al. [42], Jerosch et al. [27–29] sowie Pedowitz et al. [40] zeigten,

- daß bei Patienten mit einem chronisch funktionellen Kompartmentsyndrom
  höhere Druckwerte als bei einem gesunden Kontrollkollektiv nachgewiesen werden konnten. So zeigte Puranen Spitzendruckwerte von 70–190 mm Hg [42] und
  Jerosch beobachtete ein mittleres Druckmaximum von 62 mmHg bei 8 km/h Geh-
  bzw. Laufbelastung [29, 30]. Auch Rorabeck zeigte bei der Analyse der Mittelwerte
  unter Belastung gegenüber gesunden Sportlern erhöhte Druckwerte [44].

Dennoch besteht bisher keine Einigkeit über ein objektives diagnostisches Kriterium
für die Diagnose des chronisch funktionellen Kompartmentsyndroms [23]:

- Mubarak et al. erkennt ein Kompartmentsyndrom bei gemessenen Werten von
  über 75 mmHg während der Belastung [38, 39],
- Jerosch et al. bei Mitteldrücken von über 50 mmHg [27–31], und
- Rorabeck et al. diagnostizierten das Kompartmentsyndrom ab einem intrakom-
  partimentellen Druck von 15 mmHg zum Zeitpunkt 15 min nach Belastung [44].
  Dieser Empfehlung schließen sich auch Pedowitz et al. an [40].
- Clanton et al. diagnostizierten das funktionelle Kompartmentsyndrom bei Druck-
  werten von über 30 mmHg zum Zeitpunkt 1 min nach Belastung [14].

Die empfohlenen Meßgrößen richten sich dabei an der klinischen Erfahrung aus und
nicht an pathophysiologischen Hintergründen. In der Regel fehlt eine detaillierte
Beschreibung des Belastungs- bzw. Provokationsteste, so daß selbst bei Übernahme

der empfohlenen Meßparameter keine standardisiert gleiche Belastung gewährleistet ist und daher eigene Meßergebnisse nicht mit den publizierten Ergebnissen anderer Autorengruppen vergleichbar sind.

Verantwortlich für die uneinheitlichen Empfehlungen sind neben den verschiedenen Belastungstests (isokinetische Anspannungen, zyklische Bewegungsabläufe auf Dynamometern und Laufbandtests mit 3, 5, 6 oder 8–10 km/h, Gehen oder Laufen) auch die Verschiedenartigkeit der eingesetzten, in der Klinik etablierten Meßkatheterprinzipien bzw. -techniken [38, 39]. Diese erfordern teilweise meßtechnisch bedingt die Instillation von zusätzlicher Flüssigkeit in die Loge, registrieren teilweise nur sehr träge die zu beobachtenden Druckänderungen, sind prinzipiell vom hydrostatischen Druck extrem abhängig (Körperlage, Beinbewegung) und haben darüber hinaus noch den Nachteil, daß das kontinuierliche Ablesen der Druckwerte am sich bewegenden Patienten sehr unkomfortabel ist [1, 7, 17, 28, 29, 38, 39, 42, 43, 47, 48, 52].

Vor diesem Hintergrund sollte an Patienten mit Verdacht auf ein chronisch funktionelles Kompartmentsyndrom und an „gesunden" Probanden eine Untersuchungsreihe zur Analyse des intrakompartimentellen Druckes während einer standardisierten Gehbelastung durchgeführt werden. Darüber hinaus sollte zusätzlich, *simultan* mit einer Sauerstoffsonde der intramuskuläre Gewebesauerstoffpartialdruck online analysiert werden. Dieses Meßverfahren, das nach dem polarographischen Prinzip hochsensibel den Gewebe-pO_2 messen kann, bewährte sich in den letzten Jahren bei intensivmedizinischen und neurochirurgischen Fragestellungen zur Bestimmung der intrazerebralen und intramuskulären Gewebe-pO_2-Spannung [13]. Die gleichzeitige, belastungssynchrone Sauerstoffpartialdruckmessung erschien besonders interessant, da unserem Wissen nach bisher keine Daten über die Verlaufsdynamik des intrakompartimentellen Druckes und des Gewebesauerstoffpartialdruckes beim chronisch funktionellen Kompartmentsyndrom vorliegen und das Auftreten von Gewebeischämien bei Patienten mit chronisch funktionellem Kompartmentsyndrom als nicht sicher gilt. So zeigten Balduini et al. 1993 mittels der ^{31}P-NMR-Spektroskopie, daß bei der Mehrzahl der Patienten mit einem chronisch funktionellen Kompartmentsyndrom die Gewebeischämie keine signifikante Komponente für das Auftreten des Schmerzes oder des Kompartmentsyndroms ist [6].

Mit der vorliegenden Arbeit sollten folgende Fragen beantwortet werden:

1. Eignet sich im klinischen Routinealltag eine standardisierte Gehbelastung auf einem Laufband zur Provokation eines chronisch-funktionellen Kompartmentsyndroms?
2. Welche Meßparameter der Druckkurven sind für eine objektive Diagnostik eines chronisch-funktionellen Kompartmentsyndroms aussagekräftig?
3. Tritt bei Patienten mit einem chronisch funktionellen Kompartmentsyndrom während der Gehbelastung eine Gewebeischämie auf?

Material und Methodik

Patienten: Von Mai 1996 bis April 1997 wurden 17 männliche Soldaten mit klinischem Verdacht auf ein chronisch-funktionelles Kompartmentsyndrom untersucht. Als Kontrollgruppe dienten 7 gesunde Probanden. Alle Probanden betrieben Ausdauer-

Belastungs- phase	Dauer (min)	Geschwindig- keit (km/h)	Steigung (%)	**Tabelle 1.** Typische Belastungs-situation unter standardisierten Bedingungen
1	10	6	0	
2	10	6	10	
3	10	8	10	

sport auf Freizeitniveau (1- bis 4mal, 30–120 min Lauftraining/Woche), waren im Bereich der unteren Extremität nicht voroperiert und wiesen zum Zeitpunkt der Untersuchung keinerlei Beschwerden auf.

Anamnese und klinische Untersuchung: Nach Erhebung von Anamnese und körperlicher Untersuchung des Patienten wurde die Druckmessung am Aufnahmetag durchgeführt. Die Entlassung aus dem Krankenhaus erfolgte am darauffolgenden Tag nach einer Abschlußkontrolle der Hauteinstichstellen. Vor der Laufbandmessung wurde eine standardisierte Anamnese erhoben (Beginn der Beschwerden, Sportanamnese, Beschwerdedauer, Ausprägung und Charakter sowie Lokalisation des Schmerzes) und mittels klinischer Untersuchung wurden mögliche mechanische Ursachen des Kompartmentsyndroms evaluiert (Muskelstatus, Achsabweichungen der ossären Strukturen, Fußdeformitäten, Faszienlücken).

Versuchsprotokoll und quantitative Analyse: Nach Messung der Ausgangswerte im Liegen (für 5 min), Stehen (für 5 min) sowie bei Zehen- und Fersenstand wurden die Teilnehmer einer Marschbelastung auf dem Laufband unterzogen (Tabelle 1).

Ziel dieser Untersuchung war, eine typische Belastungssituation unter standardisierten Bedingungen zu erzeugen, um beim Patienten die üblichen belastungsabhängigen Schmerzen zu provozieren.

Meßtechnik der intramuskulären Druck- und pO_2-Messung: Um der Inhomogenität des Muskels und daraus resultierenden Druckgradienten im Gewebe Rechnung zu tragen [eigene, nicht veröffentlichte Daten], wurden jeweils 3 Drucksonden (S1, S2, S3) auf unterschiedlicher Höhe im M. tibialis anterior des im Hinblick auf die Beschwerden dominierenden Beines implantiert. 1 cm medial und lateral der mittleren Drucksonde wurde eine Temperatur- sowie eine pO_2-Sonde plaziert: Nach großflächiger Hautdesinfektion über der Loge des M. tibialis anterior wurden die 1,5 cm lateral der Tibiavorderkante gelegenen Insertionspunkte im oberen, mittleren und unteren Drittel des M. tibialis anterior mit 1 ml 1%igem Scandicain lokal anästhesiert. Nach kurzer Einwirkzeit wurden handelsübliche PTFE-Venenverweilkanülen (14-Gauge, Durchmesser 2,1 mm) im Einstichwinkel von 45° in distaler Richtung in das tibiale Kompartment eingeführt. Nach Überwinden der Faszie des M. tibialis anterior erfolgte dann die Plazierung der Nadelspitze *möglichst parallel* zum Verlauf der Muskelfasern zwischen oberflächlicher Faszie und der zentral intramuskulär gelegenen Sehne. Nach Entfernen der Braunülennadel wurden die 3 4-F-Drucksonden bis auf Subkutanniveau in den Stichkanal vorgeschoben, befeuchtet und mit dem Verstärkermodul konnektiert, das einen automatischen Offsetabgleich auslöste. Danach wurde die Sonde bis auf eine intramuskuläre Tiefe von 2 cm vorgeschoben, die Braunülen über das Sondenkabel zurückgezogen, sowie abschließend steril abgedeckt und mit Pflasterstreifen fixiert. In gleicher

Weise wurde mit den pO_2- bzw. Temperatursonden (Durchmesser 400 µm, 10-Gauge-Insertionsbraunüle) verfahren.

Meßprinzip der Drucksonde und Sondentechnologie: Die auf piezoresistiver Basis arbeitenden Drucksensoren wandeln Umgebungsdrucke in ein elektrisches Signal um. Der Methode liegt die physikalische Tatsache zugrunde, daß Halbleiter unter Druck ihren spezifischen Widerstand ändern. Um die Sensoren klein und dennoch präzise zu halten, werden die Widerstände direkt in ein Halbleitermaterial eindiffundiert. Als Druckmembran dient ein kristallines Halbleitermaterial. Druckschwankungen führen so direkt zu Widerstandsänderungen. Das intramuskuläre Druckmonitoring erfolgte mit einem mehrkanaligen computergesteuerten Druckmeßsystem (ARGUS, MIPM GmbH, Hauptstr. 3a, D-82285 Hattenhofen). Über tragbare Vorverstärker- und Versorgungsmodule am Gürtel des Patienten erfolgt die Übermittlung der analogen Sondensignale zum Empfangsmodul und nach Digitalisierung via PCMCIA-Schnittstelle zu einem PC-System (486er, mathematischer Koprozessor, 4 MB Arbeitsspeicher). Softwareseitig stehen verschiedene Kommunikations- und Meßtools zur Verfügung, die individuellen Anforderungen angepaßt werden können. Unter diesen Voraussetzungen ist eine Messung im Bereich von ± 350 mmHg mit einer Auflösung von ± 1 mmHg möglich. Nach dem Sondenoffset wurde eine Meßfrequenz von 10 Hertz gewählt.

Meßprinzip pO_2-Sonde: Die flexiblen LICOX-Katheter (Fa. GMS, 24247 Mielkendorf) arbeiten analog einer polarographischen Clark-Typ-Meßzelle: Der Gewebesauerstoff diffundiert durch die Polyethylenwand des Katheters in dessen inneren Elektrolytraum. Hier wird O_2 an einer negativ polarisierten Edelmetallelektrode zu OH^--Ionen umgesetzt. Der Redoxstrom der O_2-Umsetzung ist das Meßsignal des Sensors. Der im Meßkreis fließende Strom ist proportional zum im Gewebe herrschenden Sauerstoffdruck. Durch eine permanente Temperaturmessung konnte der meßprinzipbedingte ausgeprägte temperaturabhängige Gewebe-pO_2-Drift elektronisch kompensiert werden. Die Temperaturkompensation ist erforderlich, da eigene, nicht publizierte Vorarbeiten gezeigt hatten, daß sich der Muskel während der Gehbelastung von 33°C auf 39,5 – 41,3°C erwärmte. Die Validität der pO_2-Messung mit der LICOX-Sonde ist in zahlreichen Arbeiten belegt [13].

Meßparameter: Bei der Messung der Gewebe-pO_2-Werte und der Gewebedrücke in der Loge des M. tibialis anterior interessierten folgende Größen:

- Ruhewerte liegend und stehend,
- Zehen- und Hackenstand,
- Mittelwerte, Minima und Maxima während der 3 Phasen der Gehbelastung,
- Erholungs- und Ruhewerte im Liegen.

Auswertesoftware und Statistik: Die Daten wurden mit MS-Excel (Fa. Microsoft, München) ausgewertet. Die Berechnung des Signifikanzniveaus erfolgte mit dem Statistikpaket STATVIEW Version 4.55 (Abacus Concepts, UK). In der zusammenfassenden Darstellung der Parameter erfolgte die Deskription der Werte durch Angabe der Mittelwerte und der Standardabweichung (SD, mit dem Zeichen ± dargestellt). Das Signifikanzniveau wurde mit dem nonparametrischen Kruskal-Wallis-Test für (un)-

verbundene Stichproben sowie einer Bonferroni-Korrektur bei multiplen Tests innerhalb des gleichen Stichprobenvergleiches errechnet und wie folgt festgelegt: $p < 0,05$ (*; signifikant) bzw. $p < 0,01$ (**; hoch signifikant). „n.s." steht für nicht signifikant.

Ergebnisse

17 Patienten und 7 Probanden nahmen an der Studie teil. Alle Patienten und Probanden waren männliche Soldaten. Im Durchschnitt waren die Patienten $23,8 \pm 4,4$ Jahre alt ($21-36$ Jahre), die Probanden $27,3 \pm 3,5$ Jahre ($23-34$ Jahre). Die Patienten waren im Mittel $177,7 \pm 5,7$ cm groß, die Probanden $179,3 \pm 5,8$ cm. Das Durchschnittsgewicht betrug bei den Patienten $88,6 \pm 10,4$ kg ($73-105$ kg), bei den Probanden $76,7 \pm 2,5$ kg ($71-85$ kg).

Die 17 Patienten gaben Schmerzen bei unterschiedlichen Belastungen an. 4 Patienten klagten über Schmerzen und Spannungsgefühl im vorderen Kompartment v.a. beim Joggen, 3 Patienten berichteten über das Auftreten dieser Beschwerden v.a. beim Marsch. Bei den übrigen 10 Patienten traten die Beschwerden bei jeder stärkeren Gehbelastung auf. 5 Patienten betrieben wenig oder keinen Sport, 2 Patienten ausschließlich Kraftsport. 1 Patient war Wettkampfsportler in einer asiatischen Kampfsportart und klagte über Beschwerden bei Wiederaufnahme des Trainings nach einer einmonatigen Verletzungspause. Alle Patienten brachen die Laufbandbelastung vorzeitig ab. Ursache waren in 16 Fällen Schmerzen im vorderen Kompartment, in einem Fall Erschöpfung. 10 Patienten brachen gegen Ende der 2. (6 km/h 10% Steigung), 7 Patienten unmittelbar nach Beginn der 3. Belastungsstufe (8 km/h 10% Steigung) ab. Ursache war in einem Fall Erschöpfung, in den übrigen Fällen Schmerzen, die von den Patienten als typisch für ihre Beschwerden geschildert wurden. Von 7 Probanden absolvierten 6 die geforderten Belastungsstufen problemlos. 1 Proband brach aus konditionellen Gründen am Ende der dritte Belastungsstufe ab.

Intrakompartimentelle Druckwerte im M. tibialis anterior während Gehbelastung

Die Drücke im Liegen waren bei den Patienten mit $21,4 \pm 21,1$ mmHg tendenziell über denen der Kontrollgruppe ($13,1 \pm 8,3$ mmHg; n.s. Unterschied). Patienten und Probanden wiesen im Stehen vergleichbare Druckwerte auf. Auffallend war in beiden Gruppen ein ausgeprägter Anstieg der Druckwerte durch einen 1- bis 2minütigen Zehen- und Fersenstand auf Werte, die durchschnittlich $30-70$ mmHg höher als die Drücke beim Stehen waren (Patientengruppe: Zehenstand $92,8 \pm 53,8$ mmHg, Fersenstand $121,35 \pm 83,2$ mmHg; Kontrollgruppe: Zehenstand $68,2 \pm 13,2$ mmHg, Fersenstand: $102,4 \pm 34,1$ mmHg, kein signifikanter Unterschied in beiden Gruppen). Die Erholungs- bzw. Ruhewerte lagen mit $28,4 \pm 19,6$ mmHg (Probanden) und $35,2 \pm 29,9$ mmHg (Patienten) deutlich über den Ausgangswerten (kein signifikanter Unterschied (Abb. 1).

Die prozentuale Verteilung aller gemessenen Druckwerte während der drei 10minütigen Belastungsphasen zeigt am Beispiel der Belastungsstufe 6 km/h bei 0% Steigung, daß die Patienten im Durchschnitt mit mehr als 50% ihrer Meßwerte über

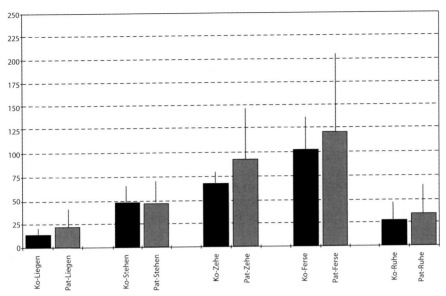

Abb. 1. Intramuskuläre Druckwerte im Liegen, Stehen, Zehenstand, Fersenstand und Ruhewerte nach Belastung (Werte in mmHg). Patienten (*grau*, n=17) und Kontrollgruppe (*schwarz*, n=7), Darstellung der Mittelwerte mit Standardabweichung. Die Unterschiede sind nicht signifikant (Kruskal-Wallis-Test)

70 mmHg lagen, während dieser Wert bei der Kontrollgruppe nur knapp 25 % betrug ($55,5 \pm 24,8$ vs. $23,8 \pm 18,5$; p<0,01) (Abb. 2a+b). Noch 20 % aller registrierbaren Werte lagen bei Patienten über Werten von 130 mmHg, während in der Kontrollgruppe nicht einmal 2 % aller Meßwerte diesen Wert erreichten ($20,5 \pm 20,8$ vs. $1,53 \pm 2,8$; p<0,01). Noch 2 % aller Drücke liegen in der Patientengruppe über 250 mmHg. In den ersten 20 min nach Belastung sanken die Ruhedruckwerte im Patientenkollektiv kontinuierlich von $39,0 \pm 29,4$ auf $27,0 \pm 19,1$ mmHg ab (Abb. 3). Die Kurve des Vergleichkollektivs nimmt einen ähnlichen Verlauf von $28,8 \pm 18,7$ mmHg auf $10,7 \pm 5,9$ mmHg.

Intrakompartimenteller Verlauf des Gewebesauerstoffpartialdruckes im M. tibialis anterior während einer Gehbelastung

Der direkte Vergleich zwischen Probanden und Patienten zeigt, daß sowohl im Liegen als auch im Stehen nur geringgradige Unterschiede festgestellt werden können (Abb. 4). Probanden zeigten unter Ruhebedingungen im Liegen einen durchschnittlichen pO_2 von $15,3 \pm 7,5$ mmHg, Patienten von $16,6 \pm 7,8$ mmHg. Während des Stehens wurden pO_2-Werte von $14,4 \pm 4,6$ mmHg (Probanden) bzw. von $17,7 \pm 6,9$ mmHg (Patienten) nachgewiesen. In Phase 1 der Gehbelastung (10 min mit 6 km/h bei 0 % Steigung) zeigten die Probanden zunächst einen leichten Anstieg der Mittelwerte auf $23,4 \pm 12,7$ mmHg, Patienten im Vergleich zum Ruhewert bereits einen Abfall auf Mittelwerte von $12,5 \pm 8,3$ mmHg. In Phase 2 (10 min mit 6 km/h bei 10 % Steigung) zeigten die Probanden Mittelwerte von $22,4 \pm 13,5$ mmHg und Patienten Mittelwerte von $7,3 \pm 7,7$ mmHg (signifikant mit $p < 0,05$ vs. Proband). In der 3. Phase

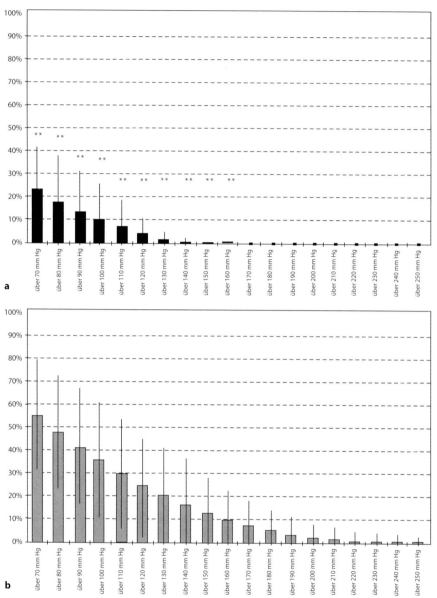

Abb. 2 a, b. Prozentuale Verteilung der Druckwerte im Verlauf einer Gehbelastung: **a** Kontrollgruppe (*schwarz*, n = 7, im Vergleich zur Patientengruppe n = 17, *grau*) am Beispiel der 10minütigen Belastungsstufe 6 km/h bei 0 % Steigung (Meßergebnis aus der Analyse von 6000 Einzeldaten, 10 min bei 10 Hz). Die Unterschiede zu den Druckwerten der Patientengruppe sind signifikant (*: p < 0,05, **: p < 0,01). **b** Patientengruppe (*grau*, n = 17) im Vergleich zur Probandengruppe (n = 7, *schwarz*). Belastungsstufe 6 km/h bei 0 % Steigung. Die Unterschiede zu den Druckwerten der Patientengruppe sind signifikant (*: p < 0,05, **: p < 0,01)

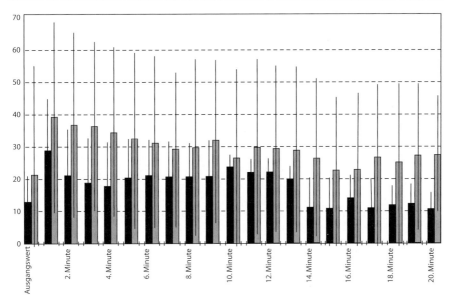

Abb. 3. Druckverlauf der ersten 20 min nach Ende der Gehbelastung (Werte in mmHg). Patienten (*grau,* n = 17) und Kontrollgruppe (*schwarz,* n = 7) im Liegen. Ausgangswert bedeutet: Liegendwert in Ruhe. Keine signifikanten Unterschiede im Gruppenvergleich (Kruskal-Wallis-Test)

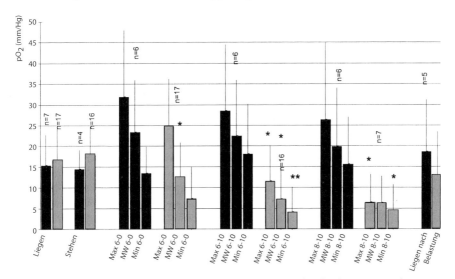

Abb. 4. Sauerstoffstoffpartialdruckverlauf in beiden Kollektiven (Proband: *schwarze 3er Säulengruppe;* Patient: *graue Säulengruppe*). Mittelwerte in Ruhe beim Liegen und Stehen. Die 3er Säulengruppen zeigen jeweils Maximal-, Mittel- und Minimalwerte während der 3 jeweils 10minütigen Gehphasen (6 km/h 0%-Steigung, 6 km/h 10%-Steigung, 8 km/h 10%-Steigung). In allen 3 Gehphasen zeigen sich signifikant niedere Werte bei den Patienten (*: p < 0,05; **: p < 0,01; Kruskal-Wallis-Test)

(10 min mit 8 km/h bei 10 % Steigung) zeigten die Probanden nach wie vor Werte über den Ruhewerten von 19,8 ± 14,2 mmHg, Patienten jedoch einen signifikanten Abfall auf 6,4 ± 6,4 mmHg (signifikant p < 0,05 vs. Probanden). Direkt nach der Belastung erreichten die Patienten Werte im Bereich der Ruhewerte 12,9 ± 10,5 mmHg (Probanden: 18,5 ± 12,7 mmHg, nicht signifikant).

Bei einer Gehbelastung von 6 km/h bei 0 % Steigung finden sich bei Probanden 3 unterschiedliche Verlaufstypen. Ein Proband erreicht Werte von knapp 50 mmHg, 4 Kurvenverläufe befinden sich dauerhaft in einem mittleren Bereich von 15–35 mmHg (Abb. 5a). Bei 2 Probanden sinken im Verlauf der Belastung die Werte von 10–12 mmHg auf Werte um 6 mmHg ab, stabilisieren sich jedoch gegen Ende der Belastungsphase. Keiner der Probanden klagte während der Belastung über Schmerzen im Bereich der anterolateralen Muskelloge. Die Druckkurven der Patienten (Abb. 5b) zeigen bei gleicher körperlicher Beanspruchung einen auffällig anderen Verlauf. So sinkt bei einem Großteil der Patienten der Sauerstoffgewebespiegel stetig bereits während der ersten leichten Belastungsstufe ab. In Einzelfällen ist zwar in den ersten Minuten ein pO_2-Anstieg zu beobachten, im weiteren Verlauf nähern sich die Werte jedoch deutlich niedrigeren Werten an.

Nach Steigerung der Belastung auf 6 km/h bei 10 % Steigung zeigen die Probanden einen einheitlichen Verlauf (Abb. 6a). Ausgehend von Werten zwischen 30 und 45 mmHg sinken die Sauerstoffwerte gering ab auf Werte zwischen 15 und 30 mmHg. 2 Probanden, die schon in der ersten Belastungsphase niedrige Werte aufgewiesen hatten, zeigten eine nur sehr geringe Tendenz zu niederen Werten. Die Kurven der

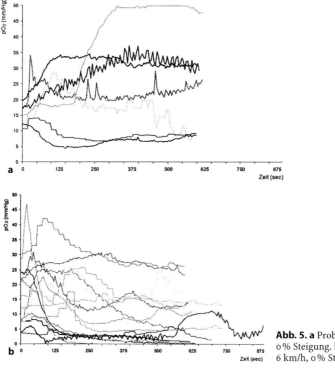

Abb. 5. a Probanden (n = 7), 6 km/h, 0 % Steigung. **b** Patienten (n = 17), 6 km/h, 0 % Steigung

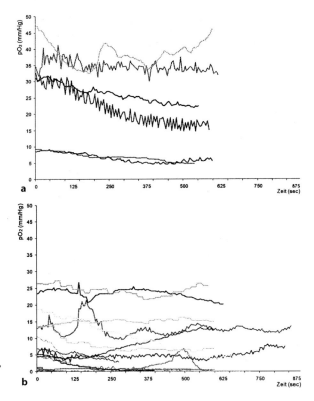

Abb. 6. a Probanden, 6 km/h, 10 % Steigung. **b** Patienten, 6 km/h, 10 % Steigung

Patienten stellen sich in dieser Phase sehr unterschiedlich dar (Abb. 6b). Es finden sich in Einzelfällen konstante Verläufe bei knapp 25 mmHg, einige Kurven erreichen jedoch schon zu Beginn dieser Phase Werte nahe 0 mmHg. Jeder der Patienten, der einen pO_2-Abfall auf 0 mmHg zeigte, mußte die Belastung in der Folgezeit abbrechen. Bei einer Belastung von 8 km/h und 10 % Steigung finden sich bei den Probanden auffällig konstante Verläufe auf einem Partialdruckniveau zwischen 5 und 40 mmHg (s. Abb. 4 und 7). Ein Proband bricht aus konditionellen Gründen die Belastung ab. Nur 1 Patient „übersteht" die höchste Belastungsstufe über einen längeren Zeitraum. Alle übrigen müssen bereits nach 1–2 min abbrechen.

Diskussion

Das Ziel der vorliegenden Studie war, den intramuskulären Druckverlauf und die Gewebesauerstoffspannung bei 17 Patienten mit chronisch-funktionellem Kompartmentsyndrom im Verlauf einer standardisierten Gehbelastung zu untersuchen. Es konnte gezeigt werden, daß eine forcierte Gehbelastung zu extrem hohen intramuskulären Drücken führt und diese mit einer Verminderung der Sauerstoffgewebespannung einhergehen. Im folgenden sollen die Ergebnisse orientiert an den 3 formulierten Fragestellungen diskutiert werden.

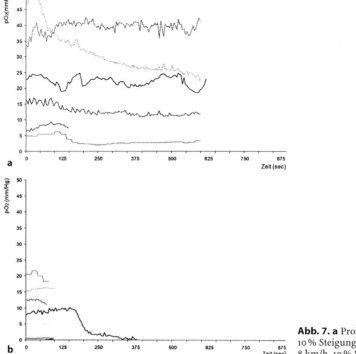

Abb. 7. a Probanden, 8 km/h, 10 % Steigung. **b** Patienten, 8 km/h, 10 % Steigung

Vorteil der standardisierten Gehbelastung in der Diagnostik des chronisch-funktionellen Kompartmentsyndroms: Die bisherigen Arbeitsgruppen wählten in der Vergangenheit vergleichbare Belastungssituationen (3 Meilen/h [49] oder 3, 6 und 8 km/h auf dem Laufband [27, 28]), gaben jedoch die Belastungsstufen nicht immer exakt an [1, 7, 42, 43, 47, 48]. Wir wählten als Ausgangswert eine „Belastungsstufe" von 6 km/h bei 0 % Steigung für einen Zeitraum von 10 min, da eine geringere Muskelbelastung keine Beschwerden in einem klinisch-praktikablen Untersuchungszeitraum auslöst, wie Voruntersuchungen gezeigt hatten. Höhere Belastungen als 8 km/h und 10 % waren nicht erforderlich, da keiner der 17 Patienten die höchste Belastungsstufe bis zum Ende der 10minütigen Gehphase tolerierte. Es darf vermutet werden, daß ein Patient, der alle 3 Phasen toleriert, nicht unter einem Kompartmentsyndrom leidet. Auffallend ist, daß in der Literatur keinerlei Belastungsprotokolle empfohlen werden, die sich in reproduzierbare, im klinischen Alltag brauchbare Untersuchungssituationen umsetzen lassen [7, 8, 48]. Baumann et al. erzeugten intrakompartimentelle Druckerhöhungen durch wiederholte, nicht EMG-kontrollierte Dorsalflektionen des frei hängenden Fußes am sitzenden Patienten und durch Joggen „auf der Stelle" [7]. Andere Autoren belasten den Patienten mit Hilfe isometrischer Übungsgeräte, die jedoch infolge der strengen Monotonie der ablaufenden Bewegungen den Muskel unphysiologisch belasten und frühzeitig ermüden lassen. Vorteile der Untersuchung auf dem Laufband sind, daß der Patient der Belastungssituation ausgesetzt wird, die in den meisten Fällen seine Beschwerden verursacht und die weitestgehend einem natürlichen Bewegungsablauf entspricht. Exakte Dosierbarkeit der Belastung und dokumentierbare Geräteeinstellungen (Bandgeschwindigkeit, Steigungswinkel) sind für Wiederholungsmessungen und interindividuelle Vergleiche von Vorteil. Zur Kontrolle der tatsächlich geleisteten Muskelarbeit sind zumindest für die vorliegende Fragestellung keine zusätzlichen elektromyographischen Simultanuntersuchungen erforderlich, da durch die konstante Bandgeschwindigkeit eine konstante Schrittfolge „diktiert" wird [35].

Intramuskuläre Druckmessung: Die Ruhedruckwerte in der Probandengruppe entsprechen mit 13,1 $\pm$ 8,3 (n = 7) den Werten der Literatur [39, 44, 46, 48]. Bemerkenswert ist, daß Ruhewerte sich bei Probanden und Patienten nicht signifikant unterscheiden. Daher kann im Gegensatz zu den Empfehlungen von Mubarak et al. der absolute Ruhedruck nicht als aussagekräftiges Kriterium für die Diagnosestellung gewertet werden [38, 39]. Auch andere *statische* Untersuchungsbedingungen (Stehen, Zehenstand und Fersenstand) erbrachten keine auffälligen Unterschiede in den beiden Gruppen.

Aussagekräftig erscheint die *dynamische* Messung der intramuskulären Druckwerte im Verlauf einer Gehbelastung zu sein. So zeigten unsere Patienten schon zu Beginn der ersten Belastungsphase (6 km/h bei 0 % Steigung) einen Mitteldruck von über 70 mmHg, während die Probanden im gleichen Zeitraum lediglich Mittelwerte um 50 mmHg und erst gegen Ende der gesamten 30minütigen Belastungsphase Mitteldrücke von über 75 mmHg erreichten. Es finden sich schon in den ersten 15 min der Belastung hochsignifikante Unterschiede zwischen den beiden Gruppen. Bemerkenswert ist, daß die gesunden Probanden erst gegen Ende der Belastungsphase eine deutliche Druckerhöhung zeigen. Schon Jerosch et al. hatten 1993 formuliert, daß Patienten mit mittleren Druckerhöhungen von 70 – 75 mmHg vermehrt zur Entwicklung eines Kompartmentsyndroms neigen [30]. Ob dieser kritische Mitteldruck eine Beziehung zum diastolischen Blutdruck aufweist, wie Styf vermutete [48], sollte durch weitere Studien geklärt werden. Betont werden muß zumindest, daß schon in der 2. Übungsminute auf ebener Erde (6 km/h, 0 % Steigung) in über 55 % aller Zeitwerte (Druckwertaufnahmerate: 10 Hz) Druckwerte von über 70 mmHg erreicht wurden, während nur 23,8 % der Probandenwerte diese Grenze überschritten. Wenn auch bisher keine exakten Angaben über die für eine suffiziente nutritive Perfusion erforderliche Dauer der Muskelrelaxationsphase (im Sinne einer Diastole) vorliegen, kann zumindest vor dem Hintergrund der Ergebnisse dieser Studie gefolgert werden, daß bei Patienten mit einem chronisch-funktionellen Kompartmentsyndrom die für die Nutrition entscheidende Relaxationsphase erheblich verkürzt ist. Mittlere Druckwerte von 50 mmHg im Verlauf einer Gehbelastung sind kein ausreichendes Kriterium für die Diagnosestellung eines Kompartmentsyndroms [30 – 32], da auch die gut trainierte Probandengruppe dieser Studie schon in der frühen Belastungsphase mittlere Druckwerte von über 50 mmHg entwickelte.

Es kann vermutet werden, daß die Diskrepanz zwischen den in dieser Studie nachweisbaren hohen Druckwerten und den in der Literatur publizierten, in der Regel niederen Druckwerten auf Unterschieden in der Meßtechnik beruht. So zeigen Druckkurven in der Literatur nur geringe Druckamplituden als Folge niederer Maxima und hoher Druckminima, die wahrscheinlich durch eine größere Trägheit der Meßapparatur bedingt sind. Für diese Vermutung spricht, daß z.B. Jerosch et al.

beim normalen Laufen lediglich maximale Druckwerte von 56,3 mmHg ($\pm$ 14,3), beim Ballenläufer von 58,2 mmHg ($\pm$ 14,3) und beim Fersenläufer von 75,1 mmHg ($\pm$ 19,2) nachweisen können, während der Einsatz einer auf piezoresistivem Widerstandsprinzip basierenden Meßsonde den Nachweis erheblich höherer Druckspitzen erlaubt [30].

Der Empfehlung von Mubarak et al. [38, 39], ab muskelaktivitätsbedingten Spitzendruckwerten von 75 mmHg ein Kompartmentsyndrom zu diagnostizieren, kann vor dem Hintergrund der vorliegenden Ergebnisse nicht gefolgt werden, da die Probanden während der gesamten Belastungsphase Spitzenwerte zwischen 75 und 130 mmHg erreichten und sich sogar der Mitteldruck gegen Ende der Gesamtbelastung auf Werte von über 75 mmHg erhöhte.

Aufgrund der hohen interindividuellen Schwankungsbreite scheint die Beurteilung der Ruhewerte nach Belastung ebenfalls nicht aussagekräftig zu sein. Die Empfehlung von Rorabeck et al. und Pedowitz et al., ab einem intrakompartimentellen Druck von 15 mmHg zum Zeitpunkt 15 min nach Belastung ein Kompartmentsyndrom zu diagnostizieren, könnte vor dem Hintergrund der vorliegenden Studie zu unangebrachten Therapieempfehlungen führen [23, 40].

Die Verlaufsdynamik der Druckwerte in der Patientengruppe spiegelt sich auch in der intramuskulär gemessenen Sauerstoffgewebespannung wider. Die pO_2-Gewebespiegel sind in allen 3 Belastungsphasen signifikant vermindert. Bei einer Gehbelastung von 6 km/h und 8 km/h bei 10 % Steigung ist die durchschnittliche intramuskuläre Sauerstoffgewebespannung im Vergleich zur Kontrollgruppe auf die Hälfte vermindert. Vergleichbare Untersuchungen, die unter Gehbelastung eine Abnahme der intramuskulären Sauerstoffkonzentration zeigen, liegen in der Literatur bislang nicht vor. Ganz im Gegensatz zu den vorliegenden Ergebnissen formulierten Balduini et al. 1993, daß beim Kompartmentpatienten im Verlauf einer ^{31}P-NMR-Spektroskopie-Untersuchung keine Beeinträchtigung der PCr/PCr+Pi-Ratio beobachtet werden konnte und somit ein ischämisches Geschehen in der Regel nicht die Ursache der typischen Belastungsschmerzen ist [6]. Erst ab Druckwerten von 160 mmHg konnte die Arbeitsgruppe eine Beeinträchtigung dieses funktionellen Parameters nachweisen. Die vorliegende Studie, die den Verlauf des direkten Parameters Sauerstoff analysierte, kann diese Beobachtung nicht bestätigen. Sie zeigt, daß bereits zu Beginn der 6 km/h-0 %-Phase die pO_2-Werte signifikant abfallen.

Angemerkt sei, daß unsere Patienten meist untrainierte, eher übergewichtige junge Soldaten waren, bei denen die Beschwerden typischerweise erstmals im Rahmen der wehrdiensteigentümlichen körperlichen Anforderungen (Gepäckmarsch, Lauftraining) und nach längerer Sportpause (z.B. durch Verletzungen) auftraten.

Zusammenfassend darf formuliert werden, daß sich eine Gehbelastung auf dem Laufband zur Provokation des chronisch-funktionellen Kompartmentsyndroms eignet. Mit vertretbarem Aufwand lassen sich auch für den klinischen Routinebetrieb standardisierte Untersuchungsbedingungen schaffen, die reproduzierbare und mit anderen Arbeitsgruppen vergleichbare Ergebnisse erzielen. Eindeutige Parameter für eine sichere Diagnose des chronisch-funktionellen Kompartmentsyndroms lassen sich nicht festlegen. Aussagekräftig ist jedoch ein bereits zu Beginn der Gehbelastung vorliegender Mitteldruck von über 75 mmHg. Solange jedoch die Versuchsprotokolle nicht standardisiert sind und die Arbeitsgruppen mit unterschiedlichen Meßverfahren intramuskuläre Druckkurven analysieren, ist die Empfehlung von absoluten Werten nicht sinnvoll. Eine wichtige und preiswerte Entscheidungshilfe kann jedoch neben einer ausführlichen Anamnese und der klinischen Untersuchung die Laufbanduntersuchung auch ohne apparative Messung von Kompartmentdruckwerten oder pO_2-Werten sein. Bei Patienten mit einem chronisch-funktionellen Kompartmentsyndrom treten während der forcierten Gehbelastung eindeutige Hinweise auf eine Gewebeischämie auf. Trotzdem kann dieser Parameter nicht sicher zur Diagnostik verwandt werden, da bereits in Ruhe interindividuell sehr große Schwankungen bestehen.

Literatur

1. Allen MG, Stirling AG, Crashaw CV, Barnes MR (1985) Intracompartmental pressure monitoring of leg injuries. J Bone Joint Surg Br 67: 53–57
2. Allen MJ, Barnes MR (1986) Exercise pain in the lower leg. Chronic compartment syndrome and medial tibial syndrome. J Bone Joint Surg Br 68: 818–823
3. Allen MJ, Barnes MR, Bell PR, Bolia A, Hartshorne TC (1993) Popliteal entrapment syndrome: misdiagnosed as a compartment syndrome. Eur J Vasc Surg 7/3: 342–345
4. Allen MJ, O'Dwyer FG, Barnes MR, Belton IP, Finlay DB (1995) The value of ^{99}Tcm-MDP bone scans in young patients with exercise-induced lower leg pain. Nucl Med Commun 16/2: 88–91
5. Amendola A, Rorabeck CH, Vellett D, Vezina W, Rutt B, Nott L (1990) The use of magnetic resonance imaging in exertional compartment syndromes. Am J Sports Med 18: 29–34
6. Balduini FC, Shenton DW, O'Connor KH, Heppenstall RB (1993) Chronic exertional compartment syndrome: correlation of compartment pressure and muscle ischemia utilizing ^{31}P-NMR spectroscopy. Clin Sports Med 12/1: 151–165
7. Baumann JU, Sutherland DH (1979) Intramuscular Pressure During Walking. An experimental study using the wick catheter technique. Clin Orthop 145: 292–299
8. Bäumer F, Weißer C, Henrich HA (1988) Das Kompartmentsyndrom nach sportlicher Betätigung. Dtsch Z Sportmed 39: 406–410
9. Bekény G, Kraft F (1963) Ischämische Muskel-Nerven-Schädigung des Beines nach muskulärer Überanstrengung. Wien 2. Nervenheilkunde 20: 336–347
10. Black KP, Taylor DE (1993) Current concepts in the treatment of common compartment syndromes in athletes. Sports Med 15/6: 408–418
11. Blandy JP, Fuller R (1957) March gangrene. Ischaemic myositis of the leg muscles from exercise. J Bone Joint Surg (Br) 39: 679
12. Blasier D, Bany RJ, Weaver T (1992) Forced march-induced peroneal compartment syndrome. A report of two cases. Clin Orthop 284: 189–192
13. Boekstegers P, Weidenhöfer S, Werdan K (1993) Klinisch anwendbare Meßmethoden zur intermittierenden und kontinuierlichen Beurteilung der Sauerstoffverfügbarkeit im Skelettmuskel bei Intensivpatienten. Intensivmedizin 30: 107–118
14. Clanton TO, Solcher BW (1994) Chronic leg pain in the athlete. Clin Sports Med 13/4: 743–759
15. Conti SF (1994) Posterior tibial tendon problems in athletes. Orthop Clin North Am 25/1: 109–121
16. Crenshaw AG, Friden J, Hargens AR, Lang GH, Thornell LE (1993) Increased technetium uptake is not equivalent to muscle necrosis: scintigraphic, morphological and intramuscular pressure analyses of sore muscles after exercise. Acta Physiol Scand 148: 187–198
17. Crenshaw AG, Styf JR, Mubarak SJ, Hargens AR (1990) A new "transducer-tipped" fiber optic catheter for measuring intramuscular pressures. J Orthop Res 8: 464–468
18. Crenshaw AG, Thornell LE, Friden J (1994) Intramuscular pressure, torque and swelling for the exercise-induced sore vastus lateralis muscle. Acta Physiol Scand 152: 265–277
19. Fehlandt A Jr, Micheli L (1995) Acute exertional anterior compartment syndrome in an adolescent female. Med Sci Sports Exerc 27/1: 3–7
20. Folkow B, Gaskell P, Waaler BA (1970) Blood flow through limb muscles during heavy rhythmic exercise. Acta Physiol Scand 80: 61–72
21. Gerow G, Matthews B, Jahn W, Gerow R (1993) Compartment syndrome and shin splints of the lower leg. J Manipul Physiol Ther 16/4: 245–252
22. Gershuni DH, Yaru NC, Hargens AR, Lieber RL, O'Hara RC, Akeson WH (1984) Ankle and knee position as a factor modifying intracompartmental pressure in the human leg. J Bone Joint Surg Am 66: 1415–1420

23. Hayes AA, Bower GD, Pitstock KL (1995) Chronic (exertional) compartment syndrome of the legs diagnosed with thallous chloride scintigraphy. J Nucl Med 36/9: 1618–1624
24. Hertel P, Cierpinski T (1994) Muskel- und Sehnenverletzungen beim Sportler. Chirurg 65/11: 934–942
25. Howell JN, Chleboun G, Conatser R (1993) Muscle stiffness, strength loss, swelling and soreness following exercise-induced injury in humans. J Physiol 464: 183–196
26. Hitchinson MR, Ireland ML (1994) Common compartment syndromes in athletes. Treatment and rehabilitation. Sports Med 17/3: 200–208
27. Jerosch J, Geske B, Castro WHM, Jantea C (1989) Der intrakompartmentale Druckverlauf während einer standardisierten Laufbelastung. Dtsch Z Sportmed 40: 4–8
28. Jerosch J, Jantea C, Sons HU, Geske B (1989) Eine Analyse des intrakompartmentalen Druckes während des Gangzyklus. Dtsch Z Sportmed 40: 169–176
29. Jerosch J, Debus S, Geske B (1990) Provoziert forciertes Gehen ein funktionelles Kompartmentsyndrom? Dtsch Z Sportmed 41 (Sonderheft): 439–445
30. Jerosch J, Geske B (1993) Das funktionelle Kompartmentsyndrom am Unterschenkel. Diagnostik und Therapie in Klinik und Praxis. Enke, Stuttgart (Bücherei des Orthopäden. Beihefte zur Zeitschrift für Orthopädie)
31. Jerosch J, Brons F, Strauss JM (1997) Wie relevant sind Mittelwertbestimmungen des intrakompartimentellen Druckes beim funktionellen Kompartmentsyndrom? Biomed Tech 42: 42–47
32. Jones WG, Perry MO, Bush HL: Changes in tibial venous blood flow in the evolving compartment syndrome. 1989, Arch Surg 124, 801–804
33. Kahan JSG, McClellan RT, Burton DS (1994) Acute bilateral compartment syndrome of the thigh induced by exercise. J Bone J Surg Am 76: 1068–1071
34. Kalff R, Jamjoom Z, Mehdorn M, Towigh AH (1984) Beidseitiges laterales Unterschenkelsyndrom nach Militärmarsch. Nervenarzt 55: 108–109
35. Körner L, Parker P, Almström C et al. (1984) Relation of intramuscular pressure to the force output and myoelectric signal of skeletal muscle. J Orthop Res 2: 289–296
36. Leach RE (1964) Anterior tibial compartment syndrome due to strenuous exercise. Milit Med 129: 610
37. Moeversoons JP, Martens M (1992) Chronic compartment syndrome: diagnosis and management. Acta Orthop Belg 58/1: 23–27
38. Mubarak SJ, Hargens AR, Owen CA, Garetto LP, Akeson WH (1976) The Wick catheter technique for measurement of intramuscular pressure. J Bone J Surg Am 58: 1016–1020
39. Mubarak SJ, Owen CA, Hargens AR, Garetto LP, Akeson WH (1978) Acute compartment syndromes: diagnosis and treatment with the aid of the Wick catheter. J Bone Joint Surg Am 60: 1091–1095
40. Pedowitz RA, Hargens AR, Mubarak SJ, Gershuni DH (1990) Modified criteria for the objective diagnosis of chronic compartment syndrome of the leg. Am J Sports Med 18: 35–40
41. Presnal BP, Heavilon JA (1995) Exercise-induced acute compartment syndrome of the thigh. Case report. Am J Knee surg 8/2: 77–79
42. Puranen J, Alavaikko A (1981) Intracompartmental pressure increase on exertion in patients with chronic compartment syndrome in the leg. J Bone Joint Surg Am 63: 1304–1309
43. Qvarfordt P, Christenson JT, Eklöf B, Ohlin P, Saltin B (1983) Intramuscular pressure, muscle blood flow, and skeletal muscle metabolism in chronic anterior tibial compartment syndrome. Clin Orthop Relat Res 179: 284–289
44. Rorabeck CH, Bourne RB, Fowler PF (1983) The surgical treatment of exertional compartment syndrome in athletes. J Bone Joint Surg Am 65: 1245–1251
45. Seiler R, Guziec G (1994) Chronic compartment syndrome of the feet. A case report. J Am Pediatr Med Assoc 84/2: 91–94
46. Styf JR, Körner L (1986) Microcapillary infusion technique for measurement of intramuscular pressure during exercise. Clin Orthop Rel Res 207: 253–261
47. Styf J (1989) Evaluation of injection techniques for recording of intramuscular pressure. J Orthop Res 7: 812–816
48. Styf JR, Crenshaw A, Hargens AR (1989) Intramuscular pressure during exercise: Comparison of measurement with and without infusion. Acta Orthop Scand: 593–596
49. Turnipseed WD, Hurschler C, Vanderby R Jr (1995) The effects of elevated compartment pressure on tibial arteriovenous flow and relationship of mechanical and biochemical characteristics of fascia to genesis of chronic anterior compartment syndrome. J Vasc Surg 21/5: 810–816
50. Varelas FL, Wessel J, Clement DB, Doyle DL, Wiley JP (1993) Muscle function in chronic compartment syndrome of the leg. J Orthop Sports Phys Ther 18/5: 586–589
51. Wasilewski SA, Asdourian PL (1991) Bilateral exertional compartment syndromes of forearm in an adolescent athlete. Am J Sports Med 19: 665–667
52. Willy C, Becker HP, Evers B, Gerngroß H (1996) Unusual development and delayed diagnosis of acute exertional compartment syndrome: a case report. Int J Sportsmed 17: 462–466

Das chronisch-funktionelle Kompartmentsyndrom: Gefäßarchitektur als pathophysiologischer Initialfaktor der schmerzhaften Drucksteigerung?

R. Minholz[1], Ch. Willy[1], T. Dubowy[1], W. Bähren[2], K. S. Pieper[3] und H. Gerngroß[1]

1 Abt. Chirurgie, Bundeswehrkrankenhaus Ulm, Oberer Eselsberg 40
2 Abt. Radiologie, Bundeswehrkrankenhaus Ulm, Oberer Eselsberg 40
3 Abteilung Anatomie der Universität Ulm, Steinhövelstr. 8, 89037 Ulm

Einleitung

Das durch muskuläre Belastung induzierte funktionelle oder chronische Kompartmentsyndrom erfährt durch die zunehmende sportliche Freizeitgestaltung und das Wissen um dieses Krankheitsbild eine wachsende klinische Relevanz. In der Literatur werden diesem Syndrom im Bereich des Unterschenkels und hier v.a. im Bereich des M. tibialis anterior Häufigkeiten zwischen 5 % und 25 % bei Athleten und Langläufern zugeordnet [7, 8]. Seit seiner Erstbeschreibung 1956 durch Mavor [7] ist der pathogenetische Mechanismus aufgrund widersprüchlicher Forschungsergebnisse nicht sicher geklärt [2]. Neben dem „etablierten" Erklärungsmodell der unphysiologisch schnellen intramuskulären Drucksteigerung durch Muskelschwellung bei Belastung [1, 8, 10] werden auch eine vermehrte Kapillarpermeabilität [3], eine pathologische Unelastizität der Faszie [2] sowie Fasziendefekte als Ursache des Krankheitsbildes diskutiert [7]. Zusätzliche makrovaskuläre Initialfaktoren wie eine arterielle und/ oder venöse Obstruktion der Vasa tibialia sind trotz der bekannten ausgeprägten Zunahme des Muskelvolumens mit konsekutivem Anstieg des intrakompartimentellen Druckes kaum untersucht [5]. So beschrieb Pieper et al. 1993 erstmals anatomische Varianten der Gefäßarchitektur im Bereich der Fossa poplitea [6]. Vor diesem Hintergrund sollten das Mündungsverhalten der Vasa tibialia an der anatomisch präformierten Engstelle des Foramen interosseum untersucht und an einem großen Kollektiv folgende Fragen beantwortet werden:

1. Gibt es im Verlauf der A.tibialis anterior und ihrer Begleitvenen anatomische Varianten?
2. Sind diese Varianten klinisch/radiologisch überprüfbar?
3. Können ggf. bestehende anatomische Varianten die intrakompartimentelle belastungs-induzierte Druckerhöhung durch Behinderung des arteriellen Einstroms und/oder des venösen Rückstroms erklären?

Methodik

Der Verlauf der A. tibialis anterior und Vv. tibiales wurde an 120 Leichenbeinpaaren (n = 240) im Bereich ihres Abgangs aus der A. poplitea anatomisch untersucht. Um die topographischen Verhältnisse zu erhalten, wurde in der Fossa poplitea nur das Caput fibulare des M. gastrocnemius und der fibulare Anteil des Arcus tendineus M. soleus abpräpariert. Die erhobenen Befunde wurden auf Basis der Abgangswinkel in

Hefte zu „Der Unfallchirurg", Heft 267
Willy, Sterk, Gerngroß (Hrsg.)
Das Kompartment-Syndrom
© Springer-Verlag Berlin Heidelberg 1998

4 Gruppen klassifiziert. Bei 107 weiteren Patienten (angiologisch-internistische Abteilung des BWK Ulm) wurde versucht, aus angiographisch (arterielle DSA) erhobenen Befunden ggf. bestehende anatomische Abgangsvarianten zu erkennen. Weiterhin wurde in einer prospektiven Studie eine sonographische Methode entwickelt, bei der zunächst von dorsal der sagittale Verlauf der A. poplitea einschließlich ihrer variablen Abgangshöhe bestimmt wurde, um dann durch schrägen Schall von ventrolateral den Abgangswinkel zu definieren. Mit dieser Methode konnte aus einem Gesamtkollektiv heraus bei 24 Patienten die sonographische Methode mit der Angiographie jeweils rechts und links verglichen werden und bei 8 einseitig betroffenen Kompartmentpatienten angewandt werden.

Ergebnisse

Die Abgangswinkel der A. tibialis anterior aus der A. poplitea konnten in der anatomisch-präparatorischen Studie nach *dreidimensionaler* Beurteilung in 4 Typen klassifiziert werden (Typ 1–4 = spitz, stumpf, horizontal, aufsteigend; Werte angegeben als Mittelwert):

- Typ 1 = 20,8% (li 19.2%, n = 24; re 20,8%, n = 26)
- Typ 2 = 39,2% (li 40,0%, n = 49; re 36,7%, n = 45)
- Typ 3 = 32,9% (li 34,2%, n = 42; re 30,8%, n = 37)
- Typ 4 = 7,1% (li 6,7%, n = 8; re 7,5%, n = 9)

Für die angiographisch erhobenen Abgangswinkel ergaben sich Mittelwerte von $54,4° \pm 16,9$ (links) $55,76° \pm 19,0$ (rechts). In Anlehnung an die 4 anatomischen Gruppen konnten den nur zweidimensional beschreibbaren radiologischen Befunden folgende Typen zugeordnet werden:

- Typ 1 = 20–40°: 20,6% (zum Vgl.: anatomisch: 20,8%)
- Typ 2 = 40–60°: 42,0% (zum Vgl.: anatomisch: 39,2%)
- Typ 3 = 60–80°: 27,1% (zum Vgl.: anatomisch: 32,9%)
- Typ 4 = > 80°: 10,3% (zum Vgl.: anatomisch: 7,1%)

Es findet sich eine weitgehende Übereinstimmung zwischen den angiographisch erhobenen Befunden und den Beobachtungen der anatomisch-präparatorischen Studie. Weiterhin zeigt sich, daß mit zunehmendem Alter in geringem Ausmaß der Abgangswinkel zunimmt. Dennoch konnten in der Altersklasse 20–40 Jahre, dem typischen Alter des Patienten mit einem chronisch-funktionellen Kompartmentsyndrom, hämodynamisch besonders ungünstige Winkelabgänge selten oder überhaupt nicht beobachtet werden (z. B. kein Typ 4 bei Patienten im Alter von < 40 Jahre). Trotz der großen interindividuellen Variabilität (Maximum = 104°, Minimum = 13°) errechnet sich bei den 107 Beinpaaren in allen Altersklassen mit r = 0,53 (p<0,01) eine mäßig enge intraindividuelle Korrelation im Seitenvergleich. Damit könnte bei einseitig betroffenen Patienten eine große Seitendifferenz mit Typ 3 oder Typ 4 auf der betroffenen Seite ein deutlicher Hinweis für einen kausalen Zusammenhang sein. Beim Vergleich und Validierung der Farbdopplersonographie vs. Angiographie fand sich mit r = 0,565 (p<0,01) ebenfalls eine mäßige Korrelation der beiden Verfahren. Dennoch war bei der kleinen Fallzahl eine erhebliche Schwankungsbreite und große

Untersuchungsabhängigkeit zu verzeichnen, so daß die Ergebnisse zurückhaltend beurteilt werden sollten. Bei 4 von 8 Patienten mit einseitig funktionellem Kompartmentsyndrom ergaben sich bei der Farbdopplersonographie auf der Seite der Beschwerden höhere Winkel, dabei enthalten war ein Typ-4-Abgang mit einer Seitendifferenz von 55°.

Diskussion

Die ätiologischen Kausalfaktoren des chronisch-funktionellen Kompartmentsyndroms sind weitgehend ungeklärt. Als sicher gilt die Zunahme des Muskelanteils am Herzminutenvolumen von 5% in Ruhe auf 70% unter Belastung mit nachfolgend erhöhtem Muskelvolumen um ca. 15–30% und konsekutiver intrakompartimenteller Drucksteigerung [4, 9, 11]. Die intramuskulären hämodynamischen Verhältnisse unter Belastung sowie die Bedeutung anatomischer Gefäßvarianten sind bisher jedoch nicht untersucht. Die formulierte Hypothese, daß Abgangsvariationen der Vasa tibialia in der Fossa poplitea einen Einfluß auf die nutritive Perfusion des Muskels ausüben, konnte in dieser Studie nicht bestätigt werden. Es konnte jedoch an einem großen Kollektiv gezeigt werden, daß erhebliche Unterschiede in der Gefäßarchitektur der Vasa tibialia vorliegen. Besonders interessant erscheint dabei die Beobachtung, daß ein Teil der Gefäße mit stumpfen bis horizontalen Abgängen einen geknickten Eintritt durch das Foramen interosseum in die vordere Extensorenloge nehmen. Diese Typ-3- und Typ-4-Abgänge könnten im Sinne einer Behinderung des arteriellen Einstroms und des venösen Rückstroms einen prädisponierenden Kausalfaktor für das funktionelle Kompartmentsyndrom darstellen. Tatsächlich konnte unmittelbar nach einer Gehbelastung eine ausgeprägte Kalibereinengung der A. tibialis anterior bei 86% der Patienten im MRT nachgewiesen werden. Die beiden Abgangsvarianten (Typ 3 und Typ 4) treten im typischen Patientenalter (20–40 Jahre) selten auf und könnten die Ursache für das ebenfalls eher seltene Krankheitsbild des chronisch-funktionellen Kompartmentsyndroms sein. Die von uns festgestellten anatomischen Varianten im tibialen Gefäßverlauf sind angiographisch in einem hohen Maße reproduzierbar. Der prospektive Studienansatz mit der Farbdopplersonographie an einseitig betroffenen Patienten gelang jedoch nur ungenügend. Anzustreben ist eine Überprüfung der erhobenen Befunde an einem größeren Patientenkollektiv mit einer standardisierten, wenig invasiven Meßmethodik, wie sie außer der Dopplersonographie nur mit der MRT-Angiographie vorhanden ist.

Schlußfolgerung

Es existieren deutliche Unterschiede im Abgangswinkel der A. tibialis anterior und ihrer beiden Begleitvenen mit sehr variablem Winkeleintritt durch das Foramen interosseum. Die Frage nach einer direkten hämodynamischen Beeinflussung des Kompartmentdruckes durch eine variable Gefäßarchitektur kann nicht beantwortet werden. Dennoch bietet sich dieser Ansatz auf der Suche nach einem pathogenetisch bedeutsamen Initialfaktor des funktionellen Kompartmentsyndroms an. Nicht-invasive Folgeuntersuchungen, z. B. mit der MRT-Angiographie, könnten zur weiteren Klärung dieser Fragestellung beitragen.

Zusammenfassung

Der aktuellen Literatur zufolge lassen sich bis zu 25 % aller Unterschenkelbeschwerden bei 20- bis 40jährigen sportlich Aktiven auf ein funktionelles Kompartmentsyndrom zurückführen. Ein exakter pathogenetischer Mechanismus ist für dieses Krankheitsbild bisher nicht bekannt. In dieser Studie sollte untersucht werden, ob anatomische Varianten des Verlaufes der Vasa tibialia die Ursache der unphysiologisch hohen, belastungsinduzierten Druckerhöhung in der vorderen Extensorenloge sind. Die anatomischen Befunde an 120 Verstorbenen und die angiographische Überprüfung der Befunde an 107 Patienten in 4 Altersklassen ließ bei großer interindivideueller Variabilität eine Klassifikation in 4 Typen zu (Typ 1 = 20 – 40° = 20,6 %, Typ 2 = 40 – 60° = 42,0 %, Typ 3 = 60 – 80° = 27,1 %, Typ 4 = > 80° = 10,3 %). Die Ergebnisse der Farbdopplersonographie waren uneinheitlich (n = 8).

Literatur

1. Clayton JM, Hayes AC, Barnes RW (1977) Tissue pressure and perfusion in the compartment syndrome. J Surg Res 22: 333 – 339
2. Detmer DE, Sharpe K, Sufit RL, Girdley FM (1985) Chronic compartment syndrome: Diagnosis, management and outcomes. Am Sports Med 13: 162 – 170
3. Fleckenstein JL, Canby RC, Parkey RW, Peshock RM (1988) Acute effects of exercise on MRI of sceletal muscle. AJR 151: 231 – 237
4. Jacobsson S, Kjellmer I (1964) Accumulation of fluid in exercising skeletal muscle. Acta Physiol Scand 114: 286 – 289
5. Jerosch J, Geske B, Sons HU, Winkelmann W (1989) Die Aussagefähigkeit des intrakompartmentalen Druckes in der Tibialis-anterior-Loge. Ultraschall 10: 206 – 210
6. Pieper K-S, Brückner L, Herrmann M, Schultka R (1993) Relationship between vessel course and muscles in the region of the origin of the tibialis anterior artery. Surg Radiol Anat 15: 241
7. Quarfordt P, Christenson JT, Eklöf B, Ohin P, Sahtin B (1983) Intramuscular muscle metabolism in chronic anterior tibial compartment syndrome. Clin Orthop Relat Res 179: 284 – 289
8. Rorabeck CH, Bourne RB, Fowler PJ, Finlay JB, Nott L (1988) The role of tissue pressure measurement in diagnosing chronic anterior compartment syndrome. Am J Sport Med 16/2: 143 – 146
9. Segesser B (1983) Chronische Logensyndrome. Helv Chir Acta 50: 725 – 737
10. Styf JR, Körner LM (1986) Chronic anterior compartment syndrome of the leg. J Bone Joint Surg Am 68/9
11. Veith RG, Matsen FA, Newell SG (1980) Recurrent anterior compartmental syndromes. Phys Sports Med 8: 80 – 88

Die MRT-Untersuchung in der Diagnostik des chronischen Kompartmentsyndroms

H.-J. Hald[1], H.J. Brambs[2], W. Bähren[1], H. Gerngroß[3] und R. Minholz[3]

1 Abteilung Radiologie (Bundeswehrkrankenhaus Ulm)
2 Abteilung Röntgendiagnostik (Universitätsklinik Ulm), Steinhövelstraße 8, 89037 Ulm
3 Abteilung Chirurgie (Bundeswehrkrankenhaus Ulm), Oberer Eselsberg 40, 89081 Ulm

Einleitung

Neben dem schon 1869 von Richard Volkmann beschriebenen akuten Kompartment-syndrom [22] findet zunehmend das durch muskuläre Belastung induzierte funktio-nelle oder chronische Kompartmentsyndrom (CCS) Beachtung. Der eintretende Schmerz unmittelbar nach Belastung oder bis zu 12 h nach Ruhe tritt vorwiegend in der Tibialis-anterior-Loge auf und wird wie die häufigere akute Form durch eine Muskelischämie mit begleitender Druckerhöhung erklärt. Unsicherheiten bestehen jedoch aufgrund widersprüchlicher Forschungsergebnisse. Während Amendola [1] in einer nuklearmedizinischen Untersuchung keine Reduktion des Blutflusses unter Belastung fand, erkannte Hayes [6] in einer szintigraphischen Untersuchung mit Thalliumchlorid einen deutlichen Zusammenhang zwischen CCS und Minderperfu-sion. Dennoch ist heutzutage weitgehend die Theorie der ischämiebedingten Verän-derungen mit signifikantem Anstieg des intramuskulären Druckes durch Überbela-stung und nachfolgende Mikrozirkulationsstörungen mit resultierenden neuromus-kulären Funktionsstörungen akzeptiert [6, 7, 8].

Wird das akute Kompartmentsyndrom hauptsächlich aufgrund der typischen Anamnese, der klinischen Leitsymptome [14] und der regelmäßig begleitenden inva-siven intrakompartmentalen Druckmessung [15] diagnostiziert, gestaltet sich die Diagnose des funktionellen Kompartmentsyndroms aufgrund der unklaren Ätiolo-gie schwieriger. Neben z.T. experimentellen Ansätzen bei kleinen Kollektiven wie der Druckmessung unter Laufbelastung und der Sauerstoffpartialdruckmessung, wird seit den Ergebnissen von Fleckenstein über Magnetresonanztomographie bei mus-kulärer Belastung am Gesunden auch dieses noninvasive Diagnostikum diskutiert [4]. So versuchte bereits Amendola [1], das MRT zur Diagnose des CCS einzusetzen. Er fand jedoch nur bei 4 von 9 Patienten mit den klinischen Zeichen eines CCS Verän-derungen im MRT. Da bis jetzt neben der klinischen Untersuchung nur die invasive Methode der intramuskulären Druckmessung als diagnostisches Kriterium akzep-tiert ist, sollen in dieser Studie, basierend auf den Erkenntnissen von Amendola und Fleckenstein, folgende Fragen beantwortet werden:

1. Kann das MRT kurzfristige, reversible Muskelischämien sicher darstellen?
2. Ergeben sich aus den Ergebnissen pathophysiologische Hinweise?
3. Können nebenbefundlich Druckauswirkungen an den Vasa tibialia erkannt wer-den?

Hefte zu „Der Unfallchirurg", Heft 267
Willy, Sterk, Gerngroß (Hrsg.)
Das Kompartment-Syndrom
© Springer-Verlag Berlin Heidelberg 1998

Material und Methodik

Zur Beantwortung dieser Fragen wurde die Untersuchung aufgeteilt in eine Messung nach Provokationsbelastung, die aus schnellen OSG-Flexions-Extensionsbewegungen (Frequenz ca. 2/s) bis zur Schmerzgrenze bestand sowie einer Wiederholung der Messung nach 20 min Ruhepause. Durch die körperliche Belastung direkt auf der MRT-Untersuchungsliege konnte eine verzögerungsfreie Untersuchung gewährleistet werden. Das Untersuchungskollektiv bestand aus 9 männlichen Patienten (Durchschnittsalter: 21,2 Jahre), davon 5 beidseits und jeweils 2 einseitig mit den klinischen Symptomen eines chronischen Kompartmentsyndroms, sowie 5 gesunden männlichen Kontrollpersonen (Durchschnittsalter: 26,8 Jahre). Die Patienten benötigten durchschnittlich 4 min bis zum schmerzhaften Abbruch der Belastung (= Meßbeginn), die Kontrollpersonen mußten 5 min die gleiche Provokationsbelastung durchführen.

Die MRT-Untersuchungen wurden an einem 1,5T-Gerät (Typ Magnetom SP 63, Firma Siemens, Erlangen) angefertigt. Folgende Messungen wurden unmittelbar *nach Belastung* durchgeführt:

1. Orientierende axiale Schichten in 5 verschiedenen Höhen am Unterschenkel mit T2w-Spinechosequenzen (TR = 000 ms, TE = 103 ms, TA = 68 s) bei Kontrollpersonen und allen Patienten mit CCS.
2. Orientierende axiale Schichten auf gleichen Höhen mit T1w-Spinechosequenzen (TR = 500 ms, TE = 15 ms, TA = 101 s) zusätzlich bei 4 Patienten mit CCS.

Um vergleichbare Messungen in identischen axialen Schichtebenen ohne zwischenzeitliche Provokationsbewegungen im OSG zu ermöglichen, wurden zur *Ermittlung der Ruhewerte* die Messungen 20 min nach Belastung wiederholt.

Um die Dynamik der Veränderungen darzustellen, wurden bei 4 Patienten mit beidseitigen Beschwerden zusätzlich nach einer Ruhepause und erneuter Provokation minütliche T2w-Spinechosequenzen in Unterschenkelmitte über 10 min angefertigt.

Gemessen wurden die Signalintensitäten jeweils mittels ROI-Technik in allen ermittelten Sequenzen unmittelbar nach Belastung und nach Ruhe. Bei den Kontrollpersonen wurde nur der interessierende M. tibialis anterior bewertet. Bei Patienten wurden zusätzlich die Signalintensitäten im oberflächlichen Segment des M. tibialis posterior bestimmt, um einen intraindividuellen Vergleich zu ermöglichen. Danach wurde der Ruhewert als jeweils 1 (= 100 %) gesetzt und der Quotient aus der individuell bestimmten Signalintensität nach Belastung geteilt durch die Signalintensität nach der Ruhepause gebildet (= prozentuale Abweichung). Nebenbefundlich wurde noch als weiterer Parameter die Veränderung des Querdurchmessers der A. tibialis anterior qualitativ vor und nach Belastung beurteilt.

Ergebnisse

Bei allen Patienten mit chronischem Kompartmentsyndrom zeigt sich entsprechend der klinischen Symptomatik eine deutlich höhere T2w-Signalintensität im M. tibialis anterior nach Belastung im Vergleich zur Messung nach der Ruhepause, während sich in den T1w-Sequenzen in allen Untersuchungen keine belastungsinduzierte Veränderung ergab. Auffallend war bei Patienten mit CCS und der Kontrollgruppe die Seitendifferenz mit ausgeprägt höheren Signalintensitäten rechtsseitig sowohl vor als auch nach Belastung. Die Signalintensität, gebildet aus einem Quotienten der jeweils gemessenen Intensität und der Intensität in Ruhe, stieg bei den Patienten links um 51 % (SD: 32,9), rechts um 30 % (SD: 8,03).

Eine entsprechende Veränderung war in der gesunden Vergleichsgruppe und den nicht betroffenen Kompartimenten bei Patienten ebensowenig erkennbar, wie im intraindividuellen Vergleich bei Patienten mit dem Tibialis posterior Segment. Im Tibialis-posterior-Kompartment stieg die Signalintensität rechtsseitig nur um 0,2%, linksseitig um 0,3 %. In der Kontrollgruppe stieg die Signalintensität rechtsseitig marginal um 1 % (SD: 3,4), linksseitig fiel sie sogar nach Belastung um 1,9 % ab (SD: 6,1).

In der dynamischen MRT-Untersuchung bei Patienten mit CCS und beidseitigen Beschwerden stieg der Quotient links unmittelbar nach Belastung auf 1,6 und fiel dann kontinuierlich auf 1,11 innerhalb von 10 min ab. Rechtsseitig zeigt sich ein belastungsinduzierter Anstieg des Quotienten auf 1,35 mit ebenfalls kontinuierlichem Abfall auf 1,11 innerhalb von 10 min.

Die qualitative Beurteilung der A. tibialis anterior zeigte bei den Patienten mit beidseitigem und ausschließlich linksseitigem Befund eine ausgeprägte Reduktion des Querdurchmessers, so daß sie z. T. nach Belastung im axialen Schnitt nicht mehr zur Darstellung kommt. Nach der Ruhepause findet sich in allen Fällen wieder ein regelhafter Durchmesser. Bei den 2 Patienten mit CCS und rechtsseitigen Beschwerden waren diese Veränderungen nicht erkennbar, so daß sich insgesamt bei 14 untersuchten Tibialis-anterior-Kompartimenten in 12 Fällen (= 86 %) eine Kaliberreduktion durch Belastung zeigte.

Diskussion

70 – 80 % aller Kompartmentsyndrome treten akut nach Frakturen, Weichteilkontusionen oder unphysiologischer Lagerung auf und sind ätiologisch durch eine intrakompartmentale Druckerhöhung mit verminderter Gewebeperfusion, resultierender Hypoxie, Azidose und intrazellulärer Ödembildung gekennzeichnet. Im Gegensatz dazu steht das chronische Kompartmentsyndrom, das meist bei jungen, sportlich aktiven Patienten ohne bisher bekannte Ursache auftritt [13]. Dabei können bereits geringfügige Belastungen (z.B. gewöhnliches Gehen) starke, vermutlich ischämisch bedingte Schmerzen im Bereich des M. tibialis anterior auslösen. Die Diagnose beruht im wesentlichen auf Anamnese und Klinik, wobei zunehmend der Wert der intrafaszialen Druckmessung [7, 10, 14, 17, 19] mit Bestimmung der Differenz zum mittleren arteriellen Blutdruck [7, 8] betont wird. Die Autoren schließen daraus, das dem CCS pathophysiologisch eine Hypoxie durch Reduktion der arteriellen Blutversorgung zugrunde liegt. Tierexperimentelle Studien [10] haben gezeigt, daß im Tibialis- anterior-Kompartment der Blutfluß, gemessen mit der ^{133}Xe-Clearance-Methode sehr sensitiv auf Druckveränderungen reagiert. Hayes et al. schlagen als Möglichkeit der nichtinvasiven Diagnostik die Thallium-Szintigraphie vor [6]. Bei 13 von 14 Patienten mit CCS fanden sie eine reversible Ischämie im M. tibialis anterior nach ent-

sprechender Belastung. Auch die ^{31}P-Magnetresonanzspektroskopie wurde bisher mehrfach zur Klärung pathophysiologischer Fragen eingesetzt. Heppenstall zeigte 1989 [8] mit dieser Methode die Abhängigkeit der Muskelischämie im M. tibialis anterior von erhöhtem Gewebsdruck und daraus resultierendem reduziertem Blutfluß.

Bereits 1988 hatte Fleckenstein [4] den Effekt von körperlicher Belastung auf die Signalintensität der Skelettmuskulatur im MRT untersucht. Er fand kurzfristige Signalintensitätsanstiege in T2w in belasteten Muskeln und schloß auf Verschiebungen im intra- und extrazellulären Wassergehalt der Muskelzellen durch körperliche Belastung. Eine Abhängigkeit von der Durchblutung fand er nicht, da auch bei Okklusion der arteriellen Gefäße diese Veränderungen erkennbar waren. Basierend auf diesen Erkenntnissen hatte bereits Amendola [1] versucht, das CCS im MRT darzustellen. Als Ergebnis fand er zu einem Meßzeitpunkt 5 min nach Belastung bei 4 von 9 Patienten einen relativ geringen Anstieg der Signalintensitäten in T2w-Sequenzen. Sowohl Fleckenstein als auch Amendola geben zusäztlich noch Signalintensitätsanstieg in T1w-Sequenzen durch Belastung an. Uns erscheinen diese Veränderungen in T1w- Sequenzen fragwürdig, sprächen sie doch für einen Wasserverlust in den Muskelzellen durch Belastung.

Wir konnten mit dieser Studie zeigen, daß es zwischen den ischämischbedingten Muskelschmerzen beim CCS und Signalintensitätsveränderungen im betroffenen Muskel einen deutlichen Zusammenhang gibt. Im Gegensatz zu Fleckenstein und Amendola fanden wir jedoch belastungsinduzierte Signalintensitätsveränderungen ausschließlich in T2w-Sequenzen. Übereinstimmend zeigte sich, daß die Veränderungen in T2w-Sequenzen innerhalb weniger Minuten reversibel sind. Wahrscheinlich ist die geringere Sensitivität des MRT bei Amendola auf die 5minütige Wartezeit zwischen Belastung und Untersuchung zurückzuführen.

Die fehlenden Veränderungen sowohl im intraindividuellen Patientenvergleich durch gleichzeitige Signalintensitätsmessungen im oberflächlichen Tibialis-posterior-Kompartment als auch bei Kontrollpersonen belegt, daß die von uns beobachteten Signalintensitätsveränderungen im M.tibialis anterior in ursächlichem Zusammenhang mit dem Kompartmentsyndrom der Patienten stehen. Zwischen den beklagten Beschwerden und den von uns gefundenen Signalintensitätsveränderungen fand sich eine vollständige Übereinstimmung.

Weiterhin lassen sich aus unseren Ergebnissen Rückschlüsse auf die Pathophysiologie des CCS ableiten. Sievers [20] und Clifford [3] wiesen darauf hin, daß T2w-Sequenzen sensitiv Veränderungen des intrazellulären Wassers aufzeigen. In unserer Studie zeigten die Patienten mit CCS ausgeprägte Veränderungen in den T2w-Sequenzen. Dies deutet darauf hin, daß bei Patienten mit CCS durch die körperliche Belastung eine unphysiologisch schnelle Zunahme der intrazellulären Flüssigkeit in den Skelettmuskelzellen stattfindet. Dieser Vorgang läuft sehr schnell ab (hier innerhalb von ca. 4 min) und ist, wie die dynamischen Untersuchungen zeigen, kurzfristig reversibel. Unsere Ergebnisse lassen die Vermutung zu, daß pathophysiologisch eine ischämiebedingte, reversible, gestörte Membranpermeabilität ursächlich für die Beschwerden beim CCS ist. Perry vermutete bereits 1988 [15], daß eine durch Hypoxie verursachte Anschwellung der Zellen beim Kompartmentsyndrom die entscheidende Rolle spielt. Er beobachtete jedoch im Tierversuch eine derartige Membrandysfunktion erst nach 3stündiger Ischämie. Gegen weitergehende, strukturelle Veränderungen an den Skelettmuskelzellen beim CCS spricht die kurzfristige Reversibilität,

sowie der schnelle Eintritt dieser Veränderungen nach Belastung. Erste ischämiebedingte, histopathologische Veränderungen an Muskelzellen beobachteten Mäkitie et
al. [9] erst nach frühestens 2 h.

Der intrakompartmentale Druck wird durch Belastung immerhin so hoch, daß bei
86 % der Patienten mit CCS eine deutliche Kompression der A.tibialis anterior zu
beobachten war, wobei dies jedoch eher als Folge denn als Ursache des CCS zu werten
ist.

Auffallend ist der deutliche Unterschied der Signalintensitäten rechts gegenüber
links sowohl bei Patienten als auch bei Kontrollpersonen. Unter Berücksichtigung
der Aussagen von Sievers [20] und Clifford [3] würde das bedeuten, daß die Zellen
des M. tibialis anterior rechtsseitig einen höheren intrazellulären Flüssigkeitsgehalt
haben als linksseitig. Ein vergleichbarer Befund wurde im Bereich des oberflächlichen Tibialis-posterior-Segmentes nicht gefunden. Eventuell liegt die Erklärung im
venösen Abstrom des Tibialis- anterior-Kompartments oder in einer unterschiedlichen muskulären Strukturierung v.a. des rechten Beins als Sprungbein.

Zusätzlich zu den Ergebnissen bei der Diagnose des chronischen Kompartmentsyndroms mit MRT konnten wir an diesem Modell auch zeigen, daß das MRT in der
Lage ist, auch kurzfristige, reversible Muskelischämien mit T2w-Spinechosequenzen
sicher darzustellen.

Schlußfolgerung

In der vorliegenden Studie konnte gezeigt werden, daß das MRT mit T2w- Spinecho-
sequenzen als weitere, v.a. noninvasive Methode in der Diagnostik des chronischen
Kompartmentsyndroms erscheint. Zusätzlich ergeben sich durch die kurzfristigen
Signalintensitätserhöhungen in der T2w-Sequenz und die häufig vorhandene Kompression der A. tibialis anterior pathophysiologische Hinweise, die an einem größeren Patientenkollektiv überprüft werden sollten.

Zusammenfassung

Im Zeitraum von 9/95 – 9/96 wurde an 9 Patienten in einer prospektiven Studie die
Wertigkeit des MRT in der Diagnostik des chronisch funktionellen Kompartmentsyndroms am M. tibialis anterior untersucht. Durch einen Belastungstest auf der
MRT-Untersuchungsliege und der daraus resultierenden belastungsinduzierten Ischämie konnte immer eine deutlich erhöhte Signalintensität in den T2w-Spinechose-
quenzen gemessen werden, die in Ruhe, wie wir mit dynamischen Messungen zeigen
konnten, einen schnellen Rückgang aufwiesen. Gleichartige Veränderungen bestanden weder beim Normalkollektiv noch im intraindividuellen Vergleich mit dem
M. tibialis posterior. Die kurzfristige Signalintensitätserhöhung in der T2w-Sequenz
erklärt sich am ehesten durch eine Zunahme der intrazellulären Flüssigkeit. Nebenbefundlich fand sich bei 86 % der Patienten eine belastungsinduzierte, ebenfalls
reversible Kaliberreduktion der A. tibialis anterior.

Literatur

1. Amendola A, Rorabeck CH, Vellett D, Vezina W, Rutt B, Nott L (1990) The use of magnetic resonance imaging in exertional compartment syndromes. Am J Sports Med 18: 29–34
2. Clayton JM, Hayes AC, Barnes RW (1977) Tissue pressure and perfusion in the compartment syndrome. J Surg Res 22: 333–339
3. Clifford J, Pethica BA, Smith EG (1968) A nuclearmagnetic resonance investigation of molecular motion in erythrocyte membranes. In: Bolis L, Pethica BA (eds) Membrane models and the formation of biological membranes. Amsterdam North Holland, pp 19–42
4. Fleckenstein JL, Canby RC, Parkey RW, Peshock RM (1988) Acute effects of exercise on MRI of skeletal muscle. AJR 151: 231–237
5. Fleckenstein JL, Weatherall PT, Parkey RW, Payne PA, Peshock RM (1989) Sports-related muscle injuries: evaluation with MR Imaging. Radiology 172: 793–798
6. Hayes AA, Bower GD, Pitstock KL (1995) Chronic (Exertional) Compartment syndrome of the legs diagnosed with thallous chloride scintigraphy. J Nucl Med 36: 1618–1624
7. Heppenstall RB, Sapega AA, Scott R, Shenton D, Young Sin Park, Maris J, Chance B (1988) The compartment syndrome. Clin Orthop Relat Res 226: 138–155
8. Heppenstall RB, Sapega AA, Izant T, Fallon R, Shenton D, Park YS, Chance B (1989) Compartment syndrome: A quantitative study of high-energy phosphorus compounds using 31P-magnetic resonance spectroscopy. J Trauma 29: 1113–1119
9. Mäkitie J, Teräväinen H (1977) Histochemical studies of striated muscle after temporary ischemia in the rat. Acta Neuropathol (Berl) 37: 101–109
10. Matava JM, Whitesides TE, Seiler JG, Hewan-Lowe K, Hutton WC (1994) Determination of the compartment pressure threshold of muscle ischemia in a canine model. J Trauma 37: 50–58
11. Mubarak SJ, Hargens AR (eds) (1991) Compartment syndromes and Volkmann's contracture. WB Saunders, Philadelphia
12. Nishiyasu T, Ueno H, Nishiyasu M, et al. (1994) Relationship between mean arterial pressure and muscle cell pH during forearm ischemia after sustained handgrip. Acta Physiol Scand 151: 143–148
13. Oestern HJ (1991) Kompartmentsyndrom: Definition, Ätiologie, Pathophysiologie. Unfallchirurg 94: 210–215
14. Pedowitz RA, Hargens AR, Mubarak SJ, Gershuni DA (1990) Modified criteria for the objective diagnosis of chronic compartment syndrome of the leg. Am J Sports Med 18: 35–40
15. Perry M (1988) Compartment syndromes and reperfusion injury. Vascul Trauma 68: 853–864
16. Reneman RS (1975) The anterior and the lateral compartmental syndrome of the leg due to intensive use of muscles. Clin Orthop 113: 69–80
17. Rorabeck CH, Clarke KM (1978) The pathophysiology of the anterior tibial compartment syndrome: an experimental investigation. J Trauma 18: 299–304
18. Rorabeck CH (1989) The diagnosis and management of chronic compartment syndromes. Instr Course Lect 38: 466–472
19. Scola E (1991) Pathophysiologie und Druckmessung beim Kompartmentsyndrom. Unfallchirurg 94: 220–224
20. Sievers KW, Gauger J, Bauermann T, Löhr E (1993) Changes of soft-tissue water examined with magnetic resonance and electrical impedance tomography: An in vivo experiment. Angiology 44: 889–895
21. Sievers KW, Högerle S, Olivier LC, Küllmer K, Kisters U (1995) Magnetresonanztomographische Beurteilung des Unterschenkels bei Zustand nach Kompartmentsyndrom. Unfallchirurgie 21: 64–69
22. Volkmann R (1869) Krankheiten der Bewegungsorgane. In: Pitha-Billroth (Hrsg) Handbuch der Chirurgie, Bd II, S 845

Pedographie und Kompartmentsyndrom

R. Schmidt, M. Röderer, H.P. Becker und H. Gerngroß

Chirurgische Abteilung, Bundeswehrkrankenhaus Ulm, Oberer Eselsberg 40, 89081 Ulm

Einleitung

Die Pedographie ist bei der Bewegungs- und Ganganalyse eine wichtige biomechanische Untersuchungsmethode. Eine dynamische Druckverteilungsmessung mit einem Innensohlenmeßsystem ist in der Lage, objektivierbare Meßergebnisse über Lokalisation, Höhe und Dauer der Belastung bei funktioneller Beanspruchung zu evaluieren [1–4]. Im klinischen Gebrauch können qualitative Aussagen zum Gangbild anhand von visuellen Bewegungsbetrachtungen gemacht werden. So kann z.B. eine deutliche Gangasymmetrie (Hinken) qualitativ beschrieben werden. Quantitative Aussagen über Bewegungs-und Belastungsmuster sind jedoch nur in den wenigsten Fällen möglich [5]. Um eine quantitative Aussage zu Bewegungsabläufen treffen zu können und um Vergleiche zwischen dem „normalen Gangbild" und unterschiedlichen Bewegungsabläufen bei verschiedenen Erkrankungen zu ermöglichen, müssen quantitative Methoden im Rahmen einer Bewegungsanalyse angewandt werden. Im Rahmen der chirurgischen Sprechstunde stellen Patienten mit Beschwerden im Sinne des chronisch-funktionellen Kompartmentsyndroms eine nicht unwesentliche Patientengruppe dar. Mit Hilfe der plantaren Druckmessung soll daher die Frage beantwortet werden, ob bei diesen Patienten unterschiedliche Druckverteilungsmuster nachweisbar und ob diese Veränderungen krankheitsspezifisch verifizierbar sind.

Material und Methode

Die neu gestaltete Software *PEDAR for windows* ermöglicht eine anwenderfreundliche Datenerfassung. Mit Hilfe von Meßsohlen, die in den Schuh eingelegt werden, ist es möglich, statische und dynamische Druckverteilungsmuster unabhängig von stationären Meßeinheiten zu bestimmen und auszuwerten (Abb. 1).

Die Messungen werden auf einem Laufband unter standardisierten Meßbedingungen (Schuhwerk, Geschwindigkeit, Steigung) durchgeführt. Die Messungen erfolgen bei:

- 4 km/h und 0° Steigung
- 6 km/h und 0° Steigung
- 4 km/h und 10° Steigung (Abb. 2).

Die Druckverteilungsmuster werden am Köpfchen des Os metatarsale V, an der Basis des Os metatarsale V, am dorsalen lateralen Fußrand, am Tuber calcaneum, am medialen Fußgewölbe und am Köpfchen des Os metatarsale I bestimmt. Im einzelnen

Hefte zu „Der Unfallchirurg", Heft 267
Willy, Sterk, Gerngroß (Hrsg.)
Das Kompartment-Syndrom
© Springer-Verlag Berlin Heidelberg 1998

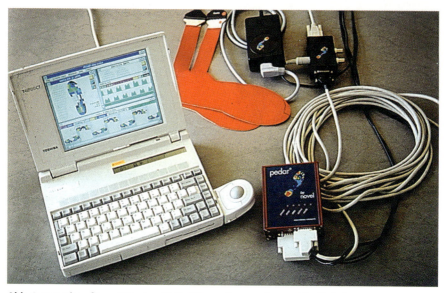

Abb. 1. Versuchsaufbau mit Laptop, Meßsohlen, pedar-sync-box und Laufkabel

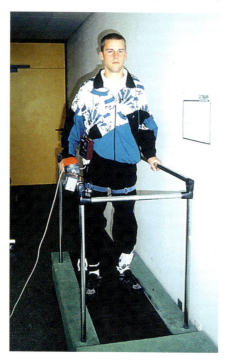

Abb. 2. Standardisierte Messung eines Probanden auf dem Laufband

können die Schrittfolge, die Druckverlaufskurve sowie die maximale plantare Druckverteilung mit der entsprechenden Hauptbelastungslinie dargestellt und ausgewertet

werden. Bei jedem Parameter ist sowohl eine dynamische Datenwiedergabe als auch ein „Standbild" abrufbar.

Ergebnisse

Unter standardisierten Meßbedingungen wurden bisher Datenerfassungen bei gesunden Probanden (n = 95) und bei Patienten mit unterschiedlichen Fußpathologien (u.a. chronisch-funktionelles Kompartmentsyndrom; n = 5) durchgeführt. Bei gesunden Probanden fand sich ein symmetrisches Druckverteilungsmuster. Im Gegensatz dazu wurde eine asymmetrische Druckverteilung nach Fußtraumata bzw. Fußpathologie evaluiert. In Abhängigkeit von Geschwindigkeit und Steigung traten signifikante Unterschiede in den Abrolldrücken auf (Abb. 3).

Beim „gesunden Fuß" führt eine zunehmende Steigung des Laufbandes zu einer Druckerhöhung am lateralen Fußrand. Am dorsalen lateralen Fußrand und im Bereich des Köpfchens des Os metatarsale V betrug die Drucksteigerung bei unseren Messungen 4 Newton. Eine forcierte Geschwindigkeit sowie eine ansteigende Gehstrecke haben eine Druckerhöhung am Tuber calcaneum (21 auf 28 N bei Geschwindigkeitserhöhung von 4 km/h auf 6 km/h) und im Bereich des Köpfchens des Os metatarsale I zur Folge (15 auf 18 N bei erhöhter Steigung von 0° auf 10°). Patienten mit einem chronisch-funktionellen Kompartmentsyndrom weisen ein asymmetrisches Druckverteilungsmuster mit Medialisierung der Hauptbelastungslinie im Vorfußbereich auf. Die Druckverlaufskurve mit ihrer deutlichen Abflachung zeigt charakteristische Veränderungen am betroffenen Bein (Abb. 4 und 5).

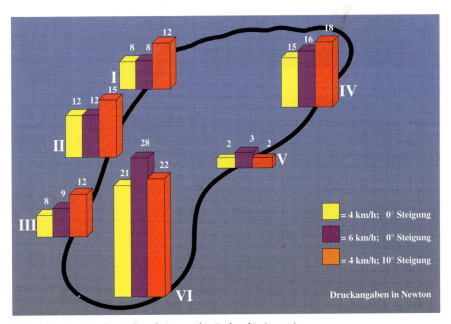

Abb. 3. Plantare Druckverteilung bei gesunden Probanden (n = 95)

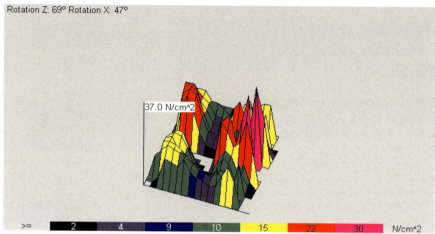

Abb. 4. 3-D-Darstellung der plantaren Druckverteilung bei Patienten mit chronisch-funktionellem Kompartmentsyndrom (n = 5)

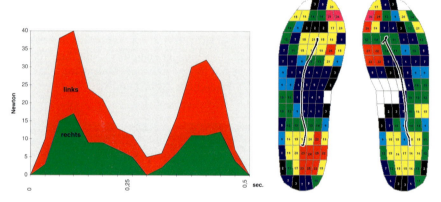

Abb. 5. Druckverlaufskurve/Druckverteilungsmuster bei Patienten mit chronisch-funktionellem Kompartmentsyndrom (n = 5)

Diskussion

Die Messung kinetischer Daten zur Quantifizierung der Belastung bei der Bewegungs- und Ganganalyse hat in begrenztem Rahmen begonnen, Einzug in den klinischen Alltag zu finden. Bei Patienten mit einem chronisch-funktionellen Kompartmentsyndrom wurden Veränderungen in der plantaren Druckverteilung eruiert. Allerdings muß kritisch bemerkt werden, daß eine Definition des „normalen" Gangbildes nicht existiert [5]. Es ist kaum möglich, die Vielfalt des sog. „Normalen" unter dem Einfluß der verschiedensten physischen und psychischen Faktoren in Zahlen zu fassen. Außerdem fehlt bei jedem der gemessenen Patienten der Vergleich zum Gangmuster vor dem Auftreten der Beschwerdesymptomatik, so daß viele Ergebnisse mit einer notwendigen Zurückhaltung diskutiert werden sollten. Trotzdem könnte die

Pedographie unterstützend in der eindeutigen Diagnosefindung sein, u.U. auch den Schweregrad einer Erkrankung mitbestimmen und prognostische Aussagen erleichtern.

Schlußfolgerungen

Das chronisch-funktionelle Kompartmentsyndrom führt wahrscheinlich zu Veränderungen im plantaren Druckverteilungsmuster. Der Nutzen der Pedographie in der spezifischen Diagnostik dieses Krankheitsbildes ist jedoch noch nicht erwiesen. Derzeit sehen wir eine Anwendungsmöglichkeit im Rahmen von epidemiologischen Studien und in der Ursachenforschung des Kompartmentsyndroms.

Literatur

1. Becker HP, Rosenbaum D, Kriese T, Gerngroß H, Claes L (1995) Gait asymmetry following successful surgical treatment of ankle fractures in young adults. Clin Orthop 311: 262–269
2. Cavanagh PR, Hewitt Jr FG, Perry JE (1992) In-shoe pressure measurement: a review. Foot 2: 185–194
3. Jerosch J, Castro WHM, Halm H, Bork H (1995) Influence of the running shoe sole on the pressure in the anterior tibial compartment. Acta Orthop Bel 61/3: 190–198
4. McPoil TG, Cornwall MW, Yamada W (1995) A comparison of two in-shoe plantar pressure measurement systems. Lower Extremity 2: 95–103
5. Mittelmeier Th, Morlock MM (1991) Statische und dynamische Belastungsmessungen am posttraumatischen Fuß. Orthopädie 20: 22–32

Experimentelle und klinische Untersuchungen des Druckes in den Kompartmenträumen des Fußes

R. Zippel und A. Domagk

Klinik und Poliklinik für Chirurgie der Ernst-Moritz-Arndt-Universität, Friedrich-Loeffler-Str. 23B, 17487 Greifswald

Einleitung

Das Kompartmentsyndrom mit seinen katastrophalen Folgen für die betroffene Extremität ist seit der erstmaligen Beschreibung durch Richard Volkmann 1881 ein bekanntes Krankheitsbild [10]. Bisherige Untersuchungen bezogen sich vorrangig auf Kompartmentsyndrome größerer Muskelgruppen, da Muskelnekrosen hier zu einem erheblichen Funktionsverlust und nicht selten durch eine massive Hämolyse zu einer Gefährdung des Gesamtorganismus führen. Deshalb traten bisher Betrachtungen kleinerer Muskelgruppen, wie die der Füße und Hände, in den Hintergrund. Dennoch drohen auch bei einem inadäquat therapierten distalen Kompartmentsyndrom die Atrophie und Fibrose mit nicht unerheblichem Funktionsverlust [5, 8].

Druckmessungen in den Logen des Fußes erfolgten fast ausschließlich nach schweren Traumen bzw. nach Revaskularisationen, wenn klinisch der dringende Verdacht geäußert wurde bzw. wenn das Ausmaß des Traumas die Entstehung eines Logensyndroms wahrscheinlich machte.

Unsere Untersuchungen waren deshalb darauf ausgerichtet, den Logendruck in Ruhe, unter physiologischen Bedingungen und unter definierter Belastung zur Definition von Referenzwerten darzulegen. Die aufgezeigten Referenzwerte wurden an ausgewählten Frakturen überprüft und halfen bei komplexen Traumen des Fußes bei der Indikationsstellung zur Fasziotomie.

Material und Methode

Entsprechend der Einteilung der Muskellogen des Fußes in 3 plantare und eine interossäre Loge definierten wir für jede Muskelloge eine Punktionslokalisation. Bei der Definition von Punktionslokalisationen galt es, mit der Hilfe von leicht auffindbaren Knochenpunkten eine Reproduzierbarkeit der Punktionslokalisationen zu gewährleisten sowie die Gefahr einer iatrogenen Läsion auf ein Minimum zu begrenzen. Unter Verwendung der Meßmethode nach Whitesides [8, 11, 12] wurde der Druck mit Hilfe des Stryker-Gerätes im lateralen, medialen und dorsalen Kompartment sowie in der Loge des M. extensor brevis gemessen, welche wir als dorsales Kompartment bezeichneten (Abb. 1). Als Punktionslokalisation für das mediale und laterale Kompartment diente der Halbierungspunkt zwischen Tuber calcanei und dem Gelenkspalt des Metatarsotarsalgelenkes (Lisfranc-Gelenklinie). Das interossäre Kompartment wurde von dorsal zwischen 2. und 3. Metatarsalknochen punktiert, so daß eine Gefährdung der A. dorsalis pedis nicht gegeben war. Die dorsale Loge (M. extensor

Hefte zu „Der Unfallchirurg", Heft 267
Willy, Sterk, Gerngroß (Hrsg.)
Das Kompartment-Syndrom
© Springer-Verlag Berlin Heidelberg 1998

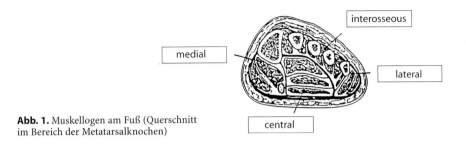

Abb. 1. Muskellogen am Fuß (Querschnitt im Bereich der Metatarsalknochen)

brevis) punktierten wir über dem Os cuboideum. Eine Druckmessung im zentralen plantaren Kompartment wurde wegen der Schmerzhaftigkeit der Punktion nur bei komplexen Traumen des Fußes vorgenommen. Zur Referenzbestimmung erfolgte die Druckmessung bei 43 männlichen und 48 weiblichen Probanden im Alter von 18–68 Jahren. Das durchschnittliche Körpergewicht lag bei den Frauen bei 67 ± 9,5 kg und bei den Männern bei 75 ± 10,2 kg. Zur Bestimmung des physiologischen Referenzbereiches wurden Druckmessungen nach einer definierten Belastung von jeweils 10 min auf dem Fahrradergometer bei 75 und 150 Watt und auf dem Laufband bei einer Geschwindigkeit von 4 und 8 km/h an 9 männlichen Probanden im Alter von 18–56 Jahren sowie einem Körpergewicht von 57–95 kg vorgenommen. In der folgenden Ruhephase stellten wir den Druck in 2-minütigen Intervallen über 10 min dar.

Druckmessungen wurden bei isolierten Metatarsal- (n = 20) und Sprunggelenkfrakturen (n=22) in einem Zeitintervall von 3–6 h sowie beit 64 komplexen Fußverletzungen durchgeführt. Bei den Metatarsalfrakturen handelte es sich um geschlossene Frakturen eines bzw. zweier benachbarter Metatarsalknochen ohne primär im Vordergrund stehende Weichteilschädigung. Druckmessungen bei Sprunggelenkfrakturen wurden nur bei Frakturen vom Typ Weber B und C vorgenommen. Die 64 komplexen Fußtraumen resultierten aus Überrolltraumen oder schweren Kontusionen (n = 27), Fußwurzelfrakturen traten beim Sturz aus großer Höhe (n = 13) oder als Begleitverletzungen bei polytraumatisierten Patienten nach Verkehrsunfällen (n = 24) auf.

Ergebnisse

Bei der Bestimmung physiologischer Druckwerte fanden wir bei Männern Drücke von 1,92±0,81 kPa im medialen, von 1,94 ± 0,90 kPa im lateralen, von 1,98 ± 0,96 kPa im dorsalen und im interossären Kompartment von 1,77 ± 0,71 kPa. Die Drücke betrugen bei Frauen 1,37 ± 0,45 kPa medial,1,30 ± 0,41 kPa lateral, 1,35 ± 0,60 kPa dorsal sowie 1,19 ± 0,46 kPa im interossären Kompartment. Bei beiden Geschlechtern wurden die höchsten Drücke im dorsalen und die niedrigsten Drücke im interossären Kompartment nachgewiesen. Zwischen den Drücken in den verschieden Muskellogen bestanden keine Unterschiede. Andererseits wiesen Männer signifikant höhere Drücke in den korrespondierenden Muskellogen als Frauen auf (Abb. 2).

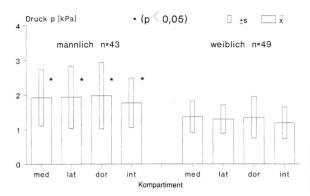

Abb. 2. Vergleich der akuten Druckwerte beim männlichen und weiblichen Geschlecht innerhalb einer Referenzgruppe

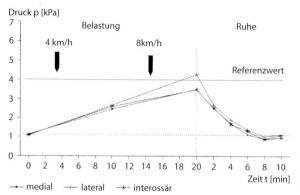

Abb. 3. Drücke in den Muskellogen des Fußes unter definierter Belastung auf dem Fahrradergometer und in Ruhe

Unter Trainingsbedingungen kam es bei den 9 männlichen Probanden zu einem belastungsabhängigen Druckanstieg unter beiden Belastungsformen mit einem ausgeprägteren Druckunterschied unter Einwirkung des Körpergewichtes auf dem Laufband. In der nachfolgenden Ruhephase zeigte sich ein schneller Druckabfall mit kurzzeitigem Unterschreiten der Ausgangswerte nach 8 min und eine erneute Druckerhöhung mit Erreichen der Ausgangswerte nach 10 min (Abb. 3).

Bei der Darstellung der Druckentwicklung in Abhängigkeit vom Körpergewicht zeigten Patienten mit einem höheren Körpergewicht geringere Ausgangswerte sowie höhere Drücke nach 10 min unter definierter Belastung. Bei der weiteren Belastung sahen wir einen weiteren Druckanstieg ohne Erreichen von höheren Maximalwerten. In der Ruhephase wurde bei den Probanden mit einem höheren Körpergewicht ein schnellerer Druckabfall und nach dem Erreichen des niedrigsten Druckes ein deutlicher Wiederanstieg in den folgenden 2 min nachgewiesen.

Bei Metatarsal- und Sprunggelenkfrakturen registrierten wir 3–6 h nach dem Trauma Druckerhöhungen in allen untersuchten Logen. Im Gegensatz zu den Metatarsalfrakturen bestanden bei den Sprunggelenkfrakturen zwischen den Geschlechtern erhebliche Druckunterschiede ähnlich denen in der Referenzgruppe. Gleichfalls sahen wir in der interossären Loge geschlechtsunabhängig die niedrigsten Drücke, die sich aber nur beim männlichen Geschlecht signifikant von den Drücken der anderen Muskelgruppen unterschieden. Bei 2 Patienten mit Metatarsalfrakturen war eine

Fasziotomie erforderlich, da neben der Druckerhöhung Symptome eines drohenden Kompartmentsyndroms vorlagen.

Unter den 64 komplexen Verletzungen wurde an 17 Extremitäten die Diagnose Kompartmentsyndrom gestellt und die Druckentlastung durch Fasziotomien vorgenommen. Bei allen Patienten fanden sich in den untersuchten Muskellogen Drücke oberhalb der definierten Referenzwerte. Dabei wurde bei 11 Patienten die Diagnose durch eine gezielte klinische Untersuchung bei eindeutiger Symptomatik gestellt und durch den Nachweis eines erhöhten Logendruckes bestätigt. 5 Patienten mit eingeschränkter Compliance (SHT, Sedierung nach einem Polytrauma) wiesen bei wiederholten Messungen einen progredienten Druckanstieg auf, so daß beim Überschreiten der von uns definierten Referenzwerte die Indikation zur Fasziotomie gestellt wurde.

Diskussion

Besonders polytraumatisierte Patienten mit Verletzungen an den unteren Extremitäten weisen neben Frakturen der großen Röhrenknochen von Ober- und Unterschenkel komplexe Verletzungen im Fußbereich auf. Dabei sind die Bedingungen für die Entstehung eines Logensyndroms am Fuß in klassischer Weise gegeben. Die Fußbinnenmuskulatur befindet sich in einem osteofibrösen Raum, gebildet aus dem Fußskelett, der Plantaraponeurose und vertikalen Bindegewebesepten. Auf diese Weise entstehen 3 plantare Kompartmente. Das mediale Kompartment beinhaltet die Großzehenmuskulatur. Im zentralen Kompartment befinden sich der M. flexor digitorum brevis, der M. quadratus plantae, der M. adductor hallucis sowie die Sehnen des M. flexor digitorum longus und des M. flexor hallucis longus. Das laterale Kompartment beinhaltet die Kleinzehenmuskulatur. Ein 4. Kompartment grenzt sich nach dorsal durch ein Septum von den plantaren Muskellogen ab und wird von den Mm. interossei dorsalis et ventralis gebildet. Auf dem Fußrücken befindet sich von unterschiedlich ausgeprägten Faszienblättern begrenzt, ein 5. Kompartment. Diese von uns als dorsales Kompartment bezeichnete Muskelloge beinhaltet den M. extensor brevis.

Charakteristisch für das klinische Bild eines akuten Kompartmentsyndroms im Fuß sind neben den allgemeinen Symptomen eines Logensyndroms mit Schwellung und erheblicher Schmerzhaftigkeit das funktionelle Unvermögen zum Spreizen der Zehen. Bei der klinischen Untersuchung stehen die Schmerzhaftigkeit bei digitalem Druck [1, 2] sowie bei passiver Dorsal- bzw. Plantarflexion [3, 6, 7, 9, 12] im Vordergrund. Als Frühsymptom gilt ein progredienter Sensibilitätsverlust. Vorhandene Fußpulse schließen dagegen ein Kompartmentsyndrom nicht aus. Als Spätfolgen drohen bei einem inadäquat behandelten Kompartmentsyndrom im Fuße die Atrophie der Fußbinnenmuskulatur mit Vorfußkontraktur und Krallenzehenbildung, welche die Funktion erheblich einschränken [5, 7, 8,].

Die Druckmessung nach Whitesides erwies sich besonders unter Verwendung einer kleinen Punktionskanüle und der digitalen Anzeigeeinheit der Firma Stryker als eine geeignete Methode zur Bestimmung des Druckes in den kleinen Muskellogen des Fußes.

Aus den gemessenen Ruhewerten definierten wir die Referenzwerte als Summe aus dem Durchschnittswert und der doppelten Standardabweichung. Für den Mann ermittelten wir 4,0 kPa und für die Frau 2,5 kPa. Die von uns definierten Referenzwerte sind identisch mit den Angaben von Echtermeyer [4] und Ender [5]. Dagegen finden sich in der Literatur keine Hinweise auf geschlechtsbezogene Druckdifferenzen, die wir auf signifikant differierende Körpergewichte mit der daraus resultierenden größeren statischen Belastung beim Mann zurückführen. Auch konnte am Beispiel von isolierten Metatarsal- und Sprunggelenkfrakturen nachgewiesen werden, daß schon bei relativ umschriebenen Verletzungen des Fußes Drücke auftreten können, die ein Logensyndrom hervorrufen. In unserem Krankengut sahen wir bei den beschriebenen Verletzungen 2mal beim Vorliegen einer progredienten klinischen Symptomatik die Indikation zur Fasziotomie.

Beim polytraumatisierten Patienten mit komplexen Trauma des Fußes und eingeschränkter bzw. aufgehobener Compliance erwiesen sich die definierten Referenzwerte als eine wesentliche Hilfe bei der Indikationsstellung zur Fasziotomie.

Zusammenfassung

Bei komplexen Fußtraumen, insbesondere bei polytraumatisierten Patienten mit eingeschränkter bzw. aufgehobener Compliance, sollte die einfache, reproduzierbare Bestimmung des Kompartmentdruckes zum diagnostischen Standard gehören. Werden die von uns definierten Referenzwerte von 4 kPa beim Mann und 2,5 kPa bei der Frau bei der subfaszialen Druckmessung überschritten, so ist die sofortige Entlastung aller betroffenen Muskellogen erforderlich. Durch dieses konsequente Vorgehen gelang es in unserem Patientengut, bei 19 Patienten zusätzliche Funktionseinbußen als Folge eines Logensyndroms auf ein Minimum zu begrenzen.

Literatur

1. Ascer E, Strauch B, Calligaro KD, Gupta SK, Veith FJ (1989) Ankle and foot fasciotomy: An adjunctive technique to optimize limb salvage after revascularization for acute ischemia. Vasc Surg 9: 594
2. Bartolomei FJ, Colley JO (1989) Compartment Syndrome – A dorsal pedal presentation. J Am Podiatr Med Assoc 79: 139
3. Bonutti PM, Bell GR (1986) Compartment Syndrome of the foot: A case report. J Bone Joint Surg (Am) 68: 1449
4. Echtermeyer V (1991) Das Kompartmentsyndrom des Fußes. Orthopäde 20: 76
5. Ender HG, Moser K (1988) Die Erhöhung des Druckes in den Logen der Sohle bei Gelenkbrüchen des Fersenbeins. Unfallchirurg 91: 523–525
6. Goldman FD, Dayton PD, Hanson CJ (1990) Compartment Syndrome of the foot. J Foot Surg 29: 37
7. Myerson M (1990) Diagnosis and Treatment of Compartment Syndrome of the Foot. Orthopedics 13: 711
8. Oestern HJ, Echtermeyer V, Tscherne H (1983) Das Kompartmentsyndrom. Orthopädie 12: 34–45
9. Shereff MJ (1990) Complex Fractures of the Metatarsals. Orthopedics 13: 875
10. Volkmann von R (1881) Die ischämischen Muskellähmungen und Kontrakturen. Zentralbl Chir 8: 801
11. Whitesides TE, Haney TC, Harada H et al. (1975) A simple method for tissue pressure determination. Arch Surg 110: 1311–1314
12. Zippel R, Lorenz D, Köcher W, Domagk A (1992) Das Druckverhalten in den Muskellogen des Fußes bei definierter Belastung, Metatarsal- und Sprunggelenksfrakturen. Chirurg 63: 310–315

Die Bedeutung des chronischen Kompartment-syndroms in der Pathophysiologie des Ulcus cruris venosum

J.J. Pflug

Phlebologisch-Chirurgische Klinik, Kellereistr. 4, 73033 Göppingen

Beim chronischen Kompartmentsyndrom handelt es sich klinisch eindeutig um eine orthopädische Entität [1]. Wir konnten jedoch das charakteristische diagnostische Merkmal des Kompartmentsyndroms, nämlich den erhöhten interstitiellen Druck innerhalb des Weichteilmantels des Unterschenkels, auch bei venösen Erkrankungen nachweisen. Der Druck war sowohl epifaszial als auch subfaszial erhöht und korrelierte sehr gut (r = 0,83) mit dem Schweregrad und der Dauer der chronisch venösen Insuffizienz. Überraschenderweise konnte ein erhöhter Druck in den tiefen subfaszialen Muskellogen, auch bei asymptomatischen, d.h. rein epifaszialen Seitenastvarizen gemessen werden [2]. Besonders hoch, aber eindeutig schweregradabhängig war der interstitielle Druck bei venösen Ulcera (Abb. 1).

Das venöse Ulkus wird als lokalisierte, regional gebundene venöse Hypertonie, kompliziert durch einen drainageabhängigen Hautdefekt, definiert. Die ulkusspezifische venöse Abnormität ist immer mindestens eine zum Ulkusareal führende inkompetente Perforansvene. Eine insuffiziente Perforansvene ist jedoch ein häufiger Befund sowohl bei primären als auch postphlebitischen Varizen, die mit keinem Ulkus oder aber nur minimalen trophischen Störungen einhergehen. Dies bedeutet, daß an der Entstehung und Persistenz des Ulcus cruris venosum neben den Venen ein zweiter, vom Gewebe ausgehender Faktor maßgeblich beteiligt ist. Die pathogenetische Relevanz der periulzerösen Gewebeveränderungen ging klar aus einer prospektiven Studie hervor, in der die therapeutische Wirksamkeit des Kompressionsverbandes ausgewertet wurde [3]. Entsprechend dem Schweregrad der Gewebefibrose konnte man venöse Ulzera in 3 Gruppen unterteilen (Abb. 2). Die Ulzera der 1. Gruppe heilten in Wochen, die der 2. in Monaten und bei der 3. heilten beinahe 40 % auch nach 1jähriger Kompressionsbehandlung nicht ab (Abb. 3).

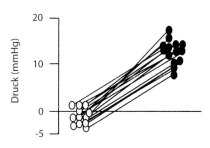

Abb. 1. Der Druck im tiefen dorsalen Kompartment, gemessen in Lumbalanästhesie mit einer 16 G, 8,3 cm-Teflon-Kanüle bei 14 Patienten mit unilateralem postphlebitischem Ulkus

Hefte zu „Der Unfallchirurg", Heft 267
Willy, Sterk, Gerngroß (Hrsg.)
Das Kompartment-Syndrom
© Springer-Verlag Berlin Heidelberg 1998

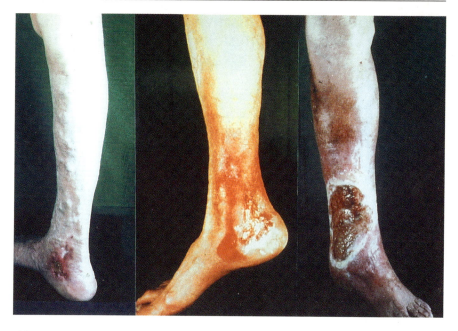

Abb. 2. Unterteilung der Ulzera nach Umfang und Schweregrad der klinisch faßbaren periulzerösen Gewebefibrose in 3 Gruppen

Heildauer		
Gr. I	28 Tage	(7–43)
Gr. II	70 Tage	(28–248) 1*
Gr. III	185 Tage	(92–362) 10*

*nicht geheilt innerhalb eines Jahres

Abb. 3. Die durchschnittliche Heildauer der 3 Ulkusformen mit unterschiedlichen Gewebeveränderungen

Wie die allgemeine klinische Erfahrung zeigt, gibt es nur einen Grund für schlechte therapeutische Resultate, nämlich die unbekannte bzw. nur teilweise bekannte Pathogenese. Wenn wir in Betracht ziehen, daß die vaskuläre Ätiologie, d.h. die venöse Pathologie, verhältnismäßig sehr gut definiert wird, bleibt der strukturelle Defekt der weniger bekannte Faktor, was auch die nur deskriptive diagnostische Terminologie wie Induration, trophische Störungen oder Lipodermatosklerose zum Ausdruck bringt. Es ist ohne Zweifel das Verdienst der interstitiellen Druckmessungen, daß die bisherigen weichen Kenntnisse über Lokalisation und Art der Gewebeveränderungen durch harte meßbare Daten ersetzt werden konnten.

Die für die normale Perfusion des Weichteilmantels notwendigen mechanischen Faktoren, nämlich die Dehnbarkeit und Elastizität, hängen vom subatmosphärischen interstitiellen Druck ab.

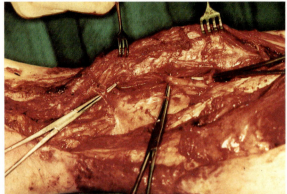

Abb. 4. Diszision des Weichteil-mantels supramalleolär, medial. Neben den 2 Perforansvenen ist die enorme Verdickung der Fascia cruris (gespalten) und die Faszie des tiefen Kompartments (nicht gespalten) zu sehen

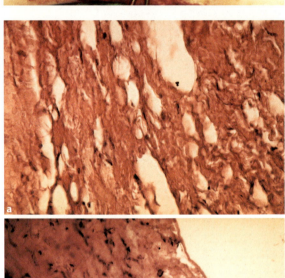

Abb. 5 a, b. Histologischer Befund einer verdickten (**a**) und normalen (**b**) Fascia cruris bei 10facher Vergrößerung. Das erweiterte, mit Flüssigkeit gefüllte Interstitium (**a**) kann nur durch Schnellschnittechnik erfaßt werden

Der pathologisch erhöhte Druck im Gewebe, d.h. das Vorhandensein eines chronischen Kompartmentsyndroms, zeigte, daß dieser Druckanstieg an der Induration und dem Verlust der Viskoelastizität des Gewebes ursächlich beteiligt war.

Der erhöhte Druck in den subfaszialen Muskellogen sprach dafür, daß das Zielor-

gan dieser strukturellen Veränderungen nicht nur in der Haut und im Unterhautge-
webe, sondern in allen Schichten des Weichteilmantels lokalisiert war.

Wir konnten durch intraoperative Befunde (Abb. 4), histologische Untersuchungen
(Abb. 5) und MRI (Abb. 6) nachweisen, daß es sich bei diesem Zielorgan um das sog.
fasziale System handelte [4]. Obwohl die uns bekannte Konsistenz, Form und topogra-
phische Abgrenzung der jeweiligen Weichteilschichten und Organe von dem Vorhandensein des ubiquitären faszialen Systems abhängt, wurde es weder von den Chirurgen
noch von den Anatomen als eigenständiges anatomisches System akzeptiert.

Da die wichtigste physikalische Eigenschaft des Weichteilgewebes, nämlich die

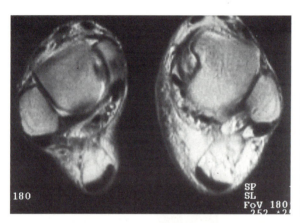

Abb. 6. T2-gewichteter (fett-
supprimierender) transversaler
Scan der supramalleolären
Gegend des gesunden (*links*)
und ulzerierten (*rechts*) Unterschenkels, von dorsal aus gesehen: Die Fibrosierung des periulzerösen Weichteilmantels
resultiert aus der Verdickung
der Faszienelemente in allen
Schichten

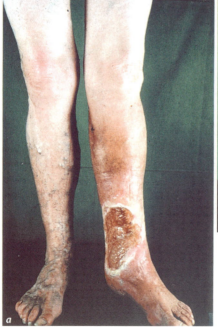

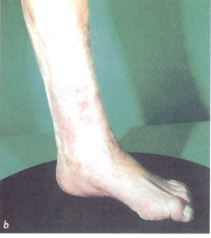

Abb. 7 a, b. Ein postphlebitisches, seit 20 Jahren persistierendes Ulcus cruris vor (**a**) und 3
Jahre (**b**) nach der Operation

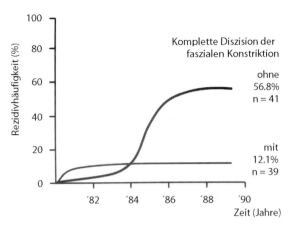

Abb. 8. In 10 Jahren erfaßte kumulative Rezidivhäufigkeit der schlecht heilenden Ulzera mit Konstriktionssyndrom nach Perforantenligatur mit Diszision der Fascia cruris (n = 41, *obere Kurve*) und nach zusätzlicher Entlastungsfasziotomie des tiefen dorsalen Kompartments und des Canalis malleolaris (n = 39, *untere Kurve*)

Dehnbarkeit und Anpassung an die ständig variierenden Volumenveränderungen, bei den schweren Formen der venösen Insuffizienz durch eine von innen ausgehende Rigidität aufgehoben ist, benannte ich dieses Krankheitsbild „supramalleoläres, mediales Konstriktionssyndrom" [3]. Der zentrale pathogenetische Faktor, der aus diesen Gewebeveränderungen resultiert, ist die Beeinträchtigung der nutritiven Mikrozirkulation. Im Tierexperiment sank die mit der intravitalen Fluoreszenzmikroskopie gemessene Anzahl der perfundierten Kapillaren bei einem Gewebedruck von 10 mmHg auf 52 %, bei einem Druck von 30 mmHg auf 4,8 % [6].

Natürlich mußte die Identifikation der bis jetzt unbekannten strukturellen pathogenetischen Faktoren zu einer ursächlich orientierten, operativen Behandlung führen. Technisch besteht der Eingriff in der Diszision der Fascia cruris, in Entlastungsfasziotomie aller darunter liegenden Muskellogen und Gefäß-Nerven-Bündel, sowie, wenn notwendig, in Erweiterung des fibrosierten epifaszialen Mantels durch ein Thiersch-Interponat (Abb. 7).

Eine sog. „case control study" an schlecht bzw. nicht heilenden venösen Ulzera zeigt die therapeutischen Vorteile der kompletten sub- und epifaszialen Dekompression gegenüber dem nur auf die subfasziale Ligatur der inkompetenten Perforansvenen limitierten Eingriff (Abb. 8).

Zusammenfassung

Einer der Hauptgründe für die Therapieresistenz des venösen Ulkus ist das chronische Kompartmentsyndrom aller darunter liegenden Weichteilschichten.

Das Zielorgan des Kompartmentsyndroms ist das fasziale System der supramalleolären medialen Region des Unterschenkels.

Die daraus resultierende signifikante Beeinträchtigung der nutritiven Mikrozirkulation verhindert den normalen Ablauf des Heilungsprozesses.

Die zur Heilung nötige Restitution der Hautperfusion ist nur durch die umfassende Entlastungsfasziotomie aller Schichten des Weichteilmantels zu erreichen.

Literatur

1. Oestern HJ (1991) Kompartmentsyndrom. Definition, Ätiologie, Pathophysiologie. Unfallchirurg 94: 210–215
2. Pflug JJ, Zubac DP et al. (1990) The resting interstitial tissue pressure in primary varicose veins. J Vasc Surg 11: 411–417
3. Pflug JJ (1995) Operative Behandlung des supramalleolären medialen Konstriktionssyndroms bei nicht oder schlecht heilenden Ulcera cruris venosa. Phlebologie 24: 36–43
4. Lockwood TE (1991) Superficial Fascial System (SFS) of the Trunk and Extremities: A New Concept. Plast Reconstr Surg 87: 1009–1018
5. Colles, A (1811) A Treatise on Surgical Anatomy. Gilbert & Hodges, Dublin
6. Westermann S, Vollmar B, Menger MD (1997) In vivo Analyse der Mikrozirkulation des quergestreiften Hautmuskels bei Induktion eines Kompartment-Syndroms. Langenbecks Arch Chir: 485–488

Surgical Management of Chronic Compartment Syndromes of the Leg*

S.J. Mubarak

Director of Orthopedic Program, Children's Hospital, University of San Diego, San Diego Medical Center, 3020 Children's Way, CA 92123-4208 San Diego, USA

The variety of available therapeutic modes for chronic compartment syndrome can be summarized into two general categories. The nonsurgical approach involves modification of the activity, appropriate conditioning, and curtailment of present activity. The surgical solution is the decompression fasciotomy. Nonsurgical treatment is rarely acceptable and only with significant modification of the patient's activities. This observation is consistent with Reneman's [1] findings in patients who declined surgery and continued to be symptomatic at a 12-month follow-up interval.

An important aspect of nonsurgical treatment must involve counseling the patient with chronic compartment syndrome about their activity to prevent development of an acute compartment syndrome. The pathophysiology of such a process is probably the intensification of the ischemia-producing mechanism plus intramuscular hemorrhaging. There are several cases reported in the literature of acute compartment syndrome superimposed on a chronic syndrome [2–4].

Decompression fasciotomy demands particular attention to the relationship of the fascial defects when present and cutaneous nerves. Superficial peroneal nerve branches (medial dorsal and intermediate dorsal cutaneous nerves) may be involved at the edge of the fascial hernia [5]. For this reason, the fasciotomy should be performed at the hernia, thus simultaneously decompressing the nerve and the compartment [5, 6].

Closure of fascial hernia is never advised. Reports of acute compartment syndrome after attempted repairs of a fascial defect are well documented [9–11].

Anatomy of the Leg Compartments

Anterior Compartment

The anterior compartment of the leg is the most frequently involved location for a chronic compartment syndrome. This compartment ist bound anteriorly by the crural fascia, which encircles the entire leg (Fig. 1). Laterally, the anterior intermuscular septum, which is an extension of the crural fascia to the fibula, forms one boundary. Posteriorly, the fibula, interosseous membrane, and tibia confine the muscles, nerves, and vessels within the anterior compartment.

The contents of the anterior compartment are primarily the muscles that dorsiflex the foot. These muscles are the tibialis anterior, extensor digitorum longus, extensor

* Chapter exerpted from Operative Techniques in Sports Medicine, Vol 3, No 4 (October), 1995: pp 259–266.

Hefte zu „Der Unfallchirurg", Heft 267
Willy, Sterk, Gerngroß (Hrsg.)
Das Kompartment-Syndrom
© Springer-Verlag Berlin Heidelberg 1998

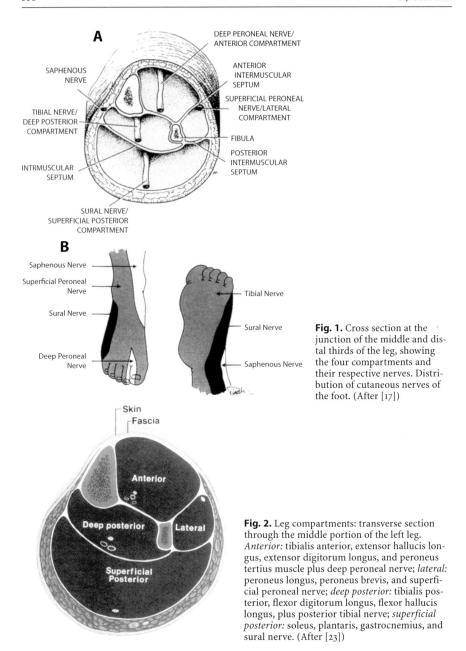

Fig. 1. Cross section at the junction of the middle and distal thirds of the leg, showing the four compartments and their respective nerves. Distribution of cutaneous nerves of the foot. (After [17])

Fig. 2. Leg compartments: transverse section through the middle portion of the left leg. *Anterior:* tibialis anterior, extensor hallucis longus, extensor digitorum longus, and peroneus tertius muscle plus deep peroneal nerve; *lateral:* peroneus longus, peroneus brevis, and superficial peroneal nerve; *deep posterior:* tibialis posterior, flexor digitorum longus, flexor hallucis longus, plus posterior tibial nerve; *superficial posterior:* soleus, plantaris, gastrocnemius, and sural nerve. (After [23])

hallucis longus, and, in the distal extent, the peroneus tertius. All muscles in this group are innervated by the deep peroneal nerve, which enters the compartment proximally around the fibular neck and exits distally as the anterior tibial nerve (Fig. 2). This nerve supplies sensation to the first web of the foot. The blood supply to

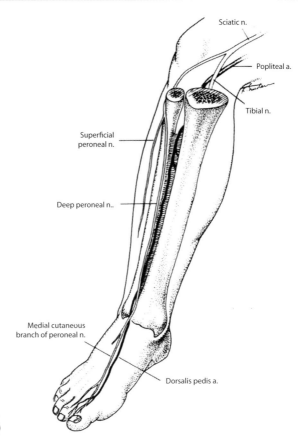

Sciatic n.

Popliteal a.

Tibial n.

Superficial
peroneal n.

Deep peroneal n..

Medial cutaneous
branch of peroneal n.

Dorsalis pedis a.

Fig. 3. Anterior neurovascular
structures of the leg (After [8])

this compartment consists of the anterior tibial artery, which continues in the foot as the dorsalis pedis artery (Fig. 3).

Lateral Compartment

The limits of this compartment are anteriorly and lateraly the crural fascia, medially the fibula and the anterior intermuscular septum, and posteriorly the posterior intermuscular septum (Fig. 1). In a normal leg the anterior intermuscular septum can be found approximately halfway between the tibial crest and fibula.

The two muscles that make up the lateral compartment are the peroneus longus and brevis (Fig. 2). These muscles are innervated by the superficial peroneal nerve, which is the major nerve in this compartment.

The common peroneal divides into the deep and superficial branches in this compartment. The deep peroneal nerve exists from this compartment to the anterior compartment with the superficial peroneal nerve remaining in this compartment. The superficial peroneal nerve exits through the crural fascia in the distal third of the leg, and divides at that stage into the dorsal medial cutaneous and dorsal intermedi-

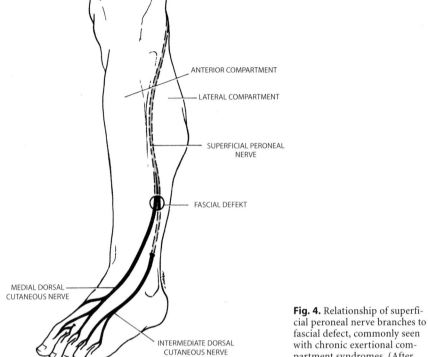

Fig. 4. Relationship of superficial peroneal nerve branches to fascial defect, commonly seen with chronic exertional compartment syndromes. (After [22])

ate cutaneous nerves of the foot (Fig. 4). With a chronic compartment syndrome, a muscle hernia is frequently present at the point of exit from the compartment of the superficial peroneal nerve and/or its branches (20% to 60%) [6, 12–16].

Superficial Posterior Compartment

The muscles in this group are limited to the gastrocnemius, soleus, and plantaris longus (Fig. 2). Branches of the tibial nerve, posterior tibial artery, and peroneal artery supply the muscles of this group. However, the main neurovascular structures themselves are located in the deep posterior compartment. The sural nerve, which supplies sensation to the dorsal lateral portion of the ankle and foot, is located in the posterior aspect of this compartment and is the only significantly sized nerve found here. This nerve frequently exits the compartment in the distal half of the calf. It courses with the lesser saphenous vein superficial to the Achilles' tendon.

The compartment is entirely enveloped by fascia-posteriorly by the crural fascia and anteriorly by a thick, transverse, intermuscular septum. Medially, both fascial layers merge and unite at the tibia.

Deep Posterior Compartment

The transverse intermuscular septum posteriorly and the tibia, interosseous membrane, and fibula anteriorly envelop this compartment. Proximally, the entire compartment is covered by the superficial posterior group of leg muscles (Fig. 1). However, in the distal third of the leg, the superficial group narrows down into the Achilles' tendon and, therefore, in this area the fascia investing the deep compartment becomes superficial medially (adjacent to the tibia). In this location, the transverse intermuscular septum is usually indistinct as it joins the crural fascia to attach firmly to the tibia. The muscles in this group are the posterior tibialis, flexor hallucis longus, and flexor digitorum longus. The muscles are innervated by the tibial nerve and are vascularized by branches from either the posterior tibial or the peroneal arteries (Fig. 2). The tibial nerve and artery lie posterior to the posterior tibialis muscle, and course within this compartment. In the distal third of the leg, where the fascia of the deep compartment becomes superficial, the greater saphenous vein and nerve run along the fascia but not within the confines of the compartment.

Instruments of Fasciotomy

Instruments necessary for this decompression of a chronic compartment syndrome include long right-angle retractors, 12" Metzenbaum scissors (Fig. 5), and/or a fasciotome. This latter instrument is designed to incise the fascia using a small skin incision (Fig. 6).

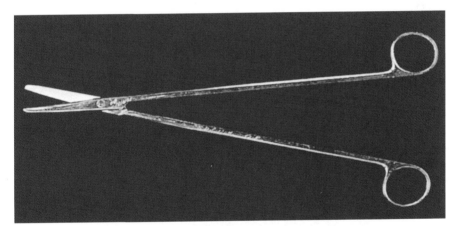

Fig. 5. A 12" Metzenbaum scissors

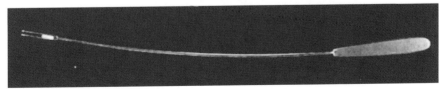

Fig. 6. A fasciotome is a useful instrument for decompression of the leg

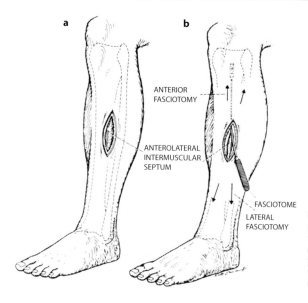

Fig. 7A, B. Anterolateral incision. Step 1: the skin incision used to approach the anterior and lateral compartments is placed halfway between the fibular shaft and the tibial crest. (After [6])

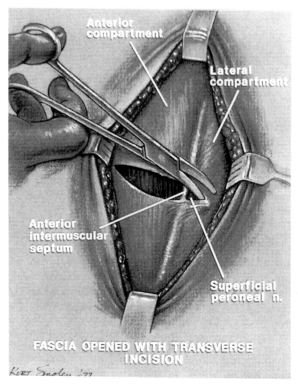

Fig. 8. Anterolateral incision. Step 2: after undermining the skin edges, a transverse incision is made through the fascia to identify the anterior intermuscular septum that separates the anterior compartment from the lateral compartment. (After [23])

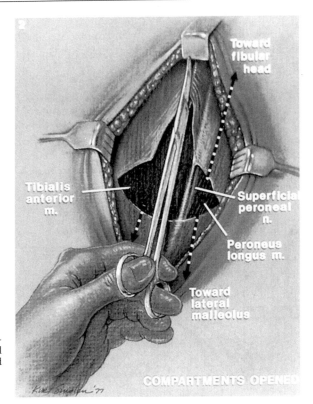

Fig. 9. Anterolateral incision. Step 3: the scissors or fasciotome are pushed in the direction of the great toe distally, and proximally toward the patella, to decompress the anterior compartment. In the lateral compartment, they are directed proximally toward the fibular head, and distally toward the lateral malleolus. (After [23])

Anterior/Lateral Compartment Decompression

With anterior compartment symptoms and findings, we usually recommend release of both the anterior and lateral compartment. The procedure is performed through a 4- to 5-cm-long incision, usually placed halfway between the fibular shaft and tibial crest in the midportion of the leg (Fig. 7) [17]. These incisions are over the anterolateral intermuscular septum and allow easy access to both anterior and lateral compartments. The skin edges are undermined proximally and distally to provide adequate exposure of the fascia.

A transverse incision is made just through the fascia to identify the anterolateral intermuscular septum that separates the anterior compartment from the lateral compartment. Identification of this septum is important to avoid injury to the superficial peroneal nerve that lies in the lateral compartment near the septum (Fig. 8) [17].

Complete longitudinal releases of the anterior and lateral compartments are accomplished using a fasciotome or long Metzenbaum scissors. Beginning in the anterior compartment, at the transverse fasciotomy, the instrument is pushed proximally in the direction of the patella (Fig. 9) and distally toward the greater toe.

If a fasciotome is not available, then a longer incision or a second incision is necessary to ensure a decompression of the compartments using scissors. If the tip of the fasciotome or scissors has strayed from the fascia, then the instrument is left in place.

A small incision is made over the instrument, and further release is performed to complete the fasciotomy (Fig. 10). A meniscotome instead of a fasciotome is not recommended as the bills of the former instrument are not sufficiently long to contain the fascia during the release [18].

In the presence of a fascial defect, the incision is placed directly over the muscle hernia (Fig. 11 A, B). The fasciotomy is performed through the defect and the exiting branches of the superficial peroneal nerve are carefully protected (Figs. 11C, D, 12) [6].

In contrast with an acute compartment syndrome, the small skin incisions for chronic compartment syndromes are closed primarily with a subcutaneous running suture.

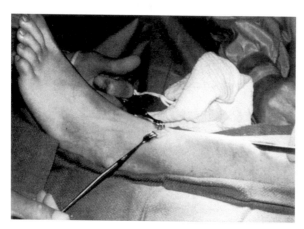

Fig. 10. If the scissors have strayed from the fascia, a small incision is made over the tip of the scissor and the fasciotomy is completed

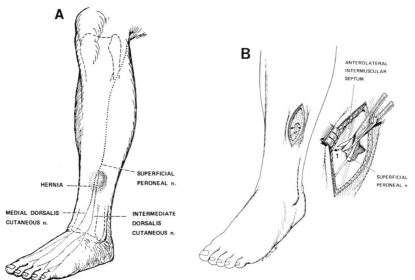

Fig. 11A, B. Anterolateral fasciotomies in the presence of the fascial hernia. **A** The incision is placed directly over the fascial defect, with attention to the superficial peroneal nerve and its branches. **B** The defect enlarged across the intermuscular septum (1) to gain entry into both compartments.

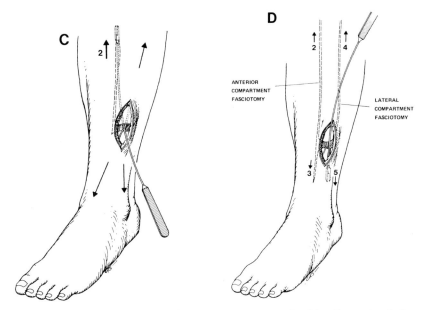

(Fig. 11) C, D Complete longitudinal release of the anterior compartment is achieved by passing the fasciotome in the direction of the patella proximally (2) and distally in the direction of the great toe (3). In the lateral compartment, the fasciotomy is performed posterior to the fibular head (4) and lateral malleolus (5). (After [6])

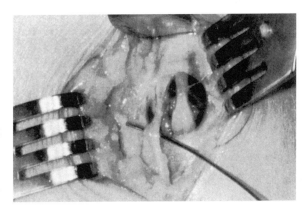

Fig. 12. Intraoperative photography of fascial defect, bulging peroneus brevis, and medial dorsal cutaneous nerve exiting from the defect (see probe *left*). The intermediate dorsal cutaneous nerve (*right*) has developed a neuroma. (After [22])

Posterior Compartment Decompression

With posterior and posteromedial symptoms and findings of a chronic syndrome or medial tibial stress syndrome, the posterior compartments are released [19, 20].

The incision to approach to the superficial and/or deep posterior compartments is placed in the distal third medial side of the leg. This incision is 2 cm posterior to the

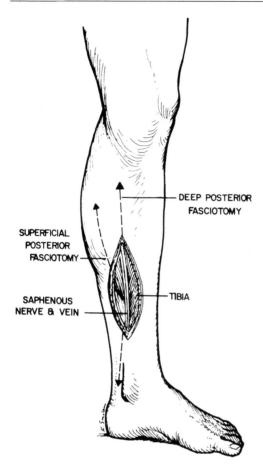

Fig. 13. Posteromedial incision. Step 1: the skin incision used to decompress the superficial and deep posterior compartment is placed 2 cm posterior to the posterior tibial margin. (After [23])

posterior tibial margin. By making the incision at this location, the surgeon avoids injuring the saphenous nerve and vein, which course on the posterior margin of the tibia in this locale (Fig. 13). The skin edges are undermined. The saphenous nerve and vein are retracted anteriorly. A transverse fascial incision is made to allow identification of the septum between the deep and superficial posterior compartments (Fig. 14).

The tendon of the flexor digitorum longus in the deep posterior compartment and the Achilles' tendon in the superficial posterior compartment are identified. It is usually easiest to decompress the superficial posterior compartment first. This fasciotomy is extended proximally as far as possible, and then distally behind the medial malleolus (Fig. 15). The deep posterior compartment is released distally and then proximally under the soleus bridge. If the soleus attaches to the tibia in the distal third, this should be released. Occasionally, we have encountered the soleus muscle or fascia extending to near the ankle, completely covering the deeper-lying fascia of the deep posterior compartment. In these cases, the deep posterior compartment is not visualised until the superficial has been opened and the soleus retracted.

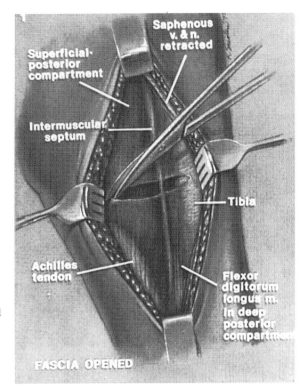

Fig. 14. Posterior incision. Step 2: the saphenous nerve and vein are retracted anteriorly. A transverse fascial incision is made to allow identification of the septum between the deep and superficial posterior compartments. (After [23])

After Care

The patient's leg is wrapped with a light dressing. Crutch ambulation as tolerated is begun the next day and full weightbearing is possible in a few days. After suture removal at 3 weeks, light running is initiated and exercise progressed as tolerated over the next 3 to 6 weeks. With use of a fasciotome and good undermining before fasciotomy, a very small and cosmetically acceptable incision can be made (Fig. 16).

Conclusion

Chronic compartment syndromes are diagnosed with accuracy when the history of reproducible and exertional pain is shown, fascial defects are present and intracompartmental pressure measurements show significant elevation from normal. Pressure studies are particularly useful adjuncts in the definitive diagnosis of chronic compartment syndrome. Of the various exercise-related pressures, those recorded at rest and immediately after exercise are probably the most useful. In patients with chronic compartment syndrome, fasciotomy is usually advisable. At surgery, particular attention should be paid to the careful release of the fascial defects and protection of the branches of the superficial peroneal nerve. In no case should fascial defects be repaired.

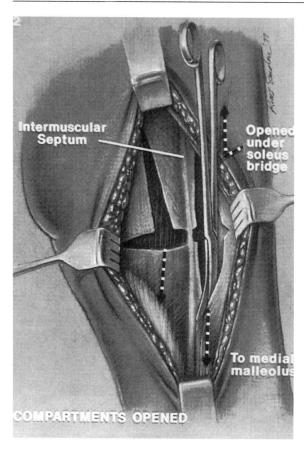

Fig. 15. Posteromedial incision. Step 3: it is easiest to decompress the superficial posterior compartment first. The deep posterior compartment is released distally and then proximally under the soleus bridge. The soleus should be released if it attaches to the tibia more than halfway. (After [23])

The success rate of decompressive fasciotomy is high. When intramuscular pressures are remeasured, the resting pressures are within the norm (< 10 mmHg) and the 5-min postexercise pressures should be less than 15 mmHg. Ninety percent of the patients have clearing of their symptoms and can return to full activities.

References

1. Reneman RS (1975) The anterior and the lateral compartmental syndrome of the leg due to intensive use of muscles. Clin Orthop 113: 69–80
2. Leach RE, Zohn DA, Stryker WS (1964) Anterior tibial compartment syndrome. Arch Surg 88: 187–192
3. Mubarak SJ, Owen CA, Garfin S, Hargens AR (1978) Acute exertional superficial posterior compartment syndrome. Am J Sports Med 6: 287–290
4. Tillotson JF, Conventry MD (1950) Spontaneous ischemic necrosis of the anterior tibial muscle: report of a case. J Staff Proc Mayo Clin 25: 223
5. Garfin SR, Mubarak SJ, Owen CA (1977) Exertional anterolateral compartment syndrome: case report with fascial defect, muscle herniation and superficial peroneal nerve entrapment. J Bone Joint Surg Am 50: 404–405
6. Fronek J, Mubarak SJ, Hargens AR, et al (1987) Management of chronic exertional anterior compartment syndrome of the lower extremity. Clin Orthop Rel Res 220: 217–227

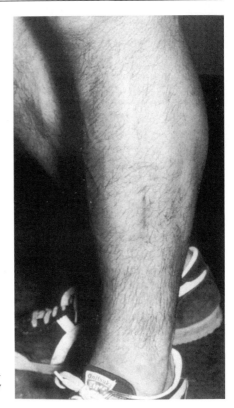

Fig. 16. Well-healed scar from anterolateral compartment fasciotomy performed 1 year previously on this marathon runner's left leg. (After [8])

7. Leach RE, Hammond G, Stryker WS (1967) Anterior tibial compartment: acute and chronic. J Bone Joint Surg Am 49: 451–462
8. Mubarak SJ, Hargens AR (1981) Compartment syndromes and Volkmann's contracture. Saunders, Philadelphia, pp 209–226
9. Paton DF (1968) The pathogenesis of anterior tibial syndrome. J Bone Joint Surg Br 50: 383–385
10. Sirbu AB, Murphy MJ, White AS (1955) Soft tissue complications of fractures of the leg. Calif West Med 60: 53–56
11. Wolfort FG, Mogelvang LC, Filtzer HS (1973) Anterior tibial compartment syndrome following muscle hernia repair. Arch Surg 106: 97–99
12. Puranen J, Alavaikko A (1981) Intracompartmental pressure increase on exertion in patients with chronic compartment syndrome in the leg. J Bone Joint Surg Am 63: 1304–1309
13. Reneman RS (1968) The anterior and the lateral compartment syndrome of the leg. Mouton, The Hague
14. Rorabeck CH, Bourne RB, Fowler PJ (1983) The surgical treatment of exertional compartment syndrome in athletes. J Bone Joint Surg Am 65: 1245–1251
15. Wallensten R (1983) Results of fasciotomy in patients with medial tibial syndrome or chronic anterior-compartment syndrome. J Bone Joint Surg Am 65: 1252
16. Styf JR, Korner LM (1986) Chronic anterior-compartment syndrome of the leg. J Bone Joint Surg Am 68: 1338–1347
17. Mubarak SJ, Owen CA (1977) Double incision fasciotomy of the leg for decompression in compartment syndrome. J Bone Joint Surg Am 59: 184–187
18. Rampersand YR, Amendola A (1995) The evaluation and treatment of exertional compartment syndrome. Oper Tech Sports Med 3 (4): 259–266
19. Mubarak SJ, Gould RN, Lee YF, et al (1982) The medial tibial stress syndrome: a cause of shin splints. Am J Sports Med 10: 201

20. Puranen J (1974) The medial tibial syndrome: exercise ischaemia in the medial fascial compartment of the leg. J Bone Joint Surg 56: 712
21. Mubarak SJ, Hargens AR (1981) Diagnosis and management of compartment syndromes. In: Moore TM (ed) AAOS symposium on trauma to the leg. Mosby, St. Louis
22. Fronek J, Mubarak SJ, Hargens AR, et al (1987) Management of chronic exertional anterior compartment syndrome of the lower extremity. Clin Orthop Rel Res 220: 217–227
23. Mubarak SJ, Hargens AR (1981) Diagnosis and Management of compartment syndromes. In: Moore TM (ed) AAOS symposium on trauma to the leg and its sequela. Mosby, St. Louis

The Chronic Compartment Syndrome of the Lower Leg: Results of Fasciotomy

E.J.M.M. Verleisdonk, C.J.M. van den Helder, H.A. Hoogendoorn, and Chr. van der Werken

Department of General Surgery, University Hospital Utrecht, P.O. Box 8500, NL3508 GA, Utrecht

Summary

Objective: To assess the results of fasciotomy in patients with a chronic compartmental syndrome.

Design: Retrospective study.

Method: Closed fasciotomy was performed in 81 patients (151 compartments) after standardized measurements of the pressure of the symptomatic compartment before and after exercise. The anterior compartment was affected 149 times and the lateral compartment twice. The pressure reading was repeated at least 3 months after the operation. All operated patients 6 months postoperatively were sent a written questionnaire inquiring about the results of the operation.

Results: Postoperative complications included a neurinoma (three times) and a seroma (once). The mean postoperative intramuscular pressures were lower than the preoperative ones: the pressure at rest fell from 22.1 to 14.0 mmHg ($p < 0.05$), the exercise pressure from 57.5 to 25.4 mmHg ($p < 0.01$) and the relaxation pressure from 34.4 to 25.5 mmHg ($p < 0.05$). Ten patients had an unchanged increased pressure after the operation, for which a second fasciotomy was performed four times. Attenuation of symptoms was reported in 59 patients (76 %). Nine patients with poor results had already had a combination with some other hyperpressure injury before the operation.

Conclusion: Closed fasciotomy in a demonstrated chronic compartmental syndrome in most cases gave good results, i.e., attenuation of symptoms and a decrease in the intramuscular pressure, especially after exercise.

Introduction

Patients with a chronic compartment syndrome usually complain about an intemittent, persisting, exercise-related pain at the lateral side of the lower leg [1–4]. This injury may be incurred by athletes and military men, who (are required to) increase their effort within a short period and who had little or no prior exercise. In most instances, the anterior compartment of the lower leg is affected [5]. The diagnosis of

Hefte zu „Der Unfallchirurg", Heft 267
Willy, Sterk, Gerngroß (Hrsg.)
Das Kompartment-Syndrom
© Springer-Verlag Berlin Heidelberg 1998

chronic compartment syndrome is confirmed by pressure measurements of the affected compartment [3, 4, 6, 7]. In case of persisting complaints, a "closed" subcutaneous fasciotomy is indicated. The purpose of this study is to review our experience with chronic compartment syndromes and fasciotomies and to evaluate, in retrospective, the results of fasciotomies.

Although it is suggested in the literature that the diagnosis can be made on clinical examination alone [7–10], we believe that intracompartmental pressure monitoring before and after exercise is the only criterion to objectify the clinical suspicion of chronic compartment syndrome.

Patients and Method

All patients with clinical suspicion of chronic compartment syndrome underwent exertion-related pressure measurements according to a standard protocol based on the publication of Allen and Barnes in 1986 [9].

At first a pre-exercise (or resting) pressure was measured in the affected compartment, with the patient in a supine position. The patient was then asked to walk on a treadmill, which had an upgrade position of 5 deg. A 10-min walk was done at 6.5 km/h. Following exercise, patients returned to the supine position and immediately pressure measurements were done. Depending on the value of this pressure, a pressure was measured 5 min later. All measurements were performed with the Stryker compartment pressure monitoring system (Fig. 1). A pre-exercise pressure under 20 mmHg and an exercise pressure below 30 mmHg was considered as normal.

An absolute indication for fasciotomy is an exercise pressure above 50 mmHg. Beside this a resting pressure above 20 mmHg and an exercise pressure higher than 30 mmHg is also an indication for fasciotomy.

In case of resting pressures below 20 mmHg and exercise pressures between 30 and 50 mmHg a relaxation pressure was measured after 5 min. A value above 30 mmHg was diagnosed as having chronic compartment syndrome.

Between January 1993 and September 1995, studies in 176 patients with the clinical suspicion for chronic compartment syndrome pressure measurements were done. In

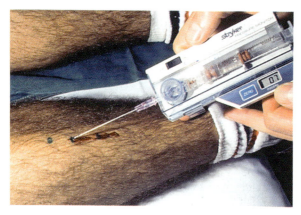

Fig. 1. Intramuscular pressure measurement with the Stryker pressure monitor

Table 1. Average pressures before fasciotomy in 151 compartments

	Before fasciotomy	After fasciotomy
Average rest pressure before exercise	22.1 mmHg (3 – 52) (n =1 51)	14.0 mmHg (1 – 50) (n = 110) (p < 0.05)
Average pressure after exercise	57.5 mmHg (12 – 118) (n = 151)	25.4 mmHg (5 – 89) (n = 110) (p < 0.01)
Average pressure 5 min after exercise	34.4 mmHg (20 – 55) (n = 26)	25.2 mmHg (14 – 41) (n = 20) (p < 0.05)

96 cases (54,5 %) the diagnosis was established and a fasciotomy was advised. Fifteen patients abandoned surgical treatment for different reasons.

Finally, 81 patients, with 151 compartments underwent a fasciotomy. Of these patients, 77 were male and four female, with a mean age of 24. Most of the patients (77) were military personnel, so the age and sex marks as well as physical activity do not give a reflection of an average population.

In 70 patients the symptoms were bilateral. Altogether, 149 anterior- and 2 lateral compartments were affected.

Most patients developed the typical symptoms during running or forced marching. When first seen the median duration of symptoms was 5.5 months. During physical examination at rest, 67 % had pressure pain over the involved compartment and 27 % had muscle herniation. Two patients were referred to us by a neurologist, who diagnosed disorders in function of the deep peroneal nerve. Both had a dropping foot that originated during marching. They both walked on despite the pain in the lower limb.

In Table 1 the average pressures before fasciotomy are listed in the 151 compartments.

In case of bilateral complaints and unilateral raise of pressure, we performed a bilateral fasciotomy. This explains the low value in the range of exercise pressures.

The fasciotomy was performed by way of a "closed" method (Fig. 2). A 3-cm skin

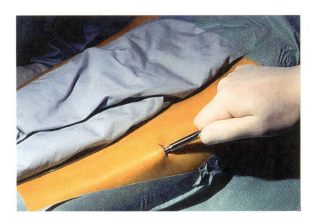

Fig. 2. A "closed" fasciotomy

incision was made halfway up the lower leg. We used a fasciotome to open the fascia subcutaneously for the length of the compartment. To preserve the superficial peroneal nerve, the fasciotome was pointed at the tip of the patella proximally and to the hallux distally. The fasciotomy was carried out under general anesthesia as an outpatient procedure. Patients were encouraged to walk frequently from the first postoperative day, so as to help keep the fascial split open.Three months after the operation all patients were called for repeated pressure measurements.

Six months after the operation all patients received a questionnaire at home. Patients described their pain and activity level, location of symptoms and evaluation of their treatment.

Results

The post-operative rehabilitation period was complicated in three patients. In two patients (one bilateral) a neurinoma was diagnosed as a result of cutting the superficial peroneal nerve. In one patient a seroma/hematoma needed to be punctured.

We were able to repeat intracompartmental pressures after operation in 70 % of the cases. The values are listed in Table 1. There was a significant decrease of resting and relaxation pressures, but particularly the direct post-exercise pressure declined.

In a total of ten cases the post-operative pressures were still elevated according to our protocol. All of them were not improved after operation or had reccurent symptoms. Four patients were treated with a second fasciotomy, with a good result regarding the symptoms and pressure study in three cases. Four other patients were not free of symptoms, but had no pain during activities of daily living and were acting on a lower physical-activity level. The last two patients abandoned further surgical treatment.

The questionnaire was returned by 78 patients (96 %). Of these patients 77 % were considered improved. Patients were considered not improved if they were not free of symptoms and or had limitations in exercising. Of these 18 patients, there were two with a neurinoma (mentioned earlier), six patients with continuously elevated pressures, but four of them were unhindered.

In 11 cases it was mentioned before operation that there was a combination with other "overstrain" injuries, such as foot and knee problems and periostitis or shin splints in nine of them.

Conclusions

Intracompartmental pressure monitoring before and after exercise is the only criterion to objectify the clinical suspicion of chronic compartment syndrome [7, 8].

A "closed" fasciotomy gives a substantial decrease in compartmental pressure, in rest as well as after exercise. A fasciotomy gives a good result in most of the cases, with a low morbidity. Those patients who were not satisfied after operation were mostly those with a combination of other "overstrain" injuries, such as shin splints.

References

1. Rorabeck CH, Bourne RB, Fowler PJ (1983) The surgical treatment of exertional compartment syndrome in athletes. J Bone Joint Surg Am 65: 1245–1251
2. Mavor GE (1956) The anterior syndrome. J Bone Joint Surg Br 38: 513
3. Reneman RS (1968) The anterior and lateral compartment syndrome of the leg. PhD thesis, Mouton, Den Haag
4. Abramowitz AJ, Schepsis AA (1994) Chronic exertional compartment syndrome of the lower leg. Orthop Rev 2: 219–225
5. Reneman RS, Wieberdink J, Strackee J (1971) Het chronische voorste – en het chronische laterale-logesyndroom van het onderbeen; een dikwijls niet herkend ziektebeeld? Ned Tijdschr Geneeskd 13: 543–551
6. Black KP, Schultz TK, Cheung NL (1990) Compartment syndromes in athletes. Clin Sports Med 9: 471–487
7. Qvarfordt P, Christenson JT, Eklof B, Ohlin P, Saltin B (1983) Intramuscular pressure, muscle blood flow, and skeletal muscle metabolism in chronic anterior tibial compartment syndrome. Clin Orthop 179: 284–289
8. Styf J, Körner L (1985) Diagnosis of recurrent exercise-induced pain in the anterior aspect of the lower leg. Acta Orthop Scand 2: 231–236
9. Allen MJ, Barnes MR (1986) Exercise pain in the lower leg. J Bone Joint Surg Br 68: 818–823
10. Mubarak SJ (1980) Exertional compartment syndromes. In: Matsen FA (ed) Compartmental syndromes. Grune & Stratton, London, pp 209–226

TEIL VII

Behandlungsinduziertes Kompartmentsyndrom

Das iatrogene Kompartmentsyndrom, eine schwere Komplikation

H.M.J. Janzing und P.L.O. Broos

Klinik für Unfallchirurgie, Universitätsklinik Leuven, Herestraat 49, B-3000 Leuven

Eine Literaturstudie zum Thema „iatrogenes Kompartmentsyndrom" der unteren Extremität in der medizinischen Literatur vom Januar 1986 bis zum Juli 1996 wurde durchgeführt. Die Publikationen wurden nach dem ursächlichen Mechanismus geordnet. Pathophysiologie und Möglichkeiten zur Prävention wurden untersucht.

127 Veröffentlichungen zu diesem Thema konnten gefunden werden:

- 29 Veröffentlichungen über Kompartmentsyndrom durch Patientenlagerung,
- 27 durch Infusion und Instrumentation,
- 25 durch gefäßchirurgische Eingriffe und Reperfusionsschädigung,
- 17 durch externe Kompression der Gliedmaße,
- 15 durch Medikamente,
- 9 durch Anästhesie,
- 6 durch Osteosynthese,
- 2 durch Verschluß eines faszialen Defektes,
- 2 durch Distraktion einer Extremität.

Vor allem die Modifikationen der Steinschnittlage, die Extensionslagerung und die Knie-Brust-Lage in der Wirbelchirurgie scheinen zur Entwicklung eines Kompartmentsyndroms beizutragen.

Als mögliche pathophysiologische Mechanismen fanden wir:

- Hochlagerung durch Positionierung in Beinstützen, ggf. in Kombination mit Trendelenburg-Lagerung,
- Hyperflexion oder Hyperextension im Hüft- oder Kniegelenk, die zu einer Abnahme des Perfusionsdruckes führen,
- direkte Kompression ist ebenfalls möglich durch Lagerung, v.a. bei korpulenten Patienten und bei Einsatz von Fixationsgurten, die zu verminderter Kapillardurchblutung und Gewebequetschung führen,
- fast alle lagerungsbedingten Kompartmentsyndrome traten nach langdauernden chirurgischen Eingriffen auf.

Worauf sollte vor diesem Hintergrund bei der Patientenlagerung geachtet werden? Besonders bei längeren Operationen sollte darauf geachtet werden, Extremitätenhochlagerung, ausgeprägte Hyperextensions- oder Hyperflexionsstellungen sowie direkten Druck zu vermeiden.

Infusion von Lösungen mit und ohne Druck, intraossäre oder venöse Infusionen, arthroskopische Eingriffe, Gefäßpunktion oder arterielle Kathetereinlagen sowie das

Hefte zu „Der Unfallchirurg", Heft 267
Willy, Sterk, Gerngroß (Hrsg.)
Das Kompartment-Syndrom
© Springer-Verlag Berlin Heidelberg 1998

„intra-aortic-balloon-pumping", aber auch Akupunktur können ein Kompartment-syndrom verursachen. Eine extravaskuläre Infusion in eine Muskelloge oder eine Gefäßverletzung mit Blutung verursachen eine Zunahme des Kompartmentdrucks. Eine Gefäßverletzung oder Obstruktion kann auch eine Ischämie verursachen. Die Position intravenöser und intraossärer Kanülen soll daher immer überprüft werden, und bei distal von arteriell liegenden Kathetern müssen die Durchblutungsverhält-nisse sorgfältig überwacht werden.

Daß Reperfusionszustände nach der Behandlung von akuten Ischämiesituationen ein Kompartmentsyndrom verursachen können, ist schon lange bekannt. Jedoch können auch „Ganzkörperischämiezustände" bei Schock, in der Koronarchirurgie, nach einem Herzstillstand oder einer Organtransplantation nach Wiederauffüllung bzw. Stabilisierung des Kreislaufes zu einem Kompartmentsyndrom führen. Daher sollte nach jedem Reperfusionsereignis in den abhängigen Extremitätenabschnitten auf das Auftreten eines Kompartmentsyndroms geachtet und die Indikationsstellung zur Druckmessung großzügig gestellt werden.

Direkte oder proximale Kompression mittels Druckluft-Antischockhose, Blut-sperre, Blutdruckmeßgeräte, pneumatische Antithrombosestrümpfe, Gummiver-band, Heftpflasterzug und Gipsverband sind als Ursachen des Kompartmentsyn-droms beschrieben. Auch hier, v.a. bei längerdauerndem Gebrauch, kommt es zu einer verminderten Kapillardurchblutung und Quetschung, die zur Reperfusion und einem Kompartmentsyndrom führen können. Automatische, komprimierende Geräte sollten ständig überwacht werden.

Thrombolyse kann eine Reperfusion oder eine Blutung mit Schwellung verursa-chen. Mehrere Medikamente können auf toxische Weise eine Rhabdomyolyse oder Myositis verursachen mit sekundärem Ödem und einem nachfolgenden Kompart-mentsyndrom. Übermäßiger Gebrauch von Sedativa kann eine Bewußtseinssenkung hervorrufen, die durch langdauerndes Liegen möglicherweise kompliziert wird durch ein Crushsyndrom.

Beinvenenanästhesie, periphere Leitungsanästhesie und Bruchspaltanästhesie verursachen eine Zunahme des Kompartmentdrucks. Der Beinblock verursacht dazu noch eine Ischämiereperfusion.

Eine maligne Hyperthermie kann eine Rhabdomyolyse verursachen. Weiter anäs-thesiologisch bedingte Schäden können durch die Wirkung einer Epiduralanästhesie bedingt sein, die ein Kompartmentsyndrom verdecken kann. Daher darf ohne Ursa-chenklärung kein Schmerzmittel in der Behandlung postoperativer Schmerzen gege-ben werden.

Der ursächliche Zusammenhang zwischen Nagelung und Kompartmentsyndrom wird in der Literatur kontrovers diskutiert.

Vermieden werden muß, eine Muskelhernie infolge eines chronisch-faszialen Defekts mittels direkter Naht zu verschließen! Besser ist, den faszialen Defekt zu ver-größern oder mittels eines Implantates (Dura) zu verschließen.

Die Verlängerung der Extremität im Rahmen der Extensionsbehandlung reduziert das Logenvolumen mit konsekutiver Zunahme des Kompartmentdrucks. Hochlage-rung vermindert den Perfusionsdruck. Heftpflasterzug kann darüber hinaus auch einen direkten Druck auf das Gewebe verursachen.

Primäres und sekundäres Kompartmentsyndrom bei Tibiamarknagelung ohne Aufbohrung

R. Ketterl und W. Wittwer

Kreiskrankenhaus Traunstein, Abt. f. Unfall- und Wiederherstellungschirurgie, Cuno-Niggl-Straße 3, 83278 Traunstein

Unterschenkelfrakturen sind häufig mit einem begleitenden Weichteilschaden kombiniert, der sowohl als offener als auch geschlossener Weichteilschaden vorliegen kann. Das funktionelle Endresultat ist dabei wesentlich von der bestehenden Weichteilproblematik geprägt.

Da der durch den Unfall selbst bedingte Weichteilschaden durch uns nicht mehr beeinflußt werden kann, gilt unser Hauptaugenmerk der Verhinderung von zusätzlichen Schädigungen des Weichteilmantels im Zusammenhang mit der Stabilisierung des Unterschenkels. Dabei kommt der Entwicklung eines Kompartmentsyndroms eine bedeutende Rolle zu, da durch die nicht rechtzeitig erkannte Erhöhung des Muskellogendruckes ein erheblicher Funktionsverlust bis hin zur Amputationsnotwendigkeit entstehen kann.

Im Rahmen einer Frakturstabilisierung am Unterschenkel ist sowohl bei der operativen als auch konservativen Frakturbehandlung die Entwicklung eines Kompartmentsyndroms möglich. Bei der operativen Stabilisierung hat sich im Schaftbereich die intramedulläre Osteosynthese durchgesetzt. Bei diesem Operationsverfahren wurde jedoch während und nach der Marknagelung eine deutliche Druckerhöhung in den Muskellogen nachgewiesen [1, 3]. Diese Untersuchungen wurden jedoch in Zusammenhang mit einer Marknageltechnik mit Aufbohren des Markkanals durchgeführt.

Ziel der hier vorgestellten Untersuchung war es zu ermitteln, inwieweit bei dem als biologisch bezeichneten intramedullären Stabilisierungsverfahren ohne Aufbohrung der Markhöhle auch eine Erhöhung des Muskellogendruckes am Unterschenkel mit Ausbildung eines Kompartmentsyndroms besteht.

Patienten und Methodik

Im Zeitraum 1991–1995 wurden an unserer Abteilung 255 Patienten mit 259 Unterschenkelfrakturen (4 Patienten beidseitigen Unterschenkelfrakturen) mittels unaufgebohrter Marknagelungstechnik unter Verwendung des UTN (Ungebohrter Tibia-Nagel der Fa. Synthes) behandelt. Es handelte sich um 104 Frauen und 151 Männer im Durchschnittsalter von 30,6 Jahren. Der jüngste mit UTN versorgte Patient war 17 Jahre, der älteste Patient 76 Jahre.

Es handelte sich um 214 geschlossene Frakturen, die nach Oestern u. Tscherne [4] klassifiziert wurden, und um 45 offene Frakturen, deren Weichteilschäden nach

Hefte zu „Der Unfallchirurg", Heft 267
Willy, Sterk, Gerngroß (Hrsg.)
Das Kompartment-Syndrom
© Springer-Verlag Berlin Heidelberg 1998

Oestern/Tscherne		Gustillo	
G O	73	O I	25
G I	71	O II	14
G II	54	O III	6
G III	16	–	
Gesamt	214		45

Tabelle 1. Frakturklassifikation der 259 Unterschenkelfrakturen, die mit UTN versorgt wurden

	n	%
Sportunfall	138	54,0
Verkehrsunfall	66	25,9
Arbeitsunfall	31	12,2
Häuslicher Unfall	14	5,5
Sturz aus großer Höhe	6	2,6
Gesamt	255	100,0

Tabelle 2. Unfallursachen bei den 255 Patienten mit Unterschenkelfrakturen, die mit UTN versorgt wurden

Gustillo [2] eingeteilt wurden. Die Auflistung in die einzelnen Gruppen ist in der Tabelle 1 dargestellt.

Die Muskellogendruckmessung erfolgte mit dem Druckmonitor der Fa. Stryker. Zur Diagnosestellung des Kompartmentsyndroms wurde neben der Druckmessung v.a. der klinische Befund herangezogen.

Als Unfallursache war in unserem Krankengut in mehr als 50 % der Fälle ein Sportunfall zu verzeichnen. Die übrigen Unfallursachen waren in absteigender Häufigkeit auf Verkehr, häuslichen Sturz, Arbeitsunfall und Sturz aus großer Höhe verteilt (Tabelle 2).

Die Unterschenkelfraktur war am häufigsten im 4. Fünftel lokalisiert, gefolgt vom 3. Fünftel der Tibia. 4 Patienten wurden mit einer 2-Etagenfraktur der Tibia mittels UTN versorgt. Die Lokalisation der Unterschenkelfrakturen auf das jeweilige Fünftel der Tibia ist in Abb. 1 dargestellt.

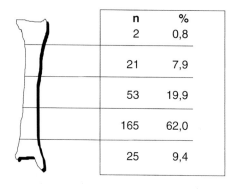

	n	%
	2	0,8
	21	7,9
	53	19,9
	165	62,0
	25	9,4

Abb. 1. Lokalisation der Unterschenkelfraktur bei 255 Patienten mit 259 Frakturen (4 Patienten mit Zweietagenfraktur)

Therapiekonzept

Es wird, abhängig von zusätzlichen Begleitverletzungen, eine Primärversorgung am Unfalltag angestrebt. Lediglich in 3 Fällen war eine primäre Stabilisierung am Unfalltag nicht möglich. Die Nagelimplantation wird auf dem Extensionstisch durchgeführt. Für die proximale Verriegelung wird das an das proximale Nagelende angebrachte Zielgerät verwandt. Die distale Verriegelung wird mit dem röntgendurchlässigen Winkelgetriebe ausgeführt.

Im Falle einer nachgewiesenen Logendruckerhöhung erfolgt die Kompartmentspaltung parafibulär unter Einbeziehung aller Unterschenkelkompartmente. Der nach Kompartmentspaltung entstandene Weichteildefekt wird mittels Epigard gedeckt. Nach 48 h erfolgt eine Revision des Kompartments mit, wenn erforderlich, Durchführung eines Débridements und einem Wechsel des Epigards. Nach beginnender Abschwellung wird schrittweise ein Kompartmentverschluß unter Anwendung eines dynamischen Wundverschlusses durchgeführt. Restliche Defektstellen im Bereich des Kompartments werden mittels Meshgraft-Transplantaten gedeckt.

Nachuntersuchung

Bei allen Patienten, die im Zusammenhang mit Unterschenkelnagelung ein primäres oder sekundäres Kompartmentsyndrom zeigten, erfolgte eine Nachuntersuchung. Dabei wurde der Funktionszustand des Unterschenkels sowie der neurologische Status erhoben.

Ergebnisse

Bei 21 Patienten lag primär ein Kompartmentsyndrom vor. Dabei handelt es sich um 16 Patienten mit geschlossenen Unterschenkelfrakturen und um 5 Patienten mit offenen Frakturen. Bei insgesamt 259 Unterschenkelfrakturen entspricht dies einer Rate von 8,1 % mit primär vorliegender Muskellogendruckerhöhung (Abb. 2). Sekundär entwickelte sich bei 11 Patienten nach der intramedullären Osteosynthese unter Verwendung des UTN ein Kompartmentsyndrom. Dies entspricht einer Häufigkeit von 4,2 %. Bei 7 dieser Patienten hat eine geschlossene Unterschenkelfraktur und bei

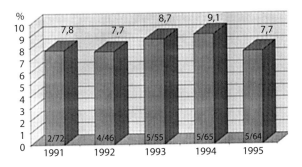

Abb. 2. Häufigkeit des primären Kompartmentsyndroms in den verschiedenen Jahren bei 255 Patienten mit 259 Unterschenkelfrakturen

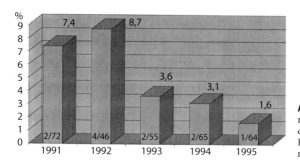

Abb. 3. Häufigkeit des sekundären Kompartmentsyndroms in den verschiedenen Jahren bei 255 Patienten mit 259 Osteosynthesen mit UTN

4 Patienten eine offene Fraktur vorgelegen. Wie aus Abb. 3 entnommen werden kann, war dabei eine Lernkurve vollzogen worden.

Nachdem im Jahr 1991 und 1992 eine zu hohe Rate an sekundär auftretenden Kompartmentsyndromen zu verzeichnen war, erfolgte eine Umstellung der Lagerungs- und Operationstechnik. Dabei wurde hinsichtlich der Lagerung zwar weiterhin der Extensionstisch benutzt, jedoch erfolgte die Anwendung des Zuges nur kurzfristig. Zunächst wurde die Extremität ohne Anwendung des Zuges gelagert. Nach Eröffnung des Markraumes und Einbringen des UTN bis zum proximalen Frakturende wurde der Zug am distalen Fragment zur exakten Einstellung der Fraktur angelegt. Nach Vortreiben des UTN über die Frakturzone in das distale Schaftfragment wurde der Zug sofort wieder weggenommen. Zudem wurde darauf geachtet, daß beim Einschlagen des Nagels nur leichte Hammerschläge zur Anwendung kamen. Zusätzlich wurde in den letzten Jahren ein Gerät eingesetzt, das oszillierende Impulse auf den Nagel übertrug, um so ein schonendes Eintreiben des Nagels zu bewerkstelligen. Durch diese Maßnahmen konnte die Entwicklung eines sekundären Kompartmentsyndroms deutlich reduziert werden. Im Jahre 1995 war in unserem Krankengut von 64 Patienten nur in einem Fall ein sekundäres Kompartmentsyndrom aufgetreten, was einem Prozentsatz von 1,6 entspricht.

Bei der Nachuntersuchung bei allen 32 Patienten mit primärem und sekundärem Kompartmentsyndrom war in allen Fällen eine Knochenbruchheilung eingetreten. Die Dauer bis zum Erreichen der knöchernen Konsolidierung war jedoch im Schnitt um 4 Wochen länger im Vergleich zu der Patientengruppe ohne Kompartmentsyndrom. Die Ergebnisse der Beweglichkeitsmessungen in den angrenzenden Gelenken ergab für das Kniegelenk eine freie Beweglichkeit in mehr als 80 % der Fälle, eine leichte Einschränkung war bei 4 Patienten vorgelegen, eine Bewegungseinschränkung von mehr als 10° mußte bei 2 Patienten hingenommen werden. Hinsichtlich der Sprunggelenkbeweglichkeit zeigten 2/3 der Patienten eine freie Beweglichkeit, eine geringgradige Einschränkung des Bewegungsumfanges (bis zu 10°) war bei 8 (25 %) Patienten vorgelegen. Eine wesentliche Bewegungseinschränkung von mehr als 10° war in 3 Fällen zu verzeichnen (Tabelle 3).

Bei der Erhebung des neurologischen Status zeigte sich bei 27 Patienten eine völlige Restitution. Bei diesen Patienten waren weder sensible noch motorische Störungen zu verzeichnen. Ein sensibles Defizit war bei 3 Patienten zu verzeichnen. Ebenfalls 3 Patienten zeigten bei der Nachuntersuchung noch Einschränkungen der motorischen Funktion, wobei in einem Fall ein Fußheberausfall und in 2 Fällen eine Groß-

Tabelle 3. Nachuntersuchungsergebnisse der Gelenkbeweglichkeit im Kniegelenk und Sprunggelenk bei Patienten mit primärem und sekundärem Kompartmentsyndrom mit ungebohrter Tibiamarknagelung bei Unterschenkelfrakturen

	n	%
Kniegelenk		
Frei	26	81,2
Einschränkung ≤10°	4	12,5
Einschränkung >10°	2	6,3
Sprunggelenk		
Frei	21	65,6
Einschränkung ≤10°	8	25,0
Einschränkung >10°	3	9,4

Tabelle 4. Nachuntersuchungsergebnisse hinsichtlich des neurologischen Status bei 32 Patienten mit primärem und sekundärem Kompartmentsyndrom nach Versorgung mittels UTN

	n	%
Regelrecht	27	84,4
Sensibles Defizit	3	9,4
Motorische Störung	3	9,4
1 Patient mit sensiblem und motorischem Residualzustand		

zehenheberschwäche vorlag. Bei einem Patienten lag sowohl ein sensibles als auch ein motorisches Defizit vor (Tabelle 4).

Diskussion

Muskellogendruckerhöhungen im Bereich des Unterschenkels im Zusammenhang mit Unterschenkelfrakturen sind auch bei der intramedullären Osteosynthese ohne Aufbohrung des Markraumes vorzufinden. Der Anteil an Unterschenkelfrakturen mit primärem Kompartmentsyndrom kann nicht beeinflußt werden. Hier ist der Unfallmechanismus sowie das Ausmaß der bestehenden Begleitverletzungen entscheidend. Die Entwicklung eines sekundären Kompartmentsyndroms als Folge der operativen Stabilisierung sollte nur zu einem sehr geringen Prozentsatz auftreten. Die hier aufgezeigten Ergebnisse zeigen, daß mit dem ohne Aufbohrung des Markkanals eingebrachten UTN, der als sog. biologisches Implantat bezeichnet wird, zunächst zu sorglos umgegangen wurde. Auch ohne Aufbohrung des Markkanals ist bei schnellem Vortreiben des Nagels und lang andauerndem Zug am Unterschenkel eine deutliche Druckerhöhung intramedullär sowie in den Muskellogen auszulösen, so daß dadurch ein Muskellogensyndrom induziert werden kann. Durch die Umstellung unserer Lagerungs- und Operationstechnik konnte dem erfolgreich entgegengewirkt werden, so daß zuletzt nur noch in einem Fall bei insgesamt 64 Unterschenkelmarknagelungen ein sekundäres Kompartmentsyndrom nachweisbar war.

Die Indikation zur Durchführung einer Kompartmentspaltung wurde bei uns großzügig gestellt. Es wurde dabei neben dem gemessenen erhöhten Druckwert v.a. der klinische Befund für die Indikation zur Kompartmentspaltung herangezogen. Die Tatsache, daß die Nachuntersuchungsergebnisse bei den Patienten mit primärem und sekundärem Kompartmentsyndrom nur in einem geringen Prozentsatz Residualzustände des Kompartmentsyndroms zeigten und das funktionelle Ergebnis bei diesen Patienten überwiegend als regelrecht einzustufen war, rechtfertigt unser Vorgehen.

Die rechtzeitige Erkennung eines Kompartmentsyndroms und die daraus resultierende zeitgerechte Einleitung der erforderlichen Kompartmentspaltung ist von entscheidender Bedeutung. Die Folgen eines nicht oder zu spät erkannten Kompartmentsyndroms mit Ausbildung von ischämischen Schädigungen von Nerven und Muskeln sind für den betroffenen Patienten schwerwiegend. Muskuläre Fibrosen, kombinierte Fehlstellungen, Varus-Spitzfußstellungen, Hohlfußformen und Abduktionsfehlstellungen mit Krallenzehenbildung sowie Sensibilitätsstörungen sind nur einige der invalidisierenden Folgezustände.

Unser vordringliches Ziel sollte sein, durch eine zeitgerechte und adäquate Behandlung eines Kompartmentsyndroms diese funktionsbeeinträchtigenden Folgezustände zu verhindern oder zumindest weitgehend zu reduzieren.

Literatur

1. Breitfuß H, Muhr G, Jansen C (1991) Die Logendruckerhöhung bei Unterschenkelmarknagelung. Ein therapieimmanentes Phänomen? Unfallchirurg 94: 13 – 21
2. Gustillo RB, Mendoza RM, Williams DN (1984) Problems in the management of type III (severe) open fractures: a new classification of type III open fractures. J Trauma 24: 742 – 746
3. Havemann D (1991) Gefahren und Komplikationen des Marknagels. In: Wolter D, Zimmer W (Hrsg) Die Plattenosteosynthese und ihre Konkurrenzverfahren. Springer, Berlin Heidelberg New York Tokyo
4. Oestern HJ, Tscherne H (1983) Pathophysiologie und Klassifikation des Weichteilschadens. Unfallheilkunde 162: 1 – 7

Kann die primäre Marknagelung ein Kompartmentsyndrom des Unterschenkels begünstigen?

M. Seif El Nasr[1], F. Bonnaire und E.H. Kuner

Abt. Unfallchirurgie, Klinikum der Albert-Ludwigs-Universität, Hugstetter Straße 55, 79106 Freiburg

In 9–17% aller Unterschenkelfrakturen treten Kompartmentsyndrome auf [1, 4, 14, 15, 17]. Pathophysiologisch liegt dieser Tatsache eine Druckerhöhung innerhalb eines oder mehrerer der 4 osteofibrösen Muskelköcher am Unterschenkel zugrunde. Die Druckerhöhung resultiert aus der traumabedingten Einblutung sowie postkontusionellen und ischämischen Schwellungszuständen und führt zu einer Verminderung der arteriovenösen Druckdifferenzen in den betroffenen Muskellogen [6, 11, 12, 18, 20]. Die sich manifestierende Zirkulationsstörung bewirkt hypoxische und anoxische Gewebeschäden mit Schwellung der Muskelfasern und einem weiteren Druckanstieg [18, 20]. Es erscheint nur logisch, daß Manipulationen an der betroffenen Extremität, die nicht zu einer Entlastung des Kompartmentraumes führen, diesen Circulus vitiosus weiter unterhalten (Abb. 1). Die gedeckte Tibiamarknagelung muß als eine derartige Manipulation angesehen werden. Durch das Repositionsmanöver, die Extension mit der Streckung der osteofibrösen Köcher, der Lagerung des Beines über der Knierolle und die erneute Blutung aus dem Markraum werden die pathophysiologischen Mechanismen, die zu einem Kompartmentsyndrom führen, erneut durchlaufen [2, 3, 15].

Eine höhere Inzidenz an Kompartmentsyndromen nach Tibiamarknagelungen hat sich in unserem Krankengut bei definierter Indikation und Sekundärversorgung bisher nicht dargestellt [8, 9]. Durch die perioperative, kontinuierliche Druckmessung sollte Aufschluß über die Druckverhältnisse vor, während und bis 24 h nach der Operation gewonnen werden. Durch die Bildung zweier Gruppen sollte der Einfluß des Operationszeitpunktes miterfaßt werden.

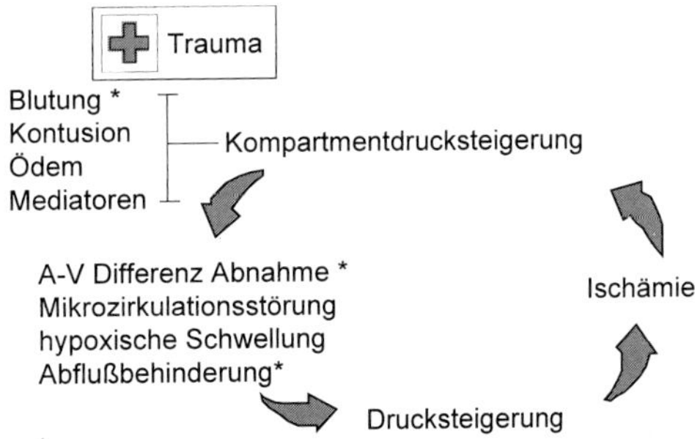

Abb. 1. Schematische Darstellung der Pathophysiologie des Kompartmentsyndroms als Circulus vitiosus unter besonderer Berücksichtigung der durch die Marknagelung beeinflußbaren Faktoren (*)

Hefte zu „Der Unfallchirurg", Heft 267
Willy, Sterk, Gerngroß (Hrsg.)
Das Kompartment-Syndrom
© Springer-Verlag Berlin Heidelberg 1998

Methode

Die Druckmessungen wurden simultan in der Tibialis-anterior- und in der tiefen hinteren Unterschenkelloge durchgeführt (Abb. 2). Zur Messung wurden druckstabile Peridurankatheter mit seitlichen Perforationen verwendet, die über eine Heidelberger Verlängerung an einem elektromechanischen Druckwandler angeschlossen wurden. Die Katheter wurden über einer 80 mm langen und 1,3 mm starken Kanüle (Perifix) in die jeweiligen Logen eingebracht. Die Katheterspitze lag dabei jeweils 2 cm von der Fraktur entfernt (Abb. 3). Die Registrierung des Gewebedrucks erfolgte kontinuierlich. Um vergleichbare Werte zu bestimmten Maßnahmen und Zeitpunkten zu erhalten, wurden anhand eines Protokolls 12 Meßpunkte definiert (Tabelle 1). Die den Meßpunkten zugeordneten Druckwerte entsprechen den gemittelten Höchstwerten, die durch die jeweilige Manipulation verursacht wurden. Das Meßsystem wurde fortwährend per Perfusor (0,3 ml/h Ringer-Lösung) durchspült. Diese Methode zeigte exzellente dynamische Fähigkeiten bei großer Empfindlichkeit und Reproduzierbarkeit [19].

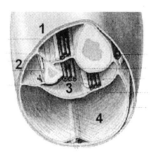

Abb. 2. Anatomie der Muskellogen am Unterschenkel (Nach [10a])
1 Tibialis anterior Kompartment (TaK), *2* Peroneus Ikompartment, *3* tiefes hinteres Kompartment (thK), *4* oberflächliches hinteres Kompartment

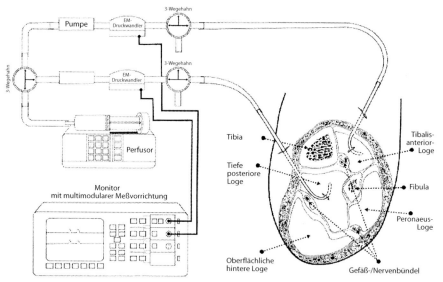

Abb. 3. Meßeinrichtung. Die Meßkatheter sind in der Tibialis-anterior- (*TaK*) und in der tiefen posterioren (*tpK*) Muskelloge plaziert

Tabelle 1. Mittlere Druckwerte (mmHg) der einzelnen Meßpunkte (*TaK* Tibialis-anterior-Kompartment; *tpK* tiefes posteriores Kompartment)

Meßpunkte		Gruppe A		Gruppe B	
		TaK	tpK	TaK	tpK
M1	Ausgangswert	14	19	15	20
M2	Nach Extension	20	30	19	24
M3	Nach Inzisionsfolie	24	35	22	28
M4	Nach elastischer Wickelung	31	48	32	46
M5	Bei Reposition	45	101	28	55
M6	Nach Reposition	26	35	22	32
M7	Nagel in situ	24	30	25	30
M8	Extension entfernt	17	23	17	22
M9	Abdeckung entfernt	16	19	12	18
M10	2 h postoperativ	18	25	15	19
M11	6 h postoperativ	16	24	15	19
M12	24 h postoperativ	15	19	15	19

Tabelle 2. Patientenkollektive. Die frühsekundär versorgten Patienten wurden in die Gruppe A, die spätsekundär versorgten in die Gruppe B eingeteilt

Gruppe A Frühsekundäre Operation	Gruppe B Spätsekundäre Operation
5 – 11 Tage nach Unfall	7 – 22 Wochen nach Unfall
Klassische Indikation	Primär: Fixateur externe
Durchschnittsalter 27 Jahre	Durchschnittsalter 27 Jahre
n = 8	n = 8

Patienten

In allen Fällen wurde eine gedeckte Unterschenkelmarknagelung in gebohrter Technik mit dem AO-Tibiamarknagel durchgeführt. Aus Gründen der Asepsis wurden nur Patienten in die Studie aufgenommen, bei denen der Frakturtyp keine distale Verriegelung erforderte. Patienten mit primärer Marknagelung, die bei uns nur in ungebohrter Technik durchgeführt wird, sind in dieser Untersuchung nicht berücksichtigt. Die aufgeführten Messungen wurden bei 2 Patientenkollektiven durchgeführt (Tabelle 2):

- Gruppe A: Frühsekundär versorgte Patienten, 5. bis 11. Tag nach Trauma. Alle Patienten hatten ein isoliertes Trauma mit geschlossenen Frakturen ohne wesentlichen Weichteilschaden (G0-G1) [5,16]. Es handelte sich jeweils um Frakturen mit einer klassischen Nagelindikation.
- Gruppe B: Spätsekundär versorgte Patienten, im Durchschnitt 11 Wochen nach Trauma. Diese Patienten waren ehemals polytraumatisiert (n = 5) und/oder hatten ehemals offene Frakturen (n = 5), die primär mit einem Fixateur externe versorgt wurden.

In beiden Gruppen lag das Durchschnittsalter bei 27 Jahren.

Ergebnisse

Die Ausgangswerte (M1) zum Zeitpunkt der Operationsvorbereitung, vor Lagerung, ohne Extension und ohne Gips, lagen in beiden Gruppen für beide Kompartimente im Normbereich zwischen 5 und 20 mmHg (Tabelle 1, Abb. 4–7).

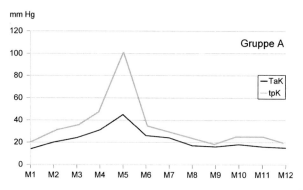

Abb. 4. Kompartmentdruckwerte Gruppe A. Die Druckwerte entsprechen den gemittelten Höchstwerten, die in dieser Gruppe durch die jeweilige
Manipulation verursacht wurden. Deutlich höhere Absolutwerte im Vergleich zur Gruppe
B

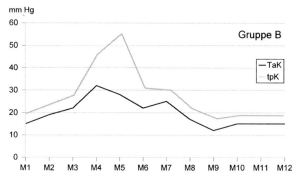

Abb. 5. Kompartmentdruckwerte Gruppe B. Die Druckwerte entsprechen den gemittelten Höchstwerten, die in dieser Gruppe durch die jeweilige
Manipulation verursacht wurden

– Gruppe A: tAk 14; tpK 19 (Absolutwerte in mmHg)
– Gruppe B: TaK 15; tpK 20

Nach Extension mit 10 – 20 kp (M2) stiegen die Druckwerte bei den frühsekundär versorgten Patienten der Gruppe A in beiden Kompartimenten deutlicher an als bei den
Patienten der Gruppe B; im Tibialis-anterior-Kompartment (TaK) um durchschnittlich 6,3 mmHg und im tiefen posterioren Kompartment (tpK) um durchschnittlich
10,9 mmHg. Die Lagerung über die Knierolle hatte keinen Einfluß auf die Druckwerte.

– Gruppe A: TaK 20; tpK 30
– Gruppe B: TaK 19; tpK 24

Das zirkuläre Anbringen der Inzisionsfolie (M3) zeigte in beiden Gruppen für beide
Kompartments annähernd gleiche Druckanstiege zwischen 3 und 5 mmHg.

– Gruppe A: TaK 24; tpK 35
– Gruppe B: TaK 22; tpK 28

Die elastische Bandage des Unterschenkels zur Komplettierung der Abdeckung (M4)
führte ebenfalls zu einer Druckerhöhung, wobei diesmal die Steigerungen für die
Gruppe B dominierten. Nach dieser Maßnahme wurden in beiden Gruppen annähernd gleiche Druckwerte registriert.

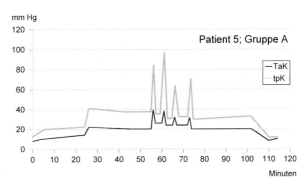

Abb. 6. Intraoperativer Kompartmentdruckverlauf bei Patient 5 (Gruppe A). Operation 9 Tage nach Unfall. Graphische Darstellung des Zeitablaufes von der Operationsvorbereitung (*0*) bis zur postoperativen Lagerung. Deutlich höhere Absolutwerte im Vergleich zur Gruppe B mit konstant höheren Werten in tpK

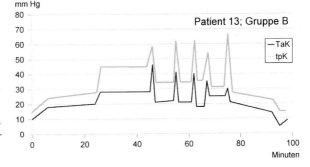

Abb. 7. Intraoperativer Kompartmentdruckverlauf bei Patient 13 (Gruppe B). Operation 7 Wochen nach Unfall. Graphische Darstellung des Zeitablaufes von der Operationsvorbereitung (*0*) bis zur postoperativen Lagerung

- Gruppe A: TaK 31; tpK 48
- Gruppe B: TaK 32; tpK 46

Absolute Höchstwerte wurden während der Frakturreposition und beim Auffädeln mit dem Bohrdorn registriert (M5). Die Werte waren für die Gruppe A deutlich höher als für Gruppe B und abhängig von der notwendigen Manipulation zur Reposition.

- Gruppe A: TaK 45; tpK 101
- Gruppe B: TaK 28; tpK 55

Nach erfolgter Reposition (M6) sanken die Druckwerte jeweils auf die Ausgangswerte vor Reposition wieder ab. Das Aufbohren der Markhöhle selbst, sowie das Einschlagen des Nagels hatte keinen dauerhaften Druckanstieg zur Folge. Beim Vorantreiben der Bohrwelle und Einschlagen des Nagels sahen wir bei allen Patienten lediglich kurzfristige Druckanstiege von 6–10 mmHg, die sofort rückläufig waren.

Nach Beendigung der operativen Manipulationen (M7), nach Abbau der Extension (M8) und nach Entfernung der Operationsabdeckung (M9) beobachteten wir stufenweise den Druckabfall bis zum präoperativen Ausgangswert.

Im Verlauf der weiteren Messungen 2 h (M10), 6 h (M11) und bis zu 24 h (M12) postoperativ war in keinem Fall ein erneuter Druckanstieg zu registrieren.

Diskussion

Nach unseren Erfahrungen und den vorliegenden Messungen begünstigt die früh- und spätsekundäre Tibiamarknagelung das Entstehen eines Kompartmentsyndroms nicht. Die deutlichen Unterschiede der Druckentwicklung in Abhängigkeit vom Operationszeitpunkt sind jedoch auffallend. Diese Unterschiede führen wir auf eine 5–11 Tage nach Trauma noch vorhandene erniedrigte elastische Compliance des Gewebes zurück. Sie weist indirekt auf eine noch vorhandene Volumenvermehrung in den Logen hin. Dennoch muß zu diesem Zeitpunkt eine kompensierte Perfusionslage vorliegen, denn auch extreme Drücke normalisieren sich schnell.

Da die Tibiamarknagelung in gebohrter Technik an unserer Klinik grundsätzlich sekundär durchgeführt wird [8], haben wir keine Erfahrung hinsichtlich der Primärversorgung in dieser Technik.

Unsere Erfahrung aus der primären Nagelung in ungebohrter Technik mit dem UTN (Unreamed tibial nail) zeigt jedoch eine Inzidenz von 15% für die Entstehung eines postoperativen Kompartmentsyndroms.

Als Gründe für die erhöhte Rate an Kompartmentsyndromen muß die kritische Perfusionslage in dieser Phase angesehen werden. Weiterhin ist die Markhöhle noch nicht durch Koagel oder Fibrinbeläge abgedichtet, so daß die Insertion des Nagels, anders als bei der Sekundärversorgung, zu einer erneuten Einblutung in die Kompartimente führt und damit den Circulus vitiosus unterhält.

Den unbestrittenen Vorteilen der Primärversorgung von Unterschenkelfrakturen in ungebohrter Technik [7,10] stehen diese Nachteile, v.a. bei kritischer Ausgangslage entgegen. Im Zweifelsfall muß, je nach der der Indikation zugrundeliegenden Fraktur- und Weichteilsituation, eine Dermatofasziotomie in das Behandlungskonzept mit einbezogen werden [13], oder eine sekundäre definitive Versorgung der Fraktur angestrebt werden.

Zusammenfassung

In der Literatur werden nach primärer Marknagelosteosynthese bis zu 35% postoperative Kompartmentsyndrome des Unterschenkels angegeben [2]. Bei sekundärer Marknagelung ist das Kompartmentsyndrom wesentlich seltener [8, 9]. Mit der Entwicklung unaufgebohrter Nageltechniken werden immer mehr primäre Osteosynthesen bei Unterschenkelfrakturen vorgenommen. Das Trauma verursacht eine intrakompartimentelle Blutung, durch Kontusionen kommt es zur Ödembildung und Druckerhöhungen. Aus der resultierenden Verminderung der AV-Differenz entwickelt sich eine Mikrozirkulationsstörung, die zusätzlich zu einer hypoxischen Schwellung führt. Die primäre Tibiamarknagelung kann prinzipiell aus mehreren Gründen zur Verstärkung dieses unglücklichen Kreislaufs führen: Die Lagerung auf einer Rolle führt zu einer Verminderung der AV-Differenz. Die Markraumbohrung und das Einbringen des Nagels führt zu einer Verdrängung von Blut und Knochenmarkbestandteilen aus der Markhöhle in die osteofibrösen Köcher und erhöht das Volumen der Kompartments. Durch den Repositionsvorgang mit Streckung der osteofibrösen Köcher zur Wiedergewinnung der Länge kommt es zu einer Verkleinerung der Volumenaufnahmekapazität.

Um die Druckverhältnisse in den Logen perioperativ zu erfassen, wurden in einer Gruppe frühversorgter Patienten die Druckwerte in der Tibialis-anterior- und tiefen hinteren Loge gemessen. Diese Werte wurden verglichen mit den Druckverhältnissen einer Gruppe spätversorgter Patienten, bei denen der Unfall im Durchschnitt 3 Monate zurücklag. Die Absolutwerte in der frühversorgten Gruppe, aber auch die intraoperativen Druckspitzen waren signifikant höher als in der spätversorgten Gruppe. Hohe Druckwerte entstanden v.a. bei der Reposition durch Zug und bei den Manipulationen beim Repositionsmanöver. Der Aufbohrvorgang und das Einschlagen des Nagels hatten keine dauerhafte Druckerhöhung in den Kompartimenten zur Folge. In keinem Fall wurde über 24 h eine längerfristige Druckerhöhung mit Druckwerten um 30 mmHg gemessen. Dennoch interpretieren wir unsere Beobachtungen dahingehend, daß im frischen Zustand die Ödematisierung der Weichteile und das Repositionsmanöver mit Längenausgleich zu einer Verminderung der elastischen Compliance führt. Die Ausbildung eines Kompartmentsyndroms kann damit begünstigt werden. Im Zweifelsfall muß je nach den der Indikation zugrunde liegenden Fraktur- und Weichteilverhältnissen eher eine Dermatofasziotomie in das Behandlungskonzept mit einbezogen oder eine sekundäre definitive Versorgung der Fraktur angestrebt werden.

Literatur

1. Blick SS, Brumback RJ, Poka A, Burgess AR, Ebraheim NA (1986) Compartment Syndrome in open tibial fractures. J Bone Joint Surg (Am) 86: 1348
2. Breitfuß H, Muhr G, Russe O (1990) Begünstigt die geschlossene Marknagelung beim Unterschenkelschaftbruch das Compartmentsyndrom? In: Weichteilschäden und Extremitätenfrakturen. 24. Jahrestagung der Österreichischen Gesellschaft für Unfallchirurgie. Springer, Berlin Heidelberg New York Tokyo (Hefte zur Unfallheilkunde 211)
3. Breitfuß H, Muhr G, Jansen Ch (1991) Logendruckerhöhung bei Unterschenkelmarknagelung. Ein therapieimmanentes Phänomen? Unfallchirurg 94: 13
4. Echtermeyer V (1985) Das Compartment-Syndrom. Springer, Berlin Heidelberg New York Tokyo (Hefte zur Unfallheilkunde 169)
5. Gustilo B, Anderson JP (1976) Prevention in the treatment of one thousand and twenty five open fractures of long bones. J Bone Joint Surg [Am] 58: 453–458
6. Kjellmer I (1964) An indirect method for estimating tissue pressure with special reference to tissue pressure in muscle during exercise. Acta Physiol Scand 62: 31
7. Krettek C, Schandelmaier P, Rudolf J, Tscherne H (1994) Aktueller Stand der operativen Technik für die unaufgebohrte Nagelung von Tibiaschaftfrakturen mit dem UTN. Unfallchirurg 97: 575–599
8. Kuner EH, Schweikert CH, Weller S, Ullrich K, Kirschner P, Knapp U, Kurock W (1976) Die Marknagelung von Femur und Tibia mit dem AO-Nagel. Erfahrungen und Resultate bei 1591 Fällen. Unfallchirurgie 2: 155
9. Kuner EH, Terbrüggen D, Baumann U (1977) 477 operativ und konservativ behandelte geschlossene und offene Unterschenkelfrakturen und deren Ergebnisse. In: 40. Jahrestagung der Deutschen Gesellschaft für Unfallheilkunde. Springer, Berlin Berlin Heidelberg New York Tokyo (Hefte zur Unfallheilkunde 129)
10. Kuner EH, Seif El Nasr M, Münst P, Staiger M (1993) Die Tibiamarknagelung ohne Aufbohrung. Unfallchirurgie 19: 278–283
10a Lang I, Wachsmuth W (1972) Bein und Statik. In: Lang I, Wachsmuth W (Hrsg) Praktische Anatomie, Bd 1, Teil 4. Springer, Berlin Heidelberg New York
11. Matsen FA (1975) Compartmental syndrome. A unified concept. Clin Orthop 113: 8
12. Matsen FA (1980) Compartmental syndromes. Grune & Stratton, New York London Toronto
13. Matsen, FA III, Winquist RA, Krugmire RB Jr (1980) Diagnosis and management of compartmental syndrome. J Bone Joint Surg [Am] 62: 286–291
14. Mubarak SJ, Hargens AR, Owen CS, Garetto LP, Akeson WH (1976) The Wick catheter technique for measurement of intramuscular pressure. J Bone Joint Surg [Am] 58: 1016

15. Oestern HJ, Echtermeyer V, Tscherne H (1983) Das Kompartmentsyndrom. Orthopäde 12: 34
16. Oestern HJ, Tscherne H (1983) Pathophysiologie und Klassifikation des Weichteilschadens. Hefte Unfallheilkd 162: 1 – 10
17. Olerud S (1980) Muscle contracture in the medial compartment after fracture of the tibia shaft. In: 3. Deutsch-Österreichisch-Schweizerische Unfalltagung. Springer, Berlin Heidelberg New York Tokyo (Hefte zur Unfallheilkunde 148)
18. Reschauer R, Rehak PH, Germann RH, Schiechtl H (1980) Experimentelle Grundlagen des Kompartmentsyndroms. In: 3. Deutsch-Österreichisch-Schweizerische Unfalltagung. Springer, Berlin Berlin Heidelberg New York Tokyo (Hefte zur Unfallheilkunde 148)
19. Styf JR, Korner LM (1986) Microcapillary infusion technique for measurement of intramuscular pressure during exercise. Clin Orthop 207: 253
20. Szyszkowitz R, Reschauer R (1982) Ätiologie, Pathophysiologie und Lokalisation des Compartment-Syndromes. Unfallheilkunde 85: 126

Compartment Syndrome After Nailing of the Tibia – An Iatrogenic Complication?

G. Koppert, T. Tollens, H. Janzing and P. Broos

Klinik für Unfallchirurgie, Universitätsklinik Leuven, Herestraat 49, B-3000 Leuven

Introduction

The Compartment Syndrome (CS) of the lower leg is a common complication of open and closed fractures of the tibial shaft. Untreated, this complication can cause severe irreversible contractures and neurovascular damage. A decompressive fasciotomy must be carried out as soon as possible in order to avoid irreversible damage of the compartmental structures. The incidence of a CS after tibia fracture is situated between 1% and 10% [9,14], but there is still no consensus about the role of intramedullary nailing in the pathogenesis of a CS. An important issue here is whether the introduction of a tibial nail can cause a CS. What factor during nailing is responsible for post-operative increase in compartment pressure? It is important that a threatening CS is diagnosed and treated in time, which is not always easy based on clinical symptoms in the early postoperative phase. Furthermore, a lot of the concerned patients are intubated or have a cerebral trauma. Therefore, the typical signs will often be noticed too late or even completely missed. We describe the sequels of 17 subjects who received a fasciotomy during or after intramedullary nailing (based on clinical signs) in function of the time-interval between nailing and fasciotomy. As the indication for fasciotomy was based on clinical findings only, we wanted to find out whether clinical symptoms alone are sufficient to prevent delayed diagnosis of a CS.

Patients and Methods

In this study, we retrospectively analyzed all patients (18), who developed a threatening CS during or after nailing of the tibia, in the period between January 1992 and December 1995 at the University Hospital Gasthuisberg in Leuven, Belgium. During this period 280 nails were placed as osteosynthesis for tibial fractures. The analysis happened through thorough examination of the surgical files with special attention for the late functional complications. The nails we used were reamed in 11 cases and unreamed (UTN) in seven. Of those 18 patients 17 received a fasciotomy.

Results

There were 15 men and three women with an average age of 24 years (between 16 and 46) included in our study.

Out of the 18 patients concerned, 12 were involved in traffic accidents (two car and

Hefte zu „Der Unfallchirurg", Heft 267
Willy, Sterk, Gerngroß (Hrsg.)
Das Kompartment-Syndrom
© Springer-Verlag Berlin Heidelberg 1998

Table 1. Data of 18 patients with a compartment syndrome after nailing of the tibia

Case	Trauma	Localisation fracture	Soft tissue	Time-interval trauma – operation	Type of nail
1	Sports	Mid/dist 1/3	Closed	2 days	Reamed
2	Ta (mo)	Middiaf	Closed	1 day	Reamed
3	slides	Distal 1/3	Closed	2 days	Reamed
4	Ta (mo)	Middiaf	Closed	1 day	Reamed
5	Work	Distal 1/3	Closed	1 day	Reamed
6	Ta (mo)	Proxim 1/3	Closed 3	x hours	Unreamed
7	Ta (mo)	Middiaf	Open 2/3a	x hours	Unreamed
8	Ta (mo)	Middiaf	Closed 2	x hours	Reamed
9	Ta (mo)	Distal 1/3	Closed	1 day	Unreamed
10	Ta (mo)	Prox/mid 1/3	Open 1	x hours	Reamed
11	Ta (mo)	Mid/dist 1/3	Closed	x hours	Reamed
12	Ta (car)	Distal 1/3	Closed	x hours	Reamed
13	Ta (mo)	Mid/dist 1/3	Open 2	x hours	Unreamed
14	bumper	Middiaf	Closed	1 day	Reamed
15	Ta (mo)	Distal 1/3	Closed	x hours	Unreamed
16	Sports	Mid/dist 1/3	Closed	4 hours	Reamed
17	Sports	Middiaf	Closed	1 day	Unreamed
18	Ta (car)	Distal 1/3	Open 2	x hours	Unreamed

x hours, several hours after the accident; *Ta,* traffic accident.

ten motor accidents), three in sport accidents, and one in a bumper accident. There was one crush trauma at work and one trauma during a skating collision (Table 1). The fractures were closed in 14 cases and open in four cases (from type I–IIIa). None of the traumata were seen with instant neurovascular damage, as was thoroughly checked during the first clinical investigation.

Sixteen patients were operated on within the first 24 h after the accident and two patients only after 48 h. They all underwent a similar procedure. Before nailing, the fracture was first reduced by longitudinal traction applied with a calcanaeus pin. The mean operating time was 90 min (variation 50–165).

The diagnosis of a threatening CS was based on soft tissue swelling and on the four typical clinical symptoms (4 p's): pain, pallor, paresthesia and paralysis (Table 2).

The fasciotomies were all carried out when a threatening CS became obvious by those clinical symptoms. In most cases it was difficult to review which symptoms, besides severe pain, led to the diagnosis of a threatening CS and consequently to a fasciotomy. The technique of fasciotomy was mostly the one of Mubarak and Owen [12], that is two incisions for the splitting of the four compartments (one incision for the anterior and lateral compartment and one incision for the superficial and deep posterior compartment). Three patients only needed one incision: in patient 1 only the anterior compartment needed to be decompressed, in patient 3 the lateral compartment and in patient 13 the two posterior compartments (Table 2).

Six patients underwent a fasciotomy directly after nailing, mostly due to tremendous swelling of the lower limb. Seven patients had a fasciotomy within 24 hours after nailing, two patients 24 h after nailing and another two patients 48 h after nailing. One patient did not receive a fasciotomy, because he was only transferred to our hospital a few days after trauma with delayed diagnosis of CS.

The wounds could be closed with a simple suture in seven patients, after split

Table 2. Data of 18 patients ctd.

Case	Symptoms	Type of fasciotomy	Moment of fasciotomy	Closure of the wounds
1	Tension ant. comp ++	1 incision ant. comp.	Directly after nailing	Wound suture
2	++ Swelling	2 incisions, 4 comp.	Directly after nailing	Wound suture + skin grafts
3	++ Swelling	1 incision, lat. comp.	Directly after nailing	Wound suture
4	–	2 incisions, 4 comp.	Directly after nailing	Skingrafts
5	–	2 incisions, 4 comp.	Directly after nailing	Wound suture
6	–	2 incisions, 4 comp.	Directly after nailing	Wound suture + skin grafts
7	Pain, ↑ by dorsifl, pressure, paresthesia, ++swelling	2 incisions, 4 comp.	± 13 h after nailing	Wound suture + skin grafts
8	Swelling	2 incisions, 4 comp.	± 13 h after nailing	Wound suture + skin grafts
9	–	2 incisions, 4 comp.	< 18 h after nailing	Wound suture + skin grafts
10	Pain, paresthesia	2 incisions, 4 comp.	± 18 h after nailing	Wound suture + skin grafts
11	–	2 incisions, 4 comp.	± 18 h after nailing	Wound suture
12	Pain, paresthesia	2 incisions, 4 comp.	± 20 h after nailing	Wound suture
13	Pain	1 incision, post. comp.	± 22 h after nailing	Skin grafts
14	paresthesia, ++swelling	2 incisions, 4 comp.	± 24 h after nailing	Wound suture
15	Pain	2 incisions, 4 comp.	± 24 h after nailing	Wound suture + skin grafts
16	Pain, ↑ by dorsifl, paresis, ↓ pulse	2 incisions, 4 comp.	± 48 h after nailing	Wound suture + skin grafts
17	Pain, swelling	2 incisions, 4 comp.	± 48 h after nailing	Wound suture after debridement
18	–		No fasciotomy	

thickness skin grafts in two patients and with a partial suture and partial graft in eight patients. Because of the extensive trauma, patient 18 needed a rotation graft to cover the visible parts of the tibia, after which skin grafts were also used.

In all patients we checked if there were any remaining symptoms of the CS. We evaluated these sequels in function of time between nailing and fasciotomy (Tables 2 and 3).

The final result of treatment could only be determined at least 6 months after trauma, unless the patient had recovered sooner (restitutio ad integrim), but in most patients the final status was made after 1–1.5 years.

The patients were evaluated according to different parameters, such as the severity of rest pain, the function of the limb, restriction in work, the active motion range of ankle and knee joint, the sight of the lower limb (clawing foot for example) and other common sequels of an experienced CS.

In seven patients we saw a delayed union. Two patients underwent a reconversion from an unreamed to a reamed nail after 2 and 2.5 months and patient 18 also needed a spongiosaplastia. Patient 12 only had a spongiosaplastia, and in four patients dynamization was performed. There was no non-union.

As mild sequels we report a diminished dorsi-flexion of the ankle and intermittent pain in patient 12. Patient 5 shows a chronic problem of swelling of the lower limb, knee, ankle and foot, without functional inabilities. Patient 6 has a reduction of knee flexion (<90°) because of a myositis ossificans of the right thigh.

Table 3. Data of 18 patients ctd.

Case	Complications	Extra surgery	Late sequels
1	No	No	No
2	Delayed union	Dynamization	No
3	No	No	No
4	Delayed union	Dynamization	No
5	Delayed union	Dynamization	Chronic problem of swelling lower extr.: ankle, knee and foot, no functional deficit
6	No	No	Knee flexion to 90° because of myositis ossificans right thigh (after fracture to femur)
7	No	No	No
8	Lost follow-up	–	–
9	No	No	No
10	No	No	No
11	Delayed union	Dynamization	No
12	Delayed union	Spongioplastic	−10° dorsiflexion ankle-intermittent pain at fracture-site
13	Delayed union	Conversion → reamed	No
14	No	No	No
15	Nerve lesion: n. peronaeus prof.	No	Intermittent pain, limping, mild restriction in work, hypoesthesia in n. peronaeus comm.-area, ↓ force ankle-dorsiflexion, dropfoot
16	Nerve lesion	No	↓ Force when dorsiflexion right hallux hyposensibility medial site right foot
17	Nerve lesion n. peronaeus prof.	No	↓ Function m. ext. dig. longus, mild restriction in function of the extremity
18	Delayed union Nerve lesion: n.peronaeus p/s	Spongiosaplastic Conversion → reamed	Clawing foot, hollow foot, rigidity of the toes, sensibility dysfunction lower extremities, limping, light/sitting work, ↓↓ mobility ankle

We have seen *more severe sequels* in three patients. Patient 16 shows a reduced force at dorsiflexion of the right hallux and hyposensibility of the medial foot. Patient 17 complains of a reduced function of the m. extensor digitorum longus. In patient 15 we see a drop-foot, hypoesthesia in the n. peronaeus area and intermittent pain, resulting in a limping tread and invalidity.

It has to be mentioned that these three patients all got a late fasciotomy (24 h or more after nailing).

Patient 18 developed the *most handicapping sequels,* such as clearly reduced mobility of the ankle, clawing and hollow foot, rigidity of the toes and sensibility disorders of the lower leg. This caused the patient to limp and forced him to do light/sitting work.

Most patients had well-visible scars, especially those who needed skin grafts after fasciotomy, but they did not cause any functional hazards (Table 3).

Discussion

In the period between January 1992 until December 1995, around 280 patients received an unreamed or reamed nail after fracture of the tibia. In six patients the diagnosis of CS was made during the osteosynthesis. Subsequently, a prophylactic decompression was conducted. The other 12 developed a threatening CS postoperatively, of which 11 received a fasciotomy.

These results end up in an incidence of a CS postoperatively after tibia nailing of 4.3 %. The incidence in literature for CS after tibia fracture has been estimated between 1 % and 10 % and after tibia nailing between 1 % and 4 % [6, 9, 10 14]. Could intramedullary nailing be an iatrogenic factor in the occurrence of a CS? Are all contributing factors responsible for the development of a CS due to the trauma only?

There is still a lot of discussion about the role of (reamed and unreamed) intramedullary nailing in the development of a CS and the possible pathophysiological mechanisms. We give a review on the different opinions.

Ho and Lau report two cases of threatening CS after "reamed" tibial nailing. In both cases the nailing only happened after 10 days, therefore after contraction of the soft tissue. Subsequently, a lot of force was necessary for the repositioning. The resultant elevated pressures in the compartment caused the development of a CS. They advise to drill a calcanaeus pin and elongate as soon as possible to avoid contraction of the soft tissue before the operation [3]. Our patients were practically all operated on within 24 h after the accident. Therefore, we do not use preoperative traction by a calcanaeus pin.

According to *Breitfuß et al.* [2] the elevation of the compartment pressure is caused by iatrogenic effects resulting from intramedullary nailing. They include the high position of the leg (*hydrostatic effect*), traction on the soft tissues during reduction and the traction time (*decreased volume*, cf. [3]). Possible hematoma, bone, and marrow fragments from the fracture site in the compartments during reaming or insertion of a nail will also contribute (*greater intracompartmental mass*). They reported eight cases of CS after 56 tibia nails (incidence of 14 %).

Tischenko and Goodman described three cases of CS after "reamed" endomedullary nailing. Prospective investigation of seven patients showed a clear elevation of the compartment pressure during and after reduction of the fracture with *longitudinal traction* (pressure elevation ≈ traction force). There was also a pressure elevation during *reaming*. However, none of the seven patients developed a CS. They state that long-lasting traction during complicated operations may result in a great risk for developing a CS. They also recommend to check the compartment pressures regularly, especially in polytrauma patients with cerebral damage or those patients who are intubated or have an epidural anesthesia [15].

Moed and Strom showed the development of a CS after "reamed" nailing of a tibia fracture in two patients, who preoperatively did not show any clinical sign at all. They subsequently conducted a prospective study on dogs and found that a higher tissue pressure in the anterior compartment preoperatively is an important risk factor to develop a CS postoperatively, besides traction, manipulation and reaming. They recommend to measure the tissue pressures preoperatively for possible patient selection, peroperatively after nailing and postoperatively when indicated [10].

Vanderstraeten et al. [17] report that the risk of a CS increases when the patient has borderline pressures preoperatively. They show that pressure measurement in the compartment can lead to an early detection and a fast intervention.

Mawhinney et al. [7] reported three cases of CS after intramedullary nailing. In one case there was little doubt whether the operation was responsible for the syndrome, because 5 days had gone by after the trauma and because the swelling and pain were clearly reduced. They said that a fasciotomy has to be carried out within 6 h after the first signs of a CS to prevent irreversible damage.

Bonnaire et al. [1] proclaimed that tibial nailing does not enhance a CS, provided that the nail is not placed in the acute posttraumatic phase, when a CS can still develop as a result of the trauma only. During the critical phase after the trauma, until 4 or 5 days after the fracture, intramedullary nailing can favor a threatening CS. The position and reduction of the limb, the intracompartmental bleeding and postoperative edema cause a disturbed venous return, a reduced arterial perfusion and a pressure elevation in the compartments.

This is in conflict with the findings of *Ho et al* [3]. They found that delay in nailing results in more traction force, because of contractures of soft tissue, and therefore in higher compartment pressure. Most of our patients had the operation within 24 h after the trauma, the time during which a CS can develop by itself without the possible iatrogenic effect of a tibial nail. That's why it is difficult to find out in most cases whether a CS develops because of the trauma or because of the nail or both.

In *McQueen et al.*'s [9] study there was only one man who developed a threatening CS on a total of 66 patients (incidence of 1.5%). None of these patients had any sequel of a CS. They concluded that intramedullary nailing does not enlarge the incidence of a CS after a tibial fracture. They showed that delay of operation has no influence on lowering the pressures and they advised that the nailing should be carried out as soon as possible. They also advised to monitor the pressures in every tibial fracture, to be able to decompress an early CS, even before there are any clinical signs.

Lies et al. [5] have investigated the possible complications of unreamed endomedullary nailing in 208 patients. In only three cases they have seen a CS that had to be decompressed. This is an incidence of 1.4%.

This short review shows us the possible mechanisms of pressure elevation in a compartment. Each author has his own ideas about the aetiology of a CS after tibial nailing and therefore his own approach of treatment (instant operation or after several days). It must be clear that there is still no consensus.

Triffit et al. [16] have studied 20 subjects who did not show any signs of a CS after tibial fracture. After pressure measurement seven patients had a intra-compartmental pressure of >40 mmHg and 13 patients a pressure of >30 mmHg. Ten months later they saw an irreversible neurovascular damage in three patients who had pressures of >40 mmHg and who clinically were thought to be asymptomatic. By this study, it must be obvious that based on clinical symptoms only, the diagnosis is not always made (in time), with all the consequences afterwards. That is why the need arose for objective measurement of pressures.

One of the first studies with compartment pressure measurements dates from 1975 [19]. Nowadays we see that more and more centers in the world are using a pressure catheter (slit or wick catheter), which can easily be inserted into the muscle compartment. In our center we started this procedure several months ago. It is important to know whether it could be useful to carry out 24 h postoperative pressure monitoring of the compartments after tibial nailing, with the intention to detect a significant pressure elevation, even before clinical symptoms are obvious. This way we could try to avoid the sequels of a (too) late fasciotomy.

Before we can answer this question, we must know how long the ischemic time is before irreversible damage of muscle and nerves occurs. Whitesides et al. [18] say that after 6 h there is a partial destruction of the myofibrils, Mortensen et al. [11] say that after 8 h there is still a complete recuperation possible of muscle and nerve function, while Reschauer [13] only found irreversible cell damage after 12 h. These numbers are all relative and depend mainly on how fast and how extended the ischemia has been. The article of Knopp et al. [4] shows that, the later the fasciotomy after diagnosis of a CS, the worse the functional results.

From our results we conclude that the longer the time interval between nailing and decompression, the more functional sequels appear. The severe sequels developed in patients who had a too late decompression after 24 h of ischemia or did not receive a fasciotomy at all.

About the standard of the compartment pressure (normal value between 5 and 20 mmHg), that needs to be followed by a decompression, there is still some discussion. McQueen and Court-Brown [8] showed that absolute values are an unreliable indication for carrying out a fasciotomy. They found out that with an absolute value of 30 mmHg as indication for a fasciotomy 43% of the patients would have had an unnecessary fasciotomy and at 40 mmHg still 23%. They studied 116 patients and only three of them (2.6%) really developed an acute CS. They recommend a differential pressure (ΔP) of <30 mmHg between the diastolic blood pressure and the pressure in the compartment as indication for a fasciotomy. With this standard (ΔP) none of the patients had any sequels of a CS, so no CS was missed [8]. It is easy to understand that the perfusion of the lower leg of a patient, who has a very low diastolic blood pressure resulting from an accident, will be insufficient even at compartment pressures of 20–25 mmHg.

Conclusion

With our data it is not possible to conclude whether a CS is an iatrogenic induced complication of intramedullary nailing or not. It is clear, however, that many factors play a role in developing a CS. Factors we cannot influence, because they are inherent to trauma, and factors we can try to avoid as much as possible, because they are inherent to therapy. Important factors are the reduction of the fracture before nailing, which sometimes needs a great traction force and can lead to enormous pressure elevations, which seems to be more important than the reaming or the insertion of the nail into the marrow, especially when the traction has to be held for a long time.

What is to be learned from our study is that it makes good sense to measure the pressure during and at least 24 h after the insertion of a tibial nail. A CS can develop slowly and therefore be detected too late, if we would only observe the clinical symptoms of the patient. Especially if the patient is in coma or intubated, we need an objective measurement of the compartment pressure. The final dysfunctions of a late decompression can be severe (Table 3) and could have been avoided by constant 24 h postoperative pressure monitoring.

We recommend the findings of McQueen and Court-Brown, a differential pressure (ΔP) of < 30 mmHg as indication for a fasciotomy [10].

References

1. Bonnaire F, Kuner EH, Münst P (1991) Begünstigt die gedeckte Tibiamarknagelung die Ausbildung eines Compartmentsyndroms? Perioperative und intraoperative kontinuierliche Gewebedruckmessung bei der gedeckten Tibiamarknagelung. Chirurg 62: 814–818
2. Breitfuß H, Muhr G, Jansen C (1991) Die Logendruckerhöhung bei Unterschenkelmarknagelung: Ein therapieimmanentes Phänomen? Unfallchirurg 94: 13–21
3. Ho YK, Lau PY (1991) Compartment syndrome after intramedullary interlocking nailing of a tibial fracture. Br J Acc Surg 22: 490–491
4. Knopp W, Schumm F, Buchholz J, Ekkernkamp A (1994) Funktionelle Ausheilung nach Compartmentsyndrom des Unterschenkels. Eine Analyse der Spätergebnisse. Chirurg 65: 988–991
5. Lies A, Josten CH, Muhr G (1993) Komplikationen der Verriegelungsnagelung und deren Vermeidung. Zentralbl Chir 118: 342–350
6. Matsen FA III, Winquist RA, Krugmire RB Jr (1980) Diagnosis and management of compartmental syndromes. J Bone Joint Surg Am 62: 286–291
7. Mawhinney IN, Maginn P, McCoy GF (1994) Tibial Compartment Syndromes After Tibial Nailing. J Orthop Trauma 8: 212–214
8. McQueen MM, Court-Brown CM (1996) Compartment monitoring in tibial fractures. The pressure threshold for decompression. J Bone Joint Surg Br 78: 99–104
9. McQueen MM, Christie J, Court-Brown CM (1990) Compartment pressures after intramedullary nailing of the tibia. J Bone and Joint Surg BR 72: 395–397
10. Moed BR, Strom DE (1991) Compartment syndrome after closed intramedullary nailing of the tibia: a canine model and report of two cases. J Orthop Trauma 5: 71–77
11. Mortensen WW, Hargens AR, Gershuni DH, et al. (1995) Long-term myoneural function after an induced compartment syndrome in the canine hind-limb. Clin Orthop 195: 289
12. Mubarak SJ, Owen CA (1977) Double-incision fasciotomy of the leg for decompression in compartment syndromes. J Bone Joint Surg Am 59: 184–187
13. Reschauer R (1980) Das Kompartmentsyndrom. Enke, Stuttgart
14. Rorabeck CH, Macnab I (1976) Anterior tibial compartment syndrome complicating fractures of the shaft of the tibia. J Bone Joint Surg Am 58: 549–550
15. Tischenko GJ, Goodman SB (1990) Compartment syndrome after intramedullary nailing of the tibia. J Bone Joint Surg Am 72: 41–44
16. Triffitt PD, König D, Harper WM, Barnes MR, Allen MJ, Gregg PJ (1992) Compartment pressures after closed tibial shaft fracture: their relationship to functional outcome. J Bone Joint Surg Br 74: 195–198
17. Vanderstraeten G, Verdonck R, Schauvliege H, Van Nieuwenhuyse, Claessens H (1992) Compartment syndrome complicating intramedullary nailing of tibial fractures. PMR 2: 82–85
18. Whitesides TE Jr, Hirada H, Morimoto K (1971) The response of skeletal muscle to temporary ischemia: an experimental study. J Bone Joint Surg Am 53: 1311
19. Witschger PM, Wegmüller M (1994) Apparative Muskeldruckmessung beim akuten und chronischen Compartmentsyndrom. Z Unfallchir Vers Med 87: 45–51

Inzidenz und Pathomechanismen von Schädigungen des N. peronaeus nach Tibiakopfosteotomie

T. Illig, H. Schroeder-Boersch und J. Wöhrle

Orthopädische Universität Mannheim, Theodor Kutzer-Ufer, 68167 Mannheim

Viele Veröffentlichungen, die sich mit klinischen Ergebnissen der Schienbeinkopf-umstellung befassen, führen Schädigungen des N. peronaeus als eine mehr oder minder häufige Komplikation dieser Operation an. Aufgrund einer kürzlichen Beobachtung eines Kompartmentsyndroms als Komplikation nach Tibiakopfosteotomie sowie dreier weiterer Fälle einer zumindest passageren, partiellen Läsion des N. peronaeus, ergab sich die Frage nach der Inzidenz bzw. nach den Pathomechanismen einer Peronaeusläsion im Anschluß an solche Eingriffe.

In der Literatur wird die Schädigung des N. peronaeus, und insbesondere die Schwäche der Fuß- und Großzehenhebung als Komplikation der Tibiakopfumstellung schon seit Jahren kontrovers diskutiert. In früheren Jahren konzentrierten sich die Erklärungsversuche dieser Komplikation vornehmlich auf eine direkte Schädigung des N. peronaeus communis z. B. durch äußeren Druck, auf Durchblutungsstörungen nach Achskorrektur oder auf das Tibialis-anterior-Syndrom.

Seit 1979 wird eine Schädigung kleinerer Nervenäste hauptsächlich zum M. extensor hallucis longus diskutiert, wie z. B. durch Stürz u. Rosemeyer beschrieben. Kirgis et al. fanden bei anatomischen Studien in 91 % der Fälle den Abgang eines oder mehrerer Muskeläste zum M. extensor hallucis longus der Fibula eng benachbart in einer Höhe von knapp 7 – 15 cm, gemessen nach distal vom Tuber innominatum am Fibula-köpfchen. Es wurde deshalb eine sichere Zone für die Fibulaosteotomie unterhalb von 16 cm Höhe postuliert. Curley et al. führten an 16 Patienten sowohl elektrophysiologische Untersuchungen als auch Druckmessungen in der Tibialis-anterior-Loge durch und stellten fest, daß die Fibulaosteotomie und nicht eine Druckerhöhung entscheidend für eine Schädigung ist.

Vor diesem Hintergrund führten wir eine prospektive Studie an Patienten durch, bei denen eine Tibiakopfosteotomie mit Fibulaosteotomie wegen Achsfehlstellung vorgenommen wurde. Zum einen erfolgte in 28 der insgesamt 37 Osteotomien eine kontinuierliche Druckmessung mit dem hier abgebildeten Druckmeßsystem. Dieses System kann zur einmaligen Messung mit Kanüle oder zur kontinuierlichen Messung mit einem SLIT-Katheter verwendet werden.

Des weiteren wurde bei 20 der insgesamt 37 Osteotomien eine präoperative und nach 6 Wochen eine postoperative elektrophysiologische Untersuchung des N. peronaeus durchgeführt. 12 dieser 20 Osteotomien waren mit einer Druckmessung kombiniert, in 3 Fällen war nur eine alleinige elektrophysiologische Untersuchung möglich.

Parallel erfolgte eine Bestimmung der Muskelenzyme im Serum (CK, LDH, Lactat).

Hefte zu „Der Unfallchirurg", Heft 267
Willy, Sterk, Gerngroß (Hrsg.)
Das Kompartment-Syndrom
© Springer-Verlag Berlin Heidelberg 1998

In allen Fällen wurde eine engmaschige Kontrolle auf klinische Zeichen eines drohenden oder manifesten Kompartmentsyndroms bzw. Schädigungen des N. peronaeus durchgeführt.

Ergänzt wurde die Studie durch eine retrospektive Krankenblattanalyse von den im Zeitraum von 1983–1993 an unserer Klinik durchgeführten 306 Tibiakopfosteotomien mit klinischer Nachuntersuchung aller Patienten mit Schädigungen im Bereich des N. peronaeus.

Das Operationsverfahren bestand in einer hohen interligamentären Tibiakopfosteotomie mit Fibulaosteotomie im mittleren Drittel, 32mal valgisierend und 5mal varisierend. Zur Fixation der Tibiaosteotomie verwendeten wir in 27 Fällen Blount-Klammern, in 9 Fällen eine Plattenosteosynthese und bei einer varisierenden Osteotomie keine weitere Fixation.

Die Laborparameter verhielten sich uneinheitlich. Sowohl die CK und die LDH, als auch das Lactat im Serum wiesen einen nicht weiter überraschenden Anstieg auf. Eine Korrelation mit einer Erhöhung des intrakompartimentellen Druckes konnte nicht entdeckt werden.

Die Druckwerte in der Tibialis-anterior-Loge betrugen präoperativ im Mittel knapp 7 mmHg (3–11). Postoperativ waren bei 11 Patienten die Druckmaxima unter 20 mmHg, bei weiteren 13 Patienten lagen die Maximalwerte zwischen 20 und 30 mmHg. In 4 Fällen konnten Drücke oberhalb des kritischen Druckwertes vom 30 mmHg nachgewiesen werden, wobei keine klinischen Zeichen eines Kompartmentsyndroms beobachtet werden konnten.

Bei insgesamt 8 Patienten war eine Schädigung des N. peronaeus oder seiner Äste unterschiedlichen Ausmaßes nachweisbar. Bei allen Patienten wurde eine elektrophysiologische Untersuchung vorgenommen.

Einige Fallbeispiele sollen die Vielfalt der von uns diagnostizierten Peronaeusschädigungen aufzeigen: In nur einem Fall konnte eine Schädigung des N. peronaeus communis beobachtet werden. Die 57jährige Patientin war klinisch sowohl prä- als auch postoperativ unauffällig, die Läsion konnte nur elektrophysiologisch nachgewiesen werden.

3 Schädigungen waren kombinierte sensible und motorische Läsionen sowohl des Peronaeus profundus als auch des superficialis, welche in allen Fällen klinisch und elektrophysiologisch nachgewiesen werden konnten. 2 Schädigungen sind als schwerwiegend einzustufen. Der Fall einer 48jährigen Patientin zeigte deutliche Extensionsschwäche sowohl des Fußes als auch aller Zehen in Kombination mit einer Pronatorenschwäche. In allen 3 Fällen konnte elektrophysiologisch der Ort der Schädigung deutlich distal der Aufzweigung des N. peronaeus communis nachgewiesen werden. Als ein kausaler Faktor der Schädigungen ist mit großer Wahrscheinlichkeit die räumliche Nähe der tiefen Fibulaosteotomie zu den Nervenästen anzusehen.

Bei zwei Patienten konnte eine isolierte Läsion des motorischen Astes des M. extensor hallucis longus aufgedeckt werden. Es handelte sich hierbei um einen 59jährigen und um einen 66jährigen Patienten, welche beide postoperativ eine akute Denervierung des M. extensor hallucis longus mit klinisch diskreter Großzehenheberschwäche aufwiesen. Die Fibula wurde in beiden Fällen in einer Höhe von ca. 15 cm osteotomiert, also in dem von Kirgis et al. postulierten kritischen Bereich.

Gegen die Theorie der isolierten Extensor-hallucis-longus-Läsion spricht der Fall einer 20jährigen Patientin, bei der postoperativ eine Extensionsschwäche aller Zehen auftrat und elektrophysiologisch eine distale Schädigung des N. peronaeus profundus gesichert wurde.

Im Rahmen der retrospektiven Studie der Jahre 1983–1993 haben wir in 4% eine vollständige bzw. teilweise reversible und in 2% eine irreversible Schädigung im Bereich des N. peronaeus feststellen müssen. In insgesamt 4 Fällen von Schädigungen konnte ein sicherer Zusammenhang zwischen einem Hämatom bzw. einer Schwellung im Bereich der Fibulaosteotomie und der entstandenen Schädigung hergestellt werden, in 2 Fällen konnte eine isolierte Läsion des Muskelastes zum M. extensor hallucis longus nachgewiesen werden. Lediglich in 2 Fällen war die Ursache ein typisches Tibialis-anterior-Syndrom.

Schlußfolgerungen

Aufgrund der Ergebnisse v.a. des prospektiven Teiles dieser Studie gehen wir davon aus, daß die häufigste Art der Peronaeusschädigung ein gemischt sensibel und motorischer Schaden darstellt. Als mögliche Ursache sehen wir eine Schwellung oder eine Blutung im Bereich der Fibulaosteotomie ohne Erhöhung des Kompartmentdrucks in der Tibialis-anterior-Loge.

Die direkte isolierte Schädigung des Muskelastes zum M. extenser hallucis longus, wie in der Literatur diskutiert, scheint insgesamt eher seltener aufzutreten und ist klinisch weniger bedeutsam.

Unter die seltenen Ursachen einer Peronäusläsion nach Tibiakopfosteotomie ist unserer Erfahrung nach das Tibialis-anterior-Syndrom einzustufen.

Der Sauerstoffpartialdruckverlauf im Kompartment des M. tibialis anterior beim Tragen der Antischockhose – Eine experimentelle Studie

A. Thomas[1], Ch. Willy[2], J. Sterk[2], M. Tannheimer[2], R. Minholz[2], K.H. Bock[1], H. Gerngross[2]

1 Abteilung Anästhesiologie und Intensivmedizin, Bundeswehrkrankenhaus Ulm,
Oberer Eselsberg 40, 89081 Ulm
2 Abteilung Chirurgie, Bundeswehrkrankenhaus Ulm, Oberer Eselsberg 40, 89081 Ulm

Einleitung

Die pneumatische Antischockhose hat sich, integriert in das Gesamtspektrum der Therapiemaßnahmen, als effektives Instrument bei der präklinischen Notfalltherapie des schweren hämorrhagischen Schocks erwiesen [10]. Durch großflächige pneumatische Kompression kann eine wirksame Blutstillung bei äußeren und inneren Blutungen an der unteren Körperhälfte erzielt werden. Die Kompression des Gefäßbettes bewirkt eine Erhöhung des peripheren Gefäßwiderstandes und eine Abnahme der Durchblutung der komprimierten Körperregion. Dadurch wird das Herzzeitvolumen in die obere Körperhälfte umverteilt, was mit einem hochsignifikanten Anstieg des arteriellen Blutdrucks verbunden ist, der im hypovolämischen Schock zu einer Perfusionssteigerung der vitalen Organe führt [2, 8].

Als seltene, mitunter aber schwerwiegende Komplikation bei der Anwendung der Antischockhose wird in der amerikanischen Literatur die Durchblutungsstörung an den unteren Extremitäten beschrieben, die zum Kompartmentsyndrom mit Muskelnekrosen bis hin zum Extremitätenverlust führen kann [1, 4, 5, 7, 9, 11, 12]. Die Durchblutungsstörungen der unteren Extremitäten mit der Entwicklung eines Kompartmentsyndroms sind in allen Fällen der Literatur auf überlange Anwendungsdauer – meist weit über 2 h – der wie in den USA üblicherweise auf den Maximaldruck von 100 mmHg aufgepumpten Antischockhose zurückzuführen.

Das Ziel dieser Arbeit war es, durch Messung des intramuskulären Sauerstoffpartialdrucks den kritischen Bereich des pneumatischen Druckes der Antischockhose zu definieren, bei dem mit dem Auftreten von Muskelischämien zu rechnen ist, die zur Entwicklung eines Kompartmentsyndroms führen können.

Methodik

Bei 4 freiwilligen Versuchspersonen (Autoren) wurde unter Lokalanästhesie eine Drucksonde (Mammendorfer Institut für Physik und Medizin) und eine pO_2-Sonde (Licox) in das Kompartment des M. tibialis anterior am linken Bein eingelegt und das Beinsegment einer pneumatischen Antischockhose (Medical Antishock Trousers, MAST, Modell LSP-600 der Fa. Life Support Products) angelegt. Die Messungen des intramuskulären Gewebedrucks (P_{Musk}), des intramuskulären Sauerstoffpartialdrucks ($p_M O_2$), der Herzfrequenz und des Blutdrucks (Sys., MAD, Diast.) erfolgten kontinuierlich und wurden auf Laptop aufgezeichnet. Nach Messung der Ausgangswerte wurde das linke Beinsegment der Antischockhose in 20 mmHg-Inkrementen

Hefte zu „Der Unfallchirurg", Heft 267
Willy, Sterk, Gerngroß (Hrsg.)
Das Kompartment-Syndrom
© Springer-Verlag Berlin Heidelberg 1998

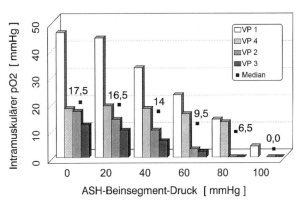

Abb. 1. Intramuskulärer Sauerstoffpartialdruck ($p_M O_2$) im Kompartment des M. tibialis anterior in Abhängigkeit vom pneumatischen Druck im Beinsegment der Antischockhose (ASH-Druck). Neben den 4 Einzelmessungen in *Balkenform* ist der Median als *gefülltes Kästchen* mit Zahlenwert angegeben

alle 10 min bis 100 mmHg aufgepumpt. Zur Auswertung kamen auf jeder Stufe die jeweils am Ende der 10-minütigen Äquilibrierungszeit erzielten Meßwerte. Aufgrund der geringen Zahl der Versuchspersonen wurden aus den Einzelmeßwerten die Mediane berechnet und in der Graphik dargestellt.

Ergebnisse

Der pneumatische Druck des Beinsegmentes der Antischockhose wird zu nahezu 100 % in das darunterliegende Kompartment des M. tibialis anterior übertragen und addiert sich zum Ausgangsdruck im Muskel. Dadurch kommt es mit zunehmendem ASH-Druck zu einem linearen Anstieg des intramuskulären Drucks, der konsekutiv zur Abnahme des muskulären Perfusionsdruckes führt.

Parallel dazu nimmt der intramuskuläre Sauerstoffpartialdruck ab. Dabei zeigt sich im Bereich von 20–40 mmHg ASH-Druck nur eine flache Abnahme des $p_M O_2$, der dann bei 60 und 80 mmHg rasch abfällt und bei 100 mmHg ASH-Druck den Nullwert erreicht (Abb. 1, Tabelle 1 und 2).

Tabelle 1. Intramuskulärer Sauerstoffpartialdruck ($p_M O_2$) in Abhängigkeit vom Druck im Beinsegment der Antischockhose (*P-ASH*) bzw. vom dadurch induzierten Anstieg des intramuskulären Drucks (P_{Musk})

P-ASH [mmHg]	0	20	40	60	80	100
P-Musk. (Median)	14	30,5	51	72	94	109
$p_M O_2$						
VP 1	46	44	33	23	14	4
VP 2	17	14	10	3	0	0
VP 3	12	10	6	2	0	0
VP 4	18	19	18	16	13	n.m.
Median	17,5	16,5	14	9,5	6,5	0

Tabelle 2. Abhängigkeit des muskulären Sauerstoffpartialdrucks ($p_M O_2$) vom Muskelperfusionsdruck ($BP_{sys} - P_{Musk}$ bzw. $MAP-P_{Musk}$)

P-ASH [mmHg]	0	20	40	60	80	100
$BP_{sys} - P_{Musk}$ (Median)	106	95	74	54	36	29
$MAP - P_{Musk}$ (Median)	75	59	39	17	0	0
$p_M O_2$ (Median)	17,5	16,5	14	9,5	6,5	0

Diskussion

Auf die Diskussion der Präzision der angewandten Methodik der intramuskulären Sauerstoffpartialdruckmessung wird hier verzichtet, da sie anderweitig in diesem Buch erfolgt [3]. Die interindividuellen Schwankungen des p_MO_2, insbesondere von Versuchsperson 1 gegenüber den anderen, erklären wir uns durch individuell unterschiedliche Muskeldurchblutung zu Beginn des Versuchs, z.B. bedingt durch körperliche Aktivität, da wir dem Versuchsbeginn keine für alle gleich lange Ruhephase vorgeschaltet hatten. Auch muß von einer individuell unterschiedlichen Gefäßreaktion auf den pneumatischen Druck ausgegangen werden, z.B. lokale Vasodilatation oder Vasokonstriktion, systemischer Blutdruckanstieg oder -abfall, was zu unterschiedlichen Verläufen des p_MO_2 führen kann.

Die Frage, die den Anwender der Antischockhose am meisten interessiert, konzentriert sich natürlich darauf, in welchem Druckbereich die Antischockhose angewandt werden kann, ohne daß mit dem Auftreten von Muskelischämien, die zum Kompartmentsyndrom führen können, gerechnet werden muß. In unserem 4er Kollektiv kam es bereits bei 60 mmHg ASH-Druck bei 2 Versuchspersonen zu einem kritischen Abfall des p_MO_2, der bei beiden nach weiterer Druckerhöhung der ASH auf 80 und 100 mmHg auf Null abfiel. Der korrespondierende mittlere Muskelperfusionsdruck (MAP-P_{musk}) bei ASH-Druck von 60 mmHg betrug 17 mmHg. Da in der notfallmedizinischen Praxis der systolische Blutdruck meist, der mittlere arterielle Druck jedoch oft nicht zur Verfügung steht, haben wir uns zur Angabe eines modifizierten Muskelperfusionsdrucks ($BP_{sys} - P_{musk}$) entschlossen. Dieser beträgt bei 60 mmHg ASH-Druck im Mittel noch 54 mmHg.

Bei 40 mmHg ASH-Druck hat sich bei den einzelnen Versuchspersonen der p_MO_2 im Bereich von 0 bis −50% verändert, bei einem mittleren Perfusionsdruck ($BP_{sys} - P_{musk}$) von 74 mmHg. Bei 20 mmHg ASH-Druck konnte nur ein minimaler Abfall des p_MO_2 um 1 mmHg im Mittel gegenüber den Ausgangswerten registriert werden.

Bei der kritischen Würdigung der aus unseren Untersuchungsergebnissen am Ende der Diskussion abgeleiteten Empfehlungen für die Anwendung der Antischockhose muß einschränkend folgendes berücksichtigt werden:

- Die Meßdauer auf jeder Druckstufe betrug nur 10 min. Langzeiteffekte wurden damit nicht erfaßt.
- Die Messungen erfolgten an normovolämischen Versuchspersonen. Schwerverletzte im Schock haben zusätzliche kompromittierende Faktoren, die sich negativ auf die lokale Durchblutung auswirken können, wie Hypotonie, Zentralisation, lokale Wunde, Hämatom etc.
- Die Zahl der Probanden war mit 4 bisher sehr gering. Deshalb werden z.Z. weitere Untersuchungen auch unter Einbeziehung elektromyographischer Messungen durchgeführt.

Vergleichbare Messungen aus der Literatur haben wir nicht eruieren können.

Empfehlungen für die notfallmedizinische Praxis

Unter Berücksichtigung der vorliegenden Ergebnisse und der klinischen Erfahrung bei etwa 300 Anwendungen der Antischockhose bei Traumapatienten im Rettungsdienst (Christoph 22: SAR ULM 75) seit 1984 können folgende Empfehlungen für die anzuwendende Druckhöhe ausgesprochen werden:

- Bei Langzeitanwendung der ASH (über 2 h) sollten 20 mmHg nicht überschritten werden.
- Bei 40 mmHg ASH-Druck (Beinsegment) wird ein Maximum an Wirkung mit einem Minimum an Nebenwirkungen (Muskelischämien) erzielt.
- Über 40 mmHg Beinsegmentdruck muß mit dem Auftreten von Muskelischämien gerechnet werden, die bei vitaler Indikation bis maximal 2 h toleriert werden können.
- Zusätzlich gibt der Muskelperfusionsdruck Anhalt über eine ausreichende Muskeldurchblutung. Anzustreben ist ein systolischer Blutdruck, der um 60 mmHg über dem ASH-Druck liegt.

Zusammenfassung

Bei 4 Probanden wurde im Kompartment des M. tibialis anterior der intramuskuläre Gewebedruck (P_{Musk}) und der Sauerstoffpartialdruck (p_MO_2) sowie der Blutdruck und die Herzfrequenz kontinuierlich gemessen, während das Beinsegment der pneumatischen Antischockhose (ASH) in 20 mmHg Inkrementen alle 10 min bis auf 100 mmHg erhöht wurde.

Dabei zeigte sich, daß der ASH-Druck zu nahe 100 % in das darunterliegende Muskelkompartment übertragen wird. Die mit steigendem ASH-Druck lineare Zunahme des Kompartmentdruckes bewirkt eine Abnahme des Muskelperfusionsdruckes und einen Abfall des intramuskulären p_MO_2. Bei 60 mmHg ASH-Druck sind bei 2 Versuchspersonen kritische Abfälle des p_MO_2 aufgetreten. Bei 100 mmHg ASH-Druck war bei allen Probanden der p_MO_2 auf Null oder wenig darüber abgefallen.

Für die praktische Anwendung im Rettungsdienst kann aus unserer Untersuchung abgeleitet werden, daß bei einem Druck von 40 mmHg in den Beinsegmenten mit den geringsten Nebenwirkungen im Sinne von Muskelischämien zu rechnen ist bei ausreichender Wirkung der pneumatischen Kompression bezüglich Blutstillung, Schienung und Umverteilung des Herzzeitvolumens.

Literatur

1. Bass RR, Allison EJ, Reines HD, Yeager JC, Pryor WH (1983) Thigh compartment syndrome without lower extremity trauma following application of pneumatic antishock trousers. Ann Emerg Med 12: 382–384
2. Bellamy RF, DeGuzman LR, Pedersen DC (1984) Immediate hemodynamic consequences of MAST inflation in normo- and hypovolemic anesthetized swine. J Trauma 23: 889–895
3. Boeksters RF, Weidenhöfer S, Werdan K (1993) Klinisch anwendbare Meßmethoden zur intermittierenden und kontinuierlichen Beurteilung der Sauerstoffverfügbarkeit im Skelettmuskel bei Intensivpatienten. Intensivmedizin 30: 107–118

4. Frampton MW (1984) Lower extremity ischemia associated with use of military antishock trousers. Ann Emerg Med 13: 1155–1157
5. Kaplan BH, Soderstrom CA (1987) Pneumatic antishock garments and the compartment syndrome. Am J Emerg Med 5: 177–178
6. Koderer AM (1991) Die Übertragung des pneumatischen Drucks der Antischockhose auf den menschlichen Organismus: Eine experimentelle Untersuchung. Med. Dissertation, Universität Ulm
7. McLellan BA, Phillips JH, Hunter GA, Lane PL, Kellam JF, Faclier G (1987) Bilateral lower extremity amputations after prolonged application of the pneumatic antishock garment: Case report. Can J Surg 30: 55–56
8. Roth JA, Rutherford RB (1971) Regional blood flow effects of g-suit application during hemorrhagic shock. Surg Gynecol Obstet 13: 637–643
9. Templeman D, Lange R, Harms B (1987) Lower-extremity compartment syndromes associated with use of pneumatic antishock garments. J Trauma 27: 79–81
10. Thomas A, Dieing W, Bock KH (1990) Der integrierte Einsatz der Antischockhose bei der präklinischen und innerklinischen Schockbekämpfung. Notarzt 6: 15–22
11. Wayne MA, MacDonald SC (1983) Clinical evaluation of the antishock trouser: Retrospective analysis of five years of experience. Ann Emerg Med 12: 342–347
12. Williams TM, Knopp R, Ellyson JH (1982) Compartment syndrome after anti-shock trouser use without lower-extremity trauma. J Trauma 22: 595–597

Kompartmentsyndrom nach urologischen Operationen

S. Lahme, D. Rigos und KH. Bichler

Urologische Universitätsklinik, Eberhard-Karls-Universität Tübingen, Hoppe-Seyler-Str. 3, 72076 Tübingen

Einleitung

Eine häufig angewendete Lagerung des Patienten zur urologischen Operation ist die sog. Steinschnittlage. Hierbei befindet sich der Patient in Rückenlage, während die unteren Extremitäten bei Beugung im Hüft- und Kniegelenk in Beinhaltern gelagert werden. Diese Lagerung wird oftmals für eine mehrstündige Operation erforderlich und kann aufgrund operativ-technischer Erwägungen nicht aufgehoben werden. Eine Abpolsterung der Beinhalter kann zwar den Druck auf die unteren Extremitäten verteilen, ihn aber nicht beseitigen. Selten kommt es deshalb trotz sachgemäßer Lagerung des Patienten durch Druck der Beinstützen auf die Gefäß- und Nervenversorgung der unteren Extremität zur Ausbildung eines Kompartmentsyndroms. Eine rechtzeitige Diagnosestellung und Fasziotomie ist erforderlich, um dauerhafte Schäden der unteren Extremitäten zu verhindern.

Kasuistik

Das Problem des Kompartmentsyndroms nach urologischen Operationen soll nachfolgend an drei Beispielen aufgezeigt werden.

Ein 15jähriger Patient kam zur plastischen Korrektur einer Hypospadia glandis zur stationären Aufnahme. In Steinschnittlage erfolgte die Hypospadiekorrektur nach Duckett. Nach der insgesamt 7stündigen Operation kam es 2 h postoperativ zu einer zunehmenden Druckschmerzhaftigkeit des linken Unterschenkels, insbesondere im Bereich des M. gastrocnemius lateralis. Es wurde eine Hypästhesie und Hypalgesie des lateralen Unterschenkels festgestellt. Ebenso bestand eine schmerzhafte Bewegungseinschränkung bei der Dorsalflexion des Fußes. Bei klinischem Verdacht auf Kompartmentsyndrom erfolgte die unverzügliche Fasziotomie und Anlage eines Fixateur externe des linken Sprunggelenks. Nach lokaler Befundbesserung konnte die Sekundärnaht des Hautdefektes und die Entfernung des Fixateur externe durchgeführt werden. Restitutio ad integrum.

Die Ausbildung eines Kompartmentsyndroms nach 7stündiger, offen-operativer Korrektur einer Harnröhrenstriktur war Gegenstand eines Arzthaftungsprozesses. Hier war es nach konservativer Therapie des Kompartmentsyndroms zu einer dauerhaften, schmerzhaften Bewegungseinschränkung gekommen. Gutachterlicherseits wurde festgestellt, daß die Lagerung des Patienten in Steinschnittlage für den operativen Erfolg unverzichtbar und eine Umlagerung des Patienten nicht in Betracht gekommen wäre. Ebenfalls mußte festgestellt werden, daß keine Form der Abpolsterung das Auftreten eines Kompartmentsyndroms mit Sicherheit hätte verhindern können.

Das 3. Beispiel betrifft eine 52jährige Patientin, die nach Durchführung einer 8stündigen Blasenersatzoperation ein Kompartmentsyndrom des Unterschenkels erlitt. Hier war eine Fasziotomie und Ruhigstellung des Sprunggelenks mittels Fixateur externe erforderlich. Nach Besserung der lokalen Wundverhältnisse konnte durch Sekundärnaht und Entfernung des Fixateur externe ein unauffälliger Heilungsverlauf erzielt werden.

Hefte zu „Der Unfallchirurg", Heft 267
Willy, Sterk, Gerngroß (Hrsg.)
Das Kompartment-Syndrom
© Springer-Verlag Berlin Heidelberg 1998

Diskussion

Als Kompartmentsyndrom bezeichnet man einen Symptomenkomplex, der zu sensorischen und motorischen Störungen der unteren Extremität infolge einer Gewebedruckerhöhung in einem Muskelkompartment führt [3]. Pathophysiologisch liegt entweder eine primäre lokale Minderperfusion des betroffenen Areals oder eine infolge eines erhöhten externen Drucks auftretende Minderperfusion zugrunde [7]. In jedem Fall kommt es zu einer Ischämie des Gewebes, die zur Permeabilitätsstörung der Zellmembranen und konsekutiv zum Flüssigkeitsaustritt durch die Kapillarwand führt. Da der arterielle Zustrom in das Kompartment zunächst unverändert bestehen bleibt, kommt es zur weiteren Druckerhöhung mit zusätzlicher Ödembildung. Diese pathophysiologischen Veränderungen sind sowohl zeit- als auch druckabhängig, d. h., daß auch ein geringerer Druck über eine längere Zeitdauer zu einem Perfusionsschaden des Kompartments führen kann (Abb. 1).

Abgesehen von Verletzungen der unteren Extremität kann auch die Lagerung eines Patienten in Steinschnittlage zum Kompartmentsyndrom führen. Die besonderen Verhältnisse der Steinschnittlagerung sind durch vielfältige Faktoren gekennzeichnet, die im folgenden kurz dargestellt werden sollen. So sind z. B. die Beine über dem Herzniveau gelagert und damit schlechter perfundiert als in einfacher Rückenlagerung (Abb. 2). Außerdem kommt es infolge des Eigengewichts der Beine zu einer lokalen Drucksteigerung [7]. Ebenfalls müssen Ausrüstungsgegenstände oder Druckausübung durch OP-Personal mit in die Überlegungen einbezogen werden.

Weiterhin können intraoperative Faktoren, wie erniedrigter Blutdruck, niedrige Temperatur, Vasokonstriktion, Hypovolämie und Kompression der Beckengefäße die Ausbildung eines Kompartmentsyndroms begünstigen.

Schließlich kommen noch Einflußfaktoren, die durch den Patienten selbst gegeben sind, hinzu: ungewöhnlicher Körperhabitus, präexistente Gefäßerkrankungen oder Verletzungen der unteren Extremitäten.

Die Leitsymptome des Kompartmentsyndroms bestehen aus starken Schmerzen im Bereich der unteren Extremitäten sowie Parästhesien der peripheren Nervenbereiche. Im Einzelfall werden auch Muskellähmungen sowie Schmerzen bei passivem Strecken der Muskeln beobachtet. Bei Verdacht auf Kompartmentsyndrom sollte frühzeitig eine Druckmessung im Kompartment vorgenommen werden. Dabei betragen die Druckwerte im Normalfall 0–8 mmHg. Eine Druckerhöhung auf 30–45 mmHg bedeutet ein drohendes Kompartmentsyndrom, während man bei

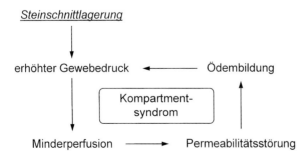

Abb. 1. Pathophysiologie des Kompartmentsyndroms nach urologischen Operationen

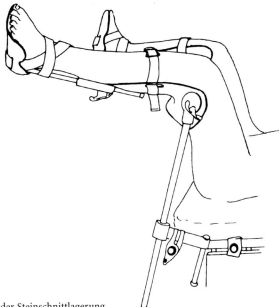

Abb. 2. Schematische Darstellung der Steinschnittlagerung

einem weiteren Anstieg von einem manifesten Kompartmentsyndrom ausgehen kann [4, 12].

Differentialdiagnostische Schwierigkeiten können in der Abgrenzung zur tiefen Beinvenenthrombose bestehen [12]. Die Ausbildung einer tiefen Beinvenenthrombose kann dabei auch Folge des Kompartmentsyndroms sein. Das heißt, hier besteht neben der lokalen Kompartmentschädigung durch Ischämie zusätzlich die Gefahr eines embolischen Geschehens infolge der tiefen Beinvenenthrombose [4].

Die besondere Schwierigkeit des lagerungsbedingten postoperativen Kompartmentsyndroms besteht in der verzögerten klinischen Symptomatik infolge Nachwirkung der Narkose und Schmerzmittel [2, 10, 11]. Insofern bedürfen Patienten mit mehrstündiger Operation in Steinschnittlage einer engmaschigen Beobachtung. Dies gilt in besonderem Maße für Patienten mit Epiduralanästhesie. Hier kann der Anstieg der Creatin-Kinase im Serum als Folge einer Rhabdomyolyse der einzige Hinweis auf ein Kompartmentsyndrom darstellen, wenn klinische Zeichen wegen der Analgesierung nicht beurteilbar sind. Creatin-Kinase-Konzentrationen über 2000 U/l sprechen für eine Rhabdomyolyse. Eine Dunkelfärbung des Urins als Folge einer Myoglobinurie kann ebenfalls beobachtet werden. Auch über ein Myoglobin-induziertes Nierenversagen wurde berichtet [4, 6, 8].

Bei drohendem bzw. manifestem Kompartmentsyndrom ist die unverzügliche chirurgische Versorgung des Patienten erforderlich; ggf. ist eine Fasziotomie sowie die Ruhigstellung des betroffenen benachbarten Gelenkabschnittes erforderlich.

Zur Prophylaxe des Kompartmentsyndroms bei länger andauernder Lagerung in Steinschnittlage ist eine gute Abpolsterung der Beinauflage zu empfehlen. Ideal wäre eine regelmäßige Umlagerung des Patienten während der Operation. Aufgrund operationstaktischer Erwägungen ist diese Lösung jedoch nicht praktikabel. Verschiedene Formen der Beinlagerung wie gepolsterte Platten, Stiefel- oder Schlingenaufhängungen haben bislang keinen nennenswerten Unterschied in bezug auf das Risiko eines Kompartmentsyndroms gezeigt. Besonders bei Operationszeiten über 5 h ist bei entsprechendem Risikoprofil des Patienten mit dem möglichen Auftreten eines Kompartmentsyndroms zu rechnen [14]. Der wohl wichtigste pathophysiologisch wirksame Faktor ist das Eigengewicht der unteren Extremität. Eine Analyse der entsprechenden Literatur zeigt, daß kein Verfahren der Abpolsterung das Auftreten eines Kompartmentsyndroms wirksam verhindern kann [1–16].

Trotzdem sind einige grundsätzliche Verhaltensweisen zur Verhinderung eines Kompartmentsyndroms erforderlich. So sollte nach Möglichkeit eine lange Operationszeit in Steinschnittlage verhindert werden. Ein externer Druck durch Ausrüstungsgegenstände oder durch an der Operation beteiligtes Personal muß vermieden werden. Ebenfalls sollte eine exzessive Dorsalflexion des Fußes als Risikofaktor eines Kompartmentsyndroms verhindert werden.

Wird ein Kompartmentsyndrom nicht zeitgerecht erkannt und der erforderlichen chirurgischen Therapie zugeführt, sind mögliche arzthaftungsrechtliche Konsequenzen infolge eines Behandlungsfehlers zu bedenken [3].

Zusammenfassung

Eine mehrstündige Operation in Steinschnittlage birgt das Risiko eines postoperativen Kompartmentsyndroms der unteren Extremität. Eine engmaschige Beobachtung der Patienten und rechtzeitige Erkennung eines Kompartmentsyndroms ist erforderlich. Auf eine Reduktion intraoperativer Risikofaktoren wie Erniedrigung des Blutdrucks, Hypovolämie, Druck auf die untere Extremität durch Ausrüstungsgegenstände und Operationspersonal sowie eine exzessive Dorsalflexion des Fußes sind zu vermeiden. Entscheidend ist, an die Möglichkeit eines Kompartmentsyndroms zu denken und die frühzeitige Diagnostik durch Kompartmentdruckmessung einzuleiten. Bei manifestem Kompartment-Syndrom ist die Indikation zur Fasziotomie rechtzeitig zu stellen.

Literatur

1. Adler LM, Loughinlin JS, Morin CJ, Haning RV Jr (1990) Bilateral compartment syndrome after a long gynecologic operation in the lithotomy position. Am J Obstet Gynecol 162/5: 1271–1272
2. Beerle BJ, Rose RJ (1993) Lower extremity compartment syndrome from prolonged lithotomy position not masked by epidural bupivacaine and fentanyl. Reg Anesth 18/3: 189–190
3. Carstensens G, Schreiber HL (1988) Das Kompartment Syndrom. Göttingen, Chirurg 59/11: 728–733
4. Crinnion JN, Marino A, Grace PA, Abel P (1996) Compartment syndrome: a very rare but potentially lethal complication of prolonged pelvic surgery. Br J Urol 77/5: 750–751
5. Khalil IM (1987) Bilateral compartmental syndrome after prolonged surgery in the lithotomy position. J Vasc Surg 5/6: 879–881
6. Lampert R, Weih EH, Breucking E, Kirchhoff S, Lazica B, Lang K (1995) Postoperative bilateral compartment syndrome resulting from prolonged urological surgery in lithotomy position. Serum creatine kinase activity (CK) as a warning signal in sedated, artificially respirated patients. Anaesthesist 44/1: 43–47

7. Leff RG, Shapiro SR (1979) Lower extremity complications of the lithotomy position: prevention and management. J Urol 122/1: 138–139
8. Lydon JC, Spielman FJ (1984) Bilateral compartment syndrome following prolonged surgery in the lithotomy position. Anesthesiology 60/3: 236–238
9. Mac-Intosh EL, Blanchard RJ (1991) Compartment syndrome after surgery in the lithotomy position. Can J Surg 34/4: 359–362
10. MacIntyre PA (1996) Compartment syndrome following prolonged positioning in the lithotomy position. Anaesthesia 51/5: 511
11. Montgomery CJ, Ready LB (1991) Epidural opoid analgesia does not obscure diagnosis of compartment syndrome resulting form prolonged lithotomy position. Anesthesiology 75/3: 541–543
12. Moses TA, Kreder KJ, Thrasher JB (1994) Compartment syndrome: an unusual complication of the lithotomy position. Urology 43/5: 746–747
13. Mulhall JP, Drezner AD (1993) Postoperative compartment syndrome and the lithotomy position: a report of three cases and analysis of potential risk factors. Conn Med 57/3: 129–133
14. Neagle CE, Schaffer JL, Heppenstall RB (1991) Compartment syndrome complicating prolonged use of the lithotomy position. Surgery 110/3: 566–569
15. Schwartz LB, Stahl RS, DeCherney AH (1993) Unilateral compartment syndrome after prolonged gynecologic surgery in the dorsal lithotomy position. A case report. J Reprod Med 38/6: 469–471
16. Slater RR Jr, Weiner TM, Koruda MJ (1994) Bilateral leg compartment syndrome complication prolonges lithotomy position. Orthopedics 17/10: 954–959

Kompartmentsyndrom als Komplikation von Heftpflasterzug bei Kindern mit Oberschenkelfraktur

H. Janzing[1], P. Broos[1] und P. Rommens[2]

1 Herestraat 48, B-3000 Leuven
2 Klinik für Unfallchirurgie, Universitätsklinik Mainz, Deutschland

Femurschaftfrakturen bei Kindern werden meistens konservativ behandelt. Für Kinder im Alter von 2–10 Jahren reichen durchschnittlich 3 Wochen Weber-Extension, wonach nochmals 3 Wochen Immobilisation in einem Hüftspica folgen. Für Kinder unter 2–4 Jahren wird die Extension oft durch Heftpflasterzug nach Bryant ausgeführt. Wir stellen 2 Kinder vor, die mit Bryant-Heftpflasterzug behandelt wurden.

Kasuistik

Beispiel 1: Ein 3jähriges Mädchen wurde nach einem PKW-Unfall in einem auswärtigen Kreiskrankenhaus versorgt. Die beidseitig bestehenden geschlossenen distalen Oberschenkelfrakturen wurden mittels Heftpflasterzug behandelt. Wegen Schmerzen, Schwellung beider Beine und Auftreten von Hautblasen wurde nach 2 Tagen der Heftpflasterzug durch eine Skelettextension im Bereich der oberen Sprunggelenke ersetzt.

Der Lokalbefund besserte sich jedoch nicht. Zudem war bei dem Kind das Fehlen von Motorik und Sensibilität in beiden Unterschenkeln nachzuweisen. Daraufhin wurde das Kind zu uns verlegt. Beide Beine wurden fasziotomiert und debridiert. Die Frakturen wurden weiterhin mit Weber-Extension behandelt. Die Frakturen verheilten. Die Spätschäden des Kompartmentsyndroms konnten trotz zahlreicher Eingriffe nur teilweise korrigiert werden.

Bei dieser Patientin kann man darüber diskutieren, ob die Frakturen nicht selbst die Kompartmentsyndrome verursachten. Die Weichteilsituation war jedoch bei der Erstaufnahme unauffällig gewesen.

Beispiel 2: Bei diesem Patienten kann dargestellt werden, daß auch ohne Fraktur ein Kompartmentsyndrom auftreten kann. Dieser ebenfalls 3jährige Bub erlitt nach einem einfachen Sturz eine *rechtsseitige* Femurschaftfraktur. Er wurde genauso mit Heftpflasterzug behandelt. Einen Tag später war jedoch sein *linkes* Bein stark angeschwollen, bedeckt durch Hautblasen und schmerzhaft. Dieses Bein wurde dann hochgelagert und mit Eis versorgt. Das gebrochene rechte Bein wurde immobilisiert in einem Gipsverband.

Durch die konservative Behandlung mit Eis und Hochlagerung konnte die Beschwerdesymptomatik nicht gebessert werden. Nachdem noch eine „hesitation-cut"-ähnliche Fasziotomie durchgeführt worden war, bekamen wir das Kind ohne die geringste Funktion im linken, nicht gebrochenen Bein. Wegen einer massiven Muskelnekrose war eine Fasziotomie und ein ausgedehntes Débridement notwendig.

Die Fraktur heilte ohne Probleme aus. Auch dieses Kind wird wegen der Spätfolgen des Kompartmentsyndroms noch medizinisch betreut und ist noch immer körperlich behindert.

Schon in Jahre 1901 empfahl Bryant, Heftpflasterzug nur bei Kindern unter 4 Jahren anzuwenden [1].

Hefte zu „Der Unfallchirurg", Heft 267
Willy, Sterk, Gerngroß (Hrsg.)
Das Kompartment-Syndrom
© Springer-Verlag Berlin Heidelberg 1998

Und Nicholson [2] ermittelte 1955, daß:

1. die Einschränkung der Durchblutung in der vertikalen Beinposition im direkten Zusammenhang steht mit der Länge der Gliedmaße und also auch mit dem Alter des Patienten,
2. die Durchblutung durch eine feste zirkuläre Bandage gesenkt wird, und
3. daß die Durchblutung auch durch Hyperextension im Kniegelenk gesenkt wird.

Lansche [3] sammelte im Jahre 1963 8 Fälle von Kompartmentsyndromen nach Heftpflasterzug: 4 dieser Fälle waren an gesunden und an nichtfrakturierten Gliedmaßen aufgetreten. Staheli [4] konkludierte 1984, daß die meisten Komplikationen bei Kindern im Alter von über 2 1/2 Jahren vorkommen.

Zusammenfassung

Der Heftpflasterzug ist nur für Kinder im Alter von unter 2 1/2 Jahren geeignet. Eine Distraktion von einem Gewicht von über 2 kg und eine Hyperextension im Kniegelenk müssen vermieden werden. Ein zu fester Verband muß gelockert werden. Wichtig ist eine engmaschige Überwachung der Kinder, so daß bei Unruhe und Schmerzen sowie beim Auftreten einer Extremitätenschwellung frühzeitig das Verfahren gewechselt werden kann, eine Weber-Extension gelegt wird, ggf. eine Kompartmentdruckmessung erfolgt und falls notwendig eine Fasziotomie durchgeführt werden kann.

Literatur

1. Bryant JD (1901) Operative Surgery. Appleton, New York
2. Nicholson J, Foster R, Heath R (1955) Bryant's traction: A provocative cause of circulatory complications. JAMA 157:415
3. Lansche WE, Mishkin MR, Stamp WG (1963) The management of complications of femoral shaft fractures in children. South Med J 56: 1001
4. Staheli LT (1984) Fractures of the shaft of the femur. In: Rockwood CA, Wilkins KE, King RE et al (eds) Fractures in Children. Lippincott, Philadelphia, pp 845–890

TEIL VIII

Pathophysiologie

Reactions of Skeletal Muscle to Ischemia and Reperfusion

H.-J. Appell[1], J.A.R. Duarte[2], and J.M.C. Soares[2]

1 Institut für Sport-Orthopädie, Deutsche Sporthochschule, Carl-Diem-Weg 6, 50927 Köln
2 Department of Sport Biology FCDEF, University of Porto, 5000 Porto, Portugal

Introduction

During orthopedic surgery on the limb, a tourniquet is frequently applied to produce a bloodless field. Skeletal muscle has been reported to be relatively resistant to long-term ischemia, tolerating such insults even for hours. However, muscle biopsies taken during surgery showed endothelial and muscle fiber lesions already after 15 min of ischemia and an eventual autophagic process as part of intrinsic degeneration. Many experimental studies used prolonged periods of ischemia without paying much attention for the initial steps of the pathological cascade leading to severe muscle damage or without investigating the underlying etiological mechanisms.

Apart from ischemia itself, the subsequent reperfusion is assumed to cause additional harm to skeletal muscle. In such an ischemia/reperfusion situation, the capillaries undergo structural and functional disturbances that have severe consequences for the pathogenesis of postischemic injuries in skeletal muscle fibers.

This paper deals with some pathophysiological aspects of ischemia and reperfusion, describes the alterations in skeletal muscle fibers and in the muscular microvascular bed, and proposes some experimentally based countermeasures to avoid or at least to attenuate ischemia/reperfusion-related injury of skeletal muscle.

Pathophysiology of Ischemia/Reperfusion

Skeletal muscle has several mechanisms for maintaining a sufficient concentration of energy-rich phosphates, ATP being one of the most important. Under ischemic conditions, ATP consumption is much lower than, e.g., during work; however, a sufficient concentration is required to ensure essential cellular homeostasis processes. Accordingly, ATP is broken down to ADP and eventually to AMP that will be metabolized either to IMP or to adenosine. Both intermediate products proceed further in the adenine nucleotide catabolism via inosine to hypoxanthine that is finally converted to xanthine and uric acid; both of the latter reaction steps are catalyzed by the enzyme xanthine dehydrogenase (Fig. 1).

Those purine derivates are normally utilized for resynthesis of ATP; during ischemia/reperfusion, however, they will escape from the muscle fibers and will get irreversibly lost. After a 2-h ischemic period, an about three-fourth-fold decrease of the energy-rich phosphates has been reported, and a 13-fold increase in IMP. Such alterations appear to be most pronounced between 1 and 2 h of ischemia. Therefore, a dramatic energy deficit of skeletal muscle should be considered during ischemia that also

Hefte zu „Der Unfallchirurg", Heft 267
Willy, Sterk, Gerngroß (Hrsg.)
Das Kompartment-Syndrom
© Springer-Verlag Berlin Heidelberg 1998

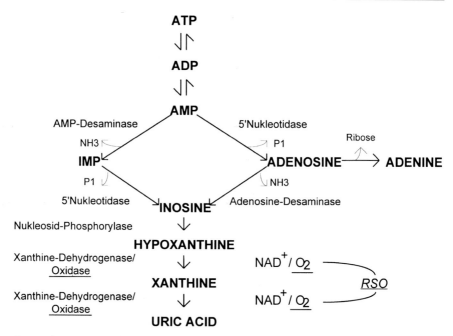

Fig. 1. Adenine nucleotide metabolism; alterations with ischemia/reperfusion are underlined

has a negative impact on the membrane functions of sarcolemma, sarcoplasmic reticulum, and of mitochondria, particularly influencing calcium homeostasis.

Moreover, the enzyme xanthine dehydrogenase is transformed to xanthine oxidase during ischemia that catalyzes the same reaction as its isozyme, but takes molecular oxygen instead of NAD^+ as electron acceptor. Such leads to the formation of reactive species of oxygen (RSO), commonly termed oxygen radicals, during reperfusion when oxygen supply to the muscle is again being established. These oxygen species are known to possess cellular toxicity because of their peroxidative potential that especially can impair membrane integrity by lipid peroxidation.

Vascular Permeability After Ischemia

For the estimation of microvascular permeability, muscle wet weight and its protein content represent fairly good indicators. They as well may indicate the existence of an intramuscular edema. Muscle wet weight increases with prolonged periods of ischemia followed by reperfusion, while without reperfusion, it does not change. Muscle protein content shows similar alterations, it is higher with longer periods of ischemia and reperfusion, but not with ischemia alone. Postischemic reperfused muscles therefore exhibit a highly permeable microvascular bed that allows proteins to leave the capillaries that force water to enter into muscle tissue as well by oncotic pressure.

Such a process eventually takes place until a certain period of ischemia; it therefore appears to be time-dependent. The time threshold is assumed to be about at 90 min of ischemia, after that no further muscular edema develops. Such probably depends on a balance between oncotic (by proteins) and hydrostatic (by edema) pressure that does not allow for a further escape of proteins and water from the capillary system. Considering muscles situated in a tight compartment, such may produce a high intramuscular pressure, contributing mechanically to muscle damage. It also could be speculated in this context that a secondary ischemic phase might occur due to impaired blood flow in such a situation.

These alterations are reflected by an altered morphological appearance of the capillaries. Their endothelium is flattened and sometimes ruptured, and the endothelial basement membrane is thickened, which has also to be interpreted as a sign of increased permeability. The muscle fibers become remarkably thinner, not as an atrophy process, but rather because of a high osmotic pressure in the interstitial space that forces a water efflux from the muscle fibers and subsequent hydrostatic pressure upon them. These interstitial forces evidently conceal an intrafiber edema that should develop during ischemia.

Oxidative Stress During Postischemic Reperfusion

During postischemic reperfusion, skeletal muscle is subjected to a marked oxidative stress, most probably originating from formation of RSO by the enzyme xanthine oxidase which is present in muscle fibers and in great amounts in capillary endothelium. The duration of ischemia appears to influence the severity of oxidative stress and therefore of the lesions to appear in muscle tissue and capillaries; even relatively short periods seem sufficient to induce such changes during reperfusion. Oxygen free radicals have various deleterious effects, mainly on the membrane systems, where they lead to lipid peroxidation impairing membrane integrity.

With regard to capillary endothelium, RSO directly affect the endothelial membranes, therefore allowing for an escape of proteins from the vascular bed. Hence it is obvious that the severity of oxidative stress and the protein content in muscle show a high positive correlation after ischemia/reperfusion: the more oxidative stress is present (dependent on the duration of ischemia) during reperfusion, the higher the protein content and therefore muscle edema.

Morphology of Ischemic Muscle Fibers

Skeletal muscle ultrastructure undergoes severe pathological alterations after ischemia and reperfusion which also appear to depend on the duration of ischemia. The mitochondria are the first organelles to show such alterations. They appear swollen and show deformed cristae, with cristalline inclusions speaking in favor of mitochondrial calcium overload. Similar pictures can also be found during a loss of calcium homeostasis that is expected to occur also during ischemia/reperfusion. Such would severely impair mitochondrial respiratory capacity and therefore also contributes to an energy deficit in the muscle fibers.

With longer periods of ischemia, an unusually high incidence of lysosomes in the muscle fibers has to be interpreted in the sense of an autophagic response. Concomitantly, many muscle fibers appear swollen and show many destructed myofibrils or condensed cellular material contained in a structureless space. This leads finally to segmental fiber necrosis that can be observed after 90 min of ischemia followed by reperfusion.

Countermeasures Against Ischemia/Reperfusion Injury

As depicted in Fig. 2, endothelial xanthine dehydrogenase being transformed to xanthine oxidase during ischemia leads to the formation of RSO during the reperfusion period (see also Chap. 2). Some aspects shown in the figure have already been dealt with in the foregoing parts, and it appears evident that oxidative stress has to be held responsible for the deleterious effects of ischemia/reperfusion.

The enzyme xanthine oxidase can be inhibited by allopurinol, thereby impeding the transformation of hypoxanthine to xanthine with molecular oxygen as an electron acceptor. Hence, endothelially derived oxidative stress should be avoided by administration of allopurinol, simply because no RSO are formed via this pathway. Under such experimental conditions, total oxidative stress in skeletal muscle is markedly reduced as is protein content and therefore muscle edema; also the incidence of pathologically altered muscle fibers or of necrotic muscle fiber is reduced. Probably most important, the capillary ultrastructure is not affected with the protecting effect of allopurinol. It has, however, to be kept in mind that still other sources exist for the formation of RSO, e.g., leukocytes that are known to enter in large numbers during reperfusion.

Vitamin E is well known to act as a scavenger against free radicals like RSO. With the administration of vitamin E it therefore can be expected that the deleterious effects of RSO (of whatever origin) are attenuated. The vitamin would thus catch the

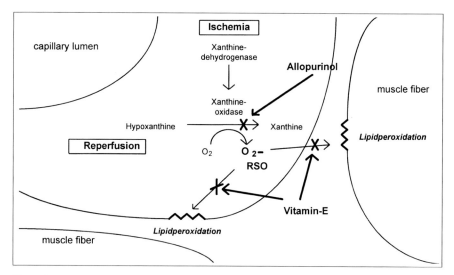

Fig. 2. Countermeasures against the effects of oxidative stress during postischemic reperfusion

RSO before they could induce membrane lipid peroxidation. Respective experiments revealed a good protection as described above for allopurinol; the overall scavenger function of vitamin E even seems to be better than the inhibiting effects of allopurinol.

Conclusions

Application of a tourniquet in orthopedic surgery inevitably leads to an ischemia/reperfusion situation that might represent the first step towards muscle atrophy, especially considering subsequent immobilization. Orthopedic surgeons should be aware of the fact that the duration of tourniquet administration is related to the severity of ischemia/reperfusion injury. Removal and re-application of a tourniquet, producing ischemia – reperfusion – ischemia should be avoided under all circumstances, since it would aggravate the pathological effects: The expected development of muscle edema might lead to a mini-compartment-syndrome, especially in such muscles that are contained in a tight integument of connective tissue. A preventive administration of antioxidants like vitamin E and/or allopurinol appears highly recommendable before orthopedic surgery with tourniquet.

Literatur beim Autor

Die Störung der Mikrozirkulation beim Kompartmentsyndrom

M.D. Menger, S. Westermann und B. Vollmar

Abt. f. Klinisch-Experimentelle Chirurgie, Universität des Saarlandes, 66421 Homburg/Saar

Einleitung

Der zentrale pathogenetische Faktor bei der Manifestation des Kompartmentsyndroms ist der erhöhte Druck innerhalb einer geschlossenen Faszienloge. Die Folge der Erhöhung des Drucks ist eine Beeinträchtigung der nutritiven Zirkulation (Ischämie) mit der Konsequenz der Ausbildung von Muskelzellnekrosen. Der multifaktorielle Entstehungsmechanismus und die chronologische Entwicklung des Kompartmentsyndroms sind jedoch nur unzureichend geklärt. In Sonderheit wird der Pathomechanismus, welcher zur Beeinträchtigung der nutritiven Zirkulation führt, kontrovers diskutiert. Theorien hierzu beinhalten als Mechanismus zum einen den „arteriellen Spasmus", zum anderen die Existenz eines kritischen Verschlußdruckes bzw. eine Störung des arteriovenösen Gradienten sowie des vaskulären Widerstandes [15].

Die Theorie des arteriellen Spasmus als Ursache der Durchblutungsstörung beim Kompartmentsyndrom basiert auf historischen Einzelbeobachtungen [5, 14]. Das segmentale Auftreten des arteriellen Spasmus wurde in späteren Arbeiten dem sympathischen Reflexbogen zugeschrieben, und dessen lokale Unterbrechung als ideale Therapie empfohlen [6].

Die kritische Verschlußdrucktheorie basiert auf Ergebnissen von frühen experimentellen Untersuchungen [1, 2] und theoretischen Überlegungen [3]. Die Theorie postuliert als Ursache des Sistierens der Durchblutung bei hohem externen Druck einen reflexartigen Verschluß der Gefäße bei einem bestimmten, „kritischen" Gewebedruck.

Die Theorie der Störung des arteriovenösen Gradienten als Ursache des nutritiven Perfusionsversagens beim Kompartmentsyndrom basiert auf der Überlegung, daß ein Anstieg des Gewebedrucks eine lokale Erhöhung des Venendrucks und damit eine Verminderung des arteriovenösen Gradienten bewirkt, welcher dann die Störung der Durchblutung und die Minderversorgung des Muskelgewebes verursacht [15].

Die Klärung, welche der 3 Theorien für die Störung der nutritiven Perfusion des Muskels bei erhöhtem Gewebedruck verantwortlich ist, erfordert ein experimentelles Modell, welches die direkte Visualisierung der Mikrozirkulation unter verschiedenen externen Druckbedingungen erlaubt.

Hefte zu „Der Unfallchirurg", Heft 267
Willy, Sterk, Gerngroß (Hrsg.)
Das Kompartment-Syndrom
© Springer-Verlag Berlin Heidelberg 1998

Modell

Die in-vivo-Analyse der Mikrozirkulation des quergestreiften Muskels kann idealerweiser mittels Durchlicht- oder Auflichtfluoreszenzmikroskopie erfolgen. Die Technik kann an verschiedenen Spezies am Mm. gracilis, semitendinosus, extensor digitorum longus, cremaster, sowie am Muskel der Rückenhaut angewendet werden [9]. Während nahezu alle Modelle im Sinne von „Akutmodellen" die Anästhesie des Versuchstieres sowie ein frisches chirurgisches Trauma beinhalten, erlaubt das chronische Modell der Rückenhautkammer an der Maus bzw. am syrischen Goldhamster quantitative intravitalmikroskopische Untersuchungen zur Mikrozirkulation des Hautmuskels am wachen Tier [4, 7, 11]. Sowohl mit Durchlicht- als auch mit Fluoreszenzauflichttechnik können sämtliche Abschnitte der muskulären Mikrozirkulation, d. h. A_1-, A_2-, A_3-, und A_4-Arteriolen, Kapillaren, sowie postkapillare Venolen und Sammelvenolen, beurteilt werden (Abb. 1).

Unsere Untersuchungen zur Störung der Mikrozirkulation beim Kompartmentsyndrom führten wir daher am Rückenhautkammermodell in syrischen Goldhamstern durch. Nach intraperitonealer Injektion von 50 mg/kg KG Pentobarbital (Nembutal; Abbott, North Chicago, IL) wurden die Haare der Rückenhaut entfernt. Unter

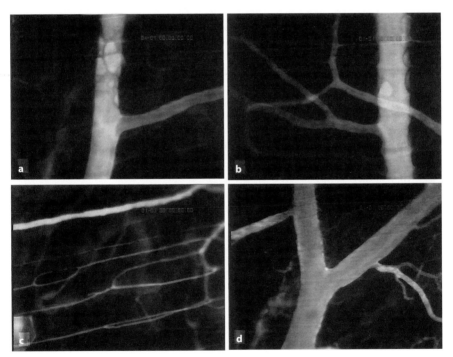

Abb. 1a–d. Intravitale Auflichtfluoreszenzmikroskopie der Mikrozirkulation des quergestreiften Hautmuskels am Rückenhautkammermodell des syrischen Goldhamsters. Mittels Blutplasmakontrastverstärkung durch intravenöse Injektion von hochmolekularem Fluoreszein-Isothiozyanat-Dextran 150.000 können die einzelnen Segmente der Mirkozirkulation, d. h. A_2- und A_3- (**a**) sowie A_4-Arteriolen (**b**), nutritive Muskelkapillaren (**c**) und postkapillare Venolen bzw. Sammelvenolen (**d**), in hoher Auflösung dargestellt werden (Vergrößerung ×220)

Gegenlichtkontrolle wurde die Rückenhautfalte des Versuchstieres angehoben, und die aus einem Doppelrahmen bestehende Rückenhautkammer (Titan, Gewicht: 4,5 g) kranial des Insertionsgebietes des Retraktormuskels und kaudal der entlang der Schulterbasis verlaufenden Versorgungsgefäße implantiert [9, 11]. Im Bereich des Beobachtungsfensters der Kammer (Durchmesser: 11 mm) wurden zuvor die dem Fenster zugewandte Kutis, Subkutis mit Hautmuskel, sowie die beiden Schichten des M. retractor entfernt, so daß der gegenüberliegende quergestreifte Hautmuskel und die Subkutis zur intravitalmikroskopischen Beobachtung freilagen. Das Deckglas des Beobachtungsfensters wurde durch Adhäsion auf die Hautmuskelpräparation aufgebracht und mittels eines Sprengringes im Titanrahmen fixiert. Die Rückenhautkammer wurde abschließend an ihrem Rand mit 5,0-Seide-Nähten an der Hautfalte fixiert. Die Kammer ist für die Versuchstiere nur wenig belastend, die Tiere zeigen weiterhin einen normalen Schlaf-Wach-Rhythmus und ein regelhaftes Putz- und Freßverhalten [12, 13].

Die Induktion des Kompartmentsyndroms erfolgte durch einen Katheterballon, welcher rückseitig an das Beobachtungsfenster angebracht wurde und durch schrittweise Insufflation eine kontrollierte Druckerhöhung auf das Gewebe ermöglichte. Bei entsprechend hohem Druck entspricht dies den Bedingungen eines Kompartmentsyndroms [9, 10]. Die Mikrozirkulationsuntersuchungen konnten nun bei schrittweise zunehmender Kompression des Gewebes und anschließend auch bei entsprechend schrittweiser Dekompression erfolgen.

Methoden

Unter Verwendung eines modifizierten Leitz-Orthoplan-Mikroskops (Leica, Wetzlar) mit einem Blaufiltersystem (Anregungswellenlänge: 450–490 nm / Emissionswellenlänge >515 nm) konnten unter Kontrastverstärkung mit 5% Fluoreszein-Isothiozyanat (FITC)-Dextran 150.000 (i.v.; Sigma, Deisenhofen) sowohl terminale A_2-, A_3- und A_4-Arteriolen und nutritive Kapillaren, als auch postkapillare Venolen und Sammelvenolen untersucht werden (Abb. 1) [9].

Die mikroskopischen Bilder wurden mit Hilfe einer hochempfindlichen Restlicht-CCD (charge-coupled-device-)Videokamera (Cohu, FK6990; Pieper, Schwerte) aufgezeichnet und zu einem späteren Zeitpunkt (off-line) unter Verwendung eines computergestützten Bildverarbeitungssystems (CapImage, Zeintl, Heidelberg) quantitativ ausgewertet. Die mikrozirkulatorischen Analysen beinhalteten – in Abhängigkeit des Kompartmentdrucks – die Bestimmung der arteriolären, kapillaren, und venulären Perfusion, die Veränderung der arteriolären und venulären Gefäßdurchmesser sowie die Anzahl perfundierter Kapillaren (in Prozent der Gesamtanzahl der beobachteten Kapillaren).

Ergebnisse

Die quantitative Analyse der Mikrozirkulation der quergestreiften Hautmuskulatur ergab bei sukzessiver Erhöhung des externen Gewebedrucks eine Stase des Blutflusses in terminalen Arteriolen bei ca. 30 mmHg. Arteriolärer Spasmus oder gar komplette Okklusion der Gefäße konnte hierbei in keinem Fall beobachtet werden [17, 18].

Im Vergleich zu Arteriolen fand sich in venulären Gefäßen bereits bei signifikant niedrigeren externen Gewebedruckwerten ein Sistieren des Blutflusses [17, 18]. Überraschenderweise war die Anzahl perfundierter Kapillaren bereits bei einer Gewebekompression von nur 10 mmHg auf die Hälfte reduziert.

Bei Gewebedekompression erfolgte die Wiederaufnahme des Blutflusses sowohl in den arteriolären als auch in den venulären Gefäßen bei externen Gewebedruckwerten, welche im Mittel deutlich unterhalb jener des Sistierens des Blutflusses bei sukzessiver externer Gewebedruckerhöhung lagen [17, 18].

Diskussion und Schlußfolgerung

Wir schließen aus unseren Untersuchungen, daß sich das Rückenhautkammermodell am syrischen Goldhamster in Kombination mit der intravitalen Auflichtfluoreszenzmikroskopie ideal zur Beurteilung der mikrovaskulären Antwort auf externe Gewebedruckerhöhung im quergestreiften Muskel eignet. Die gemessenen Druckwerte für das Sistieren des Blutflusses in terminalen Arteriolen, Kapillaren bzw. postkapillaren Venolen sollten jedoch nicht allgemeingültig für sämtliches quergestreiftes Muskelgewebe interpretiert werden, da davon ausgegangen werden muß, daß die mikrovaskuläre Antwort auf externe Druckerhöhung entscheidend von der Art und Geometrie des Muskels, sowie von den systemischen hämodynamischen Bedingungen abhängig ist.

Trotzdem können unsere Untersuchungen ausschließen, daß die mikrovaskulären Durchblutungstörungen bei externer Gewebedruckerhöhung durch arteriolären Spasmus verursacht sind. Gleichzeitig konnten wir auch keinen kritischen Verschlußdruck bestimmen. Obwohl wir keine individuellen intravaskulären Druckmessungen in Arteriolen und Venolen durchführten, stützen unsere Ergebnisse am ehesten die Theorie des gestörten arteriovenösen Gradienten als Pathomechanismus der Durchblutungsstörung beim Kompartmentsyndrom.

Unsere intravitalmikroskopischen Untersuchungen zeigen weiter, daß im Rahmen der Mikrozirkulationsstörungen beim Kompartmentsyndrom eine Beeinträchtigung der Perfusion in der nutritiven Kapillarstrombahn bereits bei -im Vergleich zu venulären und arteriolären Gefäßsegmenten- deutlich niedrigerem externen Gewebedruck auftritt, welche schon vor Manifestation der klinischen Symptomatik einen ischämischen Muskelschaden mit nachfolgendem Funktionsverlust verursachen kann. Inwieweit die Reduktion der kapillaren Perfusionsdichte auf 50% bei einer Gewebekompression von 10 mmHg schon eine kritische Ischämie bedingt, kann allerdings anhand der von uns durchgeführten Untersuchungen nicht geklärt werden.

Die deutlich niedrigeren externen Gewebedruckwerte für die Wiederaufnahme des arteriolären und venulären Blutflusses bei Gewebedekompression im Vergleich zum Sistieren des Blutflusses bei sukzessiv steigendem Gewebedruck verdeutlichen die Notwendigkeit des Gebotes der kompletten Druckentlastung durch vollständige Fasziotomie beim Kompartmentsyndrom [8, 16].

Literatur

1. Ashton H (1962) Critical closing pressure in human peripheral vascular beds. Clin Sci 22: 79 – 87
2. Ashton H (1975) The effect of increased tissue pressure on blood flow. Clin Orthop 113: 15 – 26
3. Burton AC (1951) On the physical equilibrium of small blood vessels. Am J Physiol 164: 319 – 329
4. Endrich B, Asaishi K, Götz A, Messmer K (1980) Technical report – a new chamber technique for microvascular studies in unanesthetized hamsters. Res Exp Med 177: 125 – 134
5. Foisie PS (1942) Volkmanns ischemic contracture. An analysis of its proximate mechanism. N Engl J Med 226: 671 – 679
6. Gardner RC (1970) Impending Volkmanns contracture following minor trauma to the palm of the hand. A theory of pathogenesis. Clin Orthop Res 72:261 – 264
7. Lehr H-A, Leunig M, Menger MD, Nolte D, Messmer K (1993) Dorsal skinfold chamber technique for intravital microscopy in nude mice. Am J Pathol 143: 1055 – 1062
8. Matsen FA, Mayo KA, Sheridan GW, Krugmire RB (1977) Continuous monitoring of intramuscular pressure and its application to clinical compartment syndromes. Bibl Anat 15: 112 – 115
9. Menger MD (1992) Die Mikrozirkulation des quergestreiften Muskels nach Ischämie und Reperfusion: Eine experimentelle in vivo Studie am Syrischen Goldhamster. Habilitationsschrift, Medizinische Fakultät, Ludwig-Maximilians-Universität München
10. Menger MD, Sack FU, Barker JH, Feifel G, Meßmer K (1988) Quantitative analysis of microcirculatory disorders after prolonged ischemia in skeletal muscle: Therapeutic effects of prophylactic isovolemic hemodilution. Res Exp Med 188: 151 – 165
11. Menger MD, Vajkoczy P, Leiderer R, Jäger S, Messmer K (1992) Influence of experimental hyperglycemia on microvascular blood perfusion of pancreatic islet isografts. J Clin Invest 90: 1361 – 1369
12. Menger MD, Steiner D, Messmer K (1992) Microvascular ischemia-reperfusion injury in striated muscle: significance of„no-reflow". Am J Physiol 263: H1892 – H1900
13. Menger MD, Barker JH, Messmer K (1992) Capillary blood perfusion during postischemic reperfusion in striated muscle. Plast Reconstr Surg 89: 1104 – 1114
14. Montgomery AH, Ireland J (1935) Traumatic segmentary arterial spasm. JAMA 105: 1741 – 1746
15. Oestern HJ (1991) Kompartmentsyndrom. Definition, Ätiologie, Pathophysiologie. Unfallchirurg 94: 210 – 215
16. Shrier I, Magder S (1995) Pressure-flow relationships in an in-vitro model of compartment syndrome. J Appl Physiol 79: 214 – 221
17. Westermann S, Vollmar B, Menger MD (1997) In vivo Analyse der Mikrozirkulation des quergestreiften Hautmuskels bei Induktion eines Kompartment-Syndroms. Langenbecks Arch Chir Forum, 97: 485 – 488
18. Westermann S, Vollmar B, Menger MD (1997) In vivo microcirculatory analysis of compartmental syndrome of striated skin muscle. Eur Surg Res 29 (S1): 36 – 37

Aufruf zum Paradigmenwechsel von der mechanistischen zur pathophysiologischen Definition des Kompartmentsyndrom

P. Horst und V. Echtermeyer

Unfallchirurgische Klinik im Klinikum Minden, Friedrichstr. 17, 32427 Minden

Wird man danach gefragt, was eigentlich ein Kompartmentsyndrom ist, so ist man geneigt, mit der allgemein gültigen mechanistischen Definition von Matsen aus dem Jahr 1980 zu antworten [8]: Das Kompartmentsyndrom ist ein Zustand, bei dem ein erhöhter Gewebedruck innerhalb eines geschlossenen Raumes die Zirkulation und Gewebefunktion innerhalb dieses Raums beeinträchtigt.

Fast regelmäßig wird dann die Zusatzfrage gestellt, warum und wie es denn überhaupt zu dieser Gewebedruckerhöhung kommt.

Diese Frage zu beantworten fällt dann schon wesentlich schwerer, weil man die Ätiologie und Pathophysiologie heranziehen muß, um diese Fragen zu beantworten.

Bei kritischem Durchdenken der Situation fallen 2 Aspekte auf:

1. Hier ist ein Krankheitsbild funktionell anhand der vielleicht immer noch einzigen objektiven und hinreichend sensitiven Meßvariable, also phänomenologisch, definiert worden, und die Definition bezieht sich ausdrücklich auf die Gewebe in diesem umschlossenen Raum. Ohne vermessen zu sein, darf vielleicht einmal das Analogon geschlossen werden, das vorliegen würde, wenn man den Myokardinfarkt anhand meßbarer Kriterien definieren würde: Ein Herzinfarkt wäre also ein Zustand, bei dem ein erhöhter Gewebedruck (oder auch die Enzymfreisetzung) in der Myokardwand die Zirkulation und Gewebefunktion innerhalb dieses Raums beeinträchtigt. Übrigens ist das Analogon gar nicht so irrelevant, wenn man bedenkt, daß experimentelle Ansätze zur Registrierung einer intramyokardialen Drucksteigerung unter Infarkt- und Reperfusionsbedingungen geprüft wurden [1, 11]. Daß diese Definition irgendwie unglücklich ist, fällt sofort auf. Andererseits entwickelt sich ein Kompartmentsyndrom der Skelettmuskulatur aber durchaus auch durch ein embolisches Geschehen (v.a. bei anschließender unkontrollierter Reperfusion).

2. Mit dieser Definition erfaßt man nicht die Entwicklungsphasen des Kompartmentsyndroms vor Entwicklung einer relevanten Druckerhöhung, ebenso erfaßt sie nicht die regional unterschiedliche Betroffenheit der Muskulatur, die differenzierte spezifische Therapieindikation bei durchaus sehr unterschiedlichen Gewebedrücken in individueller Abhängigkeit von der Gesamtklinik des Patienten und die potentielle Gefährdung des gesamten Körpers, insbesondere bei multimorbiden oder hämodynamisch instabilen Patienten durch das Kompartmentsyndrom.

Es liegt also nahe, die Krankheit tiefgreifender zu erfassen, wenn man sie mit den jeweils aktuell anerkannten Erkenntnissen der Pathophysiologie definiert, weil so

Hefte zu „Der Unfallchirurg", Heft 267
Willy, Sterk, Gerngroß (Hrsg.)
Das Kompartment-Syndrom
© Springer-Verlag Berlin Heidelberg 1998

wichtige Phänomene des Kompartmentsyndroms, die man in der Klink zur besseren Einschätzung kennen sollte, direkt ableitbar werden.

Folgende Theorien sollten in die Definition einbezogen sein, weil durch sie die Vernetztheit und gegenseitige Rekursivität der pathophysiologischen Mechanismen auf den relevanten Ebenen erklärt wird:

- die Ischämiereperfusionsverletzung,
- die Endothelzellschädigung,
- die arteriovenöse Gradiententheorie,
- der mikrozirkulatorische Flüssigkeits- und Proteinaustausch und das Kapillarlecksyndrom,
- Entwicklung und Konsequenzen des Third space,
- Funktion und Bewertung des Lymphsystems.

Da 2 separate Vorträge in extensio auf die ersten beiden Pathomechanismen eingegangen sind (s. Beiträge Appell et al., S. 413, und Menger, S. 418), werden nur noch die letzten 4 Aspekte abgehandelt.

Arteriovenöse Gradiententheorie

Auch wenn es keine Hinweise für eine vasospastische Komponente bei der Entstehung eines Kompartmentsyndroms gibt (s. Beitrag Menger, S. 418) und die lokale Durchblutungssteuerung wesentlich komplizierter ist [3], als dies durch die rein physikalische Sichtweise der arteriovenösen Gradiententheorie dargestellt wird, ist die arteriovenöse Gradiententheorie wichtig, weil sie den Mechanismus einer Perfusionsstörung anschaulich erklärt. Demnach hängt die lokale Durchblutung vom Verhältnis des arteriovenösen Gradienten (P_a-P_v) zum lokalen vaskulären Gefäßwiderstand (R) ab, wobei der laminäre Gefäßwiderstand durch die Blutviskosität (μ), die Gefäßlänge (l) und den Gefäßquerschnitt (d) vorgegeben ist:

$$LBF = \frac{P_a - P_v}{R} \quad R = \frac{128\,\mu l}{\pi\, d^4} \Rightarrow LBF = \frac{(P_a - P_v)\,\pi\, d^4}{128\,\mu l}. \tag{1}$$

Nach diesen Formeln beeinflussen Veränderungen des Gefäßquerschnitts 4fach potenziert die lokale Durchblutung.

Da das Venensystem kompressibel ist, steigt mit dem Gewebedruck der Venendruck und reduziert so den arteriovenösen Gradienten und die lokale Durchblutung. Über einen gewissen Grad kann die lokale Durchblutung autoregulatorisch durch Verminderung des lokalen Widerstands konstant gehalten werden.

Übersteigt die Druckerhöhung die lokale Autoregulationsfähigkeit, sinkt die lokale Durchblutung kritisch ab und induziert ein metabolisches Defizit, das in einem Kompartmentsyndrom resultieren kann [5, 7, 8].

Das Spalten eines Verbandes senkt genauso wie die Fasziotomie den Gewebedruck und konsekutiv den venösen Druck, und verbessert damit die Durchblutung. In gleicher Weise wirkt das minimale Anheben z. B. des Unterschenkels von der Auflagefläche am Fixateur externe durch Senkung des Auflagedrucks, wobei die Hochlagerung das Vorhofniveau nicht überschreiten darf, weil dies beim drohenden Kompartmentsyndrom den arteriellen Druck und die arteriovenöse Druckdifferenz senkt.

Die niedrigen arteriellen Druckwerte hämodynamisch instabiler Patienten verursachen in gleicher Weise eine Minderung der arteriovenösen Druckdifferenz. Ein Volumenmangel erhöht die Viskosität des Blutes und den laminaren Gefäßwiderstand – eine Tendenz, die durch Endothelzellschädigung und Ausbildung eines Kapillarlecks verstärkt wird.

Mikrozirkulatorischer Flüssigkeits- und Proteinaustausch und das Kapillarlecksyndrom

Starling postulierte, daß Flüssigkeitsbewegungen zwischen Plasma und Gewebe als Funktion der Differenzen zwischen hydrostatischen Drücken und proteinosmotischen Kräften in diesen Kompartimenten bestehen:

$$P_c - P_t = \pi_p - \pi_t. \tag{2}$$

Der hydrostatische Druckgradient, die Kraft zum Vorantreiben der Flüssigkeit durch die Kapillarwand, ist der Kapillardruck (P_c) minus dem hydrostatischen Gewebedruck (P_t). Der von Plasmaproteinen gebildete osmotische Druck (π_p) abzüglich dem durch Gewebeproteine verursachten osmotischen Druck (π_t) bildet die durch die Kapillarwand wirkende osmotische Kraft, die zur Kapillarfiltration tendiert und den hydrostatischen Kräften entgegenwirkt.

Nur unter der Voraussetzung, daß der Plasmaprotein- und Flüssigkeitsverlust in das Interstitium klein ist, sind die hydrostatischen und proteinosmotischen Kräfte immer balanciert; d.h., wenn P_c ansteigt, steigen auch P_t und $\pi_p - \pi_t$ an, um eine neue Kräftebalance auszubilden. Starling wußte, daß diese Voraussetzung nicht völlig korrekt ist, weil Proteine und Flüssigkeit ständig in das Gewebe hineinlecken. Aber unter normalen Bedingungen ist der Flux in die Gewebe klein, und der Plasmaflüssigkeitsverlust wird durch das lymphatische System vollständig der Zirkulation zurückgeführt [9].

In normalen Kapillaren mit kleiner Proteinpermeabilität sinkt π_t auf einen limitierten Wert in Abhängigkeit von der Permeabilität der Kapillarwände, maximal auf 5–10 % von π_p bei großer Kapillarfiltration. Das bewirkt, daß der entlang der Kapillarwand wirkende effektive osmotische Gradient (s [$\pi_p - \pi_t$]) fast gleich groß wird wie der kolloidosmotische Druck des Plasmas. Wenn nun die Kapillarwände geschädigt sind, sinkt s_d und π_t fällt sehr viel weniger ab, als sich die kapilläre Filtration beschleunigt, weil mehr Protein durch die geschädigten Kapillaren in das Gewebe leckt. Das führt dazu, daß (σ [$\pi_p - \pi_t$]) nicht in so großem Ausmaß ansteigt wie die kapillare Filtration. Der Reflexionskoeffizient kann auf Werte um 0,4 abfallen. Das verursacht ein Absinken der kapillaren Absorptionskraft auf 60 % der Differenz zwischen π_p und π_t. Wenn dies eintritt, kann sich ($\pi_p - \pi_t$) nicht mehr ausreichend ändern, um dem Kapillardruck entgegenzutreten, und ein Ödem bei niedrigen Kapillardrücken (Kapillarlecksyndrom) resultiert [9].

Augen, Hirn und Skelettmuskulatur können nicht bis zu jedem Größenausmaß schwellen, weil sie in rigide Kammern eingekapselt sind. Die durch Initialtrauma und Ischämie verursachte Kapillarschädigung mit Ödembildung unter noch niedrigen Kapillardrücken läßt beim drohenden Kompartmentsyndrom den interstitiellen Druck auf erhöhte Werte steigen, was prinzipiell als Ödemsicherheitsfaktor dient. Es laufen die in der arteriovenösen Gradiententheorie beschriebenen Mechanismen als positive Rückkoppelung ab, die durch Gewebehypoxie und Abflußstörung die Verselbständigung einer Ödembildung bei erhöhtem lokalem Kapillardruck verursacht, denn bei weiter steigendem Gewebedruck kollabieren die Drainagesysteme des Interstitiums sequentiell. Wenn der Gewebedruck den lymphatischen Systemdruck übersteigt, kollabiert dieses System und der Gewebedruck steigt invariabel weiter an. Venolen und Venen werden als nächstes vom steigenden Gewebedruck komprimiert, wodurch die Rückführung der meisten "freien" Third-space-Flüssigkeit über das Venensystem in den intravaskulären Raum zur Kompensation kompromittiert wird. Der steigende Venendruck verursacht ein größeres Entkommen der Flüssigkeit durch geweitete endotheliale Junktionen oder Poren der Venolen, als durch die gleichen Öffnungen in das Gefäßsystem rückgeführt werden kann. Graduelle Anstiege des interstitiellen Raumdrucks, die den Druck des venösen Drainagesystems übersteigen, führen zu der „venösen Infarzierung". Dies wird häufig in den ischämischen Arealen als fleckförmige Gangrän (Nekrose) gesehen. Sobald der Gewebedruck die Arteriolendrücke übersteigt, entsteht ein zusätzlicher überlagernder ischämischer arterieller Infarkt als letzter Schritt dieses Prozesses.

Das Plasma-Gewebe-Lymph-System ist ein dynamisches Flüssigkeitssystem, das sich ständig ändert. Wenn die Kapillarwand geschädigt ist, sind die Austauschraten für Wasser und Lösungsteilchen stark beschleunigt, was zum schnellen Überlaufen der Plasmaflüssigkeit in die Geweberäume führt. Dieser Plasmavolumenverlust kompromittiert die kardiale Auswurfleistung und kann im Extremfall zum Schock führen. Der Körper reagiert mit den bekannten Rekompensationsmechanismen zur Wiederauffüllung des Plasmavolumens: Blutdruckabfall, Aktivierung des sympathischen Systems zur Steigung des arteriellen Drucks und Senkung der vaskulären Compliance, Einschränkung der Urinproduktion und Hormonfreisetzung zur Durststimulation.

In vielen Fällen sind die Kapillaren aber defekt, und Elektrolyte und Flüssigkeit werden so lange aufgenommen und retiniert, bis die interstitiellen Räume suffizient expandiert sind, um ein ordentliches Blutvolumen aufzubauen. Durch die mit Ausbildung dieses Third space einhergehende Verlängerung der Diffusionsstrecken werden die Zellen von O_2 depriviert und schwellen, da der aktive Transport von Na^+ aus den Zellen heraus unterdrückt ist. Das potenziert den Third space, da es zu einer Zunahme intrazellulärer Flüssigkeit auf Kosten des extrazellulären Raums führt und sich das Plasmavolumen um 200 ml/l intrazellulärer Volumenexpansion verringert [9]. Schlechte Geweboxygenierung verringert das Plasmavolumen also auch, weil extrazelluläre Flüssigkeit in die Parenchymzellen eindringt. Die Abb. 1 verdeutlicht diese rekursiv ablaufenden, sich positiv rückkoppelnden pathophysiologischen Abläufe beim Kompartmentsyndrom.

Funktion und Bewertung des Lymphsystems [9]

Kapillaren verlieren kontinuierlich Plasmaflüssigkeit und Proteine in das Interstitium, die mit der Lymphe wieder in die Zirkulation zurückgebracht werden. Das Interstitium besteht aus Proteoglykanen wie Hyaluroniden, die sich mit Kollagen zu einem Maschenwerk kombinieren. Die Menge der Hyaluronide in den Geweben ist in

Entwicklung des "Third Space" durch Dekompensation des mikrozirkulatorischen Austausches von Flüssigkeit und Proteinen

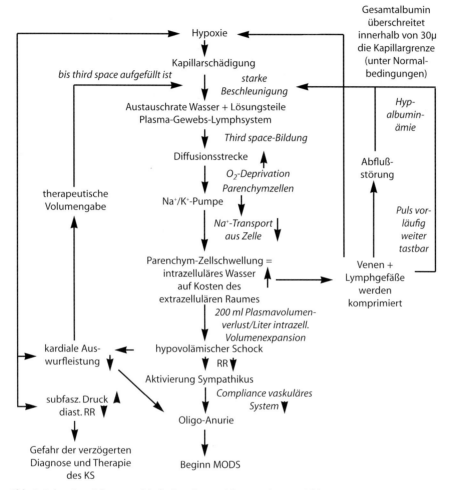

Abb. 1. Rekursive, sich gegenseitig fördernde Auswirkungen der Entwicklung eines Kompartmentsyndroms auf Mikro- und Makrozirkulation, Austausch von Wasser und Lösungsteilchen, Gewebe und Gesamtkreislauf mit potentieller Dekompensation zum MODS, insbesondere bei verzögerter Therapie des Kompartmentsyndroms

einem dynamischen Zustand, weil eine verstärkte Kapillarfiltration große Mengen der Hyaluronide entziehen kann. Damit ändern sich aber die Schwellungscharakteristika des Interstitiums. In Organen mit einem Lymphsystem tritt die interstitielle Flüssigkeit ohne Restriktion einschließlich der größten Plasmaproteine durch große Poren in die Lymphkapillaren ein. Größere Lymphgefäße enthalten Klappen, und die Lymphe wird durch die Kontraktion glatter Muskelzellen vorangetrieben und in die großen Brustraumvenen drainiert. Da der gesamte im Plasma enthaltene Albumingehalt alle 30 h die Kapillarwände überschritten hat, beeinflußt jede Alteration der Fähigkeit des Lymphsystems das Plasmavolumen enorm. Das Lymphsystem ist der einzige Mechanismus, durch den in das Gewebe leckende Plasmaproteine wieder dem Plasma zurückgeführt werden können. Der Lymphfluß beschleunigt sich ständig, wenn die Kapillarfiltration zunimmt, und erreicht ein Plateau, wenn die Fähigkeit des Lymphsystems, Flüssigkeit zurückzuführen, maximal ist. Diese Fähigkeit ist auch eine Funktion der Filtrationscharakteristika der Kapillarwand und des Interstitiums. Der Gesamtfiltrationskoeffizient des Lymphgefäß-Kapillarwandsystems (K_{LF}) ist eine Funktion des Filtrationskoeffizienten der Kapillarwand (K_{fc}) und des interstitiellen Gewebewiderstandes ($K_{F, TISS}$):

$$\text{Fähigkeit des Lymphsystems, Kapillarfiltrat zurückzuführen} = \frac{\text{totaler Lymphfluß}}{K_{fc} + K_{F, TISS}} = \frac{L_F}{K_{LF}}. \tag{3}$$

Wenn K_{LF} groß ist, bilden selbst große Lymphflüsse kein wichtiges Gewebevolumenrückführungssystem mehr. Wieder zeigt sich die Überlagerung und Potenzierung mehrerer pathophysiologischer Mechanismen (Abb. 1).

Third Space [11]

Das Kapillarleck kann einen interstitiellen und intrazellulärenThird space verursachen. Der Third space ist ein durch abnorme Akkumulation plasmaähnlicher Flüssigkeiten funktionsloser Raum, der zu Diffusionsproblemen bei der Zufuhr der Nährstoffe zu den Zellen und der Entsorgung von Stoffwechselprodukten führt. Wahrscheinlich ist keine Zelle des Körpers mehr als 20–30 µm (3- bis 4maliger Durchmesser eines Erythrozyten) von den Kapillaren entfernt. Nach Kapillarleckage füllt sich dieser Raum mit Flüssigkeit und expandiert auf ein Vielfaches der 20–30 µm-Separationen zwischen Kapillaren und Zellen. Aufgrund der dann zu langen Diffusionsstrecken bildet sich eine anoxiebedingte Laktatazidose aus.

Weil die

$$\text{Diffusion} = \frac{\text{Konzentrationsgrad} \cdot \text{Querschnittsfläche} \cdot \text{Temp.}}{\text{Molekulargewicht}^{0,5} \cdot \text{Distanz}} \tag{4}$$

ist, verläuft die Diffusion in wässrigen Einkompartmentsystemen entsprechend einer exponentiellen Kurve, die schnell mit steigender Distanz abfällt. Das führt zu einem schnellen Abfall der Sauerstoffkonzentration mit steigender Distanz.

$$N_{Ad} = -D_{AB} \frac{dC_A}{dz}. \tag{5}$$

In Gleichung 5 ist N_{Ad} die Diffusionsrate pro cm^2/s; D_{AB} ist der Diffusionskoeffizient von A in B $\cdot$ cm^2/s; C_A ist die Konzentration der Komponente A in Mol pro cm^3; z ist die Distanz in Richtung der Diffusion in Zentimetern. Darüber hinaus bildet das Interstitium, das meistens in einem Gelzustand mit glykosaminoglykanreicher perizellulärer Matrix ist, weitere Behinderungen für die Diffusion von O_2. Dies gilt insbesondere, wenn durch eine interstitielle Schwellung von mehr als 30–50% Bindungen der Proteoglykanmoleküle aufbrechen und freie Flüssigkeitsräume entstehen, weil dadurch die Anzahl negativ geladener Proteine und der kolloidosmotische Druck im Interstitium zunehmen und dort vermehrt Natriumanionen binden (Donnan-Effekt) [11]. Sobald der aktive Na^+-Auswärtstransport der Parenchymzellen durch Schädigung der Na^+/K^+-Pumpe gehemmt ist, wozu z. T. schon Initialtrauma und Ischämie hinreichend sind, strömt mit dem steigenden intrazellulären osmotischen Druck Wasser in die Zellen und verursacht den intrazellulären Third space [4].

Die deletären Auswirkungen des Third space sind in Goldfischexperimenten veranschaulicht worden [11]: Ein Behälter (30 x 33 x 5 4 cm) wurde mit chloriertem Leitungswasser bei Raumtemperatur gefüllt. 1 – 3 g schwere Goldfische wurden in Gruppen von 21 – 25 in 2 gefensterte Plastikeinsätze (6 x 16 x 22 cm) plaziert. Ein Einsatz wurde mit seiner Oberseite an der Wasseroberfläche gehalten, der andere 40 cm unter der Wasseroberfläche. Die Fische des 1. Einsatzes repräsentierten die den Kapillaren benachbarten Zellen, die mit kapillarem O_2 versorgt wurden. Die Fische des 2. Einsatzes entsprachen analog den durch den Third space von den Kapillaren getrennten Zellen. In der temperaturgestreßten Gruppe war die 4-h-Mortalität 32 % für die Tiere im oberflächlichen Einsatz und 81 % für die Goldfische in dem von der Oberfläche separierten Einsatz. Die Spontanmortalität nach 24 h war bei den oberflächlich lokalisierten Fischen 24 %, die der tiefer lokalisierten 100 %.

Abschließend sind die Erkenntnisse zusammengefaßt in die erweiterte (pathophysiologische) Definition des Kompartmentsyndroms (der Skelettmuskulatur) wie folgt eingeschlossen:

Das Kompartmentsyndrom ist eine Erkrankung, bei der ein Induktionstrauma eine Ischämie mit verstärkter Endothelzell- und Kapillarpermeabilität die Extravasation von Plasma und Makromolekülen auslöst und durch Verlängerung der Diffusionsstrecke für O_2 und Energiesubstrate in einer zunehmenden Zellanzahl v.a. in Versorgungsgrenzgebieten nach Umschalten auf die anaerobe Glykolyse mit Entleerung der zellulären Energiespeicher zu einer Akkumulation toxisch-metabolischer Stoffwechselprodukte führt (1. Gesetz des Third space [11]). Der Third space betrifft nicht nur das Interstitium, sondern entwickelt sich durch Zusammenbruch der Na^+/K^+-Pumpe insbesondere auch in den Parenchymzellen. Dieses Geschehen wird durch unkontrollierte warme Reperfusion geboostert, weil durch den Wiedereinstrom oxygenierten Blutes zugeführter freier Sauerstoff mit den im ischämischen Gewebe akkumulierten Sauerstoffmetaboliten unter Bildung freier Radikale reagiert und eine überschießende Leukozytenakkumulation als Spezialfall einer Entzündungsreaktion stattfindet und das Gewebe massiv schädigt.

Spätestens mit Beginn der jetzt vollständigen Ischämiereperfusionskrankheit „entstehen der steigenden Kapillar- und Zeitpermeabilität gleichgerichtete Anstiege des interstitiellen Drucks (Gewebedruck), die die Mikrozirkulation durch sequentiellen Kollaps des kompressiblen lymphatischen und venösen Systems weiter ungünstig beeinflussen" (2. Gesetz des Third space [11]).

Je nach Verletzungsladung und Dauer, der Reperfusionsart und der Größe der betroffenen Muskelmasse entwickelt sich im akuten Stadium ein arteriovenöser Infarkt bzw. ein graduelles Organversagen in den subakuten und chronischen Stadien. Empirisch besteht ein manifestes Kompartmentsyndrom, wenn die Differenz zwischen diastolischem Druck und Gewebedruck Δp 20 mmHg unterschreitet (ansonsten besteht ein drohendes Kompartmentsyndrom), also häufig bevor der Gewebedruck den arteriellen Druck überschreitet. Daraus resultiert, daß die peripheren arteriellen Pulse häufig erhalten bleiben und daß interindividuell kein starrer intramuskulärer Grenzwert für den Übergang des drohenden in ein manifestes Kompartmentsyndrom existiert.

In gleicher Weise entscheidet sich, ob sich das Kompartmentsyndrom als myonephropathisches Syndrom (Crushsyndrom) systemisch auswirkt. Die rhabdomyolytische Freisetzung von Myoglobin und Kalium in den Zentralkreislauf löst durch eine Präzipitation des Myoglobins in den renalen Tubuli eine akute tubuläre Nekrose mit akutem Nierenversagen aus. Die Präzipitation wird durch die aus der Muskelischämie resultierende unkontrollierte metabolische Azidose ebenso verstärkt, wie die Hyperkaliämie, die kardiale Rhythmusstörungen mitverursacht. Bei milder oder moderater Ischämie kleinerer Muskelmassen sind die metabolischen Alterationen kurzfristig und reversibel. Ansonsten ist die metabolische und ultrastrukturelle Schädigung irreversibel und führt bei ausreichender Traumaladung zu Kontrakturen, Extremitätenverlust oder Tod im MODS. Insbesondere kann sich das Krankheitsbild bei kreislaufphysiologisch instabilen Patienten auch durch die aufgrund der durch Lymphabflußstörung bedingten Hypalbuminämie und des Plasmavolumenverlustes im Sinn eines Kapillarlecks mit nachfolgendem Volumenmangel(schock) manifestieren.

Abschließend soll darauf hingewiesen werden, daß dieser Aufruf nicht den Ersatz der Definition von Matsen III. zum Ziel hat. Vielmehr hat sich durch den Wissenszuwachs in den letzten Jahren die Aufgabe dieser sehr prägnanten Kurzdefinition geändert. Sie definiert ganz allgemein ein Kompartmentsyndrom in der klinischen Medizin, da Erkrankungen mit Charakteristika eines Kompartmentsyndrom mittlerweile in ganz differenten Organsystemen beschrieben sind, z.B. als abdominelles Kompartmentsyndrom (AKS) bei erhöhtem Druck in der abdominalen Kavität [2, 10] (s. Beitrag Tollens et al., S. 24), als intrakranielles Kompartmentsyndrom bei Zunahme des intrakraniellen Volumens oder als intraartikuläres Kompartmentsyndrom mit Vaskularisationsstörungen des Oberschenkelkopfes durch intrakapsuläres Hämatom bei Schenkelhalsfraktur (s. Beitrag Bonnaire u. Kuner, S. 36), auch als lokales Kompartmentsyndrom bei Störungen der Skelett-Muskel-Region [3]. Angestrebt wird vielmehr, daß sich mit der additiven erweiterten pathophysiologischen Definition des Kompartmentsyndrom der Skelettmuskulatur eines Tages die Qualität der Beschreibung dieser Entität in den Lehrbüchern der operativen Fächer verbessert, die Einschätzung des Einzelfalls in der Klinik erleichtert wird und vielleicht eine gegenseitige Befruchtung in der klinischen Forschung durch das Erkennen allgemeingültiger pathophysiologischer Abläufe bei verschiedenen Krankheitsbildern erfolgt.

Literatur

1. Denys BG (1985) An experimental study of intramyocardial tissue pressure in the canine heart. Acta Cardiol 40: 535
2. Fietsam R Jr, Villalba M, Glover JL, Clark K (1989) Intra-abdominal compartment syndrome as a complication of ruptured abdominal aortic aneurysm repair. Am Surg 55: 396–402
3. Gardner AMN, Fox RH (1993) Microcirculatory blood flow. In: Gardner AMN, Fox RH (eds) The return of blood to the heart – venous pumps in health and disease. 2nd ed John Libbey, pp 27–59

4. Harth O (1977) Wasserhaushalt, Stoff-, Flüssigkeitstransport. In: Schmidt RF, Thews G (Hrsg) Physiologie des Menschen. 19. Aufl. Springer, Berlin Heidelberg New York S 636–650

5. Kjellmer I (1964) An indirect method for estimating tissue with special reference to tissue pressure in muscle during exercise. Acta Physiol Scand 62: 31–40

6. Matsen FA III. (1980) Compartmental syndromes, Grune & Stratton

7. Matsen FA, Wyss CR, Krugmire RRB, Simmons CW, King RV (1980) The effect of limb elevation and dependency on local arteriovenous gradient in normal human limbs with particular reference to limb with increased tissue pressure. Clin Orthop 150: 187–195

8. Ryder HW, Molle WE, Ferris EB (1944) The influence of the collapsibility of veins on venous pressure, including a new procedure for measuring tissue pressure. J Clin Invest 23: 333–341

9. Taylor AE, Moore T, Khimenko P (1994) Microcirculatory exchange of fluid and protein and development of the third space. In: Zikria BA, Oz MO, Carlson RW (eds) Reperfusion injuries and clinical capillary leak syndrome. Futura Publishing Armonk pp 59–92

10. Töns C, Klosterhalfen B, Winkeltau GJ, Schumpelick V (1995) Das abdominelle Kompartment-Syndrom durch erzwungenen primären Bauchdeckenverschluß als prädisponierender Faktor für ein Multiorganversagen. Langenbecks Arch Chir Suppl II: 122–124

11. Zikria BA (1994) The third space phenomenon and the theory of third space. In: Zikria BA, Oz MO, Carlson RW (eds) Reperfusion injuries and clinical capillary leak syndrome. Futura Publishing, Armon pp 93–118

Parameters of Muscle Ischemia

T.E. Whitesides Jr.

The Emory Clinic, Inc. Spine Center, 2165 North Decatur Road, 30033 Decatur, Georgia, USA

Already in this symposium much has been said about the effects of ischemia on muscle. I want to elucidate a little further findings that we have learned over the years (beginning 30 years ago) as to what goes on in muscle itself during a temporary ischemia. I will also allude to the findings in nerve itself.

Our initial model 30 years ago was in the anterior compartment of the hindlimb of the dog and was a temporary tourniquet ischemia. As we started off these studies we had difficulty with very short stocky dogs versus long, lean dogs in applying a tourniquet effectively to the thigh. Thus, in our early studies we found that tissue pressure rose rather dramatically in poor tourniquet applications, but perfusion continued and there was very little muscle damage as there was frequently only venous occlusion. If there was complete ischemia we found rather dramatic early dysfunction in nerve. Nerve failed to conduct at 30 min under a tourniquet application of 600 mmHg. The sciatic and anterior fibular nerves distal to the tourniquet (which were involved only in ischemia and not with pressure plus ischemia) would conduct approximately 70 – 75 min. Muscle remained stimulatable for 3 h distal to a firmly applied tourniquet. Nerve response to stimulation recovers rather rapidly 1 h after ischemia, less rapidly after 2 h of ischemia, after 35 – 45 min after 3 h of ischemia, and after 4 h of ischemia, it recovers less well. If a tourniquet is applied for 90 min and then relieved for 10 min with reperfusion in a sequential repetitive manner, nerve distal to the tourniquet progressively recovers less rapidly. After four such cycles with 10 min of revascularization, it requires 30 min for a nerve to recover activity. If the ischemia is 2 h in length with 10 – 30 min of reperfusion, then normal function does not recover. Thus, nerve conduction ceases at 30 min under a tourniquet, ceases at 70 min distal to a tourniquet, and the muscle ceases function from electrical stimulation at 3 h. There is a cumulative effect despite intermittent revascularization and rationally we should limit tourniquet time and use tourniquet pressure as low as needed for ischemia.

If one looks at muscle histologically after 4 h of unrelieved ischemia, one finds really not much under light microscopy or electron microscopy. After 7 days the muscle looks relatively normal. After 6 h of unrelieved ischemia one sees fibrin clots occurring in capillaries and there is a mixture of diffuse injury seen scattered through the muscle. One might see by electron microscopy relatively normal cells adjacent to cells which have been cleaned out of myofibril and are in the process of regeneration under electron microscopy. After 8 h of unrelieved ischemia the changes are dramatic. Before recirculation occurs the muscle looks relatively normal, but under electron

Hefte zu „Der Unfallchirurg", Heft 267
Willy, Sterk, Gerngroß (Hrsg.)
Das Kompartment-Syndrom
© Springer-Verlag Berlin Heidelberg 1998

microscopy there are dramatic disruptive changes already taking place within the myofibrils of intact cells. After 1 hour of revascularization, disruption of the anatomy is gross. At 14 days there are a few cells with muscle myofibrils in them. However, the general picture is of scar formation which would impede any useful function. With these studies we have found that less than 5 % of muscle cells show significant damage after 4 h of ischemia. After 8-h ischemia 100 % of the cells are severely injured and become nonfunctional. If a 6-h ischemia is not prolonged by edema and a supervening compartment syndrome, the situation is approximately the same as with 4-h ischemia. However, with prolongation of the ischemia by edema to a level high enough to cause a compartment syndrome and further ischemia, the results are far less good. It is interesting that these findings are quite similar to those of orthotopic cardiac transplantation. A heart can tolerate approximately 4 h of ischemia in the process of transplantation and still work. If it is much longer than that, then transplantation should not be done with that heart.

Also 30 years ago we carried out both light microscopic and electron microscopic histochemical studies involving a number of enzyme systems in our temporary tourniquet ischemic model. An ATPase control shows that ATPase is present throughout the muscle and is concentrated also especially around blood vessels. After 4-h ischemia it is diminished slightly but under electron microscopy at 8 h it is still prevalent around the vasculature, but is gone from inside the musculature. Phosphorylase is present in quantity in the control and after 4 h is already diminished. However, after 8 h it is drastically diminished and 4 days after an 8-h injury it is absent in many areas and only a few cells involved in the scar formation are showing any activity. Thus, enzymatic changes occur which have been more eloquently illustrated by Heppenstall [5, 6] in his studies using nuclear magnetic resonance studies of ^{31}P. As you recall from our reporting earlier, at 20 mmHg below diastolic the pO_2 is 55 % normal, blood flow approximately 50 %, and phosphocreatine stores normal; no permanent cellular injury occurs. However, at 10 mmHg below diastolic, circulation has almost ceased (3.3 cc per min and 100 g) and pO_2 concentration is 15 % of normal. Phosphocreatine stores rapidly diminish with time as anaerobic metabolism then sets in and permanent cellular injury occurs.

Two years ago in response to criticism of the results of studies in the 1960s as being inaccurate, we carried out corroboratory studies in a more controlled manner. This was to determine again and more accurately the threshold of muscle ischemia in compartment pressure syndromes. The experimental hypothesis was that the critical pressure threshold leading to a compartment syndrome is linked to the diastolic blood pressure and the purpose was to objectively determine the threshold pressure parameters at which irreversible skeletal muscle necrosis occurs in a compartment syndrome. Appropriately conditioned dogs had plasma obtained one week prior to the experimental episode. Anesthesia was maintained with isoflurane and nitrous oxide. This is an anesthetic agent that does not induce hypotension. Arterial monitoring of blood pressure was carried out throughout and the compartment pressures were monitored in the proximal, central and distal segments of the hindlimb in the anterolateral muscle compartment. The infusion of plasma was into the central area. This was infused over an 8-h period to maintain the tissue pressure in the central portion of the compartment at specific levels. In one animal we carried out perfusion in the same manner in the contralateral limb using radiopaque media. Gradually over 2,

4, 6 and 8 h perfusion occurred and explains the fact that pressure was not equal in all areas of the compartment and corroborates experimentally what we have known clinically from our study consecutive closed tibial fractures that I reported to you earlier.

Pressures were elevated in group I to diastolic pressure; in Group II to 10 mm below diastolic pressure; in Group III to 20 mmHg below diastolic pressure; and in Group IV to 30 mmHg below diastolic pressure. Compartment pressure was elevated for an 8-h period from the time it reached the desired level in the central measurement port and the pressures were recorded every 15 min. Concomitant laser Doppler flow studies were carried out as well at a depth of 10 mm and recorded at hourly intervals. One dog from each group was sacrificed immediately and at 1, 4, 7 and 14 days postoperatively. The muscle was removed immediately and studied by light microscopy and visually and by electron microscopy. A staging system for each method was established according to the progressive histological severity of the damage in five stages, the cross-sectional quantity damage visually in four groups, and the electron microscopic damage in four stages of progressive severity. Diastolic pressure was maintained at a constant level pharmacologically during the test procedure of 8-h duration.

The compartment pressures measured demonstrated delayed diffusion of plasma from the central area both proximally and distally, but especially proximally. The laser Doppler flowmetry study showed that there was a significant break in flow between 20 and 10 mmHg below diastolic pressure. There was no difference statistically between diastolic pressure and 10 mmHg or between the group of 20 and 30 mmHg below diastolic. Gross morphological changes showed no fibrosis and normal contractility in the group with pressures 20 and 30 mmHg below diastolic, and the group at diastolic and 10 mmHg below diastolic. The histological staging shows that the damage is progressively more evident with time, but that there is a marked difference that occurs between 10 and 20 mmHg below diastolic both in light microscopy and electron microscopy. The severity of damage in muscle segments proximal and distal are less and relate to the difference in pressure that occurred due to delayed perfusion of plasma from the central injury point. That electron microscopy that was done shows minimal damage relatively speaking in the lower pressure animals versus the higher pressure animals as well. Thus, our conclusions are that a sequence of morphological stages is consistently present during ischemic injury of skeletal muscle. There is a strong correlation between capillary level perfusion and the extent of tissue injury. Tissue pressure is unevenly distributed throughout a muscle compartment during pressurization. The critical pressure threshold for ischemic muscle necrosis was 20 mmHg below the diastolic blood pressure.

Other conclusions are that tissue ischemia of 8 h produces complete irreversible changes in muscle. Total ischemia of 6 h produces variable changes in muscle depending on additional insults such as secondary swelling in the compartment. Total ischemia of 4 h produces minimal changes in muscle.

There exists in the literature a disparity as to at what level of pressure ischemia begins. The work done by Hargens et al. has several deficiencies and that is why his study it was repeated more accurately 2 years ago as reported above. When done initially by Hargens et al., membutal anesthesia was given. This is known to cause hypotension and is no longer used in dogs for experimental purposes when hypotension is to be avoided. While they measured blood pressure during their studies, they did not report there findings in relationship to profusion pressure. They injected in the center of the anterior compartment and measured pressure on each end. The study we did shows that there is a gradual diffusion of the injected plasma from the center of the compartment towards the end that does not occur rapidly. Pressure at the area of injection is significantly higher than at the ends. This is as one would expect and as we showed that there is more muscle damage in the center of the compartment where the pressure is higher. Measuring the pressure only at the end lead to the false impression that the damage that is measured by the radioactive uptake in the whole compartment is due to the pressures at the proximal and distal end where damage in the muscle is now shown is less. Compartment syndrome secondary to trauma has been known to cause varying damage in compartments from proximal to distal for a number of decades going back to Seddon [11]. Thus the animal model of Hargens does to correlate to the commonly met clinical conditions.

In our reported series of 25 consecutive closed tibial fractures where tissue was measured at 5 cm intervals through all four compartments, our results showed that 80 % of these patients had a tissue pressure of 30mmHg at some area in the leg. Only 20 % required fasciotomy. Eighty percent would have required such by Hargens' criteria. Compartment syndrome is not a uniform pressure increase throughout a compartment in post-traumatic injuries.

Fasciotomy should be done in a prophaltic manner to avoid compartment syndrome with ischemic damage whenever possible. Thus it is still important to evaluate the patient well clinically in situations where one may anticipate a compartment syndrome to possibly occur. The only early symptom is pain out of proportion to the injury or clinical situation. Fasciotomy should be done in the face of (1) worsening clinical state, (2) tissue pressure rising from 30 mmHg below diastolic as it approaches 20 mmHg below diastolic, and (3) in the presence of significant tissue injury, and for a history of 6-h total ischemia when profusion is restored.

References

1. Bradley EL III (1973) The anterior tibial compartment syndrome. Surg Gynecol Obstet 136: 289–297
2. Heckman MM, Whitesides TE Jr, Grewe SR, et al (1993) Histological determination of the ischemic threshold of muscle in the canine compartment syndrome model. J Orthop Trauma 7: 199–210
3. Heckman MH, Whitesides TE Jr, Grewe SR, et al (1994) Compartment pressure in association with closed tibial fractures: the relationship between tissue pressure, compartment, and the distance from the site of the fracture. J Bone Joint Surg Am 76: 1285–1292
4. Heppenstall RB, Scott R, Sapega A, et al (1986) A comparative study of the tolerance of skeletal muscle to ischemia: tourniquet application compared with acute compartment syndrome. J Bone Joint Surg Am 68: 820–828
5. Heppenstall RB, Sapega AA, Scott R, et al (1988) The compartment syndrome: an experimental and clinical study of muscular energy metabolism using phosphorus nuclear magnetic resonance spectroscopy. Clin Orthop 226: 138–155
6. Heppenstall RB, Sapega AA, Izant T, et al (1989) Compartment syndrome: quantitative study of high-energy phosphorus pompounds using ^{31}P-magnetic resonance spectroscopy. J Trauma 29: 1113–1119
7. Matava MJ, Whitesides TE Jr, Seiler JG III, et al (1994) Determination of the compartment pressure threshold of muscle ischemia in a canine model. J Trauma 37: 50–58
8. Mubarak SJ, Hargens AR, Akeson WH (1981) Compartment syndromes and Volkmann's contracture. Saunders, Philadelphia, pp 37–44, 66–68, 100–101
9. Owen R, Tsimboukis B (1967) Ischaemia complicating closed tibial and fibular shaft fractures. J Bone Joint Surg Br 49: 268–275

10. Seddon HJ (1956) Volkmann's contracture: treatment by excision of the infarct. J Bone Joint Surg Br 38: 152–174
11. Seddon HJ (1966) Volkmann's ischemia in the lower limb. J Bone Joint Surg Br 48: 627–636
12. Seiler JG III, Womack S, DeL'Aune WR, et al (1993) Intracompartmental pressure measurements in the normal forearm. J Orthop Trauma 7: 414–416
13. Templeman DC, Varecka TF, Schmidt RD (1992) Ecomonic costs of missed compartment syndrome. 8th annual meeting of the Orthopaedic Trauma Association, Minneapolis, Oct.1–3
14. Whitesides TE Jr, Harada H, Morimoto K (1977) Compartment syndromes and the role of fasciotomy, its parameters and techniques. Instr Course Lect 26: 179–196
15. Wiederhelm CA, Weston BV (1973) Microvascular, lymphatic and tissue pressures in the unanesthetized mammal. Am J Physiol 225: 992–996

Die intramuskuläre pO$_2$-Messung in der Diagnostik des Kompartmentsyndroms – Eine experimentelle Untersuchung

A. Seekamp, H. Blankenburg, G. Regel und H. Tscherne

Unfallchirurgische Klinik, Medizinische Hochschule Hannover, Konstanty Gutschow-Str. 8, 30625 Hannover

Einleitung

Das Kompartmentsyndrom stellt nach wie vor eine ernste Komplikation in der Traumatologie dar. Betroffen sind überwiegend die unteren Extremitäten. Charakteristisch für das Kompartmentsyndrom ist ein erhöhter intramuskulärer Gewebedruck, der zu einer verminderten Mikrozirkulation führt mit anschließender Muskelnekrose [2]. Der Anstieg des Gewebedrucks kann sowohl exogene als auch endogene Ursachen haben. Exogene Ursachen können z. B. Gipsverbände sein oder stringierende Verbände mit elastischen Binden [8]. Endogene Ursachen beruhen auf einer interstitiellen Volumenzunahme und dadurch bedingter Druckerhöhung. Während der Reperfusion nach vorangegangener Ischämie kommt es zur Erhöhung der kapillären Permeabilität und der Ausbildung eines interstitiellen Ödems [8]. Die Ischämie kann entweder durch eine direkte Gefäßverletzung hervorgerufen sein oder durch einen hämorrhagischen Schock oder auch durch eine schwere Weichteilverletzung im Rahmen einer offenen Fraktur. Nach den pathophysiologischen Grundlagen (Abb. 1) wird sich ein drohendes Kompartment innerhalb kurzer Zeit in ein manifestes Kompartmentsyndrom entwickeln, da sich die Hypoxie und die Gewebedruckerhöhung gegenseitig verstärken. Die unumstrittene Therapie des Kompartmentsyndroms ist die Dermatofasziotomie zur Spaltung der Muskellogen. Zur objektiven Diagnostik des Kompartmentsyndroms ist die intramuskuläre Gewebedruckmessung etabliert [10, 11, 14]. Neben der Druckerhöhung kommt es auch zu einer Verschlechterung der Mikrozirkulation und damit zur Hypoxie (Abb. 1). Störungen der Mikrozirkulation können durch Messung des intramuskulären Sauerstoffpartialdrucks (pO$_2$)

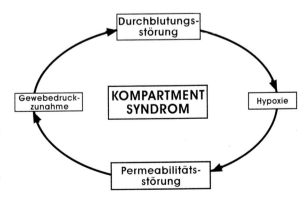

Abb. 1. Durch die gegenseitige Potenzierung von Gewebehypoxie und interstitiellem Druck kommt es ohne eine Faszienspaltung zur raschen Zunahme des Kompartmentsyndroms

Hefte zu „Der Unfallchirurg", Heft 267
Willy, Sterk, Gerngroß (Hrsg.)
Das Kompartment-Syndrom
© Springer-Verlag Berlin Heidelberg 1998

ermittelt werden [1]. Ein kontinuierliches perkutanes Monitoring der peripheren kapillären Sauerstoffsättigung ist bereits tägliche Praxis. Diese Methode kann jedoch gerade beim traumatisierten Patienten nicht angewendet werden, da die Patienten oft ein generalisiertes subkutanes Ödem entwickeln, das bei der perkutanen Meßmethode falsch negative Werte ergeben würde [4, 5]. Desweiteren korreliert der pO_2 einzelner Organe nicht in jedem Fall mit den Parametern des systemischen Sauerstofftransportes und der Hämodynamik [9]. Daher ist es erforderlich, daß der Gewebe-pO_2 lokal gemessen wird. Die prinzipielle Anwendbarkeit dieser Methode und ihre Aussagekraft wurde bereits an Patienten mit offenen Frakturen demonstriert [13].

In dieser experimentellen Studie wurde die Relevanz der intramuskulären pO_2-Messung in der Diagnostik und Verlaufsbeobachtung des Kompartmentsyndroms im Vergleich zur intramuskulären Gewebedruckmessung untersucht. Zur Simulation eines Kompartmentsyndroms wurde das Modell einer infrarenalen Ischämie und Reperfusion in der Ratte verwendet. Dieses Modell resultiert in einem reproduzierbaren lokalen Schaden, der durch eine Permeabilitätssteigerung und ein interstitielles Ödem gekennzeichnet ist [12].

Material und Methode

Ischämiereperfusionsmodell

Männliche WK1-Ratten (350 g Körpergewicht; Charles River Lab.) wurden zunächst durch eine intraperitoneale Injektion von 1 mg/100 g KG Ketamin (WDT, Garbsen FRG) und 0,05 ml/350 g KG Rompun (Bayer Leverkusen, FRG) narkotisiert. Zusätzliches Ketamin (2 mg) wurde intramuskulär injiziert, um die Narkose über den gesamten Versuchszeitraum aufrecht zu erhalten. Um eine ausreichende Spontanatmung zu gewährleisten, wurde ein Tracheostoma angelegt. Nach Hautschnitt wurde in die Faszienloge der linken ischiokruralen Muskulatur ein flexibler Druckkatheter (Stryker Instr., Kalamazoo, MI USA) eingeschoben. Dieser ermöglichte ein kontinuierliches Druckmonitoring. In die Faszienloge der Gegenseite wurde an derselben Position eine flexible pO_2-Sonde (Pfizer, Biomedical Sensors, Hamburg FRG) eingeschoben und fixiert. Die nach dem Meßprinzip der Polarographie arbeitende Sonde ermöglichte ein kontinuierliches Monitoring des intramuskulären pO_2.

Über eine anschließend durchgeführte Laparotomie wurde nach Vollheparinisierung (500 I.E. Liquemin i.v.) die infrarenale Aorta abgeklemmt. Die Laparotomie wurde für die Zeit der dann folgenden Ischämie wieder verschlossen. Nach unterschiedlichen Ischämieperioden wurde die Ligatur wiederum über die Laparotomie entfernt. Auch die damit begonnene Reperfusion hielt entsprechend den unterschiedlichen Versuchsgruppen unterschiedlich lange an. Die Meßwerte des Gewebedrucks und des Gewebe-pO_2 wurden kontinuierlich gemessen und in 15-min-Intervallen dokumentiert. Zum Ende eines Versuchs wurden über die V. cava inferior noch Blut entnommen und die Tiere anschließend eingeschläfert. Abschließend wurden noch Gewebeproben von Lunge und Muskel entnommen und in Formalin für eine spätere HE-Färbung aufbewahrt.

Protokoll und Untersuchungsgruppen

Die ersten 3 positiven Kontrollgruppen sind geprägt von einer unterschiedlich langen Ischämiephase von 2, 4 und 6 h, gefolgt von einer jeweils gleich langen Reperfusionsphase von 4 h. Die 4. positive Kontrollgruppe durchlief ebenfalls eine 4stündige Ischämie, dann wurde jedoch zu Beginn der 4stündigen Reperfusion eine beidseitige Dermatofasziotomie der ischiokruralen Muskulatur durchgeführt.

Die negative Kontrollgruppe umfaßte Tiere, die neben der 8stündigen Narkose nur den operativen Eingriffen, Tracheotomie, Laparotomie, bilaterale Muskelpräparation ohne Ischämie und Reperfusion unterzogen wurden.

Um die erfolgte Schädigung der Muskulatur tatsächlich auf die Reperfusion zurückzuführen, durchlief eine Gruppe von Tieren eine 8stündige infrarenale Ischämie ohne Reperfusion. Jede der Versuchsgruppen umfaßte mindestens 8 Tiere, soweit nichts Gegenteiliges genannt wird. Die Durchführung der Versuche entsprach den Richtlinien des „Guide for the Care and Use of Laboratory Animals" (US Dept. of Health, 1978, DHEW (NIH) rev: 23 – 78) und wurde von der Bezirksregierung Hannover unter dem AZ: 623/93 genehmigt.

Statistik

Für die statistische Analyse evtl. bestehender Gruppenunterschiede der einzelnen Parameter wurde der Wilcoxon-Test verwendet. Für Unterschiede im Verlauf eines Parameters innerhalb einer Gruppe wurde der gepaarte Student's t-Test verwendet. Ein $p < 0,05$ wurde als signifikant angenommen. In den Graphiken sind jeweils die Mittelwerte dargestellt. Zur besseren Übersicht der Graphiken wurde auf die Darstellung der Standardabweichung, die nahezu konstant bei 10 % lag, verzichtet. Auch signifikante Unterschiede im Verlauf der Parameter sind nicht extra gekennzeichnet, da diese meist offensichtlich sind.

Ergebnisse

Gewebedruck- und pO$_2$-Messungen, negative Kontrollgruppen

Die negative Kontrollgruppe, die nur operiert wurde und ohne Ischämie und Reperfusion verblieb, zeigte über den 8stündigen Beobachtungszeitraum keinerlei signifikante Veränderung sowohl des pO$_2$ als auch des interstitiellen Drucks. Die Normalwerte für den pO$_2$ lagen bei 16 – 18 mmHg, die Normalwerte für den Gewebedruck lagen, gemessen mit dem Stryker-Gerät, bei 2 – 3 mmHg. In der Gruppe von Tieren, die einer 8stündigen infrarenalen Ischämie ausgesetzt waren, zeigte sich unmittelbar nach Anlegen der infrarenalen Ligatur ein Absinken des muskulären pO$_2$ auf Werte um 4 mmHg. Dieser Wert blieb nahezu konstant über den gesamten 8stündigen Beobachtungszeitraum. Der interstitielle Druck dieser Gruppe war zu Versuchsbeginn vergleichbar mit den Werten der negativen Kontrollgruppe (2 mmHg). Unter der Ischämie von insgesamt 8 h änderte sich der interstitielle Druck nicht, insbesondere war kein Anstieg zu verzeichnen.

Gewebedruck- und pO₂-Messungen, positive Kontrollgruppen

In der Gruppe von Tieren, die einer 2stündigen Ischämie gefolgt von einer 4stündigen Reperfusion ausgesetzt waren, zeigte sich unter der Ischämie ein signifikantes ($p < 0{,}01$) Absinken des pO_2 von initial 19 mmHg auf 3–5 mmHg (Abb. 2). Erst nach Lösen der infrarenalen Ligatur erholte sich der pO_2 innerhalb von 30 min und stieg zunächst auf Werte über 20 mmHg an. Im weiteren Verlauf der Reperfusion normalisierte sich der pO_2 auf dem Level der Ausgangswerte. Der Kompartmentdruck zeigte unter diesem Protokoll der Ischämie und Reperfusion keine Veränderung gegenüber den Ausgangswerten. Eine 2stündige Ischämie bewirkt demnach keine Schädigung der Muskulatur.

Wurde die Ischämie auf 4 h verlängert, zeigte sich während der Ischämie erneut ein rapides signifikantes ($p < 0{,}01$) Absinken des pO_2 auf 3 mmHg (Abb. 3). Der Kompartmentdruck blieb während der Ischämie unverändert auf normalem Level (2 mmHg). Während der ersten 30 min der Reperfusion stieg der Kompartmentdruck zunächst rasch auf 7,5 mmHg ($p < 0{,}01$) an und stieg im weiteren Verlauf noch stetig bis zu einem Maximum von 8,8 mmHg zum Ende der Reperfusion. Der pO_2 stieg zu Beginn der Reperfusion ebenfalls signifikant ($p < 0{,}05$) an. Doch dieser Anstieg bis auf 10,5 mmHg blieb noch signifikant ($p < 0{,}05$) niedriger als der Aus-

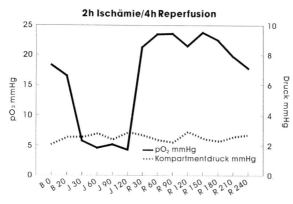

Abb. 2. Der gemessene Sauerstoffpartialdruck (mmHg, *X-Achse links*) und der interstitielle hydrostatische Druck (mmHg, *X-Achse rechts*) im Protokoll der 2stündigen Ischämie (*J*) gefolgt von der einstündigen Reperfusion (*R*). In diesem Fall bleibt der Kompartmentdruck normal, und der pO_2 sinkt während der Ischämie ab, um anschließend während der Reperfusion wieder auf Normalwerte anzusteigen

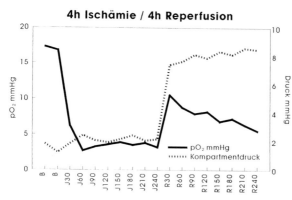

Abb. 3. Der gemessene Sauerstoffpartialdruck (mmHg, *X-Achse links*) und der interstitielle hydrostatische Druck (mmHg, *X-Achse rechts*) im Protokoll der 4stündigen Ischämie (*J*) gefolgt von der 4stündigen Reperfusion (*R*), ohne Fasziotomie. Die Reperfusion führt zu einem Anstieg des Kompartmentdrucks, und gleichzeitig verhindert dies den Anstieg des pO_2 auf Normalwerte während der Reperfusion

gangswert. Im weiteren Verlauf der Reperfusion wurde dann parallel zum Kompartmentdruckanstieg ein erneutes Absinken des pO$_2$ verzeichnet.

Wurde die Ischämie auf 6 h verlängert, gefolgt von einer 4stündigen Reperfusion, ergab sich ein ähnliches Bild wie in der Gruppe von Tieren, die einer 8stündigen Ischämie ausgesetzt waren ohne nachfolgende Reperfusion. Der pO$_2$ fiel, wie erwartet, während der Ischämie rasch ab, der Kompartmentdruck blieb indessen normal (Abb. 4). Während der Reperfusion kam es jedoch in dieser Gruppe zu keinem Wiederanstieg des pO$_2$. Vielmehr blieb der pO$_2$ auf dem Level der Ischämiephase und war gegenüber den Ausgangswerten bis zum Ende des Beobachtungszeitraumes signifikant erniedrigt. Der Kompartmentdruck hingegen veränderte sich ebenfalls während der Reperfusion nicht, sondern blieb nahezu konstant auf dem Level normaler Ausgangswerte. Diese Normalwerte könnten ohne Kenntnis der pO$_2$-Werte normale physiologische Verhältnisse in der Muskelloge vortäuschen.

Entsprechend einer klinischen Situation wurde in der letzten Gruppe zum Ende der 4stündigen Ischämie und vor Beginn der 4stündigen Reperfusion eine Dermatofasziotomie durchgeführt, um der Entstehung eines Kompartmentsyndroms vorzubeugen. In dieser Gruppe war zu beobachten, daß nach einem signifikanten (p < 0,01) Absinken des pO$_2$ während der Ischämie eine komplette Normalisierung des pO$_2$ während der Reperfusion eintrat (Abb. 5). Innerhalb der ersten 30 min der

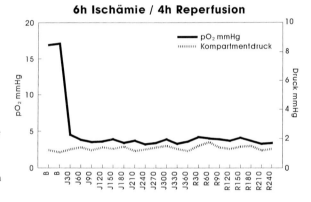

Abb. 4. Der gemessene Sauerstoffpartialdruck (mmHg, *X-Achse links*) und der interstitielle hydrostatische Druck (mmHg, *X-Achse rechts*) im Protokoll der 6stündigen Ischämie (*J*) gefolgt von der 4stündigen Reperfusion (*R*). Der Kompartmentdruck zeigt keine Veränderung gegenüber den Ausgangswerten, während der pO$_2$ nicht wieder ansteigt, wie dieses während der Reperfusion zu erwarten wäre

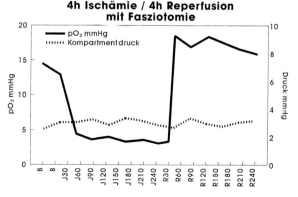

Abb. 5. Der gemessene Sauerstoffpartialdruck (mmHg, *X-Achse links*) und der interstitielle hydrostatische Druck (mmHg, *X-Achse rechts*) im Protokoll der 4stündigen Ischämie (*J*) gefolgt von der 4stündigen Reperfusion (*R*), mit Fasziotomie zu Beginn der Reperfusion. Es kommt zu keinem Anstieg des Kompartmentdrucks während der Reperfusion. Der pO$_2$ hingegen normalisiert sich während der Reperfusion

Reperfusion zeigte sich gar eine leichte Hyperämie. Die Kompartmentdrücke blieben während der Ischämie auf normalem Level und zeigten nach der Dermatofasziotomie auch unter der Reperfusion keinen nennenswerten Anstieg.

Diskussion

Unabhängig von der Ursache ist ein Kompartmentsyndrom einheitlich durch eine Gewebedruckerhöhung, durch ein interstitielles Ödem und durch eine Gewebehypoxie gekennzeichnet. Ein entscheidender pathophysiologischer Schritt ist hierbei die Zunahme der Gefäßpermeabilität [2]. Diese Veränderung tritt z. B. während der Reperfusion nach vorangegangener Extremitätenischämie auf und kann für ein Kompartmentsyndrom nach Gefäßrekonstruktion verantwortlich sein (Abb. 6). Auch eine systemische Hämorrhagie kann bei anschließender massiver Volumensubstitution zu einem Kompartmentsyndrom führen (Abb. 6). Andererseits kann ein direktes Trauma einer Extremität mit einer massiven Einblutung in die Muskelloge ein manifestes Kompartmentsyndrom hervorrufen. Die Zunahme des Gewebedrucks ist dann primär durch das Hämatom bedingt und erst zweitrangig durch ein interstitielles Ödem, das sich über den Permeabilitätsschaden bilden kann.

Zur Simulation eines Kompartmentsyndroms im Experiment wurden verschiedene In-vivo-Modelle erprobt [7]. Etabliert hatte sich die intrakompartimentelle Infusion von Plasma. Dies entsprach zwar dem klinischen Bild der interstitiellen Druckzunahme durch Plasma, jedoch lag kein Permeabilitätsschaden vor, wie dieses in der Praxis der Fall ist. Um experimentell der Klinik vergleichbare morphologische Veränderungen zu provozieren, mußte ein intrakompartimenteller Druck bis zu 80 mmHg erreicht werden [7]. Nach unseren Daten reichen jedoch unter Provokation eines Permeabilitätsschadens weit geringere Drücke aus, um eine signifikante Herabsetzung der Gewebeoxygenierung zu bewirken. Basisdruckwerte von 2–3 mmHg, wie hier gemessen, sind, verglichen mit der Situation am Patienten, sicherlich zu niedrig. Ebenso ist der kritische Wert von 8 mmHg, ab dem eine negative Beeinflussung der Gewebeoxygenierung auftrat, nicht unmittelbar mit der klinischen Situation zu vergleichen. Am ehesten ist dies durch die Verwendung von Druckkathetern bedingt, die nicht speziell für die intrakompartimentelle Druckmessung in der Ratte

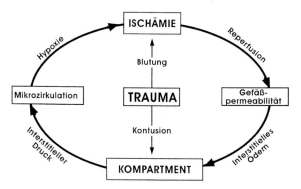

Abb. 6. Das Trauma selbst kann über 2 Wege ein Kompartmentsyndrom auslösen. Einerseits durch eine Ischämie. Diese kann durch eine Gefäßverletzung oder aber einen hämorrhagischen Schock verursacht sein. Mit Beginn der Reperfusion besteht die Gefahr eines Kompartmentsyndroms. Andererseits kann eine lokale schwere Kontusion mit Einblutung in das Gewebe zu einer Kompartmentdruckerhöhung führen

geeignet sind. Dennoch läßt sich die klinisch relevante Aussage treffen, daß eine 4fache Erhöhung des intrakompartimentellen Drucks, verglichen zum Normaldruck, zu einem nahezu kompletten Verlust der Gewebeoxygenierung führt. Aus experimentellen Untersuchungen ist seit Jahren bekannt, daß dieser Schwellenwert nicht als Absolutwert zu betrachten ist, sondern in Abhängigkeit vom diastolischen Blutdruck steht [15]. Mittlerweile wird diesem Tatbestand auch in der Klinik eine entsprechende Beachtung gegeben.

Die hier durchgeführten Versuche verdeutlichen, daß die Entstehung eines Kompartmentsyndroms und die Gewebeoxygenierung im Ischämie-Reperfusionsschaden in deutlicher Abhängigkeit der Ischämiedauer, bzw. Ischämietoleranz des betreffenden Gewebes stehen. Ohne Anstieg des Kompartmentdrucks während der Reperfusion kommt es zum Wiedereintritt einer normalen Gewebeoxygenierung. Ein kontinuierlicher Anstieg des Kompartmentdrucks, nach 4stündiger Ischämie, führt hingegen zu einem parallelen Absinken der Gewebeoxygenierung. Wird die Ischämietoleranz der Muskulatur, die nach experimentellen Untersuchungen [6] und klinischen Untersuchungen [3] zwischen 5 und 6 h liegt, überschritten, kommt es nicht zum Anstieg des Kompartmentdrucks. Der Gewebe-pO$_2$ bleibt jedoch während der Reperfusionsphase ebenso erniedrigt wie in der Ischämiephase. Diese Konstellation, von normalem Kompartmentdruck und signifikant erniedrigter Gewebeoxygenierung, entspricht dem Befund einer Muskelnekrose. In der klinischen Praxis würde in einem vergleichbaren Fall das Druckmonitoring per se eine normale Situation signalisieren. Erst die intramuskuläre pO$_2$-Messung ermöglicht in diesem Fall die Diagnose eines abgelaufenen Kompartmentsyndroms. Therapeutische Konsequenzen ergeben sich jedoch, nach derzeitigen Therapierichtlinien des Kompartmentsyndroms, zu diesem Zeitpunkt nicht mehr. Eine suffiziente Faszienspaltung zum Zeitpunkt der Reperfusion, nach einstündiger Ischämie, verhindert das Ansteigen des intrakompartimentellen Drucks. Der Gewebe-pO$_2$ steigt zunächst auf über normale Werte, im Sinne einer Hyperämie, an und normalisiert sich dann auf dem Level der Basiswerte. Die „Erholung" des Gewebes nach Ischämie und erfolgter Faszienspaltung kann nur anhand des pO$_2$ dokumentiert werden, jedoch nicht durch die Gewebedruckmessung, da es nach Faszienspaltung nicht zu einer Druckveränderung kommt.

Zusammenfassend läßt sich festhalten, daß ein drohendes Kompartmentsyndrom durch die gleichzeitige Messung des intrakompartimentellen Drucks und des Gewebe-pO$_2$ zuverlässig diagnostiziert werden kann. Das Gewebe-pO$_2$ ist im Vergleich zu der Druckmessung kein frühzeitigerer Indikator für die Entstehung eines Kompartmentsyndroms. Bei dem Verdacht eines abgelaufenen Kompartmentsyndroms bei normalen Kompartmentdruckwerten ermöglicht die Gewebe-pO$_2$-Messung eine Aussage über die Vitalität der Muskulatur. Nach Spaltung (Dermatofasziotomie) eines Kompartmentsyndroms ermöglicht die pO$_2$-Messung eine zuverlässige Verlaufskontrolle der Mikroreperfusion der Muskulatur. Nach den derzeitigen Untersuchungen ist die Gewebe-pO$_2$-Messung in der Diagnostik des Kompartmentsyndroms der intrakompartimentellen Druckmessung nicht überlegen, sie stellt jedoch eine sinnvolle Ergänzung in der Diagnostik und in der Therapieüberwachung des Kompartmentsyndroms dar.

Literatur

1. Boekstegers P, Riessen R, Seyde W (1990) Oxygen partial pressure distribution within skeletal muscle: indicator of whole body oxygen delivery in patients? Adv Exp Med Biol 277: 507 – 512
2. Echtermeyer V (1985) Das Kompartmentsyndrom (Diagnostik und Therapie), Bd 169. Springer, Berlin Heidelberg New York Tokyo
3. Eckert P, Schnackerz K (1991) Ischemic tolerance of human skeletal muscle. Ann Plast Surg 26: 77 – 84
4. Fleckenstein W, Weiss CH (1982) A comparison of pO$_2$-histograms from rabbit hind-limb muscles obtained by simultaneous measurements with hypodermic needle electrodes and with surface electrodes. Adv Exp Med Biol 169: 447 – 452
5. Fleckenstein W, Schäffler A, Heinrich R, Petersen C, Günderoth-Palmowski M, Nollert G (1990) On the differences between muscle pO$_2$ measurements obtained with hypodermic needle probes and with multiwire surface probes. Part 1: Differences between tissue pO$_2$ and tissue surface pO$_2$ observed from dog gracilis muscle. Blackwell Überreuter, Berlin, pp 256 – 257
6. Heckman MM, Whitesides TE, Grewe SR, Judd RL, Miller M, Lawrence JH (1993) Histologic determination of the ischemic threshold of muscle in the canine compartment syndrome model. J Orthop Trauma 7: 199 – 210
7. Heppenstall RB, Scott R, Sapega A, Park YS, Chance B (1986) A comparative study of the tolerance of skeletal muscle to ischemia. Tourniquet application compared with acute compartment syndrome. J Bone Joint Surg Am 68: 820 – 828
8. Oestern HJ (1991) Kompartmentsyndrom (Definition, Ätiologie, Pathophysiologie). Unfallchirurg 94: 210 – 216
9. Reinhart K, Bloos F, König F, Hanneman L, Kuss B (1990) Oxygen transport related variables and muscle tissue oxygenation in critically ill patients with and without sepsis. Adv Exp Med Miol 277: 861 – 868
10. Reschauer R (1991) Diagnostik des Kompartmentsyndroms. Unfallchirurg 94: 216 – 220
11. Scola E (1991) Pathophysiologie und Druckmessung beim Kompartmentsyndrom. Unfallchirurg 94: 220 – 225
12. Seekamp A, Mulligan MS, Till GO, Ward PA (1993) Requirements for neutrophil products and L-arginine in ischemia-reperfusion injury. Am J Pathol 142/4: 1217 – 1223
13. Seekamp A, Ziegler M, Günderoth M, Regel G (1995) Die transkutane pO$_2$-Messung in der Verlaufsbeobachtung schwerer Weichteilverletzungen offener Frakturen. Zentralbl Chir 120/1: 16 – 22
14. Witschger PM, Wegmüller M (1994) Apparative Muskeldruckmessung beim akuten und chronischen Kompartmentsyndrom. Z Unfallchir Versicherungsmed 87/1: 45 – 52
15. Zweifach SS, Hargens AR, Evans KL, Smith RK, Mubarak SJ, Akeson WH (1980) Skeletal muscle necrosis in pressurized compartments associated with hemorrhagic hypotension. J Trauma 20: 941 – 947

Ischemic Tolerance of Skeletal Muscle Is Improved by Ischemic Preconditioning

L. Gürke[1], A. Marx[2], P-M. Sutter[2], A.Mattei[1], A. Frentzel[3], and M. Heberer[1]

1 Departement für Chirurgie, Kantonsspital, 4031 Basel, Switzerland
2 Reparto di chirurgia, Ospedale Civico, Lugano, Switzerland
3 Biophysikalische Chemie, Biozentrum, Basel, Switzerland

Introduction

Tourniquet-induced ischemia is commonly employed to ensure a bloodless operative field in orthopedic and reconstructive surgery of the extremities. Ischemia-induced damage of skeletal muscle may lead to side effects that can only be partially prevented by limiting the duration of ischemia or by decreasing muscle temperature during ischemia. Ischemic preconditioning (IP), using one or more brief periods of ischemia, each followed by a short reperfusion phase, improves myocardial tolerance to subsequent sustained ischemia [2]. The protection of energy metabolism is discussed as a possible mechanism. In skeletal muscle, the effect of IP on skeletal muscle function has not yet been investigated. Therefore, we studied both post-ischemic function and energy metabolism of skeletal muscle following IP in a rodent model.

Methods

Anesthetized (pentobarbital, 40 mg/kg b.w., i.p.) Wistar rats (250 – 300 g) were placed in prone position in the upper chamber of a two chamber thermocage with the right hindlimb positioned through a hole in the lower second chamber. This device enabled us to maintain independent adjustments of body temperature (37°) and skeletal muscle in the leg (30°) throughout the entire experiment. Rats were allocated to either the preconditioned group A ($n = 12$) or the control group ($n = 12$). Ischemic preconditioning in the right hindlimbs of group A was achieved with three 10 min ischemic periods, each followed by 10 min of reperfusion. Thereafter, a sustained tourniquet ischemia of 3 h was applied to the hindlimbs of both groups, followed by 2 h of reperfusion. *Mm. extensor dig. long.* were excised, placed in a muscle bath, fixed to force transducers and electrically stimulated according to a standard protocol [1]. The contractions were analyzed for: (1) maximal force (F_{max}); (2) maximal contractility, expressed as a contraction index ($(dF / dt)_{max} / (dF / dt)_{max}$); (3) force – time – integral during 2 min of stimulation representing performance [1]; and (4) time elapsed until muscles produced only 10 % of the initial maximal force ($t_{F010\%}$), reflecting fatigue. *Mm gastrocnemii* were also excised after reperfusion and processed for ^{31}P- and ^{1}H – MR spectroscopy (BRUKER MSL-400; 9.4 T). Spectra were analyzed by integration of the following peaks: β-ATP and phosphocreatine (PCr) for ^{1}P – MR spectroscopy. Creatine (Cr) and PCr for ^{1}H – MR spectroscopy, and β-ATP and PCr were expressed as ratios to total creatine (PCr + Cr).

Hefte zu „Der Unfallchirurg", Heft 267
Willy, Sterk, Gerngroß (Hrsg.)
Das Kompartment-Syndrom
© Springer-Verlag Berlin Heidelberg 1998

	Group A	Group B	Table 1. Skeletal muscle function in rat m. extensor longus after 3 h of ischemia and 2 h of reperfusion.
Max. force (mN)	405 ± 63	240 ± 53*	
Contractility (contraction index)	60 ± 4	40 ± 5*	
Performance (mN × s)	2546 ± 48	1060 ± 28*	
Fatigue (s)	47 ± 5	29 ± 4*	

Group A: preconditioning with 3 cycles of 10-min ischemia followed by 10-min reperfusion (*n*=12).
Group B: No preconditioning (*n*=12).
Values expressed as mean ± SEM.

	Group A	Group B	Table 2. In vitro high-resolution ^{31}P- and ^{1}H-MR spectroscopy in rat mm. gastrocnemii. Ratios of ATP and PCr to total creatine after 3 h of ischemia and 2 h of reperfusion.
ATP / (PCr+Cr)	0.153 ± 0.10	0.128 ± 0.11	
PCr / (PCr+Cr)	0.570 ± 0.03	0.633 ± 0.11	

Group A: preconditioning with 3 cycles of 10-min ischemia followed by 10- min reperfusion (*n* = 12).
Group B: no preconditioning (*n* = 12).
Values expressed as mean ± SEM.

Results

Post-ischemic skeletal muscle function was significantly improved in the preconditioned animals compared to the respective controls, as measured in terms of force, performance and contractility (Table 1). Fatigue was reduced by IP. Following 3 h of ischemia and 2 h of reperfusion, the ratios of ATP and PCr to total creatine did not differ between the two groups (Table 2).

Discussion

In skeletal muscle, only IP-related alterations in infarct size have been evaluated to date [4]. After 4 h of sustained ischemia infarct size was found to be reduced by IP in porcine m. latissimus dorsi [4]. However, effects of IP on skeletal muscle function have not yet been tested. We have now found that IP improves post-ischemic performance and contractility of m. extensor digitorum longus.

Several mechanisms mediating the effects of IP in the heart are currently under discussion. Among others, there is good evidence that adenosine-A_1-receptors play an important role in myocardial IP. IP can be mimicked by A_1-selective agonists and blocked by A1-selective antagonists [3]. In skeletal muscle, as in myocardium, IP might be mediated by ATP-dependent potassium channels (KATP), since post-ischemic function is improved by K_{ATP} openers and this effect was prevented by a K_{ATP} blocker in an in vitro rat model [5].

Furthermore, an important protection of energy-rich phosphates was observed after myocardial IP [2]. We previously reported, using the same experimental set-up, that high-energy phosphate tissue levels correlated to hypothermia-related improvement of post-ischemic muscle function [6]. In contrast, the current study failed to identify differences in high-energy phosphate levels between preconditioned and control muscles. Thus, preservation of energy-rich phosphates does not seem to play a major role for IP of skeletal muscle under the conditions of this work.

The aim of this study was to investigate whether IP influences function and high-energy phosphates of post-ischemic skeletal muscle. For the first time, we have been able to demonstrate that IP improves post-ischemic skeletal muscle function. High-energy phosphates, however, remained unchanged. Preservation of high-energy phosphates does not appear to be the predominant mechanism of IP in skeletal muscle.

These results may be clinically relevant. IP applied prior to surgery using tourniquet-induced ischemia could improve ischemic tolerance of skeletal muscle and post-operative muscle function accordingly.

References

1. Burke RE, Rudomin P, and Zajac FE III (1976) The effect of activation history on tension production by individual muscle units. Brain Res 109: 515–529
2. Murry CE, Jennings RB, Reimer KA (1986) Preconditioning with ischemia: a delay of lethal cell injury in ischemic myocardium. Circulation 74: 1124–1136
3. Liu GS, Thornton JD, Van Winkle DM, Stanley AW, Olsson RA, Downey JM (1991) Protection against infarction afforded by preconditioning is mediated by A1 adenosine receptors in rabbit heart. Circulation 84: 350–356
4. Pang CY, Zhong AG, Xu N, Forrest CR (1993) Protective effect of ischemic preconditioning (IPC) and adenosine in skeletal muscle ischemia. FASEB J 7: 2863
5. Weselcouch EO, Sargent C, Wilde MW, and Smith MA (1993) ATP-sensitive potassium channels and skeletal muscle function in vitro. J Pharmacol Exp Ther 267: 410–416
6. Marx A, Sutter PM, Gürke L, Erhard P, Heberer M, Landmann J, Harder, F (1992) Moderate hypothermia during tourniquet ischemia improves postischemic muscle function and correlates with high energy phosphate levels. Surg Forum 43: 569–571

Die Auswirkungen des pneumatischen Tourniquets auf den distalen intramuskulären Sauerstoffpartialdruck

B. Evers, V. Ödemis und H. Gerngroß

Chirurgische Abteilung des Bundeswehrkrankenhauses Ulm, Oberer Eselsberg 40, 89081 Ulm

Einleitung

Die Verwendung des pneumatischen Tourniquets zur Erzeugung von Blutsperre oder -leere in der Extremitätenchirurgie ist weit verbreitet. Insbesondere in der Versorgung von Frakturen, bei rekonstruktiven Verfahren sowie Arthroskopien ist der Einsatz des Tourniquets mit den wesentlichen Vorteilen übersichtlicher Dissektion und gezielter Blutstillung verbunden [11]. Trotz des hohen Stellenwertes des Tourniquets im klinischen Alltag sind wichtige klinische Gesichtspunkte sowie pathophysiologische Aspekte der Skelettmuskelischämie nach wie vor ungeklärt.

Daher waren die Ziele der prospektiven, randomisierten Studie, 1. erstmals direkt polarographisch den Sauerstoffpartialdruck im M. tibialis anterior vor, während und nach Tourniquetischämie während Kniegelenkarthroskopien zu evaluieren und 2. die Ergebnisse auf ihre Abhängigkeit von der Art der Ischämie (Blutsperre vs. Blutleere) zu analysieren.

Material und Methoden

Es wurden ausschließlich männliche, ansonsten gesunde Patienten, die sich einer Kniegelenkarthroskopie aufgrund einer Knorpel- bzw. Meniskusläsion unterzogen, in diese prospektive Studie miteinbezogen.

Die 40 Patienten wurden randomisiert in 2 Gruppen eingeteilt. Der Altersmedian (Range) in Gruppe I und II betrug 24 (19–37) bzw. 25 (20–42) Jahre.

In Gruppe I (n = 20) wurden alle Eingriffe in Blutleere durchgeführt, nachdem die Extremität zuvor mit einer Esmarch-Binde ausgewickelt worden war. Die Operationen in Gruppe II (n = 20) erfolgten in Blutsperre, nachdem zuvor die Extremität für 1 min angehoben worden war.

In allen Fällen wurde ein Tourniquet in Oberschenkelmitte angelegt. Der Tourniquetdruck betrug einheitlich 400 mm Hg. Alle Eingriffe wurden in Spinalanästhesie vorgenommen. Die durchschnittliche Tourniquetischämiezeit betrug 66 ± 13 min in Gruppe I und 67 ± 14 min in Gruppe II.

Zur Bestimmung und Analyse der pO_2-Werte wurde der Sigma-pO_2-Histograph KIMOC (Eppendorf-Netheler-Hinze GmbH, Hamburg, Deutschland) verwendet. Der intramuskuläre pO_2 wurde mit einer sterilisierbaren hypodermen Nadelsonde (Sondendurchmesser: 350 µm) gemessen. Die Messungen erfolgten präoperativ, 5 min vor Reperfusion (VRP) bis 12 min nach Reperfusion (NRP) in Rückenlage des Patienten. Alle Messungen wurden in einem klar definierten Areal des M. tibialis anterior

Hefte zu „Der Unfallchirurg", Heft 267
Willy, Sterk, Gerngroß (Hrsg.)
Das Kompartment-Syndrom
© Springer-Verlag Berlin Heidelberg 1998

durchgeführt: 10 cm distal des lateralen Kniegelenksspaltes und 3 cm lateral der Vorderkante der Tibia. Die Sonde wurde durch eine Plastikverweilkanüle (20 G Abbocath) im Winkel von 45° zum Hautniveau parallel zur Muskellängsrichtung computergesteuert in den M. tibialis anterior eingeführt. Dabei wurde die Sonde im sog. Pilgerschrittverfahren vorgeschoben, wobei jeder Vorschubbewegung von 0,7 mm eine Rückzugsbewegung von 0,2 mm folgte. Nach jedem Schritt wurde der lokale pO_2 innerhalb von weniger als 1 s Sekunde gemessen. Die Gesamteindringtiefe der Sonde betrug 20 mm, wobei 40 lokale pO_2-Werte innerhalb von 80 s registriert wurden. Am Ende einer solchen Meßreihe wurde die Sonde aus dem Muskel zurückgezogen. Um die Messung in noch nicht untersuchtem Muskelgewebe sicherzustellen, wurde die Eindringrichtung vor der folgenden Meßreihe etwas geändert. Aus 40 aufeinanderfolgenden Werten einer Meßreihe wurden jeweils die Mittelwerte für folgende Zeitpunkte bzw. -abschnitte errechnet: vor Anlegen des Tourniquets (VAT), 5 min (VÖT) vor Öffnen des Tourniquets (ÖT), ÖT bis 1 min 20 s nach Reperfusion (NRP), 1 min 21 s bis 2 min 40 s NRP, danach in 80 s-Intervallen bis 12 min nach Reperfusion. Die Daten aller Versuche wurden als Mittelwert und Standardabweichung angegeben. Die statistische Analyse erfolgte mittels Mann-Whitney-U-Test (α: 0,005).

Ergebnisse (Abb. 1)

1. Gruppe I (Blutleere): Der präoperative pO_2 (VAT) betrug 20,84 $\pm$ 8,6 mm Hg. Der pO_2 vor Tourniquetöffnung (VÖT) verringerte sich auf 4,92 $\pm$ 5,3 mmHg. 1 min 20 s nach Reperfusion (NRP) der Extremität traten keine wesentlichen Veränderungen des pO_2 auf; 2 min 40 sek nach Reperfusion (NRP) war der pO_2-Wert weiterhin deutlich erniedrigt; 4 min nach Reperfusion (NRP) stieg der pO_2 auf 10,94 $\pm$ 7,8 mmHg an; 5 min 40 s nach Reperfusion (NRP) nahm der pO_2 auf 14,46 $\pm$ 7,6 mmHg zu und blieb nahezu unverändert bis zum Ende der Meßserie 12 min nach Reperfusion.

2. Gruppe II (Blutsperre): Der präoperative pO_2 (VAT) betrug 19,79 $\pm$ 6,9 mmHg. Der pO_2 vor Öffnen des Tourniquets (VÖT) sank auf 4,55 $\pm$ 4,1 mmHg. 1 min 20 s nach Reperfusion (NRP) der Extremität ergaben sich keine wesentlichen Schwankungen des pO_2; 2 min 40 s nach Reperfusion (NRP) stieg der pO_2 auf 11,45 $\pm$ 6,5 mmHg; 4 min nach Reperfusion (NRP) erfolgte ein weiterer Anstieg auf 16,80 $\pm$ 11,4 mmHg;

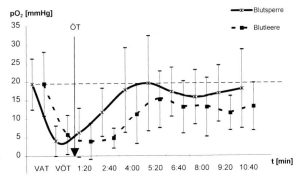

Abb. 1. Sauerstoffpartialdruck im M. tibialis anterior vor, während und nach Blutleere bzw. Blutsperre: *VAT* vor Anlegen des Tourniquets; *VÖT* vor Öffnen des Tourniquets; *ÖT* Öffnen des Tourniquets (** p < 0,005)

5 min 40 s nach Reperfusion (NRP) lagen die pO_2-Werte bei 18,84 $\pm$ 12,8 mmHg und blieben weitgehend unverändert bis zum Ende der Meßreihe 12 min nach Reperfusion (NRP).

3. Vergleich: Gruppe I (Blutleere) vs. Gruppe II (Blutsperre): Der mittlere präoperative pO_2-Wert wies keine signifikanten Unterschiede zwischen den beiden Gruppen auf: 20,84 vs. 19,79 mmHg. Die Anlage des pneumatischen Tourniquets und die damit induzierte Skelettmuskelischämie führte zu einer deutlichen Erniedrigung des pO_2 in beiden Gruppen: 4,92 vs. 4,55 mmHg. In den Zeitintervallen 1 min 21 s bis 2 min 40 s nach Reperfusion (NRP) und 2 min 41 s bis 4 min NRP lag der pO_2-Wert nach Blutsperre (Gruppe II) signifikant ($p < 0,005$) höher als nach Blutleere (Gruppe I). In den folgenden Zeitabschnitten ergaben sich keine signifikanten Unterschiede hinsichtlich der pO_2-Werte in den beiden Gruppen; 5 min 20 s nach Reperfusion (NRP) ergaben sich in keiner der beiden Gruppen mehr statistisch signifikante Unterschiede im Vergleich zu den präoperativen Werten.

Diskussion

In der vorliegenden Studie wurde der Sigma-pO_2-Histograph KIMOC erstmals zur Bestimmung des Sauerstoffpartialdruckes im M. tibialis anterior bei Patienten verwendet, die sich einer Kniegelenkarthroskopie in Blutleere bzw. -sperre unterzogen.

Das direkt-polarographische Meßprinzip erlaubt die präzise und zuverlässige Messung des intramuskulären pO_2 [3]. Die computergesteuerte Einführung der hypodermen Sonde und die schrittweise Messung des pO_2 während des Einführungsvorganges ermöglichen die Registrierung einer großen Zahl lokaler pO_2-Werte innerhalb einer Muskelloge. Die vergleichsweise hohe Standardabweichung, die in unserer Studie beobachtet wurde, dokumentiert die ausgeprägte Heterogenität der lokalen pO_2-Konzentrationen innerhalb eines Muskelareals. Das Pilgerschrittverfahren dient der Minimierung der sondenbedingten Gewebetraumatisierung an der Spitze der Nadel.

In dieser Studie betrug der direkt-polarographisch gemessene präoperative, mittlere pO_2 in Gruppe I (Blutleere) und Gruppe II (Blutsperre) 20,84 bzw. 19,79 mmHg (Abb. 1). Diese Ergebnisse entsprechen denen anderer Studien [2]. Heinrich et al. [4] fanden einen mittleren pO_2 von 16,2 $\pm$ 3,5 mmHg im menschlichen M. tibialis anterior; Santavirta et al. [9] berichteten über einen mittleren pO_2 von 22,6 $\pm$ 0,6 mmHg im M. tibialis anterior von Kaninchen.

Die vorliegende Studie zeigte, daß die Anwendung des pneumatischen Tourniquets für die Dauer von 1 h während einer Kniegelenkarthroskopie zu einer deutlichen Senkung des intramuskulären pO_2 distal des Tourniquets unabhängig von der Art der Ischämie führt. Der tourniquetischämiebedingte Rückgang des intramuskulären pO_2 auf 4,92 bzw. 4,55 mmHg wurde in beiden Gruppen beobachtet (Abb. 1). Allerdings sank der pO_2 selbst nach Induzierung der Blutleere nicht auf 0 mmHg. Diese Beobachtung wurde auch von anderen Autoren gemacht und ist wahrscheinlich auf eine persistierende Sauerstoffversorgung über Knochengefäße zurückzuführen [6, 9].

In der vorliegenden Studie ergab sich im Hinblick auf die Wiedererlangung der präoperativen, intramuskulären pO_2-Werte nach Reperfusion eine deutliche Abhängigkeit von der Ischämieart. Während der pO_2 nach Blutsperre bereits im Zeitintervall zwischen 1 min 21 s und 2 min 40 s nach Reperfusion wieder anstieg, war nach Blutleere ein ähnlicher Anstieg erst mit einer Verzögerung von 1 min 20 s zu beobachten. 5 min 20 s nach Reperfusion nach einstündiger Tourniquetischämie wurden die präoperativen Ausgangswerte in beiden Gruppen im wesentlichen wieder erreicht. Ein Ansteigen über die Ausgangswerte hinaus fand sich nicht (Abb. 1). Andere Autoren berichteten über ähnliche Ergebnisse in Tierexperimenten. Nach einstündiger Tourniquetischämie zeigte sich ein Anstieg des intramuskulären pO_2 auf präoperative Werte bei Kaninchen innerhalb von 5 min [10], bei Hunden innerhalb von 5 bis 10 min [5, 8].

In der vorliegenden Studie wurden mit Blutleere und Blutsperre 2 verschiedene Ischämiearten miteinander verglichen. Insgesamt ging die Erzeugung der Blutsperre mit einer schnelleren Normalisierung des pO_2 nach Reperfusion einher.

Eine Erklärung für die signifikanten Unterschiede hinsichtlich des intramuskulären pO_2 nach Reperfusion zwischen den beiden Ischämiearten könnte ein möglicherweise stärker ausgeprägtes No-reflow-Phänomen nach Blutleere sein. Dieses Phänomen tritt während und nach Reperfusion auf und ist durch teilweise ausbleibende Reperfusion der kleinen Gefäße charakterisiert. Granulozyten treten in Wechselwirkung mit den Endothelzellen und bewirken den Verschluß der Kapillaren [7]. Nach einer 2stündigen Ischämie wurde dieses Phänomen in bis zu 30% aller Kapillaren beobachtet [12]. Das No-reflow-Phänomen hat möglicherweise eine Schutzwirkung auf das Muskelgewebe. So berichteten einige Autoren über verringerte Muskelschädigungen in No-reflow-Arealen im Vergleich mit besser durchbluteten Arealen [1, 12].

Die vorliegenden Untersuchungen wurden vor, während und nach einer 1stündigen Skelettmuskelischämie durchgeführt. Erwartungsgemäß traten nach dieser vergleichsweise kurzen Ischämieperiode keine irreversiblen Schäden auf. Basierend auf dieser Ausgangsstudie sind weitere Untersuchungen zur Bestimmung des intramuskulären Sauerstoffpartialdruckes während und nach längeren Ischämieperioden erforderlich. In weiteren Studien läßt sich möglicherweise ein kritischer intramuskulärer pO_2-Grenzwert evaluieren, der erforderlich ist, um irreversible Muskelschädigung gerade noch zu vermeiden.

Zusammenfassung

In dieser prospektiven, randomisierten klinischen Studie wurde der Sauerstoffpartialdruck im M. tibialis anterior in Patienten direkt polarographisch bestimmt, die sich einer Kniegelenkarthroskopie unter Verwendung des Tourniquets unterzogen. Die tourniquetbedingte Ischämie ging mit einer deutlichen Senkung des intramuskulären pO_2 einher. Nach Reperfusion fand sich nach Blutleere eine signifikant langsamere Normalisierung des intramuskulären pO_2 als nach Blutsperre. 5 Minuten nach Reperfusion waren in beiden Gruppen die präoperativen Ausgangswerte im wesentlichen wieder erreicht. Die vorliegende Pilotstudie dient als Basis für weitere Untersuchungen, in denen die Relevanz des intramuskulären Sauerstoffpartialdruckes als kritischer Ischämieparameter zu evaluieren sein wird.

Literatur

1. Blebea J, Kerr J, Shumko J, Feinberg R, Hobson R (1987) Quantitative histochemical evaluation of skeletal muscle ischemia and reperfusion injury. J Surg Res 43: 311–321
2. Boekstegers P, Fleckenstein W, Rosport A, Ruschewsky W, Braun U (1988) Überwachung der Sauerstoffversorgung des Skelettmuskels und der Gesamtsauerstoffaufnahme bei koronarchirurgischen Eingriffen. Anaesthesist 37: 287–296
3. Fleckenstein W, Heinrich R, Kersting T, Schomerus H, Weiss Ch (1984) A new method for the bedside recording of tissue pO_2-histograms. Verh Dtsch Ges Inn Med 90: 439
4. Heinrich R, Günderoth-Palmowski M, Grauer W, Machac N, Dette S, Egberts E (1987) Gewebe-pO_2 im M. tibialis ant. gesunder Probanden bei normovolämischer Hämodilution mit 10%iger HES 200. VASA 16: 318–323
5. Heppenstall RB, Balderston R, Goodwin C (1979) Pathophysiological effects distal to a tourniquet in the dog. J Trauma 19: 234–238
6. Klenerman L, Crawley J (1977) Limb blood flow in the presence of a tourniquet. Acta Orthop Scand 48: 291–295
7. Korthuis RJ, Granger DN, Towensley M, Taylor A (1985) The role of oxygen-derived free radicals in ischemia-induced increases in canine skeletal muscle vascular permeability. Circ Res 57: 599–609
8. Nakahara M (1984) Tourniquet effects on muscle oxygen tension in dog limbs. Acta Orthop Scand 55: 576–578
9. Santavirta S, Höckerstedt K, Niinikoski J (1978a) Effect of pneumatic tourniquet on muscle oxygen tension. Acta Orthop Scand 49: 415–419
10. Santavirta S, Höckerstedt K, Linden H (1978b) Pneumatic tourniquet and limb blood flow. Acta Orthop Scand 49: 565–570
11. Sherman OH, Fox JM, Snyder SJ, Del Pizzo W, Friedman MJ, Ferkel RD, Lawley MJ (1986) Arthroscopy – "No-problem surgery". J Bone Joint Surg Am 68: 256–265
12. Suval W, Duran W, Boric M, Hobson R, Berendsen P, Ritter A (1987) Microvascular transport and endothelial cell alterations preceding skeletal muscle damage in ischemia and reperfusion injury. Am J Surg 154: 211–218

Kontrollierte Extremitätenreperfusion zur Verhinderung eines Postischämiesyndroms

Ch. Schlensak, Ch. Lutz, K. Ihnken, K. Sarai und F. Beyersdorf

Abteilung für Herz- und Gefäßchirurgie, Albert-Ludwigs-Universität, Hugstetter Str. 55, 79106 Freiburg

Einleitung

Der akute arterielle Gefäßverschluß ist der häufigste gefäßchirurgische Notfall [1]. Häufigste Ursache sind Embolien kardialer Herkunft. Die chirurgische Behandlung des akuten arteriellen Gefäßverschlusses ist die indirekte Embolektomie mittels Ballonkatheter [9]. Ein alternatives Therapieverfahren stellt die Thrombolyse dar [14].

Trotz chirurgisch erfolgreicher Wiederherstellung der Gefäßstrombahn ist die Revaskularisation der unteren Extremitäten nach kompletter, mehrstündiger Ischämie mit einer hohen Letalität, Morbidität und Amputationsrate verbunden. Eine Vielzahl von Studien belegt trotz Embolektomie eine Mortalitätsrate von 10–43 %, wobei die Amputationsrate zwische 5 und 47 % schwankt [8, 12, 15]. Die Ursache dieser hohen Komplikationsrate liegt in der unkontrollierten Reperfusion des ischämisch geschädigten Gewebes mit normalem Blut. Dieser Reperfusionsschaden erzeugt nicht nur lokale (d.h. an der Skelettmuskulatur) sondern auch systemische Schäden, die zum Ausfall lebenswichtiger Organsysteme führen können [4, 5]. Eine Verbesserung der chirurgischen Ergebnisse ist daher nur möglich, wenn neben der mechanischen Beseitigung des Verschlusses auch der Entwicklung des Reperfusionsschadens entgegengewirkt wird.

Pathophysiologie des lokalen und systemischen Reperfusionsschadens

Neben den durch die vollständige Ischämie verursachten Veränderungen – Abbau energiereicher Phosphate, Akkumulation von Endprodukten der anaeroben Glykolyse, Azidose und Hyperosmolarität [19] – wird mit Wiederherstellung der Durchblutung die Skelettmuskulatur erneut geschädigt. Durch osmotischen Wassereinstrom in das durch Laktatansammlung hyperosmolare Zellinnere kommt es rasch zur Ausbildung eines intrazellulären Ödems [10]. Nimmt das Ödem exzessive Formen an, stagniert der Flow durch die Kapillaren vollständig; dieser Zustand wird als „Noreflow-Phänomen" bezeichnet [11]. Das Ödem verursacht einen zunehmenden Druck in den Muskellogen mit konsekutiver Reduktion der Durchblutung und Ausbildung eines Kompartmentsyndroms. Die Kombination von Ischämie und Reperfusionsschaden (Postischämiesyndrom) führt letztlich zur Nekrose von Zellen, die vor Beginn der Reperfusion noch nicht irreversibel geschädigt waren.

Entsprechend der explosionsartigen Ausbildung des Ödems durch den ausgeprägten Plasmaverlust in das Interstitium der Skelettmuskulatur entsteht sofort nach Beginn der Reperfusion ein Volumenmangel, der bis zum Schock führen kann [6, 20]. Darüber hinaus können lebensbedrohliche Herzrhythmusstörungen durch Aus-

Hefte zu „Der Unfallchirurg", Heft 267
Willy, Sterk, Gerngroß (Hrsg.)
Das Kompartment-Syndrom
© Springer-Verlag Berlin Heidelberg 1998

schwemmung von Kalium [10, 13], eine Myoglobinurie durch das aus der geschädigten Extremität freigesetzte Myoglobin, Mikroembolisierung und Herzinsuffizienz,
die in Folge der oben genannten Hämokonzentration aufteten können, systemische
Auswirkungen nach Reperfusion sein.

Es muß darauf hingewiesen werden, daß die Ausbildung des Postischämiesyndroms weniger in Korrelation zur Dauer als zum Schweregrad der Ischämie steht.
Während nach vollständiger Ischämie häufig ein Postischämiesyndrom resultiert,
braucht bei unvollständiger Ischämie selbst nach 12 Stunden noch kein Reperfusionsschaden aufzutreten.

Die vorliegende Studie berichtet über die Anwendung der kontrollierten Extremitätenreperfusion (d.h. Kontrolle der Zusammensetzung der Reperfusionslösung
sowie der Bedingungen der Reperfusion) bei Patienten mit kompletter, mehrstündiger Ischämie.

Material und Methoden

Patientenkollektiv

15 Patienten mit schwerer, mehrstündiger uni-oder bilateraler Ischämie der Beine
wurden mit dem Verfahren der kontrollierten Reperfusion therapiert. Der Beginn
der akuten Ischämie wurde anhand der Patientenanamnese als das Einsetzen der
Schmerzen definiert. Durch den körperlichen Untersuchungsbefund (Schmerz,
Blässe, Gefühllosigkeit, Bewegungsunfähigkeit, Pulsverlust) sowie der dopplersonographischen Untersuchung wurde die Diagnose bestätigt. Neben der Dauer vom
plötzlichen Gefäßverschluß bis zum Beginn der Reperfusion und dem Schweregrad
der Ischämie wurden die Lokalisation des Verschlußprozesses sowie die Art der chirurgischen Intervention bei allen Patienten erfaßt.

Technik der kontrollierten arterioarteriellen Reperfusion

Alle Eingriffe wurden in Allgemeinnarkose durchgeführt. Nach vollständiger systemischer Heparinisierung (300 mg/kg) wurde über eine Leisteninzision die A. femoralis communis sowie die A. femoralis profunda und superficialis freigelegt und
gezügelt. Nach Längsinzision kurz oberhalb der Femoralarterienbifurkation wurde
ein Fogarty-Katheter in die A. iliaca communis, A. femoralis profunda und A. femoralis superficialis eingebracht und anschließend thromboembolektomiert. Über die-
selbe Längsinzision wurde eine 22F-Kanüle in die A. iliaca eingebracht und mit der
Blutleitung des Reperfusionssets (HP Medica, Augsburg, Germany) verbunden
(Abb. 1). Die Blutleitung und die Lösungsleitung wurden dann in eine Rollerpumpe
eingelegt (Abb. 1). Das über die A. iliaca entnommene oxygenierte Blut wurde mit der
kristalloiden Lösung (Tabelle 1) im Verhältnis 6 : 1 (Blut: kristalloide Lösung)
gemischt, um eine hyperosmolare, hyperglykämische, alkalotische, substratangerei-
cherte und hypokalzämische Reperfusionslösung zu erhalten (Tabelle 2). Das
Mischungsverhältnis von 6:1 (Blut: kristalloider Lösung) wurde automatisch durch
das 6:1 Verhältnis der inneren Durchmesser der zuführenden Leitungen erreicht
(Abb. 1). Anschließend wurde die Reperfusionslösung durch einen Wärmeaustauscher und einen arteriellen Filter geleitet. Ein 2. Y-Stück am Ende der Reperfusions-

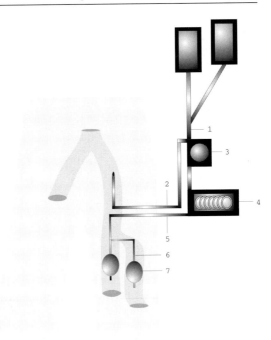

Abb. 1. Schematische Darstellung des Reperfusionssystems für die kontrollierte Extremitätenreperfusion: *1* Lösungsleitung, *2* Rollerpumpe, *3* Wärmeaustauscher, *4* Reperfusionsleitung, *5* Reperfusionskanülen, *6* Druckleitung, *7* zuführende Blutleitung

leitung erlaubte die Verbindung zu 2 Reperfusionskanülen (10-F-Doppellumen-Katheter mit selbstaufblasendem Ballon, Research Medical Inc., Salt Lake City, Utah), die in die A. femoralis profunda und superficialis eingebracht wurden und über die eine separate Druckmessung während der Reperfusion möglich war. Vor der Kanülierung der Beinarterien wurde das System vollständig entlüftet und die Reperfusion begonnen. Der Fluß der kontrollierten Reperfusionslösung wurde mit der Rollerpumpe eingestellt und betrug zwischen 150 und 250 ml/min. Die Dauer der kontrollierten Reperfusion war auf 30 min bei einer Temperatur von 37 °C begrenzt. Danach wurden die Kanülen entfernt und die Arteriotomie mittels Patch verschlossen. Erst dann wurde der normale Blutstrom freigegeben. Die systemische Heparinisierung wurde für 2 Tage fortgesetzt (ACT ~ 150 s) und bei nachgewiesener Emboliequelle auf Phenprocoumon (Marcumar) umgestellt.

Tabelle 1. Zusammensetzung der kristalloiden Lösung (Dr. F. Köhler Chemie GmbH-Hähnlein, Germany) für die Mischung des kontrollierten Reperfusates

Substanz	Menge (ml)	Prinzip
Glucose 5%	500	Substratgabe, Hyperosmolarität
Citrat-Phosphat-Dextrose	150	Verhinderung der CA^{++}-Überladung
Trometamol	200	Verhinderung Azidose
Glutamat/Aspertat	150	Substratgabe
Allopurinol	2,5	Radikalenfänger

K$^+$ (mmol/L)	4,1 ± 0,3 (3,4 – 5,1)
Na$^+$ (mmol/L)	132 ± 1 (130 – 135)
Ca^{++} (mmol/L)	0,32 ± 0,04 (0,26 – 0,40)
Glucose (mg/dl)	439 ± 44 (335 – 560)
PO$_2$ (mmHg)	147 ± 18 (85 – 195)
PCO$_2$ (mmHg)	31,1 ± 2,5 (24,6 – 37,6)
PH	7,47 ± 0,03 (7,37 – 7,55)
Hämoglobin (mg/L)	8,4 ± 0,3 (7,8 – 8,9)
Osmolarität (mOsm/L)	335 ± 12 (320 – 350)

Tabelle 2. Zusammensetzung der kontrollierten Reperfusionslösung (nach Mischen mit Blut im Verhältnis 6:1). Werte sind Mittelwerte ± Standardabweichung. PO$_2$, Sauerstoffpartialdruck. PCO$_2$, Kohlendioxidpartialdruck

Distale Bauchaorta	n = 4
A. iliaca communis/externa	n = 3
A. femoralis communis/superficialis	n = 7
A. poplitea	n = 1

Tabelle 3. Lokalisation des Gefäßverschlusses (n = 15)

Ergebnisse

Präoperative Daten: Der Altersmittelwert der Patienten (11 Männer, 4 Frauen) betrug 55 ± 19 Jahre und variierte zwischen 19 und 83 Jahren. 6 Patienten waren vor Therapiebeginn im kardiogenen Schock und wurden sowohl mit inotropen Medikamenten als auch der intraaortalen Gegenpulsationspumpe (IABP) behandelt. Der akute Verschluß beider unterer Extremitäten lag bei 4 Patienten vor, bei 11 Patienten lag ein einseitiger Verschluß mit unterschiedlicher Lokalisation vor (Tabelle 3). Die mittlere Ischämiedauer betrug 26 +/- 6 h. Die Hälfte der Patienten (n = 8) zeigte Muskelkontrakturen.

Intraoperative Daten: Bei 9 von 15 Patienten wurde eine prophylaktische Fasziotomie durchgeführt. Die Verlaufsbeobachtung bestätigte, daß die meisten dieser Fasziotomien nicht notwendig waren.

Postoperative Daten: Die Überlebensrate in dieser Hochrisikogruppe betrug 87 % (13 von 15 Patienten). Die beiden verstorbenen Patienten befanden sich bereits präoperativ im kardiogenen Schock. Beide wurden mit der IABP behandelt. Ein Patient verstarb an den Folgen einer Darmischämie, der zweite an Herzversagen. Kontrakturen oder Ödembildung wurden bei beiden Patienten nicht beobachtet.

Die verbleibenden 13 Patienten erlebten keine schweren systemischen Komplikationen nach Reperfusion des ischämischen Beines. Weder renale, noch kardiale, pulmonale, zerebrale oder hämodynamische Komplikationen wurden in der Gruppe der Überlebenden beobachtet. 11 der 13 Patienten verließen das Krankenhaus mit verbliebener Funktion der Extremitäten. Eine 74jährige Frau mußte nach einer Ischämiezeit von 2 1/2 Tagen bei komplettem distalen Aortenverschluß beidseitig amputiert werden. Bei einem Patienten mit Kniedurchschuß und einer Ischämiezeit von 10 h bei vollständiger Durchtrennung des 1. Segmentes der A. poplitea konnten Muskelnekrosen vermieden werden; Sensibilität und Motorik waren aber durch die begleitenden Nervenverletzungen stark eingeschränkt.

Diskussion

In den letzten Jahren ist über verschiedene therapeutische Ansätze zur Verminderung des Reperfusionsschadens berichtet worden [1a, 15a, 17a], die alle nur einzelne Aspekte des Reperfusionsschadens berücksichtigt haben. Das vorliegende Konzept der kontrollierten Extremitätenreperfusion versucht dagegen, möglichst vielen der bekannten Faktoren bei der Entstehung des Reperfusionsschadens entgegenzuwirken.

Untersuchungen an isolierten Rattenhinterläufen zeigten selbst nach ausgeprägter Extremitätenischämie (4 h komplette Ischämie bei Raumtemperatur) eine sofortige Wiedergewinnung der Kontraktionsfähigkeit, weniger Gewebeödem und geringere Zunahme des Beinvolumens, wenn die Konditionen der Reperfusion und die Zusammensetzung des Reperfusates sorgfältig kontrolliert wurden [3, 5, 17]. Eine weitere experimentelle Überprüfung hinsichtlich der klinischen Anwendbarkeit sowie der lokalen und systemischen Auswirkungen dieser neuen chirurgischen Strategie wurde am Schweinemodell mit 6stündiger Okklusion der infrarenalen Aorta vorgenommen [2, 3, 17]. Die Ergebnisse dieser Studie bestätigen die Überlegenheit der kontrollierten Extremitätenreperfusion im Vergleich zur normalen Blutreperfusion hinsichtlich der lokalen als auch der systemischen Schäden. Das Konzept der kontrollierten Extremitätenreperfusion beruht auf denselben Prinzipien der kontrollierten Reperfusion, die für die Herzmuskelzellen nach regionaler und globaler Ischämie nachgewiesen worden sind (Allen et al. 1986, Buckberg 1986, Beyersdorf et al. 1993, Allen et al. 1993).

Die klinische Anwendbarkeit der kontrollierten Extremitätenreperfusion wurde in der vorgelegten Arbeit an 15 Patienten mit mehrstündiger kompletter Ischämie untersucht. Grundvoraussetzung für die erfolgreiche Durchführung der kontrollierten Extremitätenreperfusion war die komplette Revaskularisation der Gefäßstrombahn. Die Hälfte der vorgestellten Patienten hatte vor Operationsbeginn Muskelkontrakturen und wurde nach dem hier vorgestellten Prinzip der kontrollierten Extremitätenreperfusion behandelt. 2 Patienten, die schon vor Operationsbeginn im kardiogenen Schock waren, verstarben, während 11 von 15 Patienten (73 %) mit verbliebener Funktion der Extremitäten aus der Klinik entlassen werden konnten. Bei allen Patienten ist postoperativ ein massiver Anstieg der Serum-Kreatin-Kinase (CK) als Zeichen eines schweren ischämischen Schadens der Skelettmuskelzellen festgestellt worden. Die Wiedergewinnung der Funktion bestätigt aber, daß eine ausgedehnte Nekrose nicht eingetreten ist.

Um der Entstehung des Reperfusionsschadens entgegenzuwirken, wurden bei den hier vorgestellten Patienten die Bedingungen der Reperfusion als auch die Zusammensetzung des Reperfusates in den ersten 30 min kontrolliert. Die Zusammensetzung des Reperfusates wurde nach folgenden Prinzipien modifiziert: (1) Hyperosmolarität durch Erhöhung der Glukosekonzentration, um das postischämische Ödem zu vermindern; (2) Zugabe von freien Radikalfängern (Allopurinol), um dem zytotoxischen Effekt der freien Radikale entgegenzuwirken; (3) Verminderung des Ca^{++}-Einstroms durch Zugabe von Citrat-Phosphat-Dextrose; (4) Zugabe von Aminosäurenvorstufen der Krebs-Zyklus-Intermediärprodukte (d.h. Glutamat und Aspartat), um einen effektiven oxydativen Metabolismus zur Energieproduktion zu erreichen. Die Konditionen während der Reperfusion wurden durch den (1) verminderten Reperfusionsdruck (d.h. 50 mmHg), (2) Normothermie (d.h. 37°C) und (3) Dauer der Reper-

Lösung A (nur in Verbindung mit Teillösung B, A+B = 1000 ml) 750 ml enthalten			Tabelle 4. Extremitätenreper-
Kaliumchlorid	27,72 mmol	1,620 g	fusion nach Beyersdorf (Dr. F.
Trometamol	54,02 mmol	6,544 g	Köhler Chemie GmbH-Hähn-
Natriumglutamat × H$_2$O	34,27 mmol	6,413 g	lein, Germany). Mischverhält-
Natriumaspartat × H$_2$O	34,00 mmol	5,886 g	nis 6:1 (Blut: Lösung A+B)
Lösung B (nur in Verbindung mit Teillösung A, A+B = 1000 ml) 250 ml enthalten			
Citronensäure × H$_2$O	2,34 mmol	0,492 g	
Natriumcitrat × H$_2$O	13,41 mmol	3,944 g	
Natriumdihydrogenphosphat × H$_2$O	2,40 mmol	0,374 g	
Glucose × H$_2$O	157,96 mmol	31,303 g	

fusion (d. h. 30 min) kontrolliert, um damit das postischämische Ödem zu verringern und die metabolischen Prozesse während der Zellreparatur zu optimieren, bevor der normale Flow wiederhergestellt wird.

Das Mischungsverhältnis 6:1 (Blut: kristalloider Lösung) versucht besonders bei Patienten mit Herzinsuffizienz oder Patienten im kardiogenen Schock, die Volumenbelastung zu verringern. Zum Füllen des Reperfusionssystems wurden 400 ml Blut vom Patienten verwendet, was häufig bis zum Start der Reperfusion zu einer geringen arteriellen Hypotonie führte. Das gesamte Volumen für die Reperfusion war ungefähr 6 l (200 ml/min für 30 min), wobei die Gabe der kristalloiden Lösung auf maximal 800 ml begrenzt wurde, um eine Hypervolämie zu vermeiden.

Die Zusammensetzung der kristalloiden Lösung, die, vermischt mit Blut, das kontrollierte Reperfusat ergibt, wird mittlerweile als Standardlösung vertrieben (Tabelle 4) und muß nicht mehr aus Einzelsubstanzen gemischt werden. Die kontrollierte Extremitätenreperfusion ist somit noch einfacher durchzuführen.

Durch die dargelegten Prinzipien der kontrollierten Reperfusion ist die Möglichkeit zur Therapie der durch die Ischämie geschädigten Muskulatur gegeben. Die maximale Ischämietoleranz der Skelettmuskulatur ist damit deutlich verlängert worden.

Literatur

1. Balas P, Bonatsos G, Xeromeritis N, Karamanakos P, Kambilafkas J (1985) Early surgical results on acute arterial occlusion of the extremities. J Cardiovasc Surg 26: 262–269
1a. Belkin M, Wright JG, Hobson RW (1990) Iloprost infusion decreases skeletal muscle ischemia-reperfusion injury. J Vasc Surg 11: 77–83
2. Beyersdorf F (1991) Protection of the ischemic skeletal muscle (1991) Thorac Cardiovasc Surg 39: 19–28
3. Beyersdorf F, Matheis G, Krüger S, Hanselmann A, Freisleben HJ, Zimmer G, Satter P (1989) Avoiding reperfusion injury after limb revascularisation: experimental observation and recommendations for clinical application. J Vasc Surg 9: 757–766
4. Beyersdorf F, Mitrev Z, Ihnken K, et al. (1996) Controlled limb reperfusion in patients having cardiac operations. J Thorac Cardiovasc Surg 111: 873–881
5. Beyersdorf F, Unger A, Wildhirt A, et al. (1991) Studies of reperfusion injury in skeletal muscle: preserved cellular viability after extended periods of warm ischemia. J Cardiovasc Surg 32: 664–676
5a. Buckberg GD (1996) Studies of controlled reperfusion after ischemia. I. When is cardiac muscle damaged irreversibly? J Thorac Cardiovasc Surg 92: 483–487
6. Bywaters EGL (1944) Ischemic muscle necrosis. JAMA 124: 1103–1109
7. Carres DL, Lissak AS, Slovin AJ, Stuckey JH (1968) The Effect of Respiratory and Metabolic Acidosis on Myocardial Contractility. J Thorac Cardiovasc Surg 56: 571

8. Eriksson J, Holmberg JT (1977) Analysis of factors affecting limb salvage and mortality after embolectomy. Acta Chir Scand 143: 237–240

9. Fogarty TJ, Cranley JJ, Krause RJ, Strasser ES, Hafner CD (1963) A method for extraction of emboli and thrombi. Surg Gynecol Obstet 116: 241–244

10. Gebert G, Schnizer W, Piechowiak H, Nguyen-Duong H, Schiebe M (1974) Mechanismus der Ödembildung im Sklettmuskel nach Ischämie. In: Breddin K (Hrsg) Neue Aspekte der Trasylol-Therapie. Schattauer, Stuttgart, S 57–62

11. Gidlöf A, Larsson J, Lewis D, Hammersen F(1981) Capillary Endothelial Alterations Affecting Reperfusion After Ischemia in Human Skeletal Muscle. Bibl Anat 20: 572–577

12. Green RM, DeWeese JA, Rob CG (1975) Arterial embolectomy before and after the Fogarty catheter. Surgery 77: 24–33

13. Haimovici H (1979) Metabolic complications of acute arterial occlusions. J Cardiovasc Surg 20: 349–357

14. Hiemeyer V, Schoop W, Winkelmann G (1965) Erfahrungen mit der Thrombolytischen Behandlung akuter Verschlüsse von Extremitätenarterien. Med Klin 60: 583–586

15. Fogarty TJ, Daily PO, Shumway NE, Krippaehne H (1971) Experience with ballon catheter technique for arterial embolectomy. Am J Surg 122: 231–237

15a.Korthuis RJ, Smith JK, Carden DL (1989) Hypoxic reperfusion attenuates postischemic microvascular injury. Am J Physiol 256: H315–H319

16. Matheis G, Beyersdorf F, Hanselmann A (1994) Studies of reperfusion injury in skeletal muscle: interaction of osmotic- and colloid-osmotic pressure in the initial reperfusate for edema prevention. Cardiovasc Surg 2: 725–736

17. Mitrev Z, Beyersdorf F, Hallmann R (1994) Studies of reperfusion injury in skeletal muscle: controlled limb reperfusion reduces local and systemic complications after prolonged ischemia – an experimental study using six hours of infrarenal occlusion. Cardiovasc Surg 2: 737–748

17a.Rubin B, Tittley J, Chang G, Smith A, Liauw S, Romaschin A, Walker PM (1991) A clinically applicable method for long-term salvage of postischemic skeletal muscle. J Vasc Surg 13: 58–68

18. Simon J, Beyersdorf F, Seewald P, Zimmer G, Satter P (1991) Free radical scavengers reduce the ischemic-reperfusion injury in skeletal muscle. Thorac Cardiovasc Surg 39 (Suppl): 93

19. Steinau HU (1988) Major limb replantation and postischemia syndrome. Springer, Berlin Heidelberg New York Tokyo

20. Stock W (1974) Tierexperimentelle Untersuchungen zur Ursache der hohen Letalität nach Wiederherstellung der Durchblutung akut ischämisch geschädigter Extremitäten. Habilitationsschrift, Universität Köln

21. Wright JG, Fox D, Kerr JC, Valeri CR, Hobson RW (1988) Rate of reperfusion blood flow modulates reperfusion injury in skeletal muscle. J Surg Res 44: 745–763

Einsatz der Hämofiltration zur Prophylaxe und Therapie des postischämischen Reperfusionsschadens

R. Kolvenbach, O. Deling, M. El Basha, K. Wellmann und E. Schwierz

Gefäßchirurgische Abteilung Augusta Krankenhaus, Amalienstr. 9, 40472 Düsseldorf

Eingriffe in der Gefäßchirurgie erfordern eine zeitweilige Unterbrechung der arteriellen Gefäßversorgung. Hierdurch kommt es zu einer verminderten Perfusion abhängiger Organe und in der Reperfusionsphase zu einem gesteigerten Anfall zytotoxischer Substanzen wie z.B. freier Sauerstoffradikale [2]. Die Reperfusionsphase kann somit zu einem Fortschreiten des unter ischämischen Bedingungen entstandenen Zellschadens führen [4, 7]. Ein Beispiel für diesen Pathomechanismus ist der Ischämiereperfusionsschaden, der sich klinisch als das sog. Tourniquetsyndrom manifestieren kann. Als Ursache hierfür wird eine Vielzahl von pathophysiologischen Prozessen angeschuldigt [5]. Ziel der vorliegenden Untersuchungen war es, durch den frühzeitigen Einsatz der Hämofiltration bei Patienten mit einer kompletten Ischämie der unteren Extremitäten die Ausbildung dieses Reperfusionsschadens zu verhindern.

Material und Methoden

In einem Zeitraum von 2 Jahren kam es bei insgesamt 8 Patienten zur Ausbildung eines Tourniquetsyndroms. In allen Fällen bestand eine komplette Ischämie mit Verlust der Motorik und Sensibilität der unteren Extremitäten bedingt durch eine arterielle Thrombose. Das mittlere Alter betrug 72 Jahre. Die Soforttherapie bestand in der chirurgischen Revaskularisation bzw. Thrombektomie der betroffenen Extremität. Diese Maßnahme wurde in 2 Fällen durch eine lokoregionäre Lysetherapie erweitert. Das chirurgische Ergebnis wurde durch intraoperative Angiographie bzw. Angioskopie kontrolliert. Prophylaktisch hatten alle Patienten noch präoperativ Allopurinol und Mannitol als Sauerstoffradikalen-Scavenger erhalten. Laborchemisch wurden die Antioxidanzien Vitamin E und C bestimmt [6]. Außerdem wurden die Konzentrationen der Zytokine IL-6 und IL-8 analysiert. Prophylaktisch wurde nach Diagnosestellung in allen Fällen eine offene Fasziotomie durchgeführt. Die postoperative Behandlung mit entsprechend erhöhtem Volumendurchsatz erfolgte auf der Intensivstation. Zum hämodynamischen Monitoring war ein Pulmonaliskatheter erforderlich.

Hefte zu „Der Unfallchirurg", Heft 267
Willy, Sterk, Gerngroß (Hrsg.)
Das Kompartment-Syndrom
© Springer-Verlag Berlin Heidelberg 1998

Ergebnisse

Postoperativ ließ sich innerhalb von 24 h Myoglobin qualitativ und quantitativ im Urin nachweisen. Dieses wurde als sofortige Indikation zur Hämofiltration gewertet, unabhängig von den gemessenen Kreatinin- und Harnstoffwerten, die zu diesem Zeitpunkt noch im Normbereich lagen. Von 8 Patienten entwickelten 2 Patienten innerhalb von 48 h eine Anurie, wovon 1 Patient, bedingt durch ein septisches Multiorganversagen, nach 12 Tagen verstarb. Von den übrigen 7 Patienten blieb einer dialysepflichtig als Folge eines terminalen Nierenversagens. Laborchemisch fand sich ein Abfall der Antioxidanzien, wie z. B. Alphatocopherol von im Mittel 32,5 mmol/l auf 26,8 mmol/l bis zum 2. postoperativen Tag. Analog dazu sank die Askorbinsäure von 23,0 mmol/l auf 18,0 mmol/l. Sowohl Interleukin 6 als auch Interleukin 8 lagen bis zum 2. postoperativen Tag durchschnittlich 35 % über dem präoperativ ermittelten Ausgangswert. In einem Fall war Tumornekrosefaktor (TNF) im Serum nachweisbar. Bei 6 Patienten war eine Nachbeatmung von durchschnittlich 9 Tagen erforderlich. Zur Beherrschung des septischen Krankheitsbildes mußte in 4 von 8 Fällen eine Majoramputation durchgeführt werden. In allen Fällen war eine plastische Deckung der Fasziotomiewunde notwendig.

Diskussion

Die geschilderten Fälle zeigen, daß auch durch frühzeitigen Einsatz der Hämofiltration das Ischämiereperfusionssyndrom mit einer erheblichen Morbidität verbunden ist. Im Gegensatz zu dem Kompartmentsyndrom in der Traumatologie kommt der Aktivierung der Xanthinoxydase, verbunden mit einer vermehrten Superoxydproduktion sowie Aktivierung weiterer freier Sauerstoffradikale, eine wesentliche Bedeutung zu [3]. Hinzu kommt eine vermehrte Akkumulation von polymorphkernigen neutrophilen Granulozyten, die ihrerseits wiederum eine Aktivierung des Arachidonsäurestoffwechsels und die Freisetzung von Zytokinen bewirken. Die prophylaktische Gabe von Antioxidanzien allein ist sicherlich unzureichend, bedenkt man das komplexe pathophysiologische Geschehen. Hierfür spricht auch die eingeschränkte Wirksamkeit der zur Verfügung stehenden Antioxidanzien, wie z. B. Allopurinol, Manitol oder Vitamin E unter klinischen Bedingungen [3]. Versuchen mit einer kontrollierten Reperfusion oder einer Plasmapherese werden in Zukunft sicherlich größere Bedeutung zukommen. Nachteilig ist jedoch, daß es sich um technisch sehr aufwendige Verfahren handelt, die bei notfallmäßig durchgeführten Eingriffen nur bedingt zur Anwendung kommen können. Die in unserem klinischen Protokoll frühzeitig eingesetzte Hämofiltration hat den Lokalbefund im Bereich der unteren Extremitäten nicht wesentlich beeinflussen können. Hierfür spricht die hohe Inzidenz der Majoramputationen. Es muß jedoch aufgrund der Schwere der Krankheitsbilder davon ausgegangen werden, daß ohne die bereits prophylaktisch angewandte Hämofiltration die Prognose der Patienten quoad vitam noch wesentlich schlechter gewesen wäre.

Literatur

1. Beyersdorf F, Sarai K, Satter P (1993) Kontrollierte Extremitätenperfusion: Erste klinische Ergebnisse. Angio. 2: 101–110
2. Bulkley JB (1987) Pathophysiology of free radical mediated reperfusion injury. J Vasc Surg 3: 512–517
3. Esterbauer H, Striegel G, Puhl H (1989) The role of vitamine E and carotenoids in preventing oxidation of low density lipoproteins. Ann NY Acad Sci 570: 254–267
4. Kolvenbach R, Aleksis M, Hansen R (1991)Ischemia – Reperfusion Injury in Aortic Surgery. Res Sur 3/2: m153–156
5. Kolvenbach R (1991) Postischemic Cell membrane dysfunction. J Vasc Surg 13/2: 351–352
6. Murphy ME, Kolvenbach R, Aleksis M, Hansen R, Sies H (1992) Antioxidant depletion in aortic crossclamping ischemia. Increase of the alpha – tocopheryl quinone/alpha tocopherol ratio. Free Rad Biol Med 13: 95–100
7. Perry MO, Fantini G (1987) Ischemia: Profile of an enemy. Reperfusion injury of sceletal muscle. J Vasc Surg 6: 231–234

Literatur

Zusammengestellt von H.-U. Völker

Chirurgische Abteilung, Bundeswehrkrankenhaus Ulm, Oberer Eselsberg 40, 89081 Ulm/Donau

Abbushi W, Egbert R, Pichelmeier R, Kovasc J: Kompartmentsyndrom des Unterarmes infolge Infusion und Transfusion mittels Druckpumpe. 1991, Anasthesiol Intensivmed Notfallmed Schmerzther 26:6, 348–351

Abramowitz AJ, Schepsis A, McArthur C: The medial tibial syndrome. The role of surgery. 1994, Orthop Rev 23: 11, 875–881

Abramowitz AJ, Schepsis AA: Chronic exertional compartment syndrome of the lower leg. 1994, Orthop Rev 23: 3, 219–225

Adler LM, Loughinlin JS, Morin CJ, Haning RV Jr.: Bilateral compartment syndrome after a long gynecologic operation in the lithotomy position. 1990, Am J Obstet Gyncol 162(5), 1271–1272

Aita DJ, Kvammel P, Rice JC, Kerstein MD.: Venous Insufficiency. A late sequelae of four compartment fasciotomy in the lower extremity. 1993, Am Surg 59, 574–577

Allen MG, Stirling AG, Crashaw CV, Barnes MR: Intracompartmental pressure monitoring of leg injuries. 1985, J Bone Joint Surg 67-B, 53–57

Allen MJ, Barnes MR : Unusual cause of acute superficial posterior compartment syndrome. 1992, Injury 23: 3, 202–203

Allen MJ, Barnes MR, Bell PR, Bolia A, Hartshorne TC: Popliteal entrapment syndrome: misdiagnosed as a compartment syndrome. 1993, Eur J Vasc Surg 7: 3, 342–345

Allen MJ, Barnes MR: Chronic compartment syndromes. 1994, Sports Exercise & Injury. 9, 36–40

Allen MJ, Barnes MR: Exercise pain in the lower leg. Chronic compartment syndrome and medial tibial syndrom. 1986, J Bone Joint Surg 68-B, 818–823

Allen MJ, O'Dwyer FG, Barnes MR, Belton IP, Finlay DB: The value of ^{99m}Tc-MDP bone scans in young patients with exercise-induced lower leg pain. 1995, Nucl Med Commun 16: 2, 88–91

Allenberg JR, Meybier H: Das Compartment-Syndrom aus gefässchirurgischer Sicht. 1988, Chirurg 59(11), 722–727

Almdahl SM, Samdal F: Fasciotomy for chronic compartment syndrome. 1989, Acta Orthop Scand 60, 210–211

Ambrosio G, Tritto I, Chiariello M: The role of oxygen free radicals in preconditioning. 1995, J Mol Cell Cardiol 27, 1035–1039

Amendola A, Rorabeck CH, Vellett D, Vezina W, Rutt B, Nott L: The use of magnetic resonance imaging in exertional compartment syndromes. 1990, Am J Sports Medicine 18, 29–34

Amendola A, Rorabeck CH: Chronic exertional compartment syndrome. 1990, Curr Therapy Sports Med 2, 250–253

Amundson DE: Exertional compartment syndrome. 1992, Mil Med, 157: 12, 6–7

Andrews JR, Tedder JL, Godbout BP: Bicondylar tibial plateau fracture complicated by compartment syndrome, 1992 Orthop Rev 21: 3, 317–319

Andriacchi TP, Andersson GBJ Fermier RW, Stern D, Galante JO: A study of lower-limb mechanics during stair-climbing. 1980, J Bone Joint Surg Am 62: 749–757

Anglen J, Banovetz J : Compartment syndrome in the well leg resulting from fracture-table positioning. 1994, Clin Orthop 301, 239–242

Anonymous: Case records of the Massachusetts General Hospital. Weekly clinicopathological exercises. Case 21-1995. A 33-year-old man with a sore throat followed by swelling and pain in the leg [clinical conference]. 1995, N Engl J Med 333: 2, 113–119

Aprahamian C, Gessert G, Bandyk DF, Sell L, Stiehl J, Olson DW: MAST-associated compartment syndrome (MACS): A review. 1989, J Trauma 29, 549–555

Arturson G, Kjellmer I: Capillary permeability in skeletal muscle during rest and activity. 1964, Acta Physiol Scand 62, 41–45

Hefte zu „Der Unfallchirurg", Heft 267
Willy, Sterk, Gerngroß (Hrsg.)
Das Kompartment-Syndrom
© Springer-Verlag Berlin Heidelberg 1998

Ashcroft GP, Evans NTS, Roeda D, Dodd M, Mallard JR, Porter RW, Smith FW: Measurement of blood flow in tibial fracture patients using positron emission tomography. 1992, J Bone Joint Surg 74-B, 673–677

Baba K, Kawamura T, Shibata M, Sohirad M, Kamiya A: Capillary-tissue arrangement in the skeletal muscle optimized for oxygen transport in all mammals. 1995, Microvasc Res 49, 163–179

Balduini FC, Shenton DW, O'Connor KH, Heppenstall RB : Chronic exertional compartment syndrome: correlation of compartment pressure and muscle ischemia utilizing ^{31}P-NMR spectroscopy. 1993, Clin Sports Med 12: 1, 151–165

Ball DR: Malignant hyperthermia and compartment syndrome [letter]. 1995 Br J Anaesth 75(3), 369, discussion 369–370

Balogh B, Piza-Katzer H: Kompartmentsyndrom. Oft übersehen, mit schwerwiegenden Folgen. 1995 Langenbecks Arch Chir 380(6), 308–314

Baquie P, Brukner P Injuries presenting to an Australian sports medicine centre: a 12-month study. 1997 Clin J Sport Med 7/1:28–31

Barcroft H., Millen JLE: The blood flow through muscle during sustained contraction. 1939, J Physiol 97, 17–31

Barnadas MA, Cisteró A, Sitjas D, Pascual E, Puig X, de Moragas JM: Systemic capillary leak syndrome. 1995 J Am Acad Dermatol 32: 2 Pt 2, 364–366

Barnes M: Diagnosis and management of chronic compartment syndromes: a review of the literature. (1997) Br J Sports Med 31/1:21–7

Barnes MR, Gibson MJ, Scott J, Bentley S, Allen MJ: A technique for the long term measurement of intracompartmental pressure in the lower leg. 1985, J Biomed Eng 7, 35–39

Barnes MR, HarperWM, Tomson CR, Williams NM: Gluteal compartment syndrome following drug overdose. 1992, Injury 23:4, 274–275

Bartolomei FJ: Compartment syndrome of the dorsal aspect of the foot. 1991, J Am Podiatr Med Assoc 81: 10, 556–559

Bass RR, Allison EJ, Reines HD, Yeager JC, Pryor JC: Thigh compartment syndrome without lower extremity trauma following application of pneumatic antishock trousers. 1983, Ann Emerg Med 12, 383–384

Basse PN, Lohmann M, Alsbj¢rn BF, Hovgaard K : Split skin grafting of defects from fasciotomy after compartment syndrome. 1993, Acta Orthop Belg 59: 1, 57–59

Bauer H, Zimmermann G, Rodemund Ch, Helml F, Krönigsberger H: Ergebnisse nach chirurgischer Therapie von Kompartment-Syndromen. 1990, Hefte zur Unfallheilkunde 211, 160–163

Baumann JU, Sutherland DH: Intramuscular Pressure During Walking. An experimental study using the wick catheter technique. 1979, Clin Orthop 145, 292–299

Bäumer F, Weißer Ch, Henrich HA: Das Kompartmentsyndrom nach sportlicher Betätigung. 1988, Deutsche Zeitschrift für Sportmedizin 39, 406–410,

Beck RJ, Andriacchi TP, Kuo KN, Fermier RW, Galante JO 1981, Changes in the gait patterns of growing children. J Bone Joint Surg A 63, 1452–1456

Becker HP, Gerngross H, Esch PM, Maier M, Hartel W: Kompartmentdruckmessung am Unterschenkel mit einer Mikrotip-Sonde. 1987, Chirurg 58, 764–768

Becker HP, Gerngroß H, Schreiber M, Hartel W: Kompartmentdruckmessung am Unterschenkel mit der Hirndrucksonde. 1987, Unfallchirurg 90, 212–217

Beckham SG, Grana WA, Buckley P, Breazile JE Claypool PL: A comparison of anterior compartment pressures in competitive runners and cyclists. 1993, Am J Sports Med 21, 36–40

Bednar DA: Post-traumatic compartment syndrome of the foot. 1991, Can J Surg 34: 2, 179–181

Beerle BJ, Rose RJ: Lower extremity compartment syndrome from prolonged lithotomy position not masked by epidural bupivacaine and fentanyl . 1993, Reg Anesth 18: 3, 189–190

Bekény G, Kraft F: Ischämische Muskel-Nerven-Schädigung des Beines nach muskulärer Überanstrengung. 1963, Nervenheilkunde 20, 336–347

Bell S: Repeat compartment decompression with partial fasciotomy. 1986, J Bone Joint Surg 68-B, 815–817

Bendahan J, Coetzee CJ, Papagianopoulos C, Muller R: Abdominal compartment syndrome. 1995, J Trauma 38: 1, 152–153

Benedetto KP, Sperner G: Der tibialis-posterior Transfer nach Kompartmentsyndrom oder Peronaeusparese. 1991, Hefte zur Unfallheilkunde 220, 384–485

Berg HE, Tedner B, Tesch PA: Changes in lower limb muscle cross-sectional area and tissue fluid volume after transition from standing to supine. 1993, Acta Physiol Scand 148, 379–385

Berman SS, Schilling JD, McIntyre, Hunter GC, Bernhard VM: Shoelace technique for delayed primary closure of fasciotomies. 1994, Am J Surg 167, 435–436

Beyersdorf F, Sarai K, Satter P: Kontrollierte Extremitätenperfusion: Erste klinische Ergebnisse. 1993, Angio 2, 101–110

Bird CB, Mc Coy JW: Weight lifting as a cause of compartment syndrome in the forearm. 1983, J Bone Joint Surg Am 65 , 406

Black KP, Taylor DE : Current concepts in the treatment of common compartment syndromes in athletes. 1993, Sports Med 15: 6, 408–418

Blandy JP, Fuller R: March gangrene. Ischaemic myositis of the leg muscles from exercise. 1957, J Bone Joint Surg B39, 679

Blasier D, Bany RJ, Weaver T: Forced march-induced peroneal compartment syndrome. A report of two cases. 1992, Clin Orthop 284, 189–192

Bleicher RJ, Sherman HF, Latenser BA: Bilateral gluteal compartment syndrome. 1997, J Trauma 2/1:118-22

Blick SS, Brumback RJ, Poka A, Burgess AR, Ebraheim NA: Compartment syndrome in open tibial fractures. 1986, J Bone Joint Surg 68A, 1348–1354

Block EFJ, Dobo S, Kirton OC: Compartment syndrome in the critically injured following massive resuscitation: case reports. 1995, J Trauma 39, 787–791

Bloomfield GL, Ridings PC, Blocher CR, Marmarou A, Sugerman HJ: A proposed relationship between increased intra-abdominal,intrathoracic, and intracranial pressure. Crit Care Med 25/3:496–503

Boekstegers P, Riessen R, Seyde W: Oxygen partial pressure distribution wtihin skeletal muscle: indicator or whole body oxygen delivery in patients? 1990, Advantages in Experimental Medical Biology 277, 507–512

Boekstegers P, Weidenhöfer S, Kapsner T, Werdan K: Skeletal muscle pO2 in Patients with sepsis. 1994, Crit Care Med 22, 640–650

Boekstegers P, Weidenhöfer S, Werdan K: Klinisch anwendbare Meßmethoden zur intermittierenden und kontinuierlichen Beurteilung der Sauerstoffverfügbarkeit im Skelettmuskel bei Intensivpatienten. 1993, Intensivmed 30, 107–118

Bogert van den, AJ: Analysis and Simulation of mechanical loads on the human musculoskeletal system: A methodological overview. 1994, Exercise and sport sciences reviews 22, 23–51

Böhm HJ, Hierholzer G, Strich R.: Dynamische Hautnaht zum Verschluß des Inzisionsdefektes nach Kompartmentspaltung. 1994, Akt Traumatol 24, 140–144

Bonnaire F, Kuner EH, Münst P: Begünstigt die gedeckte Tibiamarknagelung die Ausbildung eines Compartmentsyndroms? Perioperative und intraoperative kontinuierliche Gewebedruckmessung bei der gedeckten Tibiamarknagelung. 1991, Chirurg 62, 814–818,

Bonutti PM, Bell GR: Compartment syndrome of the foot 1986, J Bone Joint Surg 68-A, 1449–1451

Bosch U, Tscherne H: The pelvic compartment syndrome. 1992, Arch Orthop Trauma Surg 111:6, 314–317

Bosch U: Das Kompartment-Syndrom am Becken. 1991, Unfallchirurg 94, 244–248

Bouche RT: Chronic compartment syndrome of the leg. 1990, J Am Podiat Med Assoc 80, 637–648

Bourne RB, Rorabeck CH: Compartment syndromes of the lower leg. 1992 J Orthop Trauma 6, 347–351

Bradley EL: The anterior tibial compartment syndrome. 1973 Surg Gyn Obstet 136, 289

Breit GA, Gross JH, Watenpaugh DE, Chance B, Hargens A: Near-Infrared spectroscopy for Monitoring of tissue-oxygenation of exercising skeletal muscle in a chronic compartment syndrome model J 1997, Bone Joint Surg (Am) 79:838-843

Breitfuß H, Muhr G, Jansen Ch: Die Logendruckerhöhung bei Unterschenkelmarknagelung. 1991, Unfallchirurg 94, 13–21

Breitfuß H, Muhr G, Russe O: Begünstigt die geschlossene Unterschenkel-Marknagelung die Entstehung eines Kompartmentsyndromes. 1990, Hefte zur Unfallheilkunde 211, 164–165

Brenner P, Berger A, Axmann HD: Funktionswiederherstellung an der oberen Extremität nach Kompartment-Syndrom. 1991, Unfallchirurg 94, 267–273

Brooker,A.F., Prezeshki,C: Tissue pressure to evaluate compartment syndrome. 1979 J Trauma 9, 689–691

Brooks B Pathologic Changes in Muscle as a Result of Disturbances of Circulation. An experimental study of Volkmann's ischemic paralysis. Archives of Surgery 1922, Bandnummer: 5, 188–216

Brückle W, Suckfüll M, Fleckenstein W, Weiss C, Müller W: Gewebe-pO2-Messung in der verspannten Rückenmuskulatur (m. erector spinae). 1990, Z Rheumatol 49, 208–216

Buntine JA : Compartment syndromes in the forearm. 1994, Aust Fam Physician 23: 8, 1530–1535

Burch JM, Moore EE, Moore FA, Franciose R: The abdominal compartment syndrome. 1996, Surg Clin North Am 76(4), 833–842

Burke RE, Rudomin P, Zajac FE: The effect of activation history on tension production by individual muscle units. 1976 Brain Res 109, 515–529

Burke T, Kehl DK : Intraosseous infusion in infants. Case report of a complication. 1993, J Bone Joint Surg Am 75: 3, 428–429

Burnside J, Costello JM Jr, Angelastro NJ, Blankenship J: Forearm compartment syndrome following thrombolytic therapy for acute myocardial infarction. 1994, Clin Cardiol 17: 6, 345–347

Burrows R, Edington J, Robbs JV: A wolf in wolf's clothing – the abdominal compartment syndrome. 1995, S Afr Med J 85: 1, 46–48

Byrk E, Grantham SA: Shin splints: a chronic deep posterior ischemic compartmental syndrome of the leg ? 1983, Orthop Rev 12, 29 – 40

Cameron SE: Acute compartment syndrome of the triceps. A case report. 1993, Acta Orthop Scand 64: 1, 107 – 108

Carlson DA, Dobozi WR, Rabin S: Peroneal nerve palsy and compartment syndrome in bilateral femoral fractures. 1995, Clin Orthop 320, 115 – 118

Carr D, Gilbertson L, Frymoyer J: Lumbal paraspinal compartment syndrome-a case report. 1985, Spine 10, 816 – 820

Carry PY, Banssillon V : [Intra-abdominal pressure] La pression intra-abdominale. 1994, Ann Fr Anesth Reanim 13: 3, 381 – 399

Carter AB, Richards RL, Zachary RB: Anterior tibial syndrome. 1949, Lancet 2, 928 – 934

Chagnac A, Wisnovitz M, Zevin D, Korzets A, Mittelman M, Levi J : Cyclosporin-associated rhabdomyolysis and anterior compartment syndrome in a renal transplant recipient . 1993, Clin Nephrol 39: 6, 351 – 352

Chance B, Nioka S, Kent J, McCully K, Foutain M, Greenfeld R, Holtom G: Time-resolved spectroscopy of hemoglobin and myoglobin in resting and ischemic muscle. 1988, Anal Biochem 174, 698 – 707

Chow LT, Chow WH: Acute compartment syndrome: an unusual presentation of gemfibrozil induced myositis. 1993, Med J Aust 158: 1, 48 – 49

Christensen JT, Ekloef B, Wulff K : The chronic compartment syndrome and response to diuretic treatment. 1983, Acta Chirurgica Scandinavia 149(3), 249 – 252

Christensen KS: Pneumatic antishock garments (PASG): Do they precipitate lower-extremity compartment syndromes. 1986, J Trauma 26, 1102 – 1105

Clancey GJ: Acute posterior compartment syndrome in the thigh. 1985, J Bone J Surg A-67, 1278 – 1280

Clanton TO, Solcher BW: Chronic leg pain in the athlete. 1994, Clin Sports Med 13: 4, 743 – 759

Clarys JP, Cabri J: Electromyography and the study of sports movements: A review. 1993, J Sports Sciences 11, 379 – 448

Clayton JM, Andrew CH, Barnes,R.W.: Tissue pressure and perfusion in the compartment syndrome. 1977, J Surg Res 22 , 333 – 339

Clugston PA, Courtemanche DJ, Lawson I, Christensen LB, Tredwell S: Revascularization of a seven-week-old infant lower extremity: case report. 1995, J Reconstr Microsurg 11: 2, 107 – 111

Cobb TK, Cooney WP, An KN: Pressure dynamics of the carpal tunnel and flexor compartment of the forearm. 1995, J Hand Surg [Am] 20: 2, 193 – 198

Cobb TK, Dalley BK, Posteraro RH, Lewis RC: The carpal tunnel as a compartment. An anatomic perspective. 1992, Orthop Rev 21: 4, 451 – 453

Cohen MS, Garfin SR, Hargens AR, Mubarak SJ. Acute compartment syndrome. Effect of dermatomy on fascial decompression in the leg. 1991, J Bone Joint Surg B-73, 287 – 290

Cohen RI, Rao R A 41-year-old man with thigh pain and loss of sensation in the toes (1997), Chest 111/ 3:810 – 2

Coley S, Situnayake RD, Allen MJ : Compartment syndrome, stiff joints, and diabetic cheiroarthropathy. 1993, Ann Rheum Dis 52: 11, 840

Colosimo AJ, Lloyd M: Thigh compartment syndrome in a football athlete: a case report and review of the literature. 1992, Medicine and Science in Sports and Exercise Jan, 958 – 963

Conti SF : Posterior tibial tendon problems in athletes. 1994, Orthop Clin North Am 25: 1, 109 – 121

Cook T, Brown D, Roe J : Hypokalemia, hypophosphatemia, and compartment syndrome of the leg after downhill skiing on moguls. 1993, J Emerg Med 11: 6, 709 – 715

Cooper GG: A method of single incision, four compartment fasciotomy of the leg. 1992 Eur J Vasc Surg 6:6, 659 – 661

Cordes U, Peternek E, Kayser M: Korrektur der Folgezustände des Kompartmentsyndromes an der unteren Extremität. 1990, Hefte zur Unfallheilkunde 211, 166 – 171

Corey SV, Cicchinelli LD, Pitts TE: Vascular decompression. The critical element in forefoot crush injury. 1994, J Am Podiatr Med Assoc 84: 6, 289 – 296

Crenshaw A, Styf JR, Mubarak S, Hargens AR: A new fiberoptic transducer-tipped catheter for measuring intramuscular pressures. 1990, J Orthop Res 8, 464 – 468

Crenshaw AG, Friden J, Hargens AR, Lang GH, Thornell LE: Increased technetium uptake is not equivalent to muscle necrosis: scintigraphic, morphological and intramuscular pressure analyses of sore muscles after exercise. 1993, Acta Physiol Scand 148, 187 – 198

Crenshaw AG, Styf JR, Hargens AR: Intramuscular pressure during exercise-an evaluation of fiberoptic transducer-tipped catheter system. 1992, J Appl Phsiol 65, 178 – 182

Crenshaw AG, Styf JR, Mubarak SJ, Hargens AR: A new „transducer-tipped" fiber optic catheter for measuring intramuscular pressures. 1990, J Orthop Res 8, 464 – 468

Crenshaw AG, Thornell LE, Friden J: Intramuscular pressure, torque and swelling for the exercise-induced sore vastus lateralis muscle. 1994, Acta Physiol Scand 152, 265 – 277

Crinnion JN, Marino A, Grace PA, Abel P: Compartment syndrome: a very rare but potentially lethal complication of prolonged pelvic surgery. 1996, Br J Urol 77(5), 750–751

Critchley JE: The posterior tibial syndrome. 1972, Australian and New Zealand Journal of Surgery 42(1), 31–32

Curley P, Eyres K, Brezinova V, Allen M, Chan R, Barnes M: Common peroneal nerve dysfunction after high tibial osteotomy. 1990, J Bone Joint Surg B-72, 405–408

Dalsimer D : Case report of delayed onset compartment syndrome. 1994, Am J Emerg Med 12: 2, 176–177

Dantzker DR: Adequacy of tissue oxygenation. 1993, Critical Care Medicine 21, 40–43

Dauberschmidt R, Hieronymi U, Mrochen H, Kuckelt W: Sauerstoffbereitstellung und Sauerstoffverbrauch bei kritisch kranken Patienten: Sind Änderungen der Sauerstoffaffinität Ursache der Gewebehypoxie? 1993 Intensivmed 30 , 173–177

Davey JR, Rorabeck CH, Fowler PJ: The tibialis posterior muscle compartment. 1984, Am J Sports Med 12, 391–397

David A, Josten Ch, Ekkernkamp A, Steinau HU, Muhr G: Korrigierende Osteotomien am Fuß nach Kompartment-Syndromen des Unterschenkels. 1995, Chirurg 66, 1134–1140

David HG: Pulse oximetry in closed limb fractures. 1991, Ann R Coll Surg Engl 73: 5, 283–284

Davis M, Newsam CJ, Perry J: Electromyograph analysis of the popliteus muscle in level and downhill walking. 1995, Clin Orthop Rel Res 310, 211–217

DeMaioribus CA, Mills JL, Fujitani RM, Taylor SM, Joseph AE : A reevaluation of intraarterial thrombolytic therapy for acute lower extremity ischemia. 1993, J Vasc Surg 17: 5, 888–895

Demos MA, Gitin EL: Acute exertional rhabdomyolysis. 1968, Arch Intern Med 121, 313–319

Denolf F, Roos J, Feyen J : Compartment syndrome after fracture of the distal radius. 1994, Acta Orthop Belg 60: 3, 339–342

Desai SS, McCarthy CK, Kestin A, Metzmaker JN: Acute forearm compartment syndrome associated with HIV-induced thrombocytopenia. 1993, J Hand Surg [Am] 18: 5, 865–867

Detmer DE, Sharpe K, Sufit RL, Girdley FM, Chronic compartment syndrome: Diagnosis, management and outcomes. 1987, Am J Sports Med 13, 162–170

Dietrich D, Paley KJ, Ebraheim NA: Spontaneous tibial compartment syndrome: Case report. 1994, J Trauma 37, 138–139

DiFazio FA, Barth RA, Frymoyer JW: Acute lumbar paraspinal compartment syndrome. A case report. 1991, J Bone Joint Surg [Am] 73: 7, 1101–1103

Dirnberger F, Bruck HG: Das Tibialis-anterior-Syndrom: Plastisch-chirurgische Versorgung von Patienten nach Tibialis-anterior-Syndrom. 1989, Hefte zur Unfallheikunde 148, 513–516

Döhring S., Assheuer J, Hille E: MRI-Befunde beim Kompartment-Syndrom. 1986, Hefte zur Unfallheilkunde 181, 420–424

Dolberg-Stolik OC, Putterman C, Rubinow A, Rivkind AI, Sprung CL: Idiopathic capillary leak syndrome complicated by massive rhabdomyolysis. 1993, Chest 104: 1, 123–126

Donahue P, Wheeler WE: A method for rapid intracompartmental pressure measurement. 1992, WV Med J 88:5, 195

Doyle J, Kobetic R, Marsolais EB: Effect of functional neuromuscular stimulation on anterior tibial compartment pressure. 1992, Clin Orthop 284, 181–188

Dresing K, Peterson T, Schmit-Neuerburg: Compartment pressure in the carpal tunnel in distal fractures of the radius. 1994, Arch Orthop Trauma Surg 113, 285–289

Dugdale TW, Schutzer SF, Deafenbaugh MK, Bartosh RA: Compartment syndrome complicating use of the hemi-lithotomy position during femoral nailing. 1989 J Bone Joint Surg, 1556–1557

Dumontier C, Sautet A, Man M, Bennani M, Apoil A: Entrapment and compartment syndromes of the upper limb in haemophilia. 1994, J Hand Surg [Br] 19: 4, 427–429

Duran BN, Renkin EM: Oxygen consumption and blood flow in resting mammalian skeletal muscle. 1974, Am J Physiol 226(1), 173–177

Early JS, Ricketts DS, Hansen ST : Treatment of compartmental liquefaction as a late sequelae of a lower limb compartment syndrome. 1994, J Orthop Trauma 8: 5, 445–448

Echtermeyer V, Godt P, Muhr G: Das posttraumatische Muskelkompressionssyndrom, Pathophysiologie und Technik der Dekompression. 1989, Hefte der Unfallheilkunde 148, 492–497

Echtermeyer V, Horst P, Tscherne H: Eine einfache Methode zur Gewebsdruckmessung bei Verdacht auf Kompartmentsyndrom. 1984, Chir Praxis 33, 699–708

Echtermeyer V, Ludolph E: Kompartment-Syndrom Indiz für einen Behandlungsfehler? 1991, Akt Traumatol 21, 301–305

Echtermeyer V: Das Kompartmentsyndrom des Fußes. 1991, Orthopäde 20, 76–79

Echtermeyer V: Das Kompartment-Syndrom. (Kongreßbericht). 1986, Langenbecks Arch Chir 369, 527–553

Echtermeyer V: Das Kompartment-Syndrom. Diagnostik und Therapie. 1984, Hefte zur Unfallheilkunde 160

Echtermeyer V: Kompartmentsyndrom. Prinzipien der Therapie. 1991, Unfallchirurg 94, 225–230

Eckert P, Schnackerz K: Ischemic tolerance of human skeletal muscle. 1991 Ann Plast Surg 26, 77–84

Eddy VA, Key SP, Morris JA Jr: Abdominal compartment syndrome: etiology, detection, and management. 1994, J Tenn Med Assoc 87: 2, 55–57

Eisele SA, Sammarco GJ : Chronic exertional compartment syndrome. 1993, Instr Course Lect 42, 213–217

Ekman EF, Poehling GG: An experimental assessment of the risk of compartment syndrome during knee arthroscopy. 1996, J Arthroscopic and Related Surgery 12, 193–199

Elander A, Idström JP, Schersten T, Byland-Fellenius AC: Metabolic adaptation to reduced muscle blood flow. I Enzyme and metabolite alterations. 1985, Am J Physiol 249, 63–69

Eliassen E, Folkow B, Hilton SM, Öberg B, Rippe B: Pressure-Volume characteristics of the interstitial fluid space in the skeletal muscle of the cat. 1974, Acta Physiol Scand 90, 583–593

Ender HG, Moser K : Die Erhöhung des Druckes in den Logen der Sohle bei Gelenkbrüchen des Fersenbeins. 1988, Unfallchirurg 91, 523

Ercetin O, Akinci M : Free muscle transfer in Volkmann's ischaemic contracture. 1994, Ann Chir Main Memb Super 13: 1, 5–12

Evers B, Becker HP, Lotspeich E, Willy C, Rosenbaum D, Gerngroß H: Das chronisch- funktionelle Kompartment-Syndrom des Soldaten. 1994, Wehrmed Mschr 38 , 395–402

Fakhouri AJ, Manoli A 2d: Acute foot compartment syndromes. 1992, J Orthop Trauma 6:2, 223–228

Farber JL, Chien KR, Mittnacht S: The pathogenesis of irreversible cell injury in ischemia. 1981, Am J. Pathol 2, 271–281

Fecht-Gramley ME: Emergency! Recognizing compartment syndrome. 1994, Am J Nurs 10, 41

Fehlandt A Jr, Micheli L: Acute exertional anterior compartment syndrome in an adolescent female. 1995, Med Sci Sports Exerc 27: 1, 3–7

Festge OA, Groß W, Tischer W: Kompartmentdruckmessungen mit einem Dochtkatheter. 1986, Zentrbl. Chir 111, 674–683

Field CK, Senkowsky J, Hollier LH, Kvamme P, Saroyan RM, Rice JC, Rush DS, Kerstein: Fasciotomy in vascular trauma: is it too much, too often? 1994, Am Surg 60, 409–411

Finkelstein JA, Hunter GA, Hu RW: Lower limb compartment syndrome: course after delayed fasciotomy. 1996, J Trauma 40(3), 342–344

Fischer AW: Die ischämische Muskelkontraktur. Verschulden des Arztes? 1962, Der Chirurg 4, 15–17

Fleckenstein JL, Canby RC, Parkey RW: Acute effects of exercise on MRI of skeletal muscle. 1988, AJR 151, 231–237

Fleckenstein JL, Weatherall P, Parkey RW, Payne JA, Peshock RM: Sports-related Muscle Injuries: Evaluation with MR imaging. 1989, Radiology 172,793–798

Fleckenstein W, Weiss CH: A comparison of pO2-histograms from rabbit hind-limb muscles obtained by simultaneous measurements with hypodermic needle electrodes and with surface electrodes. 1982, Advantages in Experimental Medical Biology 169, 447–452

Fleischmann W, Lang E, Kinzl L: Vakuumassistierter Wundverschluß nach Dermatofasziotomie an der unteren Extremität. 1996, Unfallchirurg 99(4), 283–287

Folkow B, Gaskell P, Waaler BA: Blood flow through limb muscles during heavy rhythmic exercise. 1970, Acta Physiol Scand 80 , 61–72

Forstner R, Rendl KH, Doringer E, Schmoller HJ: Zur Differentialdiagnose des „Dicken Beins" – ein Fallbericht. 1991, Vasa 20: 4, 402–405

Foster RD, Albright JA: Acute compartment syndrome of the thigh: case report. 1990, J Trauma 30, 108–110

Frampton MW: Lower extremity ischemia associated with use of military antishock trousers. 1984, Ann Emerg Med 13, 1155–1157

Freedman BJ: Dr Edward Wilson of the Antarctic: a biographical sketch, followed by an injury into the nature of his last illness. 1963, Proc R Soc Med 47, 7–13

French EB, Price WH: Anterior tibial pain. 1962, Br Med J 4 1290–1296

Freundlich BD, Dashiff JE: Avulsion of tibialis anticus and peronei muscles resulting in acute anterior and lateral compartment syndrome. 1987, J Trauma 27, 453–454

Fricker C, Bucher K, Stuker G: Sind degenerative Gelenkerkrankungen chronische Kompartmentsyndrome? 1994, Schweiz Rundsch Med Prax 83: 33, 905–908

Fronek J, Mubarak SJ, Hargens AR: Management of chronic exertional anterior compartment syndrome in the lower extremity. 1987, Clin Orthop Rel Res 220, 217–227

Fruensgaard S: Compartment syndrome complicating arthroscopic surgery: brief report. 1988, J Bone Joint Surg B-70, 146–147

Fuhrman FA, Crismon GM: Early changes in distribution of sodium, potassium and water in rabbit muscle following release of muscle release. 1951, Am J Physiol, 166, 424–432

Furuse A, Brawley RK, Struve E, Gott VL: Skeletal muscle gas tension: Indicator of cardiac output and peripheral tissue perfusion. 1973, Surgery 74, 214–222

Gage JR: The clinical use of kinetics for evaluation of pathological gait in cerebral palsy. 1994, J Bone Joint Surg A-76, 622–631

Gardner AMN, Fox, RH, Lawrence C, Bunker TD, Ling RSM, MacEachern: Reduction of post-traumatic swelling and compartment pressure by impulse compression of the foot. 1990, J Bone Joint Surg B-72, 810–815

Garfin SR, Mubarak SJ, Evans KL, Hargens AR, Akeson WH: Quantification of Intracompartmental Pressure and Volume under Plaster Casts. 1981, J Bone Joint Surg 63-A(3), 449–453

Garfin SR, Mubarak SJ, Owen CA: Exertional anterolateral compartment syndrome- case report. 1977, J Bone Joint Surg A-50, 404–405

Garfin SR, Tipton CM, Mubarak SJ, Woo SLY, Hargens AR, Akeson WH: Role of fascia in maintenance of muscle tension and pressure. 1981, J Appl Physiol 51, 317–320

Garrett RC, Kerstein MD: Compartment syndrome in the newborn. 1987, South Med J 80, 533–534

Gaspard DJ, Kohl RD: Compartmental syndromes in which the skin is the limiting boundary. 1975, Clin Orthop 113, 65

Gawenda M, Prokop A, Erasmi H: Das Compartment-Syndrom unter besonderer Berücksichtigung gefäßchirurgischer Aspekte. Das Patientengut der Chirurgischen Universitätsklinik Köln von 1981–1991. 1991, Zentbl Chir 117:8, 432–438

Gayle M, Kissoon N : A case of compartment syndrome following intraosseous infusions. 1994, Pediatr Emerg Care 10: 6, 378

Geisler FH, Laich DT, Goldflies M, Shepard A: Anterior tibial compartment syndrome as a positioning complication of the prone-sitting position for lumbar surgery. 1993, Neurosurgery 33: 6, 1117

Gelberman RH, Szabo RM, Williamson RV, Hargens AR, Yaru NC, Minteer-Convery MA: Tissue pressure threshold for peripheral nerve viability. 1983, Clin Orthop 178, 285–291

Gelberman RH, Zakaib GS, Mubarak SJ, Hargens AR, Akeson WH: Decompression of forearm compartment syndromes. 1978, Clinical Orthopaedics 134, 225

Georgiadis GM: Tibial shaft fractures complicated by compartment syndrome: treatment with immediate fasciotomy and locked unreamed nailing. 1995, J Trauma 38: 3, 448–452

Gerngroß H, Rosenheimer M, Becker HP: Invasive Messung des Kompartmentdruckes auf piezoresistiver Basis. 1991, Chirurg 62, 832–833

Gerngroß H, Rosenheimer M, Becker HP: Kompartmentdruckmessung: ein neues, rationelles Verfahren mit dem MCDM-I (Mobiles Kompartment-Druck-Meßsystem). 1992, Wehrmed Mschr 1, 8–11

Gerow G, Matthews B, Jahn W, Gerow R: Compartment syndrome and shin splints of the lower leg. 1993, J Manipulative Physiol Ther 16: 4, 245–252

Gerrand CH, Reddy MR, Waldram MA, Simms M: complication of self-poisoning. 1997, Postgrad Med J 73/856: 113–114

Gershuni DH, Yaru NC, Hargens AR, Lieber RL, O'Hara RC, Akeson WH: Ankle and knee position as a factor modifying intracompartmental pressure in the human leg. 1984, J Bone Joint Surg A-66, 1415–1420

Gershuni, DH, Mubarak SJ, Yaru NC, Lee YF: Fracture of the tibia complicated by acute compartment syndrome. 1987, Clin Orthop 217 , 221–227

Geutjens G : Spontaneous compartment syndrome in a patient with diabetes insipidus. 1994, Int Orthop 18: 1, 53–54

Gibson MJ, Barnes MR, Allen MJ, Chan RN: Weakness of foot dorsiflexion and changes in compartment pressures after tibial osteotomy. 1986, J Bone Joint Surg B-68, 471–475

Gismondi A, Caione R: [Compartment syndrome: assessment and role of hyperbaric oxygen], Sindrome compartimentale: inquadramento e ruolo dell'ossigeno iperbarico. 1992, Minerva Anestesiol 58:10, 819–825

Glaser F, Knopp W, Breitfuß H, Muhr G: Die Ultraschalldiagnostik des stumpfen Weichteiltraumas. 1988, Unfallchirurg 91,179–184

Glinz W: Kompartment-Syndrome der unteren Extremität. 1987, Z Unfallchir Vers.med Berufskr 80: 4, 263–274

Glinz,W.: Das akute Logensyndrom an der unteren Extremität. 1983, Helv Chir Acta 50, 697–713

Gold M, Bleday R, Brown F : Complications of prolonged bilateral lower extremity tourniquet. 1993, Plast Reconstr Surg 91: 1, 198–200

Goldfarb SJ, Kaeding CC Bilateral acute-on-chronic exertional lateral compartment syndrome of the leg: a case report and review of the literature. 1997 Clin J Sport Med 7/1: 59–61; discussion 62

Golling M, Bäumer F, Stedtfeld HW: Akute funktionelle Kompartmentsyndrome. Entscheidungsursachen unter Berücksichtigung biomechanischer Überlegungen am Beispiel des Kegelsports. 1993, Hefte zur Unfallheilkunde 232, 582

Gonzenbach R: Das Logensyndrom: Ätiologie und Fragestellung. 1983, Helv Chir Acta 50, 667–669

Good LP: Compartment syndrome. A closer look at etiology, treatment. 1992, AORN J 56:5, 904–911

Greene TL, Louis DS: Compartment syndrome of the arm – A complication of the pneumatic tourniquet. 1983, J Bone Joint Surg A-65, 270–273

Gregory MA: Alterations in the morphology of skeletal myofibres after 90 minutes of ischemia and 3 hours of reperfusion. 1991, S Afr Med J 79, 307–311

Griffiths D, Jones DH: Spontaneous compartment syndrome in a patient on long-term anticoagulation. 1997, J Hand Surg [Br] 18: 1, 41–42

Guiral J, Acosta JP, De Benito JI: [Acute compartment syndrome as a complication of a distal forearm fracture: apropos of a case of a child] Syndrome aigu de la loge anterieure de l'avant-bras apres fracture distale des deux os: a propos d'un cas chez un enfant. 1995, Rev Chir Orthop Reparatrice Appar Mot 81(5), 449–452

Gulli B, Templeman D : Compartment syndrome of the lower extremity. 1994, Orthop Clin North Am 25: 4, 677–684

Gumucio CA, Lund H, Young VL, Young AE: Diagnosis and management of ulnar nerve entrapment. 1992, Mo Med 89: 4, 231–240

Gute D, Laughlin MH, Amann JF: Regional changes in capillary supply in skeletal muscle of interval-sprint and low-intensity, endurance-trained rats. 1994, Microcirculation1, 183–193

Haaverstad R, Nilsen G, Myhre HO, Saether OD, Rinck PA: The use of MRI in the investigation of leg oedema. 1992, Eur J Vasc Surg 6: 2, 124–129

Hager W:Weichteilschäden bei Extremitätenfrakturen. Kongreßbericht der 24. Jahrestagung der Österreichischen Gesellschaft für Unfallchirurgie Gmunden (6.–8. Okt. 1988), Springer Berlin Heidelberg New York

Hahn M, Strauss E, Yang EC : Gunshot wounds to the forearm. 1995, Orthop Clin North Am 26: 1, 85–93

Hahn RG: Transurethral resection syndrome after transurethral resection of bladder tumours. 1995, Can J Anaesth 42: 1, 69–72

Hak DJ, Johnson EE : The use of the unreamed nail in tibial fractures with concomitant preoperative or intraoperative elevated compartment pressure or compartment syndrome. 1994, J Orthop Trauma 8: 3, 203–211

Halpern AA, Nagel DA: Anterior compartment pressures in patients with tibial fractures. 1980, J Trauma 20, 786–790

Hammoudeh M, Siam AR, Khanjar I: Anterior dissection of popliteal cyst causing anterior compartment syndrome. 1995, J Rheumatol 22(7), 1377–1379

Hansen ST: Posttraumatische Fehlstellung des Rückfusses. 1991, Orthopäde 20: 1, 95–98

Hargens AR, Akeson WH, Garfin SR, Gelberman RH, Gershuni DH: Compartment syndromes. 1984 In: Practice of Surgery, ed by J Denton, Philadelphia JB Lippincott 1–18

Hargens AR, Akeson WH, Mubarak SJ et al. Tissue fluid pressures: From basic research tools to clinical applications. (Kappa Delta Award Paper). 1989, J Orthop Res 7, 902–909

Hargens AR, Ballard RE: Basic principles for measurement of intramuscular pressure. 1995, Oper Tech Sports Med 3, 237–242

Hargens AR, Botte MJ, Swenson MR, Gelberman RH, Rhoades CE, Akeson WH: Effects of local compression on peroneal nerve function in humans. 1993, J Orthop Res 11, 818–827

Hargens AR, Cologne JB, Menninger FJ: Normal transcapillary pressures in human skeletal muscle and subcutaneus tissues. 1981, Microvasc Res 22, 177–189

Hargens AR, Evans KL, Akeson WH: Oxygen partial pressure in skeletal muscle and ist reliability for diagnosing compartment syndrome. 1978, Trans 24th Ann Mtg Orthop Res Soc 3, 206

Hargens AR, McClure AG, Skyhar MJ, Lieber RL, Gershuni DH, Akeson WH: Local compression patterns beneath pneumatic tourniquets applied to arms and thighs of human cadavera. 1987, J Orthop Res 5, 247–252

Hargens AR, Romine JS, Sipe JC, Evans KL, Mubarak SJ, Akeson WH: Peripheral Nerve-Conduction Block by High Muscle-Compartment Pressure. 1979, J Bone Joint Surg 61-A(2), 192–200

Hargens AR, Schmidt DA, Evans KL et al.: Quantitation of skeletal muscle necrosis in a model compartment syndrome. 1981, J Bone Joint Surg 63 A, 631–636

Hargens AR, Schmidt DA, Evans KL et al.: Quantitation of Skeletal-Muscle Necrosis in a Model Compartment Syndrome. 1981, J Bone Joint Surg 63-A(4), 631–636

Hargens AR, Mubarak SJ, Owen CA, Garetto LP, Akeson WH: Interstitial fluid pressure in muscle and compartment syndromes in man. 1977, Microvasc Res 14, 1–10

Harris I: Gradual closure of fasciotomy wounds using a vessel loop shoelace. 1993, Injury 24: 8, 565–566

Har-Shai Y, Silbermann M, Reis ND, Zinman C, Rubinstein I, Abassi Z, Better OS: Muscle microcirculatory impairment following acute compartment syndrome in the dog. 1992 Plast Reconstr Surg 89: 2, 283–289

Hasaniya N, Katzen JT: Acute compartment syndrome of both lower legs caused by ruptured tibial artery aneurysm in a patient with polyarteritis nodosa: a case report and review of literature. 1993, J Vasc Surg 18: 2, 295–298

Hawkins BJ, Bays PN: Catastrophic complication of simple cast treatment: case report. 1993, J Trauma 34: 5, 760–762

Hay SM, Allen MJ, Barnes MR: Acute compartment syndromes resulting from anticoagulant treatment. 1992, BMJ 305:6867, 1474–1475

Hayes AA, Bower GD, Pitstock KL: Chronic (exertional) compartment syndrome of the legs diagnosed with thallous chloride scintigraphy. 1995, J Nucl Med 36(9), 1618–1624

Heckman MM, Whitesides TE Jr, Grewe SR, Judd RL, Miller M, Lawrence JH 3d : Histologic determination of the ischemic threshold of muscle in the canine compartment syndrome model. 1993, J Orthop Trauma 7: 3, 199–210

Heckman MM, Whitesides TE, Grewe SR, Rooks MD: Compartment pressure in association with closed tibial fractures. 1994, J Bone J Surg 76A, 1285–1292

Heim U, Grete W: Das Tibialis-anterior-Syndrom nach Osteosynthese am Unterschenkel. 1972, Helv Chir Acta 39, 667–677

Hendrich V, Kuner E, Schlickewei W: Behandlungskonzept und Ergebnisse beim Kompartmentsyndrom des Unterschenkels. 1990, Hefte zur Unfallheilkunde 211, 155–159

Heppenstall RB, Balderstone R, Goodwin C: Pathophysiological effects distal to a tourniquet in the dog. 1979, J Trauma 19, 234–238

Heppenstall RB, Sapega AA, Izant T, Fallon R, Shenton D, Park YS, Chance B: Compartment syndrome: A quantitative study of high-energy phosphorus compounds using ^{31}P-magnetic resonance spectroscopy. 1989, J Trauma 29, 1113–1119

Heppenstall RB, Sapega AA, Scott R et al: The compartment syndrome. An experimental and clinical study of muscular energy metabolism using phosphorus nuclear magnetic resonance spectroscopy. 1988, Clin Orthoped Rel Res 226, 138–155

Heppenstall RB, Scott R, Sapega A, Park YS, Chance B: A comparative study of the tolerance of skeletal muscle to ischemia. 1986, J Bone J Surg. 68A, 820–828

Hertel P, Cierpinski T: Muskel- und Sehnenverletzungen beim Sportler. 1994, Chirurg 65: 11, 934–942

Hill AV: The pressure development in muscle during contraction. 1948, J Physiol 107, 518–526

Hirshberg A, Mattox KL: Planned reoperation for severe trauma. 1995, Ann Surg 222: 1, 3–8

Hirvensalo E, Tuominen H, Lapinsuo M, Heliö H: Compartment syndrome of the lower limb caused by a tourniquet. A report of two cases. 1992, J Orthop Trauma 6:4, 469–472

Ho YK, Lau PY: Compartment syndrome after intramedullary interlocking nailing of a tibial fracture. 1991, Injury 22:6, 490–491

Hoffmeyer P, Cox JN, Fritschy D: Ultrastructural modifications in muscle in three types of compartment syndrome. 1987, Int Orthop 11, 53–59

Hohenberger P: Die vorgelegte Intracutannaht bei Weichteildefekten. 1995, Chirurg 66: 4, 459–460

Holden CEA. Compartmental syndromes following trauma. 1975, Clin Orthop Rel Res 113, 95–102

Holen KJ, Engebretsen L, Gr¢ntvedt T, Rossvoll I, Hammer S, Stoltz V: Surgical treatment of medial tibial stress syndrome (shin splint) by fasciotomy of the superficial posterior compartment of the leg. 1995, Scand J Med Sci Sports 5: 1, 40–43

Horbach T, Schmidt K, Moos P, Wölfel R: Akutes Unterschenkel-Kompartment-Syndrom untypischer Genese. 1992, Klinikarzt 2, 180–186

Horlocker TT, Bishop AT: Compartment syndrome of the forearm and hand after brachial artery cannulation. 1995, Anesth Analg 81(5), 1092–1094

Hove LM, Nilsen PT, Furnes O, Oulie HE, Solheim E, Mölster AO Open reduction and internal fixation of displaced intraarticular fractures of the distal radius. 31 patients followed for 3-7 years. 1997, Acta Orthop Scand 1: 59–63

Howell JN, Chleboun G, Conatser R: Muscle stiffness, strength loss, swelling and soreness following exercise-induced injury in humans. 1993, J Physiol 464, 183–196

Hsu SI, Thadhani RI, Daniels GH: Acute compartment syndrome in a hypothyroid patient. 1995, Thyroid 5(4), 305–308

Hughes JR: Ischemic necrosis of the anterior tibial muscles due to fatigue. 1948, J Bone Joint Surg 30B, 581

Hunter JG: Laparoscopic pneumoperitoneum: The abdominal compartment syndrome revisited. 1995, J Am Coll Surg 181, 469–470

Hurschler C, Vanderby R Jr, Martinez DA, Vailas AC, Turnipseed WD: Mechanical and biochemical analyses of tibial compartment fascia in chronic compartment. 1994, Ann Biomed Eng 22: 3, 272–279

Hutchinson MR, Ireland ML: Common compartment syndromes in athletes. Treatment and rehabilitation. 1994, Sports Med 17: 3, 200–208

Hwang IS, Chen JJJ, Liou JJ, Huseh TC, Chou YL: Electromyographic analysis of habituation processes of treadmill walking to floor walking. 1994 Proceedings of the National Science Council, ROC 18, 118–126

Hyder N, Kessler S, Jennings AG, De Boer PG: Anterior Compartment Syndrome 1996, J Bone Joint Surg Br 78(3), 499–500

Hynes JE, Jackson A: A traumatic gluteal compartment syndrome. 1994, Postgrad Med J 70: 821, 210–212

Inglis R., Windolf J, Pannike A: CORSET, Erfahrungen mit einer neuen Methode zum transplantatsparenden Gewebeersatz bei großen Weichteildefekten. 1993, Unfallchirurgie 92, 260–270

Jacobs D, Azagra JS, Delauwer M, Bain H, Vanderheyden JE: Unusual complication after pelvic surgery: unilateral lower limb crush syndrome and bilateral common peroneal nerve paralysis. 1992, Acta Anaesthesiol Belg 43:2, 139–143

Jacobsson S , Kjellmer: I Accumulation of fluid in exercising skeletal muscle. 1964, Acta Physiol Scand 60, 286–292

Janzing H, Broos P, Rommens P: Compartment syndrome as a complication of skin traction in children with femoral fractures. 1996, J Trauma 41, 156–158

Jarolem KL, Wolinsky PR, Savenor A, Ben-Yishay A: Tennis leg leading to acute compartment syndrome. 1994, Orthopedics 17, 721–723

Jensen SL, Sandermann J Compartment syndrome and fasciotomy in vascular surgery A review of 57 cases. 1997, Eur J Vasc Endovasc Surg 13/1: 48–53

Jerosch J, Brons F, Strauss JM: Wie relevant sind Mittelwertbestimmungen des intrakompartimentellen Druckes beim funktionellen Kompartmentsyndrom? 1997, Biomed Technik 42, 42–47

Jerosch J, Casro WHM, Halm H, Bork H: Influence of the runing shoe sole on the pressure in the tibial anterior compartment. 1995, Acta Orthop Belg 61/3, 190–198

Jerosch J, Castro WH, Hoffstetter I, Reer R: Secondary effects of knee braces on the intracompartmental pressure in the anterior tibial compartment. 1995, Acta Orthop Belg 61: 1, 37–42

Jerosch J, Debus S, Geske B: Dynamisches intrakompartmentales Druckverhalten in der Tibialis anterior Loge bei maximaler Gehbelastung und beim Laufen. 1991, Hefte zur Unfallheilkunde 220, 491–492

Jerosch J, Debus S, Geske B: Provoziert forciertes Gehen ein funktionelles Kompartmentsyndrom? 1990, Deutsche Zeitschrift für Sportmedizin 41 (Sonderheft), 439–445

Jerosch J, Geske B, Castro WHM, Hille E: Kompartmentdruck in der Tibialis anterior Loge beim Joggen. 1989 Z Orthop 56–64

Jerosch J, Geske B, Castro WHM, Jantea C: Der intrakompartmentale Druckverlauf während einer standardisierten Laufbelastung. 1989, Deutsche Zeitschrift für Sportmedizin 40, 4–8

Jerosch J, Geske B, Sons HU, Winkelmann W: Die Aussagefähigkeit der Sonografie bei der Beurteilung des intrakompartmentalen Druckes in der Tibialis-Anterior-Loge. 1989, Ultraschall in der Medizin 10(4), 206–610

Jerosch J, Geske B, Winkelmann W: Intrakompartmentaler Druck der Unterschenkellogen nach Arthroskopie. 1990, Arthroskopie 3, 36–38

Jerosch J, Geske B: Das funktionelle Kompartmentsyndrom am Unterschenkel. Diagnostik und Therapie in Klinik und Praxis. 1993, Bücherei des Orthopäden. Beihefte zur Zeitschrift für Orthopädie (Herausgegeben von Krämer und K.-F. Schlegel). Ferdinand Enke Verlag Stuttgart

Jerosch J, Geske B: Über den intrakompartmentalen Druck in der Tibialis anterior Loge bei Freizeitsportlern. 1989, Praktische Sport Traumatologie und Sportmedizin 4, 25–29

Jerosch J, Jantea C, Sons HU, Geske B: Eine Analyse des intrakompartmentalen Druckes während des Gangzyklus. 1989 Deutsche Zeitschrift für Sportmedizin 40, 169–176

Jerosch J: Funktionelles Kompartmentsyndrom der Tibialis-anterior-Loge. 1993, In: Wirth CJ (Hrsg) Überlastungsschäden am Sport. Thieme Stuttgart, 260–281

Jerosch J: Intrafasciale Druckmessung in der Tibialis-anterior-Loge in Abhängigkeit von der Körperlage und Gelenkstellung. 1997, Biomed Technik 34, 202–206

Johnson BE: Anterior tibial compartment syndrome following use of MAST suit. 1981, Ann Emerg Med 10, 209–210

Johnson GW: Editorial. The occult compartment syndrome. 1989, J Trauma 29, 135

Johnson SB, Weaver FA, Yellin AE, Kelly R, Bauer M: Clinical results of decompressive dermatomy-fasciotomy. 1992, Am J Surg 164, 286–290

Jones WG, Perry MO, Bush HL: Changes in tibial venous blood flow in the evolving compartment syndrome. 1989, Arch Surg 124, 801–804

Jung W, Böhm HJ, Hierholzer: Das Kompartmentsyndrom. 1996, OP-Journal 1, 24–29

Kahan JSG, McClellan RT, Burton DS: Acute bilateral compartment syndrome of the thigh induced by exercise. 1994, J Bone J Surg 76A, 1068–1071

Kalff R, Jamjoom Z, Mehdorn M, Towigh AH: Beidseitiges laterales Unterschenkelsyndrom nach Militärmarsch. 1984, Nervenarzt 55, 108–109

Kao JT, Pink M, Jobe FW, Perry J: Electomyographic analysis of the scapular muscles during golf swing. 1995, Am J Sports Medicine 23, 19–23

Kaper BP, Carr CF, Shirreffs TG: Compartment syndrome after arthroscopic surgery of knee. A report of two cases managed nonoperatively. 1997, Am J Sports Med 1: 123–5

Kaplan BH, Soderstrom CA, Pneumatic antishock garments and the compartment syndrome. 1987, Ann J Emerg Med 5, 177–178

Kaplan LJ, Trooskin SZ, Santora TA: Thoracic compartment syndrome. 1996, J Trauma 40(2), 291–293

Kaspar U, Mumenthaler M, Steiner A, Ludin HP, Wiesmann U: Regeneration of tibialis anterior muscle in rat after complete excision and reimplantation of muscle fragments. 1971, Z Neurol 200, 18–32

Kernohan J, Levack B, Wilson JN Entrapment of the superficial peroneal nerve. 1985, J Bone Joint Surg B-67, 60–61

Khalil IM: Bilateral compartment syndrome after prolonged surgery in the lithotomy position. 1987, J Vasc Surg 5(6), 897–881

Khan K, Brown J, Way S et al. Overuse injuries in classical ballet. 1995, Sports Med 19: 5, 341–357

Khan TF, Mahmood Z: Compartment syndrome in experimental chronic pancreatitis: effect of decompressing the main pancreatic duct. 1994, Br J Surg 81: 10, 1541

Kiaer,T., Kristensen,K.D.: Intracompartmental Pressure, PO2, Pco2 and blood flow in the human skeletal muscle. 1988, Arch Orthop Trauma Surg 107, 114–116

Kinoshita Y, Monafo WW: Limb ischemia and reperfusion: Relationship of functional recovery to nerve and muscle blood flow. 1994, J Trauma 36, 555–561

Kirby RL, McDermott P: Anterior tibial compartment pressures during running with rearfoot and forefoot styles. 1983, Arch Phys Med Rehabil 64, 296–299

Kirgis A, Albrecht S: Palsy of the deep peroneal nerve after proximal tibial osteotomy. 1992, J Bone Joint Surg A-74, 1180–1185

Kirgis A, Röttinger H, Noak W, Bogusch G, Albrecht S: Der Verlauf des Nervus peronaeus und seine Bedeutung für die Umstellungsosteotomie der Tibia. 1990, Orth Praxis 2/90, 100–105

Kirol BG, Herman MC, Peindl RD, Russel KW, McBryde AM: Fiberoptic intracompartmental pressure dynamics of the anterior and deep posterior compartment during exercise. ORS.Atlanta USA

Kladny B, Nerlich M: Das Kompartmentsyndrom am Oberschenkel. 1991, Unfallchirurg 94, 249–253

Kline SC, Moore JR: Neonatal compartment syndrome. 1992 J Hand Surg [Am] 17: 2, 256–259

Klockgether T, Weller M, Haarmeier T, Kaskas B, Maier G, Dichgans J Gluteal compartment syndrome due to rhabdomyolysis after heroin abuse. 1997, Neurology 48/1: 275–6

Klondell CT Jr, Pokorny R, Carrillo EH, Heniford BT: Exercise-induced compartment syndrome: case report. 1996, Am Surg 62(6), 469–471

Knopp W, Muhr G.: Der weit offene Unterschenkelbruch – ein Weichteilproblem. 1988, Unfallchirug 91, 366–373

Knopp W, Muhr G: Die bilaterale Fasciotomie beim Unterschenkelbruch mit drohendem Ischämie-Syndrom. 1989, Operat Orthop Traumatol 1, 35–42

Knopp W, Schumm F, Buchholz J, Ekkernkamp A: Funktionelle Ausheilung nach Compartmentsyndrom des Unterschenkels. Eine Analyse der Spätergebnisse. 1994, Chirurg 65:11, 988–991

Knopp W, Steinau H.U.: Primäre Weichteilbehandlung und Weichteilrekonstruktion. 1991, Chirurg 62, 378–387

Kober E, Ender HG: Compartment-Druckmessung in der Unfallchirurgie. 1989, Hefte zur Unfallheilkunde 148, 508–509

Koch S, Tillmann B: Verpflanzung des Muskulus tibialis posterior bei Lähmung der Extensoren des Fußes. 1993, Operative Orthopädie und Traumatologie 5, 213–217

Koderer AM: Die Übertragung des pneumatischen Druckes der Antischockhose auf den menschlichen Organismus. Dissertation Uni Ulm

Kohler A, Platz A, Meili E, Friedl HP, Trentz O: Management des Logensyndroms bei Hämophilen. 1993, Z Unfallchir Versicherungsmed 86: 3, 159–163

Kolvenbach R: Postischemic cell membrane dysfunction. 1991, J Vasc Surg 13/2, 351–352

Konno S, Kikuchi S, Nagaosa Y: The relationship between intramuscular pressure of the paraspinal muscles and low back pain. 1994, Spine 19:19, 2186–2189

Körner L, Parker P, Almström C et al: Relation of intramuscular pressure to the force output and myoelectric signal of skeletal muscle. 1984, J Orthop Res 2, 289–296

Kouvalchouk JF, Watin Augouard L, Dufour O, Coudert X, Paszkowski A: [Chronic stress-related compartment syndrome of the forearm] Le syndrome d'effort chronique des loges antérieures de l'avantbras. 1993, Rev Chir Orthop Reparatrice Appar Mot 79: 5, 351–356

Kozin SH, Wood MB : Early soft-tissue complications after distal radius fractures. 1993, Instr Course Lect 42, 89–98

Kravitz E, Moore ME, Glaros AG: Paralumbar muscle activity in chronic low back pain. 1981, Arch Phys Med Rehabil 62, 172–176

Kron IL, Harman PK, Nolan SP: The measurement of intraabdominal pressure as a criterion for abdominal re-exploration. 1984, Ann Surg 199, 28–30

Kuperwasser B, Zaid BT, Ortega R: Compartment syndrome after spinal surgery and use of the Codman frame. 1995, Anesthesiology 82: 3, 793

Kuthan P, Amon K, Cryan J: Heroininduziertes Kompartment-Syndrom mit Rhabdomyolyse und akutem Nierenversagen. 1993, Intensivmedizin und Notfallmedizin 30, 20 – 24

Kuzbari R, Seidler D, Deutinger M : Lokale Komplikationen nach einem Giftschlangenbiss. 1994, Handchir Mikrochir Plast Chir 26: 1, 48 – 50

Kyritsis PE, Capellaris AA: On a case of acute ischemic necrosis of the anterior tibial muscles following intense partizipation in games. 1964, Hellen Cheir 11, 282

Lachmann EA, Rook JL, Tunkel R, Nagler W: Complications associated with intermittent pneumatic compression. 1992, Arch Phys Med Rehabil 73: 5, 482 – 485

Lagerstrom CF, Reed II RL, Rowlands BJ, et al: Early fasciotomy for acute clinically evident posttraumatic compartment syndrom. 1989, Am J Surg 158: 36

Lampert R, Weih EH, Breucking E, Kirchhoff S, Lazica B, Lang K: Postoperatives bilaterales Kompartmentsyndrom der Unterschenkel nach ausgedehnten urologischen Eingriffen in Steinschnittlage. Serum-Creatin-Kinase-Aktivität (CK) als Warnsignal bei analgosedierten Beatmungspatienten. 1995, Anaesthesist 44: 1, 43 – 47

Landi A, Schoenhuber R, Funicello R, Rasio G, Esposito M: Compartment syndrome of the scapula. Definition on clinical, neurophysiological and magnetic resonance data. 1992, AnnChir Main Memb Super 11:5, 383 – 388

Langen RP, Ruggieri R: Acute compartment syndrome in the thigh complicated by a pseudoaneurysm. 1989, J Bone Joint Surg A-71, 762 – 763

Lanz U, Schott H: Behandlung von Spätfolgen nach Muskelkompressionssyndrom. 1989, Hefte zur Unfallheilkunde 148, 510 – 512

Lanz U: Folgezustände des Kompartmentsyndroms an der unteren Extremität. 1982, Langenbecks Archiv für Chirurgie 358, 237 – 242

Lanz U: Ischämische Muskelnekrosen. 1979, Hefte zur Unfallheilkunde, 139

Larroque P, Clément R, Chanudet X, Fassa Y, Le Guyadec T, Garcin JM: [Leg muscle bed syndrome: medical aspects of chronic forms], Le syndrome des loges de jambes: aspects médicaux des formes chroniques. 1992, Ann Cardiol Angiol (Paris) 41:4, 197 – 204

Laurencet PA: [Compartment syndrome of the foot] Le syndrome des loges du pied. 1993, Z Unfallchir Versicherungsmed 86: 3, 152 – 158

Lawson S K , Reid D C , Wiley J P : Anterior compartment pressures in cross-country skiers. A comparison of classic and skating skis. 1992, Am J Sports Med 20, 750 – 753

Leach RE, Hammond G, Stryker WS: Anterior tibial compartment syndrome, acute and chronic. 1967, J Bone Joint Surg 49A, 451

Leach RE: Anterior tibial compartment syndrome due to strenuous exercise. 1964, Milit Med 129, 610

Leff RG, Shapiro SR: Lower extremity complications of the lithotomy position: prevention and management. 1979, J Urol 122(1), 138 – 139

Lenihan MR, Brien WW, Gellman H, Itamura J, Kuschner SH: Fractures of the forearm resulting from low-velocity gunshot wounds. 1992, J Orthop Trauma 6: 1, 32 – 35

Leone J, Hamon R, Borella C, Detree F, Pennaforte JL, Etienne JC : [Rhabdomyolysis complicating acute lumbar compartment syndrome (letter)], Rhabdomyolyse compliquant un syndrome compartimental lombaire aigu. 1994, Rev Rhum Ed Fr 61: 11, 865 – 867

Lewis J, Mendicino RW, Mendicino SS: Compartment syndromes causing neuropathy. 1994, Clin Podiatr Med Surg 11: 4, 593 – 608

Li KK, Meara JG, Rubin PA: Orbital compartment syndrome following orthognathic surgery. 1995, J Oral Maxillofac Surg 53: 8, 964 – 968

Limbird TJ, Shiavi R, Frazer M, Borra H: EMG-Profiles of Knee Joint musculature during walking: Changes induced by anterior cruciate ligament deficiency. 1988, J Orthop Res 6, 630 – 638

Liu XY, Ge BF, Win YM, Jing H: Free medial gastrocnemius myocutaneous flap transfer with neurovascular anastomosis to treat Volkmann's contracture of the forearm 1992, Br J Plast Surg 45: 1, 6 – 8

Logan JG, Rorabeck CH, Castle GSP: The measurement of dynamic compartment pressure during exercise. 1983, Am J Sports Med 11, 220 – 223

Lokiec F, Sievner I, Pritsch M: Chronic compartment syndrome of both feet. 1991, J Bone Joint Surg B-73, 178 – 179

Lopez S, Lewis JV: Crush syndrome of the upper extremity. 1994, J Tenn Med Assoc 87: 5, 195 – 198

Lowdon IMR: Superficial peroneal nerve entrapment. 1985, J Bone Joint Surg B-67,58 – 59

Luk KDK, Pun WK: Unrecognised compartment syndrome in a patient with tourniquet palsy. 1987, J Bone J Surg 69B, 97 – 99

Lundborg G, Gelberman RH, Minteer-Convery M, Lee YF, Hargens AR: Median nerve compression in the carpal tunnel: Functional response to experimentally induced controlled pressure. 1982, J Hand Surg 7, 252 – 259

Lundvall J, Mellander S, Westling H, White T: Fluid transfer between blood and tissues during exercise. 1972, Acta Physiol Scand. 85, 258–269

Lydon JC, Spielman FJ: Bilateral compartment syndrome following prolonged surgery in the lithotomy position. 1984, Anesthesiology 60 (3), 236–238

Mabee JR, Bostwick TL, Burke MK: Iatrogenic compartment syndrome from hypertonic saline injection in Bier block. 1994, J Emerg Med 12: 4, 473–376

Mabee JR, Bostwick TL: Pathophysiology and mechanisms of compartment syndrome. 1993, Orthop Rev 22: 2, 175–181

Mabee JR: Compartment syndrome: a complication of acute extremity trauma. 1994, J Emerg Med 12: 5, 651–656

Mac Intyre PA: Compartment syndrome following prolonged positioning in lithotomy position. 1996, Anaesthesia 51(5), 511

Machan FG, Pohle H, Zick U, Czyborra H: Unser Erkenntnisstand zum Kompartmentsyndrom. 1991, Unfallchirurgie 17, 100–105

Machan FG: Die Diagnostik des Kompartmentsyndroms – subfasziale Druckmessung. 1988, Zentralblatt. Chir 113, 727–730

Mac-Intosh EL, Blanchard RJ: Compartment syndrome after surgery in the lithotomy position. 1991, Can J Surg 34(4), 359–362

Maki T, Korthals JK, Prockop LD: Distribution of muscle changes in experimental ischemic myopathy. 1986 Muscle Nerve 9, 394–398

Mäkitie J, Teräväinen H: Histochemical studies of striated muscle after temporary ischemia in the rat. 1977, Acta Neuropathol 37, 101–109

Malcolm OP: Compartment syndroms and reperfusion injury. 1988, Surg Clin North Am 68, 853–864

Malisano LP, Hunter GA: Liquefaction and calcification of a chronic compartment syndrome of the lower limb. 1992, J Orthop Trauma 6: 2, 245–247

Mannarino F, Sexson S: The significance of intracompartmental pressures in the diagnosis of chronic exertional compartment syndrome. 1989, Orthopedics 12, 1415–1418

Manoli A, Fakhouri AJ, Weber TG: Concurrent compartment syndromes of the foot and leg. 1993, Foot & Ankle 14, 339–342

Mars M, Hadley GP, Aitchison JM: Direct intracompartmental pressure measurement in the management of snakebites in children. 1991, South Afr Med J 80, 227–228

Mars M, Hadley GP: Failure of pulse oximetry in the assessment of raised limb intracompartmental pressure. 1994, Injury 25: 6, 379–381

Mars M: The effect of post-operative bleeding on compartment pressure. 1994, J Hand Surg [Br] 19: 2, 149–153

Martens M, Moeyersoons JP: Acute and effort-related compartment syndrome in sports. 1990, Sports Med 9, 62–68

Martin JT: Compartment syndromes: concepts and perspectives for the anaesthesiologist. 1992, Anesth Analg 75:2, 275–283

Martin RR, Mattox KL, Burch JM, Richardson RJ: Advances in treatment of vascular injuries from blunt and penetrating limb trauma. 1992, World J Surg 16:5, 930–937

Matava MJ, Whitesides TE Jr, Seiler JG 3d, Hewan-Lowe K, Hutton WC: Determination of the compartment pressure threshold of muscle ischemia in a canine model. 1994, J Trauma 37: 1, 50–58

Matsen FA, King RV, Krugmire RB, Mowery CA, Roche T: Physiological effects of increased tissue pressure. 1979, International Orthopaedics (SICOT) 3, 237–244

Matsen FA, Krugmire RB, King RV: Increased tissue pressure and its effects on muscle oxygenation in level and elevated human limbs. 1979, Clin Orthop 144, 311–320

Matsen FA, Mayo KA, Krugmire RB Jr, Sheridan GW, Kraft GH: A model compartmenr syndrome in man with particular reference to the quantification of nerve function. 1977, J Bone Joint Surg 59 A, 648–653

Matsen FA, Mayo KA, Sheridan GW, Krugmire RB: Monitoring of intramuscular pressure. 1976, Surgery 79, 702–709

Matsen FA, Winquist RA, Krugmire RB: Diagnosis and management of compartment syndrome. 1980 J Bone Joint Surg A-62, 286–291

Matsen FA, Wyss CR, Krugmire RB, Simmons CW, King RV: The effects of limb elevation and dependency on local arteriovenous gradients in normal human limbs with particular reference to limbs with increased tissue pressure. 1980, Clin Orthop Rel Res 150, 187–195

Matsen FA: Compartmental Syndrome. A Unified Concept. 1975, Clin Orthop 113, 8–14

Matsen FA: Compartmental syndromes. 1980 New York: Grune and Stratton

Maull K I, Capehart J E, Cardea J A, Haynes BW: Limb loss following military anti-shock trousers (MAST) application. 1981, J Trauma 1, 60–62

Mavor GE: The anterior tibial syndrome. 1956, J Bone Joint Surg 38-B, 513–517

Mawhinney IN, Maginn P, McCoy GF: Tibial compartment syndromes after tibial nailing. 1994, J Orthop Trauma 8: 3, 212–214

Mayer C, Hochgeschwender J: Entwicklung eines Unterschenkelmodells zur Untersuchung von Unfallfolgen bei Fahrzeug-Fußgänger-Kollisionen. 1993, Biomed Technik 38, 130–138

McAuliffe TB, Fiddian NJ, Browett JP: Entrapment neuropathy of the superficial peroneal nerve. A Bilateral Case. 1985, J Bone Joint Surg 67-B, 62–63

McCarthy DM, Sotereanos DG, Towers JD, Britton CA, Herndon JH: A cadaveric and radiologic assessment of catheter placement for the measuement of forearm compartment pressures. 1995, Clin Orthop Rel Res 312, 266–270

McDermott AGP, Marble AE, Eng P, Yabsley RH: Monitoring acute compartment pressures with the S.T.I.C. Catheter. 1984, Clinical Orthopedics and Related Research 190, 192–197

McDermott AGP, Marble AE, Eng P, Yabsley RH: Monitoring dynamic anterior compartment pressures during exercise. 1982, Am J Sports Medicine 10, 83–89

McDougall CG, Johnston GHF: A new technique of catheter placement for measurement of forearm compartment pressures. 1994, J Trauma 31, 1404–1407

McGee DL, Dalsey WC: The mangled extremity. Compartment syndrome and amputations. 1992, Emerg Med Clin North Am 10:4, 783–800

McHale KM, Prahinski JR : Acute exertional compartment syndrome occurring after performance of the army physical fitness test. 1994, Orthop Rev 23: 9, 749–753

Mc Kee MD, Jupiter JB: Acute exercise-induced bilateral anterolateral leg compartment syndrome in a healthy young man. 1995, Am J Orthop 24(11), 862–864

Mc Queen MM, Christie J, Court-Brown CM: Compartment pressure after intramedullary nailing of the tibia. 1990, J Bone Joint Surg 72-B, 395–397

Mc Queen MM, Court-Brown CM: Compartment monitoring in tibial fractures.The pressure treshold for decompression. 1996, J Bone Joint Surg 78-B, 99–104

McQueen MM, Christie J, Court-Brown CM. Acute compartment syndrome in tibial diaphyseal fractures. 1996, J Bone Joint Surg Br 78/1: 95–98

McQuillan WM, Nolan B: Ischemia complicating injury. 1968, J Bone Joint Surg 50B, 482–492α

Melberg PE, Styf J: Posteriomedial pain in the lower leg. 1989, Am J Sports Med 17, 747–750

Meldrum DR, Mitchell MB, Banerjee A, Haren AH: Cardiac Preconditioning. Induction of endogenous tolerance to ischemia-reperfusion injury. 1993, Arch Surg 128, 1208–1211

Messier RH, Duffy J, Litchman HM: The electromyogram as an measure of tension in human biceps and triceps muscles. 1971, Int J Mech Sci 13, 585–598

Michaelson M, Reis ND: Crush injury – crush syndrome. 1988, Unfallchirurg 91, 330–332

Michelson JD: Isolated compartment syndrome of the calcaneal compartment secondary to minimal incision surgery. 1995, Foot Ankle Int 16: 3, 162–163

Mickley V, Abendroth D: Zur Differentialdiagnose der Armschwellung nach Dialyseshunt-Anlage. 1995, Vasa 24: 1, 83–85

Middleton DK, Johnson JE, Davies JF: Exertional compartment syndrome of bilateral feet: a case report. 1995, Foot Ankle Int 16: 2, 95–96

Miniaci A, Rorabeck CH: Compartment syndrome as a complication of repair of a hernia of the tibialis anterior. 1986, J Bone J Surg 68-A, 1444–1446

Moed BR, Strom DE: Compartment syndrome after closed intramedullary nailing of the tibia: a canine model and report of two cases. 1991, J Orth Trauma 5(1), 71–77

Moed BR, Thorderson PK: Measurement of intracompartmental pressure: a comparison of the SLIT Catheter, Side-ported needle, and Simple needle. 1993, J Bone J Surg 75A, 231–235

Moehring HD, Voigtlander JP: Compartment pressure monitoring during intramedullary fixation of tibial fractures. 1995, Orthopedics 18, 631–636

Moeyersoons JP, Martens M: Chronic compartment syndrome: diagnosis and management. 1992, Acta Orthop Belg 58: 1, 23–27

Mohler LR, Styf JR, Pedowitz RA, Hargens AR, Gershuni DH: Intramuscular deoxygenation during exercise in chronic anterior compartment syndrome of the leg. 1997, J Bone Joint Surg,(in press)

Mohler LR, Van Leuven SL, Lopez MA, Gershuni DH: Exercise induced changes in tissue pressure and oxygenation in the anterior compartment of the leg. 1995, Trans 41st Orthopaedic Research Society 20, 186

Mohler LR, Styf JR, Pedowitz RA, Hargens A, Gershuni DH Near-Infrared spectroscopy for Monitoring of Tissue. Oxygenation of exercising skeletal muscle in a chronic compartment syndrome model. 1997, J Bone Joint Surg Am 79//: 844–849

Möller-Hartmann W, Reinbold WD: Ungewöhnliche Verkalkung der Unterschenkelmuskulatur. Myonecrosis calcificans der Unterschenkelmuskulatur. 1994, Radiologe 34: 12, 771–772

Morrow BC, Mawhinney IN, Elliott JR: Tibial compartment syndrome complicating closed femoral nailing: diagnosis delayed by an epidural analgesic technique-case report. 1994, J Trauma 37: 5, 867–868

Mortensen WW, Hargens AR, Gershuni DH, Crenshaw AG: Long term myoneural function after an induced compartment syndrome in the canine hind-limb. 1985, Clin Orthop 195, 289

Moses TA, Kreder KJ, Thrasher JB: Compartment syndrome: an unusual complication of the lithotomy position. 1994, Urology 43: 5, 746–747

Moyer RA, Boden BP, Marchetto PA, Kleinbart F, Kelly JD 4th: Acute compartment syndrome of the lower extremity secondary to noncontact injury. 1993, Foot Ankle 14: 9, 534–537

Mozan SJ, Keagy RD: Muscle relationship in functional fascia. 1969, Clin Orthop 67, 225–230

Mravic PJ, Massey DM: Compartment syndrome. 1992, J Vasc Nurs 10: 1, 9–12

Mubarak S, Owen CA: Compartmental syndrome and its relation to the crush syndrome: A spectrum of disease. 1975, Clin Orthop Rel Res 113, 81–89

Mubarak SJ, Carroll NC: Volkmanns contracture in children: aetiology and prevention. 1979, J Bone Joint Surg 61 B, 295–293

Mubarak SJ, Gould RN, LeeYF, Schmidt DA, Hargens AR: The medial tibia stress syndrome. 1982, Am J Sports Med 10, 201–205

Mubarak SJ, Hargens AR, Owen CA, Garetto LP, Akeson WH: The Wick catheter technique for measurement of intramuscular pressure. 1976, J Bone J Surg. 58A, 1016–1020

Mubarak SJ, Hargens AR: Compartment Syndromes and Volkmann's Contracture. 1981, Philadelphia, W.B. Saunders Co.

Mubarak SJ, Owen CA, Garfin S, Hargens AR: Acute exertional superficial posterior compartment syndrome. 1978, Am J Sports Med 6, 287–290

Mubarak SJ, Owen CA, Hargens AR, Garetto LP, Akeson WH: Acute Compartment Syndromes: Diagnosis and Treatment with the Aid of the Wick Catheter. 1978, J Bone Joint Surg 60-A(8), 1091–1095

Mubarak SJ, Owen CA: Double-Incision Fasciotomy of the Leg for Decompression in Compartment Syndromes. 1977, J Bone Joint Surg 59-A(2), 184–187

Muhr G, Knopp W: Die postoperative Einteilung traumatischer Weichteilschäden als Versorgungshilfe. 1989, Unfallchirurg 92, 424–429

Muhr G: Therapeutische Strategie bei Frakturen mit Weichteilschaden. 1991, Chirurg 62: 361–366

Mülder K, Sakoman V, Kecskes S, Schulte P: Kompartmentsyndrom nach Oberschenkelkontusion. Kasuistik und Literaturübersicht. 1991, Akt Traumatol 21, 139–142

Mulhall JP, Drezner AD : Postoperative compartment syndrome and the lithotomy position: a report of three cases and analysis of potential risk factors. 1993, Conn Med 57: 3, 129–133

Muller GP, Masquelet AC: [Chronic compartment syndrome of the foot. A case report] Le syndrome de loge chronique du pied. Description d'un cas. Rev Chir Orthop Reparatrice 1995, Appar Mot 81(6), 549–552

Mulvey JR, Stratford F: Acute anterior compartment syndrome secondary to group A beta-hemolytic streptococcal myositis. 1995, J Am Board Fam Pract 8: 1, 49–51

Mumenthaler M: Differentialdiagnose und Folgezustände der Kompartmentsyndrome. 1987, Z Unfallchir Versmed Berufskr 80: 4, 275–281

Murray-Leslie CF, Quinnell RC, Powell RJ, Lowe J : Relapsing eosinophilic myositis causing acute muscle compartment syndrome. 1993, Br J Rheumatol 32: 5, 436–437

Murthy G, Hargens AR: Near infrared spectroscopy- a noninvasive technique for diagnosing exertional compartment syndrome. 1995, Oper Tech Sports Med 3, 256–258

Myerson M, Manoli A: Compartment syndromes of the foot after calcaneal fractures. 1993, Clin Orthop 290, 142–150

Myerson MS: Management of compartment syndromes of the foot. 1991, Clin Orthop 271, 239–248

Naidu SH, Heppenstall RB: Compartment syndrome of the forearm and hand. 1994, Hand Clin 10: 1, 13–27

Nakano KK: Peripheral nerve entrapments, repetitive strain disorder, occupation-related syndromes, bursitis, and tendonitis. 1991, Curr Opin Rheumatol 3: 2, 226–239

Nakhostine M, Styf JR, van Leufen S, Hargens AR, Gershuni DH: Intramuscular pressure varies with depth. 1993, Acta Orthop Scand 64(3), 377–381

Neagle CE, Schaffer JL, Heppenstall RB: Compartment syndrome complicating prolonged use of the lithotomy position. 1991, Surgery 110(3), 566–569

Negri L, Weber W, Haus J, Krüger-Franke M: Einsatz der Pulsoxymetrie beim Kompartmentsyndrom. 1991, Anaesthesist 40: 12, 680–681

Nerlich M, Dziadzka S, Schmidt U: Das Kompartmentsyndrom am Unterschenkel. Langzeitergebnisse. 1991, Unfallchirurg 94, 257–261

Neuschwander DC, Heinrich SD, Cenac WA: Tibial tuberosity fracture associated with a compartment syndrome. 1992, Orthopedics 15:9, 1109–1111

Nitzschke W, Leonhardt R: Joggen- Überlastungsschäden am Bewegungsapparat. 1991, Sportverletzung-Sportschaden 5, 22–26

Nkele C, Aindow J, Grant L: Study of pressure of the normal anterior tibial compartment in different age groups using the slit-catheter method. 1988, J Bone Joint Surg 70-A, 98–101

O'Donnell CJ, Beck DH, Taylor BL, Smith GB: Upper limb compartment syndromes: a complication of malignant hyperthermia in a patient with ill-defined myopathy . 1995, Br J Anaesth 74: 3, 343 – 344

Oestern HJ, Echtermeyer V, Tscherne H: Das Kompartment-Syndrom. 1983, Orthopäde 12, 34 – 46

Oestern HJ, Echtermeyer V: Behandlung des Kompartmentsyndroms und Ergebnisse (Kongreßbericht) 1982, Langenbecks Arch Chir 358, 227 – 232

Oestern HJ: Kompartmentsyndrom. Definition, Ätiologie, Pathophysiologie. 1991, Unfallchirurg 94, 210 – 215

Ogata K, Whiteside LA.: Effects of external compression on blood flow to muscle and skin. 1982 Clin Orthop, 168: 105–107

O'Keefe RJ, O'Connell JX, Temple HT, Scully SP, Kattapuram SV, Springfield DS: Calcific myonecrosis. A late sequela to compartment syndrome of the leg. 1995, Clin Orthop 318, 205 – 213

Oredsson S, Plate G, Qvarfordt P: The effect of mannitol on reperfusion injury and postischemic compartment pressure in skeletal muscle. 1994, Eur J Vasc Surg 8: 3, 326 – 331

Osterman AL, Heppenstall RB Sapega AA, Katz M. Chance B, Sokolow D. Muscle ischemia and hypothermia: A bioenergetic study using 31phosphorus nuclear magnetic resonance spectroscopy. 1984, J Trauma 24, 811 – 817

O'Sullivan ST, O'Donoghue J, McGuinness AJ, O'Shaughnessy M: Does patient-controlled analgesia lead to delayed diagnosis of lower limb compartment syndrome? [letter]. 1996, Plast Reconstr Surg 97(5), 1087 – 1088

Owen CA, Mubarak SJ, Hargens AR, Rutherford L, Garetto LP, Akeson WH: Intramuscular pressure with limb compression. Clarification of the pathogenesis of the drug-induced compartment syndrome/ crush syndrome. 1979, N Eng J Med 300, 1169 – 1172

Paletta CE, Dehghan K : Compartment syndrome in children. 1994, Ann Plast Surg 32: 2, 141 – 144

Paletta CE, Lynch R, Knutsen AP: Rhabdomyolysis and lower extremity compartment syndrome due to influenza B virus. 1993, Ann Plast Surg 30: 3, 272 – 273

Palumbo RC, Abrams JS: Compartment syndrome of the upper arm. 1994, Orthopedics 17, 1144 – 1146

Pape JM, Goulet JA, Hensinger RN : Compartment syndrome complicating tibial tubercle avulsion. 1993, Clin Orthop 295, 201 – 204

Paré EB, Stern JT, Schwartz JM: Functional differentiation within the tensor fasciae latae. 1981, J Bone Joint Surg. 63-A, 1457 – 1471

Pasic M, Carrel T, Tönz M, Vogt P, von Segesser L, Turina M : Acute compartment syndrome after aortocoronary bypass. 1993, Lancet 341, 897

Patman RD: Compartmental syndromes in peripheral vascular surgery. 1975, Clin Orthop Rel Res 113, 103 – 110

Pearson C, Adams RD, Denny-Brown D: Traumatic necrosis of pretibial muscles. 1948, New Engl J Med 239, 213

Pedowitz RA, Hargens AR, Mubarak SJ, Gershuni DH: Modified criteria for the objective diagnosis of chronic compartment syndrome of the leg. 1990, Am J Sports Medicine 18, 35 – 40

Peeze Binkhorst FM, Slaaf DW, Kuipers H, Tangelder GJ, Reneman RS. Exercise-induced swelling of rat soleus muscle: its relationship with intramuscular pressure. 1990, J Appl Physiol 69, 67 – 73

Perry MO: Compartment syndromes and reperfusion injury. 1988, Surg Clin North Am 68, 853 – 864

Peters CL, Scott SM: Compartment syndrome in the forearm following fractures of the radial head or neck in children. 1995, J Bone Joint Surg Am 77: 7, 1070 – 1074

Peters P, Baker SR, Leopold PW, Taub NA, Burnand KG: Compartment syndrome following prolonged pelvic surgery. 1994, Br J Surg 81, 1128 – 1131

Peterson T, Dresing K, Schmidt G: Druckmessung im Karpaltunnel bei distaler Radiusfraktur. 1993, Unfallchirurg 96, 217 – 223

Petit A, Sigal M, Merat R, Pepin E, Couffinhal JC: Pseudoerysipelas resulting from acute anterior tibial compartment syndrome. 1996, J Am Acad Dermatol 34(3), 521 – 522

Petri A, Sándor L, Adám E, Bozó A: Akut venöse Leberkreislaufstörung verursacht von stumpfem Bauchtrauma: handelt es sich um ein Kompartmentsyndrom? 1993, Unfallchirurg 96:12, 625 – 627

Pieper KS, Brückner L, Hermann M, Schulka R: Relationship between vessel course and muscles in region of the origin of the tibialis anterior artery. 1993, Surg Radiol Anat 15, 241

Pinkowski JL, Weiner DS: Complications in proximal tibial osteotomies in children with presentation of technique. 1995, J Pediatr Orthop 15: 3, 307 – 312

Ploberger E, Povacz F : Unterschenkelmarknagelung und Kompartmentsyndrom. 1994, Unfallchirurg 97: 5, 266 – 268

Power RA, Greengross P: Acute lower leg compartment syndrome. 1991, Br J Sports Med 25: 4, 218 – 220

Present DA, Nainzedeh NK, Ben-Yishay A, Mazzara JT : The evaluation of compartmental syndromes using somatosensory evoked potentials in monkeys. 1993, Clin Orthop 287, 276 – 285

Presnal BP, Heavilon JA: Exercise-induced acute compartment syndrome of the thigh. Case report. 1995, Am J Knee Surg 8: 2, 77 – 79

Price C, Ribeiro J, Kinnebrew T: – Compartment syndromes associated with postoperative epidural analgesia. A case report. 1996, J Bone Joint Surg Am 78(4), 597–599

Prynn WL, Kates DE, Pollack CV Jr : Gluteal compartment syndrome. 1994, Ann Emerg Med 24: 6, 1180–1183

Puranen J, Alavaikko A: Intracompartmental pressure increase on exertion in patients with chronic compartment syndrome in the leg. 1981, J Bone and Joint Surg 63-A, 1304–1309

Puranen J: The medial tibia syndrome: exercise ischemia in the media fascial compartment of the leg. 1974 J Bone Joint Surg 56-B, 712

Purucker E, Egri L, Hamar H, Augustin AJ, Lutz J: Differnces in glutathione status and lipid peroxidation of red and white muscles: alterations following ischemia and reperfusion. 1991, Res Exp Med 191, 209–217

Quinn RH, Ruby ST: Compartment syndrome after elective revascularization for chronic ischemia. 1992, Arch Surg 127:7, 865–903

Qvarfordt P, Christenson JT, Eklöf B, Ohlin P, Saltin B: Intramuscular pressure, muscle blood flow, and skeletal muscle metabolism in chronic anterior tibial compartment syndrome. 1983, Clinical Orthopedics and Related Research 179, 284–289

Qvarfordt P, Eklöf B, Christenson JT, Ohlin P: Compartmental pressure monitoring after arterial reconstruction lacks clinical relevance. 1987, J Vasc Surg 6, 202–203

Qvarfordt P, Eklöf B, Ohlin P: Reference values for intramuscular pressure in lower leg in man. 1982, Clin Physiol 2, 427–734

Rabenseifner L: Spätzustände nach blandem Tibialis-Anterior-Syndrom. 1981, Chirurg 52(3), 182–186

Rädel W.: Akutes Kompartment-Syndrom als Folge muskulärer Überlastung. 1989, Zentrbl Chir 114, 397–399

Radonic V, Baric D, Petricevic A, Kovacevic H, Sapunar D, Glavina-Durdov M: War injuries of the crural arteries. 1995, Br J Surg 82: 6, 777–783

Raether PM, Lutten LD: Recurrent compartment syndrome in the posterior thigh. 1982, Am J Sports Med 10, 40–43

Rahm M, Probe R: Extensive deep venous thrombosis resulting in compartment syndrome of the thigh and leg. 1994, J Bone Joint Surgery 76-A, 1854–1857

Rampersand YR, Amendola A: The evaluation and treatment of exertional compartment syndrome. 1995, Oper Tech Sports Med 3

Reddy KP, Kaye KW: Deep posterior compartment syndrome: A serious complication for lithotomy position. 1984, J Urology 132, 144

Reill P: Folgezustände nach Kompartmentsyndrom der oberen Extremität und deren Behandlung. (Kongreßbericht) 1982, Langbecks Arch Chir 358, 233–235

Rheingold LM, Fater MC, Courtiss EH Compartment syndrome of the upper extremity following cutaneous laser surgery. 1997, Plast Reconstr Surg 99/5:1418–20

Rendl KH, Prenner K: Intraabdominelles Kompartment-Syndrom als seltene Komplikation nach Aortenrekonstruktion. 1992, Vasa 21: 1, 81–84

Reneman RS, Slaaf DW, Lindbom L, Tangelder GJ, Arfors KE: Muscle blood flow disturbances produced by simultaneously elevated venous and total muscle tissue pressure. 1980, Microvascular Research 20, 307–318

Reneman RS: The anterior and the lateral compartmental syndrome of the leg due to intensive use of muscles. 1975, Clin Orth Rel Res 113, 69–80

Renwick SE, Naraghi FF, Worrell RV, Spaeth J : Cystic degeneration and calcification of muscle: late sequelae of compartment syndrome. 1994, J Orthop Trauma 8:5, 440–444

Reschauer R, Rehak PH, Germann RH, Schiechl H: Experimentelle Grundlagen des Compartmentsyndroms. 1989, Hefte zur Unfallheilkunde 148, 497–499

Reschauer R: Die Diagnostik des Kompartmentsyndroms. 1991, Unfallchirurg 94, 216–219

Reszel PA, Janes JM, Spittell JA: Ischemic necrosis of the peroneal musculature, a lateral compartment syndrome: Report of case. 1963, Proc Staff Med Mayo Clin 38, 130–137

Ribeiro JA, Price CT, Knapp R: Compartment syndrome of the lower extremity after intraosseous infusion of fluid. 1993, J Bone Joint Surg 75-A, 430–433

Ridings P, Gault D: Compartment syndrome of the arm. 1994, J Hand Surg [Br] 19: 2, 147–148

Riedl S, Werner J, Göhring U, Meeder PJ : Die vorgelegte Intracutannaht – eine Methode zur Behandlung von Weichteildefekten nach Fascienspaltung beim akuten Compartmentsyndrom. 1994, Chirurg 65:11, 1052-5

Rimoldi RL, Capen DA: Thigh compartment syndrome secondary to intertrochanteric hip fracture in a quadriplegic patient: case report. 1992, Paraplegia 30: 5, 376–378

Ris HB, Furrer M, Stromsky S, Walpoth B, Nachbur B: Four-compartment fasciotomy and venous calf-pump function: Long-term results. 1993, Surgery 113, 55–58

Robinson D., On E, Halperin N.: Anterior compartment syndrome of the thigh in athletes – indications for conservative treatment. 1992, J Trauma 32, 183–186

Roger DJ, Tromanhauser S, Kropp WE, Durham J, Fuchs MD: Compartment pressures of the leg following intramedullary fixation of the tibia. 1992, Orthop Rev 21:10, 1221–1225

Rollins DL, Bernhard VM, Towne JB: Fasciotomy. An Appraisal of controversial issues. 1981, Arch Surg 116, 1474–1481

Romana MC, Masquelet AC, Klaue K: Weichteilerhaltung und Rekonstruktionen an unbelasteten Fussanteilen. 1991, Ther Umsch 48: 12, 836–841

Rominger MB, Lukosch CJ, Langer CU, Bachmann G: MR-Bildgebung beim lagerungsbedingten Kompartmentsyndrom beider Unterschenkel nach Operation in Steinschnittlage. 1996, Rofo Fortschr Geb Rontgenstr Neuen Bildgeb Verfahr 164(4), 338–340

Rorabeck C H, Bourne R B Fowler P J: The surgical treatment of exertional compartment syndrome in athletes. 1983, J Bone Joint Surg 65-A, 1245–1251

Rorabeck C H. The treatment of compartment syndromes of the leg. 1984, J Bone Joint Surg 66-B, 93–97

Rorabeck CH, Bourne RB, Fowler PJ, Finlay JB, Nott JB: The role of tissue pressure measurement in diagnosing chronic anterior compartment syndrome. 1988, Am J Sports Med 16, 143–146

Rorabeck CH, Castle GSP, Hardie R, Logan J: Compartmental pressure measurements: An experimental investigation using the SLIT-catheter. 1981, J Trauma 21, 446–449

Rorabeck CH, Clarke KM: The pathophysiology of the anterior tibial compartment syndrome: An experimental investigation. 1978, J Trauma 5, 299–304

Rorabeck CH, Fowler PJ, Nott L: The results of fasciotomy in the management of chronic exertional compartment syndrome. 1988, Am J Sports Med 16: 224

Rorabeck CH, Macnab I: Anterior tibial compartment syndrome complicating fractures of the shaft of the tibia. 1976, J Bone Joint Surg 58-A, 549–550

Rorabeck CH: Exertional tibialis posterior compartment syndrome. 1986, Clin Orthop 208, 61–64

Rorabeck CH: Tourniquet-induced nerve ischemia: An experimental investigation. 1980, J Trauma 20, 280–286

Rosenfield AL, Bartal E: Bilateral spontaneous lateral compartment syndrome in the legs of a patient who received a kidney and heart transplantation. 1992, J Bone Joint Surg 74A, 775

Ross J: A review of lower limb overuse injuries during basic military training. Part 1: Types of overuse injuries. 1993, Mil Med 158: 6, 410–415

Royle SG: The role of tissue pressure recording in forearm fractures in children. 1992, Injury 23:8, 549–552

Rudoff J, Ebner S, Canepa C: Limb-compartmental syndrome with thrombolysis. 1994, Am Heart J 128: 6 Pt 1, 1267–1268

Ruland RT, April EW, Meinhard BP: Tibialis posterior muscle: the fifth compartment? 1992, J Orthop Trauma 6:3, 347–351

Ruland WO, Jost JO, Jackisch C, Mühlschlegel A, Steffen W: Komplikationen nach Varizenstripping: Kompartmentsyndrom. 1989, Vasomed aktuell 4, 32–33

Russell WL, Apyan PM, Burns RP: An electronic technique for compartment pressure measurement using the WICK catheter. 1985, Surg Gyn Obstet 161, 173–175

Rydholm U, Werner C, Ohlin P: Intracompartmental forearm pressure during rest and exercise. 1983, Clin Orthop 175, 213–215

Safran MR, Bernstein A, Lesavoy MA: Forearm compartment syndrome following brachial arterial puncture in uremia. 1994, Ann Plast Surg 32: 5, 535–238

Salminen A, Kihlström M: Lysosomal changes in mouse skeletal muscle during the repair of exercise injuries. 1985, Muscle & Nerve 8, 269–279

Santi MD, Botte MJ: Volkmann's ischemic contracture of the foot and ankle: evaluation and treatment of established deformity. 1995, Foot Ankle Int 16(6), 368–377

Sanzen L, Forsberg A, Westlin N: Anterior tibial compartment pressure during race walking. 1986, Am J Sports Med 14, 136–138

Sapega AA, Heppenstall RB, Chance B, Park YS, Sokolow D: Optimizing tourniquet application and release times in extremity surgery. 1985, J Bone Joint Surg 67A, 303–314

Scheel AK, Toepfer M, Kunkel M, Finkenstaedt M, Reimers CD Ultrasonographic assessment of the prevalence of fasciculations in lesions of the peripheral nervous system. 1997, J Neuroimaging 7/1: 23–27

Schein M, Wittmann DH, Aprahamian CC, Condon RE: The abdominal compartment syndrome: the physiological and clinical consequences of elevated intra-abdominal pressure. 1995, J Am Coll Surg 180: 6, 745–753

Schenk E, Koch RD: Spätschäden eines nicht erkannten Kompartmentsyndroms. Gutachterliche Beurteilung. 1987, Zentrbl Chir 112, 115–119

Schepsis AA, Martini D, Corbett M: Surgical management of exertional compartment syndrome of the lower leg. Long-term follow-up. 1993 Am J Sports Medicine 21, 811–817

Scherer H, Scherer MA, Gerngroß H, Blümel G: Programmierter, frühsekundärer Wundverschluß nach Kompartmentspaltung an der unteren Extremität – Fallberichte und Technik. 1993, Hefte zu der Unfallchirurg 232, 573–574

Schmalzried TP, Eckardt JJ: Spontaneous gluteal artery rupture resulting in compartment syndrome and sciatic neuropathy. Report of a case in Ehlers-Danlos syndrome. 1992, Clin Orthop 275, 253–257

Schmalzried TP, Neal WC, Eckardt JJ: Gluteal compartment and crush syndromes. Report of three cases and review of the literature. 1992, Clin Orthop 277, 161–165

Schmidt U, Tempka A, Nerlich M: Das Kompartmentsyndrom am Unterarm. 1991 Unfallchirurg 94, 236–239

Schmit-Neuerburg KP: Das Kompartmentsyndrom als Traumafolge. 1988, Chirurg 59, 731–721

Schmit-Neuerburg KP: Diagnose und Differentialdiagnose des Kompartment-Syndroms. (Kongreßbericht). 1982, Langenbecks Arch Chir 358, 221–226

Schnall SB, Holtom PD, Silva E : Compartment syndrome associated with infection of the upper extremity. 1994, Clin Orthop 306, 128–131

SchöffmannW, German RH, Reschauer R, Rehak PH: Technik der Gewebsdruckmessungen. 1989, Hefte zur Unfallheilkunde 148, 502–504

Scholander PF, Hargens AR, Miller SL: Negative pressure in the interstitial fluid of animals. 1968, Science 161, 321–328

Schreiber HL: Das Kompartment Syndrom. 1988, Chirurg 59(11), 728–733

Schwartz JT, Brumback RJ, Lakatos R, Poka A, Bathon GH, Burgess AR. Acute compartment syndrome of the thigh. 1989, J Bone Joint Surg 71-A, 392–400

Schwartz LB, Stahl RS, DeCherney AH: Unilateral compartment syndrome after prolonged gynecologic surgery in the dorsal lithotomy position. A case report. 1993, J Reprod Med 38: 6, 469–471

Scola E, Zwipp H: Das Kompartmentsyndrom bei Verletzung der A. poplitea. 1991, Unfallchirurg 94, 254–256

Scola E: Pathophysiologie und Druckmessung beim Kompartmentsyndrom. 1991, Unfallchirurg 94, 220–224

Scully RE, Hughes CW: The pathology of ischemia of skeletal muscle in man. 1955, Arch Pathol 31, 805–825

Sebag-Montefiore M, Laversuch C, Witt J: Alcohol abuse associated with anterior tibial compartment syndrome-should it be a recognized complication? 1992, J R Soc Med 85: 2, 112–113

Seebode D, Scheidt H, Schmid-Schönbein H: Technical Report: A pressure chamber to simulate the microcirculation of compartmental syndromes. 1994, Microvascular Research 47, 388–391

Seekamp A, Ziegler M, Günderoth M, Regel G: Die transkutane pO2 Messung in der Verlaufsbeobachtung schwerer Weichteilverletzungen offener Frakturen. 1995, Zentralbl Chir 120(1), 16–22

Segesser B: Chronische Logensyndrome. 1983, Helv Chir Acta 50, 725–737

Seiler JG 3d, Womack S, De L'Aune WR, Whitesides TE, Hutton WC: Intracompartmental pressure measurements in the normal forearm. 1993, J Orthop Trauma 7: 5, 414–416

Seiler JG 3rd, Valadie AL 3rd, Drvaric DM, Frederick RW, Whitesides TE Jr: Perioperative compartment syndrome. A report of four cases. 1996, J Bone Joint Surg Am 78(4), 600–602

Seiler R, Guziec G : Chronic compartment syndrome of the feet. A case report. 1994, J Am Podiatr Med Assoc 84:2, 91–94

Seitz WH, La Porte J, Shall J: Bilateral intrinsic compartment syndrome of the hands in an 18 months old child. 1987, Orthop Rev 16, 49–52

Sejersted OM, Hargens AR, Kardel KR, Blom P, Jensen O, Hermansen L: Intramuscular fluid pressure during isometric contraction of human skeletal muscle. 1984, J Appl Physiol Respirat Environ Exercise Physiol 56, 287–295

Selby IR, Darowski MJ: Compartment syndrome in a child occurring after femoral artery cannulation. 1995, Paediatr Anaesth 5(6), 393–395

Sgouros S, Ali MS: An unusual cause of carpal tunnel syndrome. Case report. 1992, Scand J Plast Reconstr Surg Hand Surg 26:3, 335–337

Shah PM, Wapnir I, Babu S, Stahl WM, Clauss RH: Compartment syndrome in combined arterial and venous injuries of the lower extremity. 1989, The American Journal of Surgery 158, 136–141

Shakespeare DT, Henderson NJ.: Compartmental pressure changes during calcaneal traction in tibial fractures. 1982, J Bone Joint Surg 64-B, 498–499

Shall J, Cohn BT, Froimson AI: Acute compartment syndrome of the forearm in association with fracture of the distal end of the radius. 1986, J Bone J Surg 68-A, 1451–1454

Shaw AD, Sj¢lin SU, McQueen MM: Crush syndrome following unconsciousness: need for urgent orthopaedic referral. 1994, BMJ 309:6958, 857–859

Shaw CJ, Spencer JD: Late management of compartment syndromes. 1995, Injury 26(9), 633–635

Sheridan GW, Matsen FA, Krugmire RB: Further investigations on pathophysiology of the compartmental syndrome. 1977, Clin Orthop Rel Res 123, 266–270

Sheridan GW, Matsen FA: An animal model of the compartmental syndrome. 1975, Clin Orthop 113, 36–42

Shrier I, Magder S: Pressure-flow relationship in in vitro model of compartment syndrome. 1995, J Appl Physiol 79(1), 214–221

Siegel IM: Compartmental syndrome in Duchenne muscular dystrophy: early evaluation of an epiphenomenon leading to wasting, weakness and contracture. 1992, Med Hypotheses 38:4, 339–345

Sievers KW, Högerle S, Olivier LC, Küllmer K, Kisters U: Magnetresonanztomographische Beurteilung des Unterschenkels bei Zustand nach Kompartmentsyndrom. 1995, Unfallchirurgie 21, 64–69

Silas SI, Herzenberg JE, Myerson MS: Compartment syndrome of the foot in children. 1995, J Bone Joint Surg 77-A, 356–361

Silver R, de la Garza J, Rang M, Koreska J: Limb swelling after release of a tourniquet. 1986, Clin Orthop 206, 86–89

Silver RL, Garza J de la, Rang M: The myth of muscle balance. A study of relative strengths and excursions of normal muscles about the foot and ankle. 1985, J Bone Joint Surg 67-B, 432–437

Sim E, Stergar-Brenner: Verlauf eines kompressionsbedingten Kompartment-Syndroms bei einem Drogensüchtigen. 1989, Akt Traumatol 19, 131–132

Simmons CM, Johnson NE, Perkin RM, van Stralen D : Intraosseous extravasation complication reports. 1994, Ann Emerg Med 23: 2, 363–366

Simpson NS, Jupiter JB: Delayed onset of forearm compartment syndrome: a complication of distal radius fracture in young adults. 1995, J Orthop Trauma 9, 411–418

Singer RW, Kellam JF : Open tibial diaphyseal fractures. Results of unreamed locked intramedullary nailing. 1995, Clin Orthop 315, 114–118

Skjeldal S, Grogaard B, Reikeras O, Müller C, Torvik A, Svindland A: Model for skeletal muscle ischemia in rat hindlimb: Evaluation of reperfusion and necrosis. 1991, Eur Surg Res 23, 355–365

Skjeldal S, Stromsoe K, Alho A, Johnsen U, Torvik A: Acute compartment syndrome: for how long can muscle tolerate increased tissue pressure? 1992, Eur J Surg 158, 437–438

Skyhar MJ, Hargens AR, Strauss MB, Gershuni DH, Hart GB, Akeson WH: Hyperbaric oxygen reduces edema and necrosis of skeletal muscle in compartment syndromes associated with hemorrhagic hypotension. 1986, J Bone Joint Surg 68-A, 1218–1224

Slater RR, Weiner TM, Koruda MJ: Bilateral leg compartment syndrome complicating prolonged lithotomy position. 1994, Orthopedics 17, 954–959

Sloane AE, Vajsar J, Laxer RM, Babyn PS, Murphy EG: Spontaneous non-traumatic anterior compartment syndrome with peroneal neuropathy and favorable outcome. 1994, Neuropediatrics 25: 5, 268–270

Sneyd JR, Lau W, McLaren ID : Forearm compartment syndrome following intravenous infusion with a manual „bulb" pump. 1993, Anesth Analg 76: 5, 1160–1161

Soffer SR, Martin DF, Stanish WD: Chronic compartment syndrome caused by aberrant fascia in an aerobic walker. 1991, Med Sci Sport Exerc 23, 304–306

Songcharoen P, Chotigavanich C, Thanapipatsiri S : Lumbar paraspinal compartment pressure in back muscle exercise. 1994, J Spinal Disord 7: 1, 49–53

Sperner G, Benedetto KP: Compartment-Syndrom am Unterschenkel mit Läsioin des Musculus tibialis anterior. 1987, Chirurg 58, 786–788

Stack C: Superficial posterior compartment syndrome of the leg with deep venous compromise. 1987, Clin Orthopaedics Rel Res 220, 233–236

Stainsby WN, Otis AB: Blood flow, blood oxygen tension, oxygen uptake, and oxygen transport in skeletal muscle. 1964, Am J Physiol 206(4), 858–866

Starosta D, Saccheti AD, Sharkey P: Calcaneal fracture with compartment syndrome of the foot. 1988, Ann Emerg Med 17, 856

Steele AP, Imrie MM, Rutherford AM, Bradley WN: Malignant hyperthermia and compartment syndrome [letter]. 1995, Br J Anaesth 75(3), 369

Steinbach LS, Fleckenstein JL, Mink JH: Magnetic resonance imaging of muscle injuries. 1994, Orthopedics 17, 991–999

Steinberg BD, Gelberman RH: Evaluation of limb compartment with suspected increased interstitial pressure. A noninvasive method for determining quantitative hardness. 1994, Clin Orthop 300, 248–253

Stern PJ, Derr RG: Non-osseous complications following distal radius fractures. 1993, Iowa Orthop J 13, 63–69

Steurer J, Läderach K, Largiadèr J, Bollinger A: Chronisches Tibialis anterior-Syndrom. 1993, Vasa 22: 4, 358–360

Strauss MB, Hargens AR, Gershuni DH, Greenberg DA, Crenshaw AG, Hart GB, Akeson WH: Reduction of skeletal muscle necrosis using intermittent hyperbaric oxygen in a model compartment syndrome. 1983, J Bone Joint Surgery 65-A, 656–662

Strecker WB, Wood MB, Bieber EJ: Compartment syndrome masked by epidural aneasthesia for post-operative pain. 1986, J Bone J Surg. 68A, 1447–1448

Strich R, Böhm HJ: Dynamische Hautnaht zum sekundären Hautverschluss und zur Behandlung von Hautdefekten. 1995, Swiss Surg 1, 236–240

Styf J, Suurulka M, Körner L: Intramuscular pressure and muscle blood flow during exercise in chronic compartment syndrome. 1987, J Bone Joint Surg 69-B, 301–305

Styf J: Pressure in the erector spinae muscle during exercise. 1987, Spine 12, 675–679

Styf JR, Crenshaw A, Hargens AR: Intramuscular pressure during exercise: Comparison of measurement with and without infusion. 1989, Acta Orthop Scand 60, 593–596

Styf JR, Forssblad P, Lundborg G: Chronic compartment syndrome in the first dorsal interosseus muscle. 1987, J Hand Surg, 12, 757–762

Styf JR, Körner L: Diagnosis of chronic compartment syndrome in lower leg. 1987, Acta Orthop Scand 58 139–144

Styf JR, Körner L: Microcapillary infusion technique for measurement of intramuscular pressure during exercise. 1986, Clin Orthop Rel Res 207, 253–261

Styf JR, Körner LM: Chronic anterior-compartrment syndrom of the leg. 1986, J Bone Joint Surg 68A, 1338–1347

Styf JR, Nakhostine M: Functional knee braces increase intramuscular pressure in the anterior compartment of the leg. 1992, Am J Sports Med 20, 46–49

Styf JR: Diagnosis of exercise-induced pain in the anterior aspect of the lower leg. 1988, Am J Sports Med 16, 165–169

Styf JR: Evaluation of injection techniques for recording of intramuscular pressure. 1989, J Orthop Res 7, 812–816

Styf JR: Intramuscular pressure measurements during exercise. 1995, Operative Techn Sports Med 3, 243–249

Sutherland DH, Bowler JR, Focht LM, Wyatt MP: Dynamic intramuscular pressure and EMG in normal gait gastrocnemius. 1989, Trans Orthop Res Soc 14, 319

Swoboda B, Scola E, Zwipp H: Operative Behandlung und Spätergebnisse des Fusskompartmentsyndroms. 1991, Unfallchirurg 94: 5, 262–266

Szabo RM, Gelberman RH, Williamson RV, Hargens AR. Effects of increased systemic blood pressure on the tissue fluid pressure threshold of peripheral nerve. 1983, J Orthop Res 1, 172–178

Szabo RM, Pettey J: Bilateral median nerve bifurcation with an accessory compartment within the carpal tunnel. 1994, J Hand Surg [Br] 19: 1, 22–23

Szyszkowitz R, Reschauer R: Ätiologie, Pathophysiologie und anatomische Lokalisationen des Kompartmentsyndroms. 1982, Langenbecks Archiv für Chirurgie 358, 215–219

Tarlow SD, Achterman CA, Hayhurst J, Ovadia DN: Acute compartment syndrome in the thigh complicating fracture of the femur. 1986, J Bone J Surg 68A, 1439–1443

Taylor DJ, Styles P, Matthes PM, Arnold DA, Gadian DG, Bore P, Radda GK: Energetics of human muscle:exercise-induced ATP depletion. 1986, Magnetic Resonance In Medicine 3, 44–54

Tempka A, Schmidt U: Das Kompartmentsyndrom der Hand. Diagnose, Therapie, Ergebnisse, Spätfolgen. 1991, Unfallchirurg 94, 240–243

Templeman D, Lange R, Harms B: Lower-extremity compartment syndromes associated with use of pneumatic antishock garments. 1987, J Trauma 27, 79–81

Thacker AK, Agrawal D, Sarkari NB: Bilateral anterior tibial compartment syndrome in association with hypothyroidism. 1993, Postgrad Med J 69: 817, 881–883

Thomas WO, Harris CN, D'Amore TF, Parry SW: Bilateral forearm and hand compartment syndrome following thrombolysis for acute myocardial infarction: a case report. 1994, J Emerg Med 12: 4, 467–472

Tillotson JF, Coventry MB: Spontaneous ischemic necrosis of the anterior tibial muscle, report of a case. 1950, Proc Mayo Clin 25, 223

Tischenko GJ, Goodman SB: Compartment syndrome after intramedullary nailing of the tibia. 1990, J Bone Joint Surg 72-A, 41–44

Titley OG, Williams N: Theophylline toxicity causing rhabdomyolysis and acute compartment syndrome. 1992, Intensive Care Med 18:2, 129–130

Todd FN, Lamoreux LW, Skinner SR, Johanson ME, Helen R, Moran SA, Ashley R: Variations in the gait of normal children. A graph applicable to the documentation of abnormalities. 1989, J Bone joint Surg 71-A, 196–204

Toennesen KH, Sejrsen P. Washout of 133 Xenon after intramuscular injection and direct measurement of blood flow in skeletal muscle. 1970, Scand J Clin Lab Invest 25, 71–81

Toljan M, Riedelberger W, Reschauer R: Methoden der Kompartment-Druckmessung. 1990, Hefte zur Unfallheilkunde 211, 163–164

Torrens C, Marin M, Mestre C, Alier A, Nogues X: Compartment syndrome and drug abuse. 1993, Acta Orthop Belg 59: 2, 143–146

Tountas CP, Ferris FO, Cobb SW: Exertional compartment syndrome in covert mild hemophilia. A case report. 1992, Minn Med 75:7, 27 – 29

Triffitt PD, König D, Barnes MR, Allen MJ, Gregg PJ: Compartment pressures after closed tibial shaft fracture. Their rekation to functional outcome. 1992, J Bone Joint Surg 74-B, 195 – 198

Tscherne H, Gotzen L: Fractures with soft tissue injuries. 1984, Springer-Verlag Berlin Heidelberg New York Tokyo

Tscherne H.: Rundgespräch: Das Kompartmentsyndrom. (Kongreßbericht). 1982, Langenbecks Arch Chir 358, 243 – 244

Tscherne H: Leitthema: Kompartmentsyndrom. Einführung zum Thema. 1991, Unfallchirurg 94, 209

Turen CH, Burgess AR, Vanco B: Skeletal stabilization for tibial fractures associated with acute compartment syndrome. 1995, Clin Orthop 315, 163 – 168

Turnipseed W, Detmer DE, Girdley F: Chronic compartment syndrome-an unusual cause for claudication. 1989, Ann Surg 210, 557 – 562

Turnipseed WD, Hurschler C, Vanderby R Jr: The effects of elevated compartment pressure on tibial arteriovenous flow and relationship of mechanical and biochemical characteristics of fascia to genesis of chronic anterior compartment syndrom. 1995, J Vasc Surg 21: 5, 810-6, discussion 816 – 817

Tyml K, Mathieu-Costello O, Noble E: Microvascular response to ischemia, and endothelial ultrastructure, in disused skeletal muscle. 1995, Microvascular Research 49, 17 – 32

Ulrich HF, Blauth W: Die Verpflanzung des Muskulus tibialis posterior zur Behandlung von Peronaeuslähmungen. 1993, Operative Orthopädie und Traumatologie 5, 203 – 212

Ullrich W, Biermann E, Kienzle F, Krier C Damage due to patient positioning in anesthesia and surgical medicine (1) 1997, Anasthesiol Intensivmed Notfallmed Schmerzther 32/1: 4 – 20

Vahedi MH, Ayuyao A, Parsa MH, Freeman HP: Pneumatic antishock garment-associated compartment syndrome in uninjured lower extremities. 1995, J Trauma 38: 4, 616 – 618

Van der Zypen,E: Das Kompartmentsyndrom – Eine anatomische Studie. 1983, Helv Chir Acta 50 , 683 – 696

Vandervoort AA, McComas AJ: A comparison of the contractile properties of the human gastrocnemius and soleus muscles. 1983, Eur J Appl Physiol 51, 435 – 440

Varelas FL, Wessel J, Clement DB, Doyle DL, Wiley JP: Muscle function in chronic compartment syndrome of the leg. 1993, J Orthop Sports Phys Ther 18: 5, 586 – 589

Veeragandham RS, Paz IB, Nadeemanee A : Compartment syndrome of the leg secondary to leukemic infiltration: a case report and review of the literature. 1994, J Surg Oncol 55: 3, 198 – 200, discussion 200 – 201

Veith RG, Matsen FA, Newell SG: Recurrent compartmental syndromes. 1980, Phys Sports Med 8, 80 – 88

Vidal R, Kissoon N, Gayle M : Compartment syndrome following intraosseous infusion. 1993 Pediatrics 91: 6, 1201 – 1202

Vigasio A, Battiston B, de Filippo G, Brunelli G, Calabrese S: Compartmental syndrome due to viper bite. 1991, Arch Orthop Trauma Surg 110, 175 – 177

Vihko V., Rantamäki J, Salminen A: Exhaustive physical exercise and acid hydrolase activity in mouse skeletal muscle. 1978, Histochemistry 57, 237 – 249

Vives P : [Monitoring of patients in plaster casts]. Surveillance d'un malade sous plâtre. 1992, Rev Prat 42:5, 645 – 647

Vogel P, Klammer HL: Das Kompartmentsyndrom – ein militärmedizinisch wichtiges Krankheitsbild. 1993, Wehrmed Mschr 2, 49 – 53

Vrouenraets BC, Kroon BB, Klaase JM, Bonfrer JM, Nieweg OE, van Slooten GW, van Dongen JA Value of laboratory tests in monitoring acute regional toxicity after isolated limb perfusion 1997, Ann Surg Oncol 4/1: 88 – 94

Wagner PD: Limitations of oxygen transport to the cell. 1995, Intens Care Med 21, 391 – 398

Wallenstein R: Results of fasciotomy in patients with medial tibial syndrome or chronic anterior-compartment syndrome. 1983, J Bone Joint Surg 65-A, 1252 – 1255

Ward WG, Eckardt JJ: Ganglion cyst of the proximal tibiofibular-joint causing anterior compartment syndrome. 1994, J Bone Joint Surg 76-A, 1561 – 1564

Wasilewski SA, Asdourian PL: Bilateral chronic exertional compartment syndromes of forearm in an adolescent athlete. 1991, Am J Sports Medicine 19, 665 – 667

Webb LX, Grossling S: Exertional compartment syndrome in a Marine grunt. 1992, Mil Med 157:3, 154 – 155

Weiner G, Styf J, Nakhostine M, Gershuni DH: Effect of ankle position and a plaster cast on intramuscular pressure in the human leg. 1994, J Bone Joint Surg 76-A, 1476 – 1481

Weinstein SM, Herring SA: Nerve problems and compartment syndromes in the hand, wrist, and forearm. 1992, Clin Sports Med 11: 1, 161 – 188

Welter HF, Gerngroß H, Scherer MA: Beim chronischen Kompartmentsyndrom können extreme Drucke toleriert werden. 1993, Hefte zu der Unfallchirurg 232, 599 – 600

Werbel GB, Shybut GT: Acute compartment syndrome caused by a malfunctioning pneumatic-compression boot. 1986, J Bone J Surg (Am) 68A, 1445–1446

Werhahn C, Schultz T: Vergleichende Druckmessungen im vorderen Unterschenkelkompartment nach Frakturen und Operationen am Unterschenkel. 1989, Hefte zur Unfallheilkunde 148, 505–508

Westermann S, Vollmar B, Menger MD: In vivo Analyse der Mikrozirkulation des quergestreiften Hautmuskels bei Induktion eines Kompartment-Syndroms. 1997, Langenbecks Arch Chir 485–488

Westrich GH, Toledano B: Compartment syndrome in the leg requiring fasciotomy after bicillin injection in the thigh. 1995, Orthopedics 18(11), 1113–1114

Whitesides TE Jr, Harada H, Morimoto K: Compartment syndromes and the role of fasciotomy, its parameters and techniques. 1977, Inst Course Lect 26, 179–196

Whitesides TE Jr, Hirada H, Morimoto K: The response of skeletal muscle to temporary ischemia: An experimental study. 1971, J Bone Joint Surg 53-A, 1311

Whitesides TE, Haney TC, Holmes HE: A simple method for tissue pressure determination. 1975, Arch Surg 110, 1311–1313

Whitesides TE, Haney TC, Morimoto K, Harada H: Tissue pressure measurements as a determinant for the need for fasciotomy. 1975, Clin Orthop 113 , 43–51

Whittaker, Przyklenk: Reduction of infarct size in vivo with ischemic preconditioning: Mathematical evidence for protection via non-ischemic tissue. 1994, Basic Res Cardiol 89, 6–15

Wiggins HE: The anterior tibial compartmental syndrome. A complication of the hauser procedure. 1975, Clin Orthop Rel Res 113, 90–94

Wiley JP,Short WB, Wisemann DA, Miller SD: Ultrasound catheter placement for deep posterior compartment pressure measurements in chronic compartment syndrome. 1987, American Journal of Emergency Medicine 5(2), 118–120

Williams PH, Bhatnagar NK, Wisheart JD: Compartemt syndrome in a five-year-old child following femoral cannulation for cardiopulmonary bypass. 1989, Eur J Cardiothorac Surg 3, 474–475

Williams, TM, Knopp, R, Ellyson, JH: Compartment syndrome after anti-shhock trouser use without lower-extremity trauma. 1982, J Trauma 7, 595–599

Williamson DM, Cole WG: Treatment of ipsilateral supracondylar and forearm fractures in children. 1992, Injury 23: 3, 159–161

Willis RB, Rorabeck CH: Treatment of compartment syndrome in children. 1990, Orthop Clin North Amer21, 401–412

Willy C, Becker HP, Evers B, Gerngroß H: Unusual development and delayed diagnosis of acute exertional compartment syndrome: a case report. 1996, Int J Sportsmedicine, 17: 458–461

Willy C, Becker HP, Sterk J, Gerngroß H: Schwere Kompliaktion eines akuten, belastungsinduzierten Kompartment-Syndroms – Ein Fallbericht. 1996, Wehrmedizinische Monatsschrift, 40: 16–18

Willy C, Gerngross H, Sterk J: Intracompartmental pressure measurement: A new transducer-tipped catheter system based on piezoresistive principle. 1997, J Bone Joint Surg, (submitted)

Winckler S, Reder U, Ruland O, Lunkenheimer PP: Die mechanische Impedanz: Eine neue, noninvasive Meßmethode des Gewebsdrucks beim Kompartmentsyndrom des Unterschenkels. Teil 1. 1991, Unfallchirurg 94, 22–27

Winckler S, Reder U, Ruland O, Lunkenheimer PP: Die mechanische Impedanz: Eine neue, noninvasive Meßmethode des Gewebsdrucks beim Kompartmentsyndrom des Unterschenkels. Teil II. 1991, Unfallchirurg 94, 28–32

Winkelmann HP, Mühlich S, Schmidt M: Normvariante der Unterschenkelarterien – Anschlußprobleme bei mikrovaskulärem Gefäßtransfer. 1994, Akt Traumatol 24, 99–100

Winternitz WA, Metheny JA, Wear LC: Acute compartment syndrome of the thigh in sports-related injuries not associated with femoral fractures. 1992, Am J Sports Medicine 20, 476–478

Wippermann B, Schmidt U, Nerlich M: Behandlungsergebnisse beim Kompartmentsyndrom des Oberarms. 1991, Unfallchirurg 94, 231–235

Wise JJ, Fortin PT: Bilateral, exercise-induced thigh compartment syndrome diagnosed as exertional rhabdomyolysis. A case report and review of the literature. 1997, Am J Sports Med

Wiss DA, Schilz JL, Zionts L: Type III fractures of the tibial tubercle in adolescents. 1991, J Orthop Trauma 5:4, 475–479

Wissing H: Die Bedeutung der Kompartmentdruckmessung in der Beurteilung des Weichteilschadens am Unterschenkel. 1985, Hefte zur Unfallheilkunde 148, 499–502

Witschger P, Gilg M: Ein neuer Druckmonitor zur Messung des Compartmentdruckes. 1987, Z Unfallchir Vers.med Berufskr 80: 4, 283–287

Witschger PM, Wegmüller M: Apparative Muskeldruckmessung beim akuten und chronischen Compartmentsyndrom. 1994, Z Unfallchir Vers.med 87, 45–51

Wolf JH: Richard Volkmann- Entdecker der „ischämischen Muskellähmungen und Kontrakturen". 1989, Operat Orthop Traumatol 1, 13–18

Wolfort FG, Mogelvang LC, Filtzer HS: Anterior tibial compartment syndrome following muscle hernia repair. 1973, Arch Surg 106, 97–99

Wright JG, Bogoch ER, Hastings DE: The occult compartment syndrome. 1989, J Trauma 29, 133–134

Yang BC, Nicolini FA, Nichols WW, Mehta JL: Failure of brief ischemic episodes to protect against myocardial dysfunction caused by ischemic and reperfusion in isolated rat hearts. 1994, Am Heart J 128, 1192–1200

Ylinen J, Airaksinen O, Kolari PJ : Digital tissue compliance meter. 1993, Acupunct Electrother Res 18:3-4, 169–174

Yoshioka H: Gluteal compartment syndrome. A report of 4 cases. 1992, Acta Orthop Scand 63:3, 347–349

Zahn DA, Leach RE: The role of the electromyogram in the diagnosis and management of anterior tibial compartment syndrome. 1964, Archives of Physical Medicine & Rehabilitation (Juli) 311–314

Zellweger G: Das Logensyndrom bei Verbrennungen. 1983, Helv Chir Acta 50, 753–755,

Zimmermann A: Pathogren und Pathophysiologie der Kompartmentsyndrome. 1987, 80: 253–262, 1987 Z Unfall Vers med Berufskr 80, 253

Zippel R, Lorenz D, Köcher W, Domagk A: Das Druckverhalten in den Muskellogen des Fußes bei definierter Belastung, Metatarsal- und Sprunggelenksfrakturen. 1992, Chirurg 6, 310–315

Zuker RM, Egerszegi EP, Manktelow RT, McLeod A, Candlish S: Volkmann's ischemic contracture in children: the results of free vascularized muscle transplantation. 1991, Microsurgery 12: 5, 341–345

Zuniga EN, Simons DG: Nonlinear relationship between averaged electromyogram potential and muscle tension in normal subjects. 1969, Arch Phys Med Rehabil 50, 613–620

Zweifach SS, Hargens AR, Evans KL, Smith RK, Mubarak SJ, Akeson WH: Skeletal muscle necrosis in pressurized compartments associated with hemorrhagic hypotension. 1980, J Trauma 20, 941–947

Zwipp H: Rekonstruktive Maßnahmen am Fuß nach Kompartmentsyndrom. 1991, Unfallchirurg 94, 274–279

Sachwortverzeichnis

Springer
und
Umwelt

Als internationaler wissenschaftlicher
Verlag sind wir uns unserer besonderen
Verpflichtung der Umwelt gegenüber
bewußt und beziehen umweltorientierte
Grundsätze in Unternehmens-
entscheidungen mit ein. Von unseren
Geschäftspartnern (Druckereien,
Papierfabriken, Verpackungsherstellern
usw.) verlangen wir, daß sie sowohl
beim Herstellungsprozess selbst als
auch beim Einsatz der zur Verwendung
kommenden Materialien ökologische
Gesichtspunkte berücksichtigen.
Das für dieses Buch verwendete Papier
ist aus chlorfrei bzw. chlorarm
hergestelltem Zellstoff gefertigt und im
pH-Wert neutral.

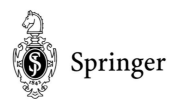

Springer